眩晕诊治丛书
丛书主编　杨　军

眩晕内科诊治和前庭康复

DIAGNOSIS, TREATMENT AND VESTIBULAR REHABILITATION OF VERTIGO

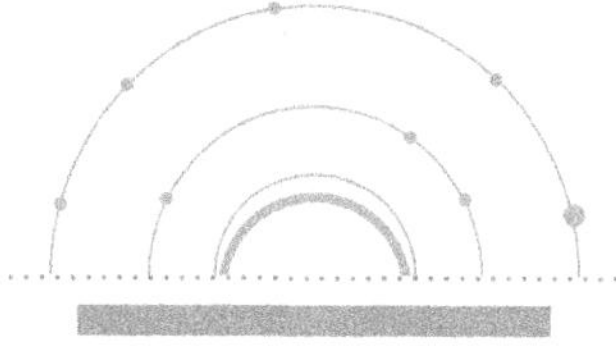

主　编　徐先荣　杨　军

科学出版社
北　京

内容简介

本书详细介绍了常见眩晕疾病的发病原因、病理机制、临床特点、诊断方法和治疗措施，重点介绍了眩晕疾病的内科诊治和前庭康复方法，对部分眩晕疾病的外科手术治疗方法也做了简要介绍。本书还附有与文字相匹配的前庭康复系列视频，对每种眩晕疾病的前庭功能评估和前庭康复方法的实施、操作进行了演示，读者使用手机等设备扫描书中二维码即可观看、学习。

本书可作为从事眩晕诊治的临床医生、检查技师、康复训练师，以及从事眩晕疾病教学和科研人员的参考工具书。

图书在版编目（CIP）数据

眩晕内科诊治和前庭康复 / 徐先荣，杨军主编. —北京：科学出版社，2020. 6（2024.11重印）
（眩晕诊治丛书）
ISBN 978-7-03-064773-3

Ⅰ. ①眩… Ⅱ. ①徐… ②杨… Ⅲ. ①眩晕—诊疗②前庭神经—神经系统疾病—康复 Ⅳ. ①R764. 34 ②R741. 09

中国版本图书馆 CIP 数据核字（2020）第 056995 号

责任编辑：闵　捷 / 责任校对：谭宏宇
责任印制：黄晓鸣 / 封面设计：殷　靓

科学出版社 出版
北京东黄城根北街 16 号
邮政编码：100717
http：//www. sciencep. com
南京展望文化发展有限公司排版
广东虎彩云印刷有限公司印刷
科学出版社发行　各地新华书店经销
*
2020 年 6 月第　一　版　开本：787×1092　1/16
2024 年11月第二十四次印刷　印张：18 3/4
字数：450 000

定价：100.00 元

（如有印装质量问题，我社负责调换）

《眩晕内科诊治和前庭康复》
编委会

主　编

徐先荣　杨　军

副主编

王小成　张甦琳

编　委

（按姓氏笔画排序）

丁大连	王　凯	王　斌	王　蒙	王　璟	王小成
石婷婷	田军茹	冯　青	朱兵可	刘　芳	刘　蕊
刘红巾	严小艳	李远军	杨　军	汪斌如	迟丽屹
张　扬	张　青	张　敏	张彦海	张甦琳	陈大伟
金占国	赵鹏鹏	徐先荣	郭　伟	郭长江	曹鹏禹
章梦蝶	傅卫红	曾祥丽	翟丽红	薛军辉	鞠　奕
魏　东					

学术秘书

李远军

丛书序

眩晕发病率很高，对患者的工作、身心状态和生活质量会造成严重的影响。眩晕的病因和临床表现十分复杂，涉及耳鼻咽喉科、神经内科、精神科、骨科、眼科、老年医学科和心理学科等多个学科和专业。面对眩晕诊治的复杂性、临床处置方面的普遍需求，出版一套系统介绍有关眩晕诊断、眩晕内外科治疗和前庭康复的书籍就显得尤为重要和迫切。

杨军教授任总主编的“眩晕诊治丛书”共有三个分册——《眩晕外科手术图谱》《眩晕诊断学》《眩晕内科诊治和前庭康复》，分别由杨军、刘秀丽、徐先荣和张青四位教授担任分册主编，由国内外多家医疗和科研单位从事眩晕疾病诊治和研究的六十余名专家，历时三年合作编写而成。

《眩晕外科手术图谱》全面系统地介绍了多种主要耳源性眩晕的外科手术，手术内容既有历史传承，更有最新进展。书中图片清晰，均由该书作者们从其临床病例中精心挑选而来。图中手术诸步骤表达细致，配合文字描述，能方便读者充分理解每个手术步骤的要点和难点。读者阅读时，用手机等设备扫描书中的二维码，即可观看手术视频，使手术图谱以全方位立体化方式呈现。相信从事眩晕外科的医师都能从《眩晕外科手术图谱》中大获裨益。

《眩晕诊断学》以使读者掌握规范的听前庭功能检测方法、准确的结果判读为目的，详尽介绍眩晕相关疾病的床旁检查方法及结果评估，重点介绍半规管壶腹嵴功能、椭圆囊及球囊的耳石器功能的检测手段、评估方法及临床应用，是国内近年最为全面、系统地介绍前庭功能检查的专业书籍。

《眩晕内科诊治和前庭康复》详细介绍了多种主要眩晕疾病的诊断、内科治疗方法和前庭康复方案的制定，以及前庭康复方法。书中附有与文字相匹配的系列前庭康复视频，对各种眩晕疾病的前庭功能评估和前庭康复方法的实施、操作进行了演示，用手机等设备扫描书中的二维码即可观看、学习。《眩晕内科诊治和前庭康复》将是从事眩晕诊治的临床医生、检查技师和康复训练师等相关人员的一本重要的参考工具书。

我相信“眩晕诊治丛书”的出版必将进一步推动和提升我国眩晕医学事业的发展和眩晕疾病的诊治水平。特此推荐！

王正敏

王正敏
中国科学院院士
2020 年 4 月 6 日

序

收到徐先荣主任和杨军主任主编的《眩晕内科诊治和前庭康复》一书时很是兴奋,不由得想起了2009年首次在国内举办前庭康复技术讲座的情景:人们为前庭康复的效果感叹却又不知道该从哪里做起。10多年过去了,《眩晕内科诊治和前庭康复》的问世为我们提供了宝贵经验、实际案例和具体方法,将在促进开展国内前庭康复和提高眩晕诊治水平方面发挥重要作用,不能不说这是一件值得庆贺的事。

眩晕诊治概念在过去20年间发生了巨大变化。许多眩晕疾病在病因治疗之后,病因所造成的前庭损害和功能障碍却不能完全消失,继续困扰人们的日常生活,致使生活质量遭受严重影响。而医学诊断本身并不提供受累及个体功能受到影响所产生的后果信息,病因治疗也不能完全解决疾病造成的功能残障。因此前庭疾病国际分类(ICVD)的诊断性疾病需要由常规性残障评估来补充,而病因治疗也需要通过前庭康复来完善,使功能缺失得到恢复或部分代偿。前庭康复日益成为一种被广泛接受的非药物性、非创伤性、物理性治疗方法,并进入常规医疗。

该书的编写体现了这个历史发展的大背景。该书有几个值得注意和借鉴的特点:首先,该书把前庭康复置于眩晕内科治疗方法的大框架下,有利于从病因治疗延伸至康复治疗,形成一体化治疗。这样的一体化治疗有助于早期开展前庭康复,便于临床医生在内科治疗与前庭康复之间的有机联系中更好地选择和把握前庭康复治疗的应用。其次,该书以ICVD倡导的前庭综合征为主线串联主要眩晕疾病的诊治,有利于在大方向框架下提高主要相关疾病鉴别诊断的时效性。这种时效性有助于早期诊断,利于促进前庭康复的早期介入。再次,该书分析了各主要眩晕疾病的前庭康复方法,并附有前庭康复的具体临床案例作为借鉴。这有助于加深理解,方便在基层开展前庭康复。最后,该书附有与文字相匹配的前庭康复系列视频,对各种眩晕疾病的前庭功能评估和前庭康复方法的实施、操作进行了演示,读者用手机等设备扫描书中二维码即可观看、学习。这有利于前庭康复在临床普及。

2001年出台的《国际功能分类》(ICF)成为了ICVD框架不可或缺的一部分。随着发展的需要,ICF分别于2012年和2013年又进一步推出了ICF-眩晕核心评估分类和ICF-前庭活动与参与测量,这将有助于进一步全面科学地界定功能残障对日常活动的不利影响,对疾病残障程度的分类进行描述,以及对前庭康复的治疗效果进行评估。作为一种治疗方法的前庭康复不是简单地做操活动,是具有一定程序目标,有明确针对性,以达到一定客观指标的康复过程。提供可行性效果的客观评估,提高康复治疗后指标改善的可靠性和敏感性,进一步促进相关领域的研究发展,才能形成这个领域的良性循环和持续发展。

前庭康复的发展离不开现代前庭生理学的发展。现代前庭生理学由Robinson于20世纪

60 年代创立，前庭康复正是在这个基础上于 20 世纪 90 年代首先在美国开展起来的，主要原则集中体现在 *Vestibular Rehabilitation* 这本书中。由于与此书主编在现代前庭生理学发源地——约翰斯·霍普金斯大学（Johns Hopkins University）一起工作的关系，我有幸近距离观察了其发生发展的过程，也有机会目睹了其实际效果。前庭康复是基于前庭系统机制的研究发展起来的，也必将基于对前庭系统运行机制更深刻的认识而得到进一步发展。前庭康复技术还有进一步拓展的巨大空间，前庭机制研究将是下一轮前庭康复技术发展的关键。

田军茹写于美国洛杉矶

2020 年 4 月 8 日

前言

眩晕、头晕的发病率很高，可达20%~30%，而且眩晕发作时患者经历和体验到的严重痛苦和不适感，发作后会使患者长时间处于焦虑和恐惧状态，因此对患者的身心状态和生活质量造成严重的影响。眩晕疾病涉及神经内科、耳鼻咽喉科、骨科、眼科、老年病科和精神科等多个专业学科，而且部分眩晕患者缺乏明显的体征，使部分眩晕患者不能得到及时、精准的诊断和治疗。随着国内外学者对眩晕疾病发病机制的深入研究及诊断技术的发展，近些年眩晕疾病诊断的准确率和治疗效果显著提升。

近十年，眩晕已成为国内医学界的热点疾病。多个眩晕诊治和研究的学术团体相继成立，每周有多场眩晕疾病学习班、研讨会和学术论坛在全国多个城市同时进行，出版了多部眩晕疾病相关的专著，也涌现出了一批眩晕疾病诊治的专家和学者，使国内眩晕疾病的诊治水平和科研实力得到了显著的提升。为了进一步提升国内医务工作者，尤其是从事眩晕疾病诊治的专科医生对眩晕疾病发病机制和诊治方法的认识，提高眩晕疾病的内科诊治水平，认识到前庭康复在眩晕疾病治疗中的重要性，掌握前庭康复方法及推进前庭康复在基层医疗机构的应用，我们组织了空军军医大学空军特色医学中心和航空航天医学系、上海交通大学医学院附属新华医院，华中科技大学同济医学院附属协和医院等国内外多家医疗和科研单位的四十余名专家合作编写了这本《眩晕内科诊治和前庭康复》，编者涵盖航空航天医学、耳鼻咽喉科学、神经科学、骨科、老年病科等多个眩晕相关临床专业，均为从事眩晕诊治和研究的一线医生和研究人员，在眩晕诊治方面具有丰富的经验。

本书详细介绍了常见急性前庭综合征、发作性前庭综合征和慢性前庭综合征的发病原因、病理机制、临床特点、诊断方法和治疗措施，对Hunt综合征，颈性眩晕，高血压相关眩晕，糖尿病相关眩晕、头晕等全身系统眩晕、头晕，以及儿童眩晕症，老年眩晕、头晕和特殊职业人群眩晕、头晕也做了介绍。本书重点介绍了各种眩晕疾病的内科诊治方法、前庭康复方案的制定及前庭康复方法，对部分眩晕疾病的外科治疗原则也做了简单介绍。本书配套录制了前庭康复系列视频，对前庭功能评估和前庭康复方法的实施、操作进行了演示，读者用手机等设备扫描书中二维码即可观看、学习。本书对每一种疾病都配套了案例分享，这些案例均来自编者临床工作中的真实案例，可加深读者对眩晕诊治和前庭康复方法的理解和掌握。需要说明的是，本书第十一章仅介绍了短暂性脑缺血发作的内科治疗方法，无前庭康复相关内容。由于该病起病突然，表现为发作性眩晕、头晕和平衡障碍等神经功能受损的体征，多在1~2 h恢复，且不遗留神经功能受损的体征，患者发作期无法进行前庭康复而发作后不必进行前庭康复，所以该章无前庭康复相关内容。

希望本书成为从事眩晕诊治的临床医生、检查技师和康复训练师等相关人员的一本重要的参考工具书，通过学习本书进一步提升眩晕疾病的内科诊治和前庭康复水平。

最后，感谢全体编者为本书的出版作出的卓有成效的工作和辛勤努力。特别鸣谢北京一问医答科技有限公司、最暖 APP、暖阳传媒，感谢你们与徐先荣主任团队合作精心制作了“眩晕前庭康复系列视频”，并授权本书免费使用。

徐先荣　杨　军　王小成　张甦琳

2020 年 5 月

目录

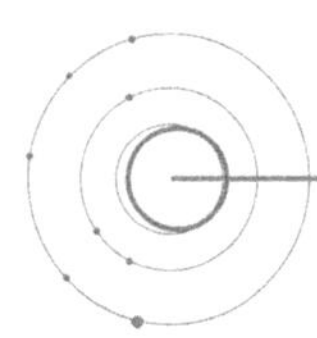

绪　论

第一节　眩晕内科诊治的现状和展望

一、眩晕疾病内涵

前庭感受器(半规管、耳石器)、前庭神经、前庭神经核、脑干和小脑及前庭皮质的传导通路上的感染、变性、梗死、出血、肿瘤等病变统称前庭疾病。其中,前庭神经核以下的病变称外周前庭疾病,前庭神经核及以上传导通路的病变称中枢前庭疾病。前庭疾病又分为结构性疾病和非结构性疾病,后者包括功能性疾病和精神心理性疾病。由于眩晕为广大医务人员和患者所熟悉,且由于习惯的原因,眩晕疾病实际上包含的是由眩晕、头晕、前庭-视觉症状和姿势症状等四类症状组成的前庭疾病,本书主要介绍常见前庭疾病和引起前庭症状的全身疾病(系统疾病)的诊治。

由于不同学科对眩晕、头晕等症状的理解和表述,以及对疾病的诊断和治疗,均存在一定的差异,为规范前庭疾病的诊疗,世界卫生组织(World Health Organization,WHO)第一次决定在第 11 版国际疾病分类(International Classification of Diseases - 11, ICD - 11)中加入前庭疾病国际分类(International Classification of Vestibular Diseases, ICVD),并委托国际跨学科前庭专业学术组织——Bárány 学会负责制定分类标准。Bárány 学会于 2006 年正式成立 Bárány 学会分类委员会(Classification Committee of the Bárány Society,CCBS),启动了 ICVD - 1 的制定。ICVD 的目标是制定明确的前庭疾病症状、体征、综合征和疾病的定义;建立前庭疾病的诊断、病因、功能报告标准;提倡采用国际标准术语。

Bárány 学会于 2009 年提出了前庭疾病的症状分类,包括四大类(表 0 - 1)。

表 0 - 1　前庭疾病的症状分类

眩晕(内在的)	头　晕	前庭-视觉症状	姿势症状
自发性 　旋转性 　非旋转性	自发性 　无旋转性 　非旋转性	外在眩晕 振动幻视(视振荡) 视觉延迟 视觉倾斜 运动引起的视物模糊	不稳 方向性倾倒 平衡相关的近乎跌倒 平衡相关的跌倒:不称作 Tumarkin 耳石危象
诱发性 　位置性:不称作变位性眩晕 　头运动:不称作运动耐受不良 　视觉诱发 　声音诱发 　Valsalva 动作诱发:包括胸腔和咽鼓管压力 　直立性:不用姿势性眩晕 　其他	诱发性 　位置性 　头运动 　视觉诱发 　声音诱发 　Valsalva 动作诱发 　直立性 　其他		

(1) 眩晕(内在的):为运动性错觉,包括没有自身运动产生自身运动的感觉,或正常头动时产生与这种运动不一致的变形扭曲的自身运动的感觉,可以是旋转性运动错觉,也可以是线性运动错觉、相对于重力的静止性倾斜错觉。

(2) 头晕:指空间定向能力受损或障碍,无运动的虚假或扭曲的感觉,即无或非旋转性的感觉。但不用于涉及意识或认知的界定。

(3) 前庭-视觉症状:是源自前庭病变或视觉前庭相互作用产生的视觉症状。

(4) 姿势症状:发生在直立位(坐、站、走,但不包括身体姿势相对于重力线的改变),与维持姿势稳定相关的平衡症状。

上述前庭疾病的四大症状,可能分别出现于不同的综合征或疾病,也可能两种以上的症状同时出现于同一综合征与疾病的同一阶段,或先后见于同一综合征及疾病的不同阶段。ICVD-1 计划分四个层面完成:第一层面是制定症状和体征标准;第二层面是制定综合征标准;第三层面是制定疾病标准;第四层面是制定机制标准。目前,有的标准已经完成,有的标准接近完成,有的标准正在制定或今后制定(表 0-2)。

表 0-2　ICVD-1 计划四个层面划分

分　层	分层名称	举　例	目前完成情况
一	症状	眩晕、头晕、前庭-视觉症状、姿势症状	2009 年已发布
	体征	眼震、眼偏斜、前庭眼反射(VOR)衰竭、倾倒	眼震的标准正在广泛征求意见,尚未发布
二	综合征	急性、发作性、慢性眩晕综合征	2014 年已发布
三	疾病	前庭性偏头痛(VM)、良性阵发性位置性眩晕(BPPV)、前庭神经炎、梅尼埃病(MD)、前庭阵发症(VP)、双侧前庭病(BVP)、短暂性脑缺血发作、脑卒中	已发布:VM(2012 年),BPPV(2015 年),MD(2015 年),VP(2016 年),BVP(2017 年)
四	机制	遗传性、炎症性、创伤性、血管性	尚未发布

注:表中未提及的进展尚不明确。

中华医学会耳鼻咽喉头颈外科分会、神经科学分会及其他学会的眩晕分会根据国内外的研究现状,制定了部分眩晕疾病的诊疗规范或专家共识,为眩晕疾病的诊治提供了依据。CCBS 和中华医学会相关分会后续还将出台其他相关标准、指南或共识。目前,眩晕疾病的治疗主要包括内科治疗、外科治疗和前庭康复治疗。外科治疗如内淋巴囊减压、半规管填塞、前庭神经切断、肿瘤切除、脓肿和血肿清除等,见本丛书《眩晕外科手术图谱》,本书主要介绍眩晕疾病的内科诊治和前庭康复。

二、眩晕疾病的药物治疗

(一) 抗晕药物对症治疗

眩晕患者急性期发生的恶心、呕吐,可短暂应用前庭抑制剂和镇吐药进行对症治疗(表 0-3),但不可长期使用(通常不超过 24~72 h),以免抑制前庭代偿,具体用法见本书相关章节的治疗部分。

(二) 类固醇激素治疗

类固醇激素具有抗炎、抗过敏和免疫抑制等作用,在前庭神经炎(vestibular neuronitis, VN)、突发性耳聋伴眩晕、梅尼埃病(Ménière's disease, MD)、前庭性偏头痛(vestibular

表 0-3 前庭抑制剂和镇吐药

药 名	分 类	抗眩晕和镇吐作用	镇静作用	其他副作用
异丙嗪	抗组胺、抗胆碱能、抗多巴胺能	抗眩晕++ 镇吐+++	+++	昏睡、肌张力障碍、直立性低血压、口干等
地芬尼多	阻断前庭眩晕冲动、抑制呕吐中枢和延髓催吐化学感受区	抗眩晕++ 镇吐+++	++	幻觉、意识模糊、精神错乱、定向障碍
苯海拉明	抗组胺、抗胆碱能	抗眩晕++ 镇吐++	++	主要为口干
茶苯海明	抗组胺、抗胆碱能	抗眩晕++ 镇吐++	++	主要为口干
东莨菪碱	抗组胺、抗胆碱能	抗眩晕+ 镇吐+++	+	主要为口干
氟桂利嗪	钙通道阻滞剂	抗眩晕++ 镇吐++	++	疲惫感
美克洛嗪	抗组胺、抗胆碱能	抗眩晕+ 镇吐++	+	口干
地西泮或劳拉西泮	r-氨基丁酸激动剂	抗眩晕++ 镇吐+ 抗焦虑++	++	昏睡、成瘾、戒断症状
甲哌氯丙嗪	抗多巴胺能、抗组胺、抗胆碱能	抗眩晕+ 镇吐+++	++	肌张力障碍、帕金森综合征、直立性低血压、口干
甲氧氯普胺	抗多巴胺能	镇吐++	+	肌张力障碍、烦躁

注："+"越多表示作用越强。

migraine, VM)等多种眩晕相关性疾病中可应用,用药方式包括口服、静脉滴注、局部注射等。局部注射又包括中耳腔注射、耳后注射、耳前注射。类固醇激素可分为短效类(半衰期 8~12 h)如氢化可的松、可的松等;中效类(半衰期>12 h,不超过 36 h)如醋酸泼尼松、泼尼松龙、甲强龙等;长效类(半衰期>36 h,不超过 54 h)如地塞米松、倍他米松等。类固醇激素具有以下等效剂量换算关系:地塞米松 0.75 mg=醋酸泼尼松 5 mg=甲强龙 4 mg=氢化可的松 20 mg=可的松 25 mg=倍他米松 0.8 mg。

(三)改善微循环治疗

1. 银杏叶提取物　能抑制血小板活化因子(如 PAF,具有广泛的病理生理作用,能引起动脉血栓、急性炎症、过敏反应及与特异受体结合,在脑血管疾病的病理过程中有着重要作用),清除过量自由基,通过扩张脑血管,增加脑血流量、促进血液循环、抑制血栓形成;改善脑缺血、缺氧和减轻脑水肿,影响神经递质的释放及改善学习记忆,加速前庭代偿。有注射液、片剂和胶囊等剂型。其用于眩晕相关疾病的治疗,也有促进前庭康复的效果。

2. 倍他司汀　选择性作用于 H_1 受体,扩张毛细血管、舒张前毛细血管括约肌、增加前毛细血管微循环血流量、降低内耳静脉压和促进内耳淋巴吸收、增进内耳动脉血流量,还可以通过抑制 H_3 受体,抑制组胺的负反馈调节。在改善微循环的同时,其也能增加内耳毛细胞的稳定性,减少前庭神经的传导,增强前庭的代偿功能,减轻膜迷路积水,也有抑制组胺释放的抗过敏作用,对各种头痛具有缓解作用,也可用于其他眩晕相关疾病的治疗。

3. 其他改善微循环药物　如甲钴胺(分散)片、腺苷钴胺片、复方丹参注射剂、前列地尔注射剂、马来酸桂哌奇特注射液等,均可用于眩晕相关疾病的治疗。丁苯酞口服和注射剂可用于急性脑缺血发作。

（四）抗凝溶栓药治疗

阿司匹林肠溶胶囊、氯吡格雷片、华法林钠片、贝前列素钠片、蚓激酶肠溶胶囊、巴曲霉注射液、阿替普酶注射剂、注射用尿激酶等，具体用法见突发性耳聋伴眩晕、短暂性脑缺血发作（transient ischemic attacks，TIA）和脑卒中等相关章节的治疗部分。

（五）局部药物治疗

1. 鼓室用药

（1）类固醇激素：鼓室内类固醇激素注射主要用于 MD 的治疗，也可用于突发性耳聋伴眩晕的治疗，具体用法见相关章节的治疗部分。

（2）庆大霉素：鼓室内庆大霉素注射主要用于 MD 的治疗，具体用法见相关章节的治疗部分。

2. 耳前耳后用药　耳前耳后注射地塞米松及庆大霉素用于 MD 和突发性耳聋伴眩晕的治疗，具体用法见相关章节的治疗部分。

（六）其他药物治疗

1. 抗焦虑抑郁治疗　草酸艾司西酞普兰、圣·约翰草提取物片、盐酸杜洛西汀肠溶片、盐酸舍曲林片、乌灵胶囊等，可用于眩晕伴焦虑抑郁的治疗。

2. 抗癫痫药物　卡马西平片、奥卡西平片、丙戊酸钠片、丙戊酸镁缓释片等，可用于 VM、良性复发性眩晕、眩晕伴耳鸣等的治疗。

3. 促睡眠药物　地西泮片、劳拉西泮片、佐匹克隆片、乌灵胶囊等，可用于眩晕伴睡眠障碍的患者。

4. 脱水剂　乙酰唑胺片、注射用七叶皂苷钠、甘油果糖氯化钠注射液、螺内酯片等，可用于 MD 的诊断或治疗。

5. 全身其他疾病药物治疗　有血管斑块的患者要应用他汀类药物、有糖尿病的要应用降糖药、有高血压的患者要应用降压药、有心脏病的患者也要采用相应治疗措施。在眩晕中心就诊首次发现全身疾病，应当建议患者到相关专业科室获得具体用药方案。

治疗眩晕的药物种类较多，有的需要控制用药时间，有的需要组合用药，有的需要逐渐增加剂量控制病情后再逐渐减量，用药途径也有肌内注射、静脉滴注、口服和局部注射（包括耳前、耳后和鼓室），有的副作用较大，甚至会危及生命。因此，根据不同疾病和不同个体特点，选择疗效好、副作用相对小的药物组合，选择合适的给药途径、剂量增减方案，与其他治疗方法有机结合，是未来眩晕疾病药物治疗的方向。

第二节　眩晕前庭康复的现状和展望

一、前庭康复的内涵

1. 初期概念　前庭康复是针对前庭受损患者采用的非药物、非创伤性、不同于一般通用的运动、具有高度专业化设计的训练方法。

2. 现代概念　前庭康复是针对前庭疾病患者进行的以康复训练为主的综合治疗措施。与初期概念相比,现代前庭康复内涵的变化主要表现在以下几方面。

初期前庭康复主要针对残疾和功能低下的疾病(如脑卒中后、VN、耳毒性药物损伤等)进行康复,现在还包括前庭功能敏感性疾病(如晕动病、颅脑外伤后眩晕、VM 等)的康复,即将毁损性病变的康复向敏感性病变的康复延伸。

初期前庭康复主要针对稳定性疾病(如 VN、迷路炎、听神经瘤术后等)进行康复,现在还包括复发性疾病经一定措施处理后,如 VM 和 MD 患者经教育和生活方式改变后进行康复,即将稳定性病变的康复向复发性病变的康复延伸。

初期前庭康复主要针对结构性前庭疾病进行康复,现在向精神心理性前庭疾病和前庭功能正常的功能性前庭疾病的康复延伸。

初期前庭康复主要在前庭受损后被动应用康复,现在在手术前、药物配合应用前、鼓室药物投放前进行前庭康复方案的前瞻性设计,即将单一的物理治疗向综合治疗的方向延伸。

初期前庭康复主要进行群体康复,现在还可以进行家庭康复,而且大多数门诊患者是以这种家庭康复的形式为主,即将群体性康复向家庭性康复延伸。

初期前庭康复主要进行主动的徒手训练,辅以传球等娱乐训练,现在还可以进行康复器具上的被动训练,两者有机结合。

初期前庭康复主要进行共性训练,现在还可以在共性康复训练的基础上,结合个性化康复进行训练。

初期前庭康复主要在自然环境下进行康复训练,现在还可以根据需要在旋转环境、视动背景、低气压缺氧环境中进行康复训练。

初期前庭康复器具主要是滚轮、旋梯、秋千、旋转椅、视动笼等,现在向康复椅、视动屋、动态平衡系统、多轴向前庭康复设备、虚拟现实技术等扩展,未来还可能向前庭植入技术、5G 技术等延伸。

二、前庭康复的历史

20 世纪 40 年代,Cawthorne 和 Cooksey 针对眩晕疾病的治疗提出了以前庭锻炼为基础的治疗方法,其被称为前庭物理疗法(vestibular physical therapy,VPT),也被称为前庭康复疗法或前庭康复(vestibular rehabilitation,VR)。

1. 卧位康复

(1) 眼球运动训练:进行眼球上下、左右和辐辏运动训练(先慢后快)。

(2) 头部运动训练:进行前屈后仰、左右转头训练(睁眼先慢后快,最后闭眼)。

2. 坐位康复

(1) 眼球运动训练:同卧位康复。

(2) 头部运动训练:同卧位康复。

(3) 增加耸肩转肩训练和向前弯腰从地上拾物训练。

3. 站位康复

(1) 眼球运动训练:同卧位康复。

(2) 头部运动训练:同卧位康复。

(3) 耸肩转肩训练。

(4) 坐位到站位训练：分别在睁眼和闭眼状态下从坐位到站位。

(5) 在高于眼平面双手互传小球。

(6) 在膝盖以下平面双手互传小球。

(7) 从坐位到站位同时转身。

4. 移动康复

(1) 环形围住1人,在圆柱中心的人扔出大球,接球者再扔回。

(2) 在室内先睁眼后闭眼行走。

(3) 上坡和下坡,先睁眼后闭眼训练。

(4) 上下台阶,先睁眼后闭眼训练。

(5) 任何包括弯腰、伸展和瞄准的游戏,如木球或篮球运动。

虽然有学者采用这套训练方法对一组前庭病变患者进行康复治疗,据称有84%的患者反应良好,但前庭康复训练并未受到重视,没有被推广。到了20世纪80年代,眩晕患者仍以抗晕药物治疗和卧床休息为主,使患者生活受到了很大困扰。

1994年美国Herdman教授出版了《前庭康复》(*Vestibular Rehabilitation*)一书,使前庭康复的概念被广泛关注,平衡中心(balance center)在欧美文献大量出现,针对受损的前庭进行康复训练,改变了对该类患者消极的治疗,使其生活质量有了明显改善。5年后Herdman再版了《前庭康复》,并将内容扩展至明确的前庭缺陷以外的领域,如VM、精神心理性头晕、前庭功能正常的头晕等。

在我国,由于飞行员特殊职业要求,空军医疗和研究单位自20世纪80年代初开展了飞行人员前庭功能锻炼(包括针对空晕病的习服训练和针对单侧前庭功能受损且带有康复性质的前庭训练),使部分空晕病飞行员和以VN为代表的单侧前庭功能减退的飞行员重返蓝天,改变了既往一旦前庭功能异常就停飞的状况。

王尔贵教授和吴子明教授于2004年7月主译出版了Herdman教授的《前庭康复》(第2版),赵钢教授、韩军良教授及夏峰教授于2012年4月主译出版了英国阿道夫·M.普朗斯坦教授和德国托马斯·伦珀特于2007年合著的《眩晕和头晕》。而且田军茹教授编译的《眩晕诊治》一书中也涉及了前庭康复的内容。

眩晕门诊、眩晕中心在许多医院的耳鼻喉科或神经内科出现。中国人民解放军空军总医院(现空军特色医学中心)于2013年成立了航空航天眩晕诊疗研究中心,包括眩晕门诊和病房,人员由多学科工作经历的医师、技师、护师和康复师组成,专门从事良性阵发性位置性眩晕(benign paroxysm positional vertigo,BPPV)复位、内科治疗、手术治疗和前庭康复工作,并制定了《飞行人员眩晕检查方法与评定国家军用标准》。

各大医学学会的眩晕学组和眩晕二级学会相继成立,眩晕诊疗和前庭康复成为近年来医学关注热点之一。随着ICVD-1的完成,也应该有相应的学科对应。眩晕中心应更名为前庭疾病诊治研究中心;相应的二级学会也应更名为前庭疾病学会,其亚学科应包括前庭疾病内科、前庭疾病外科和前庭疾病康复科。国外已经有专门的杂志如*Vestibular Research*,国内也应该有专门的前庭疾病与前庭功能研究的杂志,以推动该学科的发展。

三、前庭康复的基础

1. 前庭反射的交叉偶联机制是前庭代偿的基础　　前庭眼反射(vestibulo-ocular reflex,

VOR）和前庭脊髓反射（vestibular spinal reflex，VSR）以对侧传导通路为主，同侧传导通路为辅；前庭联合为连接两侧前庭神经核之间的传导通路，两侧的前庭神经核由此获得对侧的信息，以实现两侧协同。因此，一侧前庭结构受损后，中枢系统可以从对侧前庭结构获得有关信息，激活患侧前庭神经核的神经活动和抑制对侧前庭神经核的神经活动，使双侧 VOR、VSR 和前庭颈反射（vestibular cervical reflex，VCR）逐渐达到对称，通过前庭代偿实现康复。因此前庭神经核并不仅仅是迷路内平衡感受器与视眼动神经核之间的一个中转站，而且还是一个真正的感觉运动集成中心。

2. 视反射特点是替代性前庭康复的基础　视眼动通路与前庭眼动通路共享脑干的某些结构。因此，两系统之间有交互反应机制。双侧前庭外周受损后，反复进行视眼动训练有助于补偿低下的 VOR，使滞后的眼速能跟上头速，保持清晰的动态视力。

3. 本体感觉（简称本体觉）介导的颈反射也是替代性前庭康复的基础　颈部深感觉与前庭之间也存在着交互反应机制。双侧前庭外周受损后，反复进行主动式头眼协调性康复，可增加颈部深感觉-前庭交互反应的参与机会，促进颈眼反射（cervico ocular reflex，COR）来替代低频 VOR。

4. 认知机制是各类前庭康复的基础　前庭与知觉认知之间存在前庭-认知交互反应机制；VOR 或视眼动反射的神经冲动在反射通路中传导至效应器时，也同时传导至小脑系统、下橄榄核、丘脑、脑干网状结构、大脑系统等相关中枢，后者对效应器的状态进行调节。此外，通过皮质空间知觉定位进行某些程度的补偿也是前庭康复的机制之一。

四、前庭康复的分类

1. 前庭外周康复　针对单侧外周性前庭功能受损而进行的前庭代偿性康复。

2. 前庭中枢康复　针对中枢功能障碍表现的前庭功能亢进而进行的适应性康复。

3. 替代性前庭康复　针对双侧前庭功能受损而进行的替代性前庭康复。

4. 视觉强化性康复　针对视觉信息与其他感觉信息冲突导致的眩晕、头晕、姿势症状等前庭疾病表现而进行的信息匹配性康复。

5. 防跌倒康复　针对有跌倒风险而进行的整合性康复。

6. 晕动病康复　针对晕动病前庭敏感导致的头晕、恶心、呕吐而进行的脱敏性康复。

7. 其他康复　如通过咽鼓管的功能训练，达到变压性眩晕（alternobaric vertigo，AV）的康复效果。

五、影响前庭康复的因素

1. 他练与自练　他练是指在医师或康复师的指导下进行的康复训练；自练是指按医师或康复师的处方在家进行的康复训练。通常他练效果优于自练，但自练较为方便，可以将两者结合。

2. 主动练与被动练　主动练是指患者进行徒手康复练习；被动练是指采用仪器设备进行康复练习。主动练较为方便，被动练可以量化进行，可以将两者结合。

3. 康复训练强度　包括持续时间、运动速度、运动角度等。康复训练持续时间长、运动速度快、运动角度大则代表康复训练强度大。应根据病情和病程安排训练强度，并因人而异进行个体化设计。

4. 患者理解和积极、主动的参与程度　患者对康复训练的意义和方法理解得好，积极性高，能主动参与，则康复训练效果好。

5. 不利因素　包括外周神经病变（末梢感觉减退或丧失），偏头痛，认知障碍，焦虑，合并疾病（脊柱狭窄、颈腰痛、糖尿病、肾病等），行动受限（偏瘫、头部或颈部固定），眼疾病（斜视、黄斑衰退、青光眼、白内障），强迫观念或强迫行为与强迫症，完美主义人格，易诱发眩晕的视觉刺激，消极的心态，惧怕活动及跌倒的心理，前庭抑制剂的应用等。

6. 促进前庭康复的药物　尽管有些药物可能抑制前庭代偿（表0-3），但也有些药物有促进前庭代偿的功能，如类固醇激素、倍他司汀、银杏叶提取物、乌灵胶囊等，由于有了药物促进前庭康复的证据，才赋予了前庭康复新的内涵。

六、前庭康复的程序

（一）基线评估

对眩晕患者进行前庭康复之前，应当进行基线评估。

1. 病史询问　与疾病诊断时采集病史不同的是，基线评估时应重点询问进行康复训练之前存在的不适，以便针对性地选择康复方案、制订康复处方。

2. 临床查体　在选择康复方案、制订康复处方之前应当重新查体，不能完全以刚就诊时的查体结果为依据，除非就诊时即开始进行康复治疗。

3. 常规前庭功能检查基线评估　在选择康复方案、制订康复处方之前应当重新进行评估，不能完全以刚就诊时的检查结果为依据，除非就诊时即开始进行康复治疗。

4. 动态平衡系统基线评估　医疗机构有动态平衡系统的，可以在进行康复之前用该系统选择性进行基线评估，必要时可用该系统选择性进行康复（视频0-1~视频0-17）。

※ 动态平衡系统基线评估视频

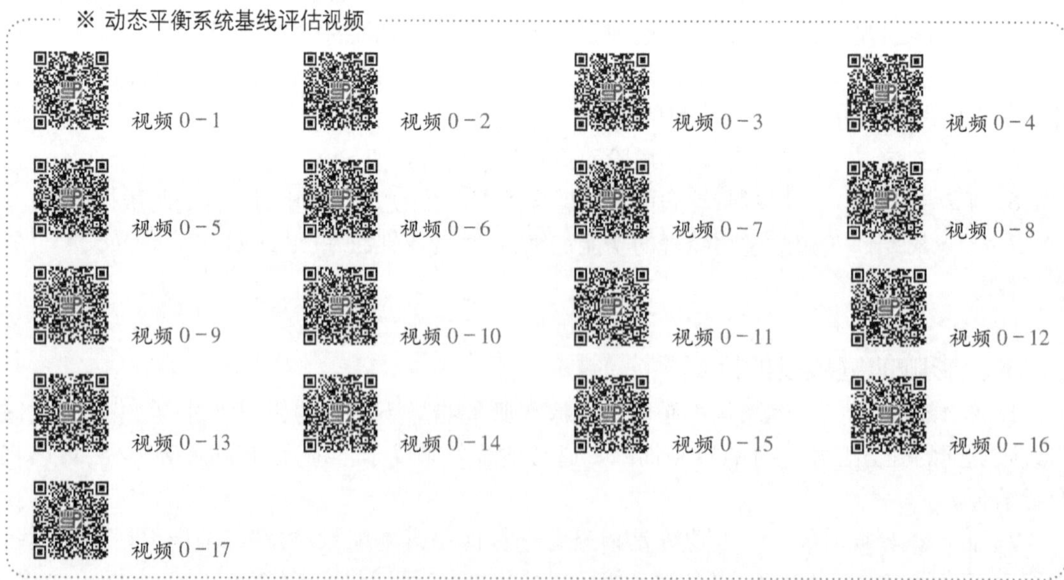

通过基线评估，明确前庭损害部位、损害程度、损害侧别等，结合问卷调查，充分考虑患者的主观感觉（重度、中度、轻度）和对康复训练的配合程度（积极或消极），对前庭康复效果的潜能（有或无，完全性或不完全性）做出评估，并对原发疾病做出评估（单一疾病或一种以上

疾病、急慢性或进展性疾病、有无合并症等），为前庭康复疗效评价奠定基础。

（二）前庭康复方案

1. 前庭眼反射康复（vestibular rehabilitation therapy，VRT）方案

（1）前庭外周康复：针对外周性前庭疾病而设计，包括摇头固视、交替固视、分离固视、反向固视训练（视频0－18）。

（2）前庭中枢康复：针对中枢性前庭疾病而设计，包括VOR抑制、反扫视、记忆VOR、记忆扫视训练（视频0－19）。

（3）替代性前庭康复：针对双侧前庭疾病而设计，包括反射性扫视、COR、记忆VOR、记忆扫视训练（视频0－20）。

（4）视觉强化性康复：针对视觉诱发前庭反应敏感性疾病而设计，在持续性运动视觉背景中，通过头眼协同固视中心视靶或多个视靶的训练，增强VOR反应和视－前庭交互反应能力（视频0－21）。

2. 前庭脊髓反射康复（balance rehabilitation therapy，BRT）方案

（1）肌张力康复：包括五次起坐、单脚站立、提跟抬趾（heal-toe raise，HTR）训练等（视频0－22～视频0－24）。

（2）重心变换（center gravity shift，CGS）康复：包括双腿快速交替抬起；身体尽可能前倾、后仰和侧弯；正常行走，听到指令时突然转髋训练等（视频0－25～视频0－27）。

（3）步态康复：包括计时站起走、脚跟脚尖一线走（tandem walking，TW）、动态步态训练等（视频0－28～视频0－30）。

（4）防跌倒康复：在以上康复训练的基础上，增加脚尖行走和脚跟行走（视频0－31）。

动态平衡系统上康复：对于需要进行较为精确观察的特殊人员或特殊需求者，可以在动态平衡系统上进行康复训练（视频0－5、视频0－6、视频0－8～视频0－17）。

3. 前庭自主神经反射（vestibular autonomic reflex，VAR）康复方案　是针对晕动病而设计的前庭自主神经反射康复方法。

（1）徒手操康复：包括左转头45°、右转头45°、仰头45°、低头45°、右偏头45°、左偏头45°、左转身45°、右转身45°训练；站立顺时针和逆时针旋转360°后下蹲并迅速站起训练；弯腰90°顺时针和逆时针旋转360°训练等（视频0－32～视频0－34）。其中第三项徒手操训练时，受训者会有一定的头晕和站立不稳的反应，适用于年轻人特别是飞行人（学）员、船员和舰（潜）艇工作人员，需在前两项徒手操训练取得一定效果后再逐步开始训练。年龄较大的晕动病患者或继发于其他疾病后的晕动病患者以前两种徒手操训练为主。

（2）康复器具上康复：包括滚轮上康复、旋梯上康复、秋千上康复等（视频0－35、视频0－36）。其中前两种康复方法主要适用于飞行员、运动员等特殊职业人群，普通年轻人可以进行秋千上康复，但年龄较大的患者不推荐此项康复。

（3）前庭功能检查仪器上康复：在电动转椅上进行旋转刺激的同时左右摆头，即科里奥利加速度耐力训练（视频0－37），以及旋转刺激的同时在有视动刺激的背景中进行固视训练（视频0－38）。该康复方法主要适用于飞行员、运动员等特殊职业人群，普通年轻人也可循序渐进地采用此法训练。

（4）视性刺激康复：包括家庭康复训练和前庭功能检查仪器上康复训练（视频 0－39、视频 0－40）。

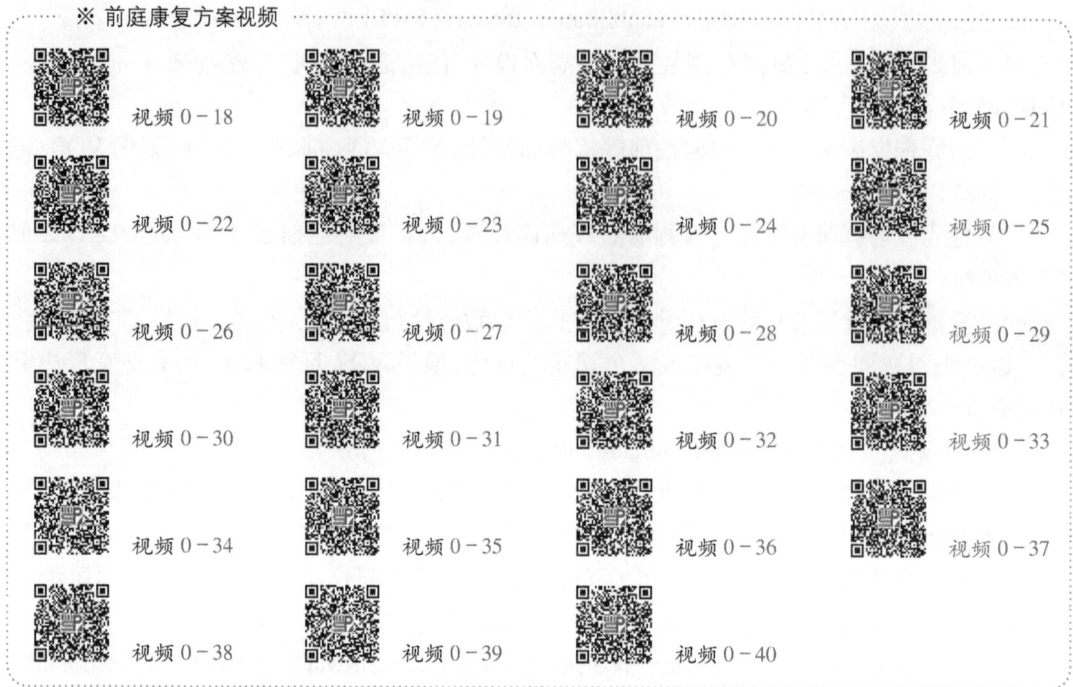

（三）前庭康复方案的选择

1. 外周单侧损害　　选用前庭外周康复方案。

2. 外周双侧不完全损害　　选用前庭外周康复+视觉强化性康复方案。

3. 外周双侧完全损害　　选用替代性前庭康复方案。

4. 视觉高敏性反应　　选用视觉强化性康复方案。

5. 中枢性 VOR 反应增高　　选用前庭中枢康复（VOR 抑制+记忆 VOR）+视觉强化性康复方案。

6. 中枢性固视功能障碍　　选用前庭中枢康复（反扫视+记忆扫视）方案。

7. 混合型损害　　选用前庭外周康复+前庭中枢康复+替代性前庭康复方案。

8. 功能性非特异性表现　　选用前庭外周康复、前庭中枢康复、视觉强化性康复方案中的一种或几种方案。

对跌倒风险高的，均应增加防跌倒康复中的一种或几种方案。

（四）疗效评估

1. 评估时机　　前庭康复治疗后 4~6 周进行，有防跌倒康复的适当延长。

2. 评估内容　　包括病史询问、临床查体、前庭功能检查等，主要是针对康复前的不适症状、查体的异常、前庭功能的检查异常进行评估，同时要评估有无出现新的异常，为调整康复方案提供依据。

（五）前庭康复方案调整

1. 复合前庭康复方案　　在第一阶段康复治疗取得一定效果后，针对疾病后期而设计的康复方案。

(1) 徒手康复：在给予VSR刺激的同时，给予VOR刺激，并通过调控视靶的运动速度、两视靶之间的夹角进行训练，以达到复合康复的目的(视频0－41～视频0－43)。

(2) 常规前庭功能检查仪器上康复：在给予VOR刺激的同时，给予前庭视觉反射刺激，同时通过调控旋转椅和视动刺激的速度，以达到复合康复的目的(视频0－38)。

(3) 动态平衡系统上康复：在前庭觉、本体觉和视觉平衡三联中，同时给予两种平衡觉刺激，进行复合康复训练(视频0－3中的SOT5和SOT6)，或在摇动头部(VOR)的同时脚下给予晃动刺激(VSR)，进行复合康复训练(视频0－7)。

2. 针对新出现的问题进行康复　VN、MD、突发性耳聋伴眩晕、VM、头颅外伤后眩晕等多种疾病，在患病后一定的时间内可能继发BPPV，此时应进行位置试验证明，并按相应的责任半规管耳石症进行复位(详见第五章"良性阵发性位置性眩晕")。

3. 个体化康复　有的患者在康复治疗后大多数症状消失，但可能会遗留某一方面的问题，例如，有的VN患者经过前庭外周康复后陈述，进行左右转身、左右转头、上下摇头时均无症状，但在45°仰头和45°低头时出现短暂头晕，则可让其增加45°的交替固视训练和左右45°的转身训练，还可让其站在海绵垫上进行45°的交替固视训练。有的VM患者经过前庭外周康复和前庭中枢康复后陈述，其他症状已经消失，但在注视移动的目标，特别是快速移动的目标时会出现头晕，则可让其增加视觉强化性康复的刺激强度，必要时到眩晕中心在常规前庭功能检查仪器上进行视觉强化性康复和视前庭相互作用的康复训练。

4. 特殊环境康复　对于飞行人员、在高海拔工作的特殊人员，在经过地面康复后症状消失，但为预防其在恢复工作后出现可能的前庭失代偿表现，可安排其在低压舱内模拟低气压和缺氧环境条件下进行康复(视频0－44、视频0－45)。对涉及严重听力损伤，或神经、肌肉、骨骼损伤的眩晕患者，也应采取相应的康复措施。

※ 前庭康复方案调整视频

视频0－41

视频0－42

视频0－43

视频0－44

视频0－45

前庭康复方案较多，而且还在不断创新。根据不同疾病、疾病的不同时期及不同个体的特点，选择或创新前庭康复方案，并与药物治疗、手术治疗、心理治疗和中医中药治疗有机结合，兼顾全身其他系统的康复，是未来前庭康复治疗的发展方向。

(徐先荣　丁大连)

本章参考文献

李婷婷，张扬，徐先荣，等，2019. 飞行人员和普通人员眩晕病因的比较研究. 中华航空航天医学杂志，30(1)：17－24.

李远军，徐先荣，2017. 前庭康复的研究进展. 临床耳鼻咽喉头颈外科杂志，31(20)：1612－1616.

田军茹，2015. 眩晕诊治. 北京：人民卫生出版社.

王智勇，苏丽娟，唐强，等，2015. 耳前耳后注射地塞米松及庆大霉素治疗梅尼埃病的疗效观察. 检验医学与临床，12(16)：2320－2322.

中华医学会神经病学分会，中华医学会神经病学分会脑血管病学组，2015. 中国缺血性脑卒中和短暂性脑缺血发作二级预防指南 2014. 中华神经科杂志，48(4)：258－273.

Bisdorff A, Von Brevern M, Lempert T, et al., 2009. Classification of vestibular symptoms: towards an international classification of vestibular disorders. Journal of Vestibular Research, 19(1－2): 1－13.

Headache Classification Committee of the International Headache Society (IHS), 2013. The International Classification of Headache Disorders. 3rd edition (beta version). Cephalalgia, 33(9): 629－808.

Lempert T, Olesen J, Furman J, et al., 2012. Vestibular migraine: diagnostic criteria. Journal of Vestibular Research, 22(4): 167－172.

Lopez-Escamez J A, Carey J, Chung W H, et al., 2015. Diagnostic criteria for Ménière's disease. Journal of Vestibular Research, 25(1): 1－7.

Newman-Toker D E, Staab J P, Carey J P, et al., 2014. Vestibular syndrome definitions for the international classification of vestibular disorders. Journal of Vestibular Research, 24(2－3): 92, 93.

Strupp M, Kim J S, Murofushic T, et al., 2017. Bilateral vestibulopathy: diagnostic criteria Consensus document of the Classification Committee of the Bárány Society. Journal of Vestibular Research, 27(4): 177－189.

Strupp M, Lopez-Escamez J A, Kim J S, et al., 2016. Vestibular paroxysmia: diagnostic criteria. Journal of Vestibular Research, 26(5－6): 409－415.

Von Brevern M, Bertholon P, Brandt T, et al., 2015. Benign paroxysmal positional vertigo: diagnostic criteria. Journal of Vestibular Research, 25(3－4): 105－117.

第一篇

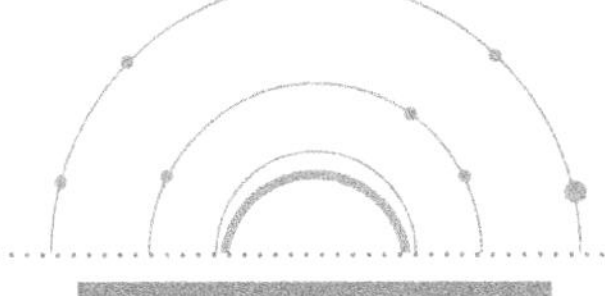

急性前庭综合征

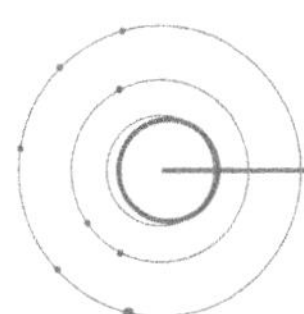

第一章 前庭神经炎

第一节 概 述

一、定义

前庭神经炎(vestibular neuronitis,VN)又称前庭神经元炎、病毒性迷路神经炎、急性单侧前庭功能减退、急性单侧周围前庭神经病等,是由单侧外周性前庭神经病变而导致的疾病,典型表现是急性眩晕发作,其临床特征包括眩晕、恶心、呕吐、振动幻视及身体不稳感等。

二、流行病学

VN 在人群中的发病率为(3.5~5.5)/10 万,在眩晕或神经内科门诊中,VN 患者占 0.5%~9.0%。中国人民解放军空军特色医学中心的眩晕中心徐先荣团队的资料显示,VN 排在该中心门诊就诊疾病的第三位,外周性眩晕的第二位,仅次于 BPPV 和 VM,占 7.89%(112/1 419)(图 1-1)。

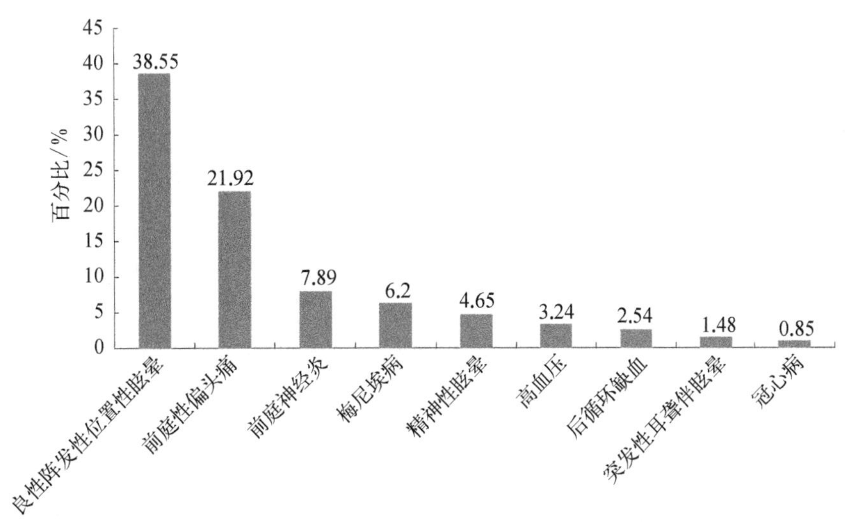

图 1-1 中国人民解放军空军特色医学中心的眩晕中心门诊 1 419 例眩晕患者的前 9 位病因分布图

三、病因及发病机制

前庭上神经骨管的长度是前庭下神经骨管长度的7倍，且走行空间相对狭窄，因此前庭上神经更易受到炎症侵袭而引起水肿和缺血性损害。文献显示，前庭上神经炎最常见(55%~100%)，同时累及前庭上、下神经者少见(15%~30%)，仅累及前庭下神经者更少见(3.7%~15.0%)。徐先荣团队一组118例资料显示，前庭上神经炎占VN的80.51%，全前庭神经炎占16.10%，前庭下神经炎占3.39%。

前期或同期出现的病毒感染作为VN的诱因被广大学者接受。目前提出的病毒损伤模式有两种：一种认为与潜伏于前庭神经节中的1型单纯疱疹病毒(herpes simple virus-1，HSV-1)再激活有关；另一种认为与患病前或患病期间可能会伴有病毒感染有关。徐先荣团队一组50例临床资料显示，有10例患者眩晕发作前1周左右有明确上呼吸道感染病史者，占20%。

四、问卷和病史采集

VN患者一般有急性或亚急性持续性眩晕、视物旋转、平衡障碍，可伴恶心、呕吐，无耳鸣、耳聋等耳蜗功能受损症状。有的患者陈述先有一个短暂的轻度眩晕或头晕，数小时后突然出现剧烈持续的眩晕，常伴恶心、呕吐。缓解期可能只有头晕、头痛或行走时不稳等姿势症状。若为双侧VN，振动幻视及跌倒或近乎跌倒等前庭姿势症状明显。此外，部分患者会出现严重的心理负担。因此，可选择以下两类问卷。

1. 特异型前庭功能障碍患者生存质量评估问卷　眩晕障碍量表(dizziness handicap inventory，DHI)、日常生活中前庭功能障碍量表(vestibular disorder activities of daily living，VADL)、眩晕障碍问卷(vertigo handicap questionnaire，VHQ)、眩晕症状量表(vertigo syndrome scale，VSS)、前庭康复获益问卷、平衡信心量表(activities-specific balance confidence，ABC)等。

2. 通用型生存质量评估问卷　健康调查简表(the MOS item short from health survey，SF-36)、焦虑抑郁量表(hospital anxiety and depression scale，HADS)等。

五、检查

(一)床旁检查

1. 自发性眼震检查　肉眼可见的自发性眼震见于VN的急性期，呈水平或水平略带扭转，急性期眼震的快相朝向健侧。

2. 中枢性病变试验　凝视性眼震、跟踪试验、扫视试验、指鼻试验、VOR抑制试验等中枢性病变测试正常。

3. 床旁头脉冲试验　单侧VN患者行床旁头脉冲试验时可出现纠正性扫视，头转向侧即病变侧；严重的双侧VN患者，可出现包括垂直方向的6个方向的纠正性扫视。较轻的VN，不一定能观察到异常，需借助其他检查确定。

4. 转头试验(玩偶试验)　严重的双侧VN患者行转头试验可出现齿样眼球运动。

5. 眼底检查　单侧VN患者行眼底检查时面部转向侧出现捕捉性跳视为病变侧，双侧VN患者两侧均有捕捉性跳视。需注意，视网膜在眼球后方，故观察到的向右(向上)眼震实际为向左(向下)眼震。

6. 动态视力检查　双侧 VN 患者动态视力较基础视力下降>2~3 行。

7. Romberg 试验和强化 Romberg 试验　VN 患者急性期或双侧病变，行 Romberg 试验可能不能站稳而向患侧或向后倾倒。双侧 VN 患者可观察到害怕跌倒的“谨慎步态”。当 Romberg 试验可疑时，可行强化 Romberg 试验，如向侧方倾倒，则能判定单侧 VN 患者的前庭功能减退。

8. 姿势反射　VN 患者可有不稳感，但仍保留其完整姿势反射。

9. Fukuda 原地踏步试验　VN 患者可观察到向患侧偏斜>30°。

10. 位置试验　VN 患者一般位置试验阴性，继发 BPPV 者，位置试验阳性。

11. 耳部检查　拟诊或需排除 VN 者，应当进行耳部检查，包括耳郭及周围皮肤有无红肿或疱疹、外耳道有无耵聍阻塞，如有耵聍阻塞应给予清理。观察有无鼓膜穿孔。进行音叉试验（Rinne test，RT 和 Weber test，WT），初步判断有无听力受损，如有听力下降，应判断是传导性聋还是感音神经性聋。VN 患者不会出现听力下降。

（二）前庭功能仪器检查

1. 自发性眼震描记　VN 患者急性期可描记自发性眼震。

2. 扫视试验　VN 患者扫视试验正常。

3. 跟踪眼动试验　VN 患者该试验通常为Ⅰ型或Ⅱ型跟踪曲线，不会出现Ⅲ型或Ⅳ型跟踪曲线。

4. 凝视性眼震试验　VN 患者通常无凝视性眼震。

5. 冷热试验　VN 患者急性期表现为患侧前庭功能减退［CP（半规管麻痹）异常］和方向优势（directional preponderance，DP）异常，缓解期代偿后仅 CP 异常；而固视抑制指数不同时期均正常。但在不累及外半规管的前庭下神经炎患者中，其冷热试验可无异常。有个别患者病史符合 VN，但急性期冷热试验正常，1 周后复查则表现出患侧异常。因此，病史符合时应当动态观察。

6. 旋转试验　VN 患者急性期和非代偿期旋转试验可异常。

7. 前庭自旋转试验　VN 患者可出现患侧增益降低、相移滞后等异常。

8. 视频头脉冲试验（video head impulse test，vHIT）　单侧 VN 患者可出现患侧增益异常、显性扫视性眼震、隐性扫视性眼震等，双侧 VN 患者可出现双侧增益异常和扫视性眼震。

9. 主观视觉垂直线（subjective visual vertical，SVV）和主观视觉水平线（subjective visual horizontal，SVH）检查　VN 患者急性期可出现 SVV 和 SVH 检查异常。慢性前庭损伤敏感性降为 43%，但特异性仍维持 100%。

10. 动态 SVV（绕垂直轴心旋转）检查　其意义与静态 SVV 检查相同，是更敏感的椭圆囊功能检测方法。

11. 偏垂直轴旋转检查　VN 患者可出现患侧耳石-眼动反射降低。

12. 前庭肌源性诱发电位（vestibular evoked muscle potential，VEMP）检查　VN 患者可出现 VEMP 异常，其中前庭上神经炎可出现眼前庭肌源性诱发电位（ocular VEMP，oVEMP）异常，前庭下神经炎可出现颈前庭肌源性诱发电位（cervical VEMP，cVEMP）异常。

13. 动态平衡系统检查　感觉统合试验(sensory organization test,SOT)前庭觉得分异常。

(三) 影像学检查

钆造影磁共振显影可直接观察前庭神经病变。然而,在 VN 成像报道中,其理论意义大于实际应用。

六、诊断和鉴别诊断

依据眩晕、恶心、呕吐、振动幻视及身体不稳感等症状,查体可见朝向健侧的水平扭转性眼震、Romberg 试验向患侧倾倒、床旁头脉冲试验患侧异常,前庭功能仪器检查可描记到自发性眼震、vHIT 异常、冷热试验异常、VEMP 消失或幅度降低等,排除 BPPV、VM、双侧前庭病、MD、半规管裂、AV、前庭神经核区病变等前庭外周性和中枢性病变后可做出 VN 的诊断。

第二节　内 科 治 疗

VN 的内科治疗方法包括对症治疗、抗病毒药物治疗和类固醇激素治疗与前庭康复治疗(见本章第三节)。

一、对症治疗

VN 患者急性期恶心、呕吐和眩晕症状较重,可短暂应用前庭抑制剂和镇吐药进行对症治疗,但不可长期使用(通常不超过 24~72 h),以免抑制前庭代偿。

二、抗病毒药物治疗

根据 VN 病毒感染学说,可应用抗病毒药物治疗,其疗效存在争论,可根据病史和检验结果选用 5~10 日。例如,盐酸吗啉胍片成人 0.2 g,每日 3 次,但可能引起低血糖,注意观察血糖;阿昔洛韦片成人 0.2 g,每日 4 次,但可能引起肾功能损害,用药前应检测肾功能。

三、类固醇激素治疗

类固醇激素在 VN 患者中的应用得到了广泛肯定,认为其可加速前庭代偿。可用醋酸泼尼松或地塞米松口服,或地塞米松静脉滴注,其他可加速前庭代偿的药物也可选用。

第三节　前 庭 康 复

一、基线评估

对 VN 患者进行前庭康复之前,应当进行基线评估。通常有两种情况:其一,急性期患者首诊时,其病史、床旁检查、前庭功能实验室的检查结果、动态平衡系统检查(必要时)结果,即可作为基线资料,尽早开展康复治疗。其二,接诊的患者急性期时已在其他医疗单位治疗,静态代偿已经建立,动态代偿没有建立或未完全建立,以前庭康复为主要目的就诊。此时应当重新进行基线评估,包括病史询问、床旁检查、系统地有针对性地进行前庭系统的功能评价,最好能够进行动态平衡系统检查。通过基线评估明确 VN 患者的损害部位(前庭上神经炎、前庭下神经炎或全前庭神经炎)、损害程度、损害侧别等,结合问卷调查,充分考虑患者的主观感觉(重度、中度、轻度)和对康复训练的配合程度(积极或消极),对前庭康复效果或替代潜能(有或无,完全性或不完全性)做出评估,并对全身状况做出评估(是单一的 VN 还是全身有一种以上的基础疾病、急慢性或进展性疾病、有无并发症等),为前庭康复疗效评价奠定基础。

二、前庭康复方案

具有针对性的前庭康复治疗可显著提高前庭中枢代偿能力。摇头固视、交替固视、分离固视和反向固视等前庭外周康复可改善受损的凝视功能。头动训练、平衡协调训练、靶向移动训练和行走训练可重新建立前庭反射,提高前庭位置觉和视觉的反应能力。

(一) VRT 方案

VOR 基础康复方案,包括以下四种(视频 0－18)。

1. 摇头固视　患者控制自己的头进行上下、左右摇动时,眼固视前方中心静止的视靶,尽量保持视觉清晰。

2. 交替固视　患者控制自己的头在前方两个静止视靶之间转动,眼交替固视视靶并与头转动方向保持一致。

3. 分离固视　前方置两个静止视靶,患者控制自己的头在眼固视达一个视靶后再转动头,接着眼固视达另一视靶后再转动头。

4. 反向固视　患者的眼随一个移动视靶转动,头向视靶相反方向移动。

(二) BRT 方案

VSR 基础康复方案,包括以下六种。

1. 提跟抬趾　急性期患者可在坐位进行康复,缓解期则可在站立位徒手进行康复(视频 0－24)。

2. 单脚站立　急性期患者坐位单脚抬起,缓解期或轻症者单脚站在扶椅旁,站立不稳时一手扶扶椅,单脚站立,先睁眼 30 s,后闭眼 10 s;能站立时,手不扶椅,单脚站立,先睁眼 30 s,后闭眼 10 s,如有不稳可手扶扶椅保护,左右脚交替进行(视频 0－23)。

3. 五次起坐　急性期可在坐起时手扶座椅协助站立,缓解期或轻症患者在手触摸地后不扶座椅直接迅速站起,再慢慢坐下,再迅速站起,进行康复(视频 0－22)。

4. 重心变换康复　患者双腿快速交替抬起(视频 0－25);身体尽可能前倾、后仰和侧弯(视频 0－26);正常行走,听到指令时突然转髋(视频 0－27)。

5. 平衡协调康复　患者马步站立头眼随手移动(视频 0－41);弓步站立双手一上一下传球或扑克牌(视频 0－42);双脚跟脚尖行走(视频 0－31)。

6. 步态功能康复　从坐位站起计时走(视频 0－28);脚跟脚尖成一条直线走(视频 0－29);常速变速行走或转头摇头条件下行走(视频 0－30)。

（三）前庭自主神经反射康复方案

（1）患者通过自我控制摇头的频率由低到高逐步使 VAR 产生适应。

（2）患者通过自我控制视靶移动的速度由慢到快逐步使 VAR 产生适应。

（3）患者通过自我控制两视靶之间的夹角由小到大逐步使 VAR 产生适应。

（4）患者通过自我控制行走转身的速度由慢到快逐步使 VAR 产生适应。

（四）前庭康复联合方案

患者站在海绵垫上进行摇头固视、交替固视、分离固视、反向固视（视频 0－43）。

三、康复方案选择策略

根据 VN 患者就诊时的基线评估情况，选择相应的康复方案策略。

（一）急性期康复方案的选择策略

患者有剧烈眩晕和恶心、呕吐时，先进行对症处理和病因治疗。前庭抑制剂严格控制使用，应用时间在 24~72 h，在此阶段暂缓前庭康复，以免加重前庭自主神经反应。一旦患者剧烈眩晕和恶心、呕吐消失，尽早进行前庭康复，不能下床时可半卧位用两张扑克牌分别代替两个视靶进行水平和垂直方向的摇头固视、交替固视、分离固视、反向固视训练，患者自己控制头转动速度、视靶移动速度和两视靶的间距，以不产生明显恶心为依据。当患者能坐起时，在坐位进行以上康复。

（二）亚急性期康复方案的选择策略

医师和康复师应鼓励患者尽可能早地下地进行康复，即使不能完全站稳，也应在扶椅旁进行康复，尽可能站位进行 VRT 和 BRT。例如，在康复椅的保护下进行单脚站立、重心变换康复等。

（三）慢性期康复方案的选择策略

患者能下地行走，但在快走、转弯、回头等情况下仍有眩晕或头晕、观察目标视物模糊等，仍应进行前庭康复训练。其包括坐位较快速的摇头固视（水平和垂直方向）、交替固视（水平、垂直、左 45°、右 45°）、与眼较大夹角的分离固视（水平和垂直方向）、视靶较快移动的反向固视（水平和垂直方向）等 VRT，如有可能还可以进行运动中的交替固视（水平、左 45°、右 45°）。BRT 是重点，肌张力康复包括五次起坐、单脚站立、站位提跟抬趾，可进行海绵垫上闭眼站立和提跟抬趾及踏步、重心变换康复，重点进行快步行走时听到指令突然转髋。平衡协调康复包括马步站立头眼快速随手移动、弓步站立双手一上一下快速传球或扑克牌及双脚跟脚尖快速行走等。

（四）其他状况康复方案的选择策略

1. 并发 BPPV 的患者　应当增加相应的康复方案，详细内容参见第五章第三节“前庭康复”相关内容。

2. 遗留视觉运动觉敏感的患者　应在运动背景中进行固视强化训练，详细内容参见第十章第三节“前庭康复”相关内容。

3. 因躯体疾病引起的持续性姿势-知觉性头晕（persistent postural-perception dizziness，PPPD）　可在辅以抗焦虑抑郁的药物和心理辅导、生物反馈治疗的情况下，进行康复治疗，参见第十三章第三节“前庭康复”相关内容。

（五）特殊职业人员康复方案的选择策略

对于飞行人员、潜水人员、运动员等特殊人员，在采集病史时，不仅要询问在地面普通生活环境中有无症状，而且要询问在特殊职业工作环境中有无症状。例如，徐先荣团队曾收治1例飞行员，既往在飞强击机期间曾有地面眩晕发作，在当地治疗后痊愈，予飞行合格结论，在以后的几年中地面和飞行中均没有任何不适。但近来因任务需要，该飞行员拟由强击机改飞歼击机，在改装飞行做“横滚”特技时看仪表模糊，故被送至中国人民解放军空军特色医学中心鉴定。询问病史数年前眩晕发作一次，数月后地面生活和空中飞行均正常，也未有眩晕复发，但从未做过“横滚”特技动作。经系列前庭功能检查评估，该飞行员有单侧前庭功能减退代偿不全的表现。美国海军报道1例飞行学员在紊乱气流的气象条件下无法看清仪表，经检查有一侧前庭功能减退，推测其是因青少年时期患VA所致（代偿不全）。因此，对这些特殊职业人员VN患者，除了选择以上普通人员的康复策略外，还应选择特殊环境下的康复策略，如在低气压和缺氧环境下、振动等环境下进行康复。

第四节 疗效评估

一、评估时机

通常在前庭康复治疗后4~6周进行（有防跌倒康复的适当延长），根据评估结果决定是否调整康复方案。

二、评估内容

1. *病史询问* 包括眩晕和头晕是否完全消失，或是否减轻及减轻的程度，是否新增后遗症状及其程度，静态代偿和动态代偿状况，生活自理情况，对工作的影响及程度，特殊职业人员必要时要到模拟特殊环境中（包括模拟试验环境，如低压舱内模拟缺氧和气压变换环境，或实际工作环境，如飞行员实装带飞观察等）进行评估。

（1）前庭症状指数（vestibular symptom index，VSI）：对患者治疗前后的症状进行主观评估，VSI可分别对6种症状（平衡、眩晕、头晕、恶心、视觉敏感、头痛）进行0~10分（共11个等级）的评分，0分为完全正常，10分为最严重，分数越低，平衡能力越好。

（2）生活质量评价：应用DHI评价眩晕疾病对患者生活诸多方面的影响。该量表共有25条，评价内容包括三大方面：情感方面、功能方面和身体方面。每条问题均有3个答案，分别为“是、有时、无”，分别计分为“4、2、0”分，0分代表眩晕疾病对患者无影响。

2. *床旁检查* 主要针对基线评估时发现的异常情况进行复查，如有新症状出现应增加相应的检查，如VN患者在康复过程中出现与体位变化有关的短暂性眩晕应进行Dix-Hallpike试验和Roll test。

（1）采用Berg平衡量表（Berg balance scale，BBS）评分：观察患者在限定的时间或距离内完成坐到站、无支撑坐位、无支撑站位、无支撑站到坐、床-椅转移、闭眼站立、并脚站立、手臂前伸、弯腰拾物、转头向后看、原地转圈、双脚交替踏凳、前后脚直线站立和单脚站立共14个项目的情况，每个项目的评分为0~4分，0分代表无法完成动作，4分代表可正常完成动作,总分最高为 56 分,分数越高,表示平衡能力越好。

(2) 计时平衡试验:记录眩晕患者在睁眼和闭眼时踵趾位与单脚站立维持平衡不跌倒的时间(睁眼和闭眼踵趾位与单脚站立 4 项时间总和)。

(3) 功能性伸手试验:让受检者站立向前或向侧方伸出上肢,要求受检者向前或向侧方尽可能伸手,伸手的长度用码尺测量,作为受检者稳定性极限的测量,<15.24 cm 说明受检者有跌倒的高度危险性,可在患者整个康复过程中监测患者病情的变化。

(4) Fukuda 原地踏步试验:记录患者向前行进距离、身体旋转的度数和方向,评估患者踏步平衡。在踏步 50 次结束时正常人向前行进<50 cm,旋转<30°。

3. 实验室前庭功能检查　主要针对基线评估时发现的异常情况进行复查等。但如果首诊医院前庭功能实验室条件受限,在有条件的医院进行前庭康复效果评估时应补充至少包括自发性眼震描记、温度试验、vHIT[或前庭自旋转试验(vestibular autorotation test,VAT)]、VEMP 等检查,最好包括 SVV 检查和动态平衡检查,同时行扫视(定标)试验、凝视试验、跟踪试验、视动试验以排查前庭系统的功能有无异常。对特殊职业人员进行评估时应当全面,必要时进行模拟特殊环境下的评估。

第五节　案例分享

一、案例一:左侧前庭下神经炎

1. 病史　患者,37 岁,突发眩晕 11 h,为视物旋转感,头部运动及睁眼时症状加重,伴恶心、呕吐(胃内容物),无头痛、腹泻、耳聋耳鸣、言语不利、复视等,眩晕持续无好转,急诊行头部 CT 未见异常,予以桂哌齐特静脉滴注后眩晕稍减轻,恶心症状无缓解,于我院眩晕中心门诊行温度试验未见异常(图 1-2),变位试验(-)。

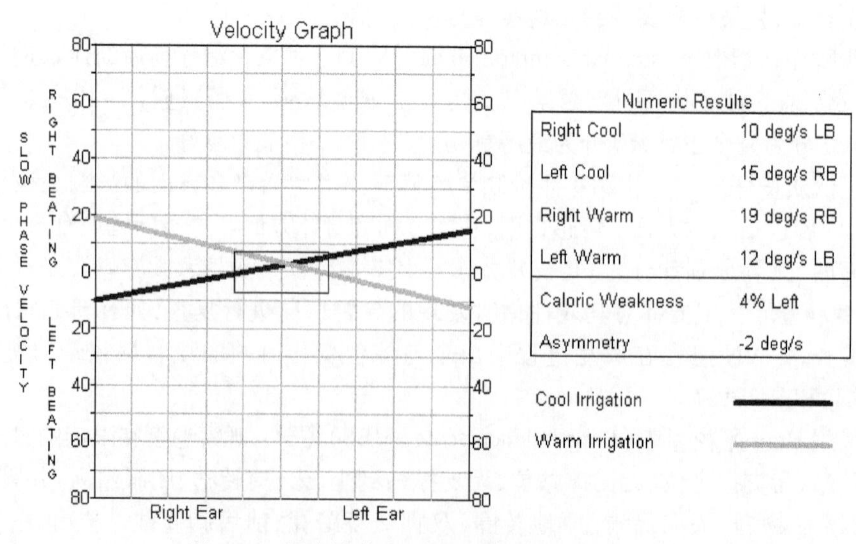

图 1-2　温度试验示双侧外半规管低频功能正常

2. 检查

(1) 床旁检查：耳科查体无异常，自发性眼震无，Romberg 试验(-)，Tandem 站立试验示左侧倾倒，Fukuda 原地踏步试验(+)，位置试验(-)。

(2) 前庭功能实验室检查：自发性眼震，左侧逆时针下跳型眼震；凝视性眼震无；扫视试验、平稳跟踪试验、视动性眼震(optokinetic nystagmus，OKN)均在正常范围。vHIT 检查示左侧后半规管 VOR 高频区功能异常(图 1-3)。SOT 综合得分为 82 分(图 1-4)。VEMP 检查示双侧均引出 oVEMP，增幅对称，cVEMP 左侧未引出。

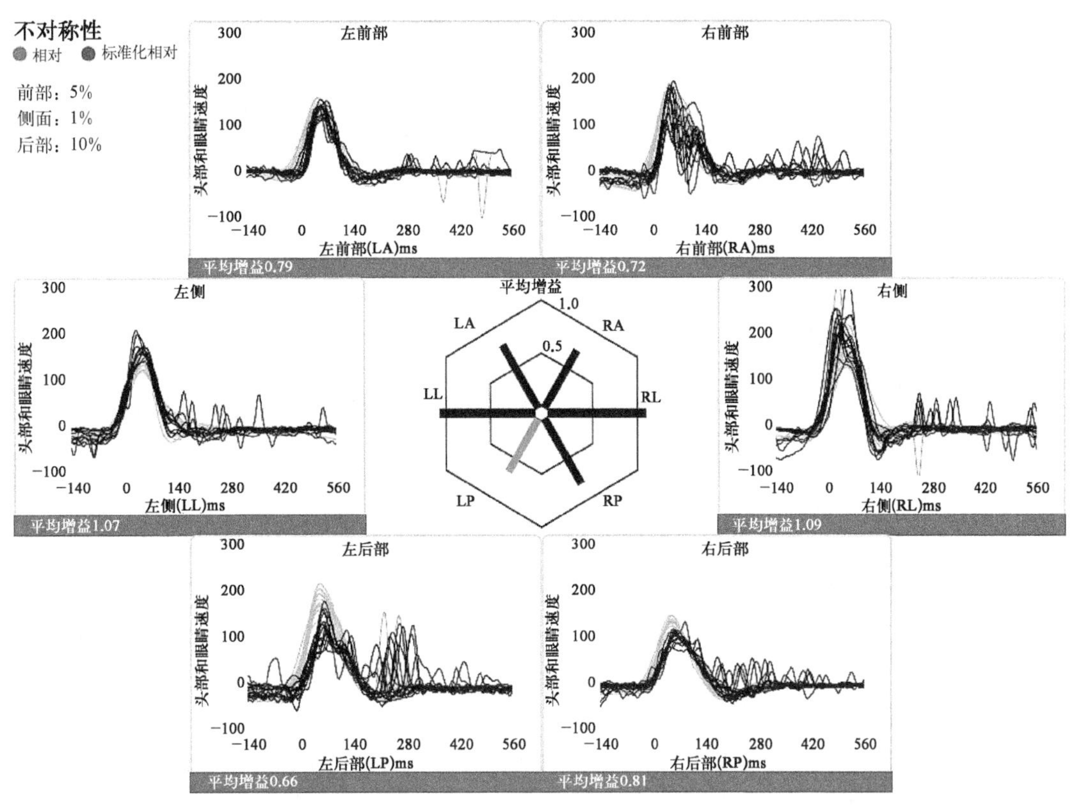

图 1-3　vHIT 检查示左侧后半规管 VOR 高频区功能异常

(3) 影像学检查：头部 CT 及 MRI 均未见异常。

(4) 听功能检查：声导抗示双耳鼓室压图均为 A 型，纯音听阈测试示双耳正常听阈。听性脑干反应(auditory brainstem response，ABR)示双侧 Ⅰ、Ⅲ、Ⅴ 波引出，各波潜伏期及波间期正常。

3. 诊断和治疗　　诊断为 VN(左侧，下神经)。患者入院时眩晕症状轻，但恶心症状严重，予以甲氧氯普胺肌内注射止吐。另外给予小剂量激素抗炎，以及改善微循环、营养神经药物治疗，待病情平稳后行前庭功能康复锻炼，1 周后患者眩晕基本消失。

4. 分析　　该患者眩晕急性发作，与体位变化无关，不伴耳蜗症状，听功能检查正常，未见神经系统阳性体征，头部 MRI 正常，VEMP 检查及 vHIT 检查均提示左侧前庭下神经受损。患者就诊时静态代偿、动态代偿均未建立，故急性期予以前庭抑制剂止晕、止吐，以及抗炎、改善循环和营养神经药物对症治疗，病情平稳后行前庭康复治疗，经 1 周治疗后症状减轻，效果

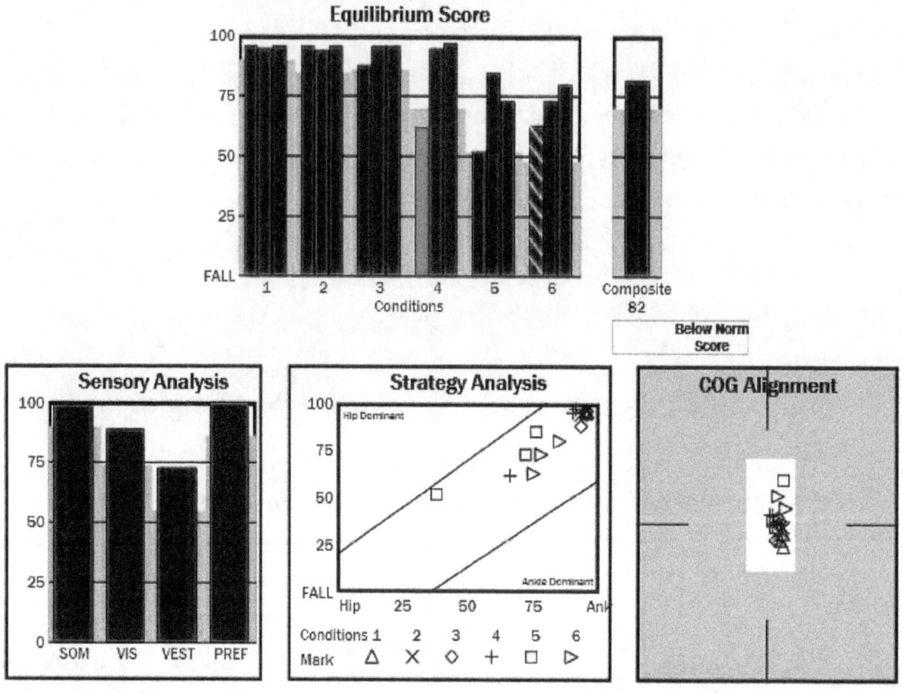

图 1-4　SOT 提示平衡能力未见异常

好。出院后继续康复和口服促进前庭代偿的药物，1 个月后随访症状基本消失。

二、案例二：左侧前庭上神经炎

1. 病史　患者，女，62 岁，主因“突发眩晕 3 日”于 2019 年 2 月 10 日入院，2019 年 2 月 7 日患者无明显诱因发作眩晕，为视物旋转，眩晕持续数小时，伴恶心、呕吐，呕吐均为胃内容物，非喷射状、无咖啡样物，无腹泻，无头痛，无耳鸣及听力下降，无言语不利、复视、饮水呛咳，无肢体麻木、乏力，患病后立即到我院急诊科就诊，查头部 CT 未见明显异常，急诊予止吐、止晕、改善循环、营养神经等对症治疗，2019 年 2 月 10 日为进一步诊治就诊眩晕中心，检查提示右向自发性眼震，为进一步检查及治疗，门诊以“眩晕”收治入院。有左耳疱疹病史，未诊治，否认头痛、高血压、糖尿病、冠心病等病史。

2. 检查

（1）床旁检查：左耳耳郭可见散在疱疹，簇集分布；外耳道干净，鼓膜结构完整，光锥反射清晰；额纹和鼻唇沟双侧对称存在、闭眼和鼓腮双侧对称有力。自发性眼震检查可见右向Ⅲ°眼震；床旁头脉冲试验左侧（+），可见显性扫视；Romberg 试验、Tandem 站立试验、Fukuda 原地踏步试验均无法配合；变位试验（-）。

（2）前庭功能实验室检查：自发性眼震，右向 12（°）/s；凝视性眼震，无；扫视试验示正常；平稳跟踪试验示Ⅲ型曲线；OKN 检查提示眼震方向正常，双侧幅度不对称；温度试验示左侧外半规管功能减退（图 1-5）；vHIT 检查示左侧上半规管、外半规管 VOR 高频区功能异常（图 1-6）；SOT 综合得分为 67 分（图 1-7）。

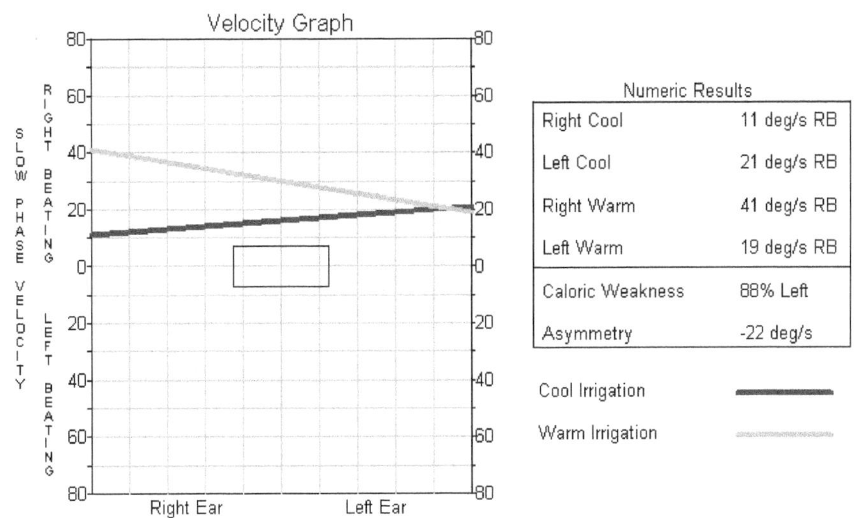

图 1-5 温度试验示左侧外半规管低频功能减退，优势偏向向右

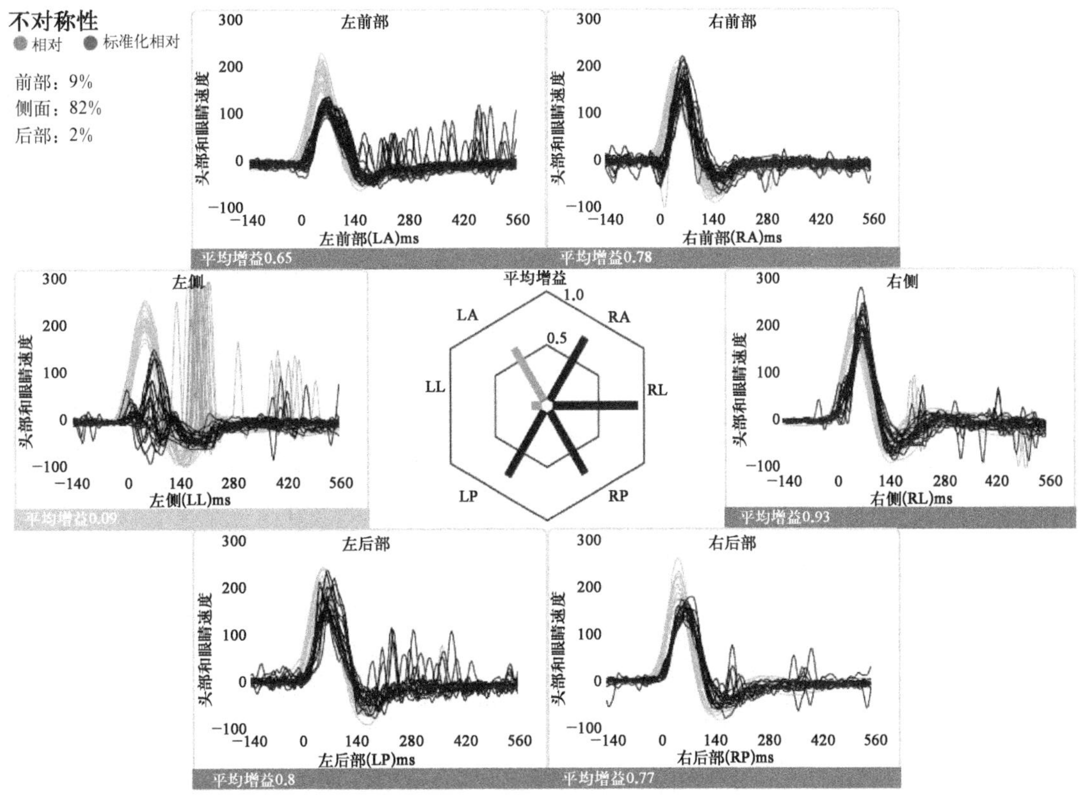

图 1-6 vHIT 检查示左侧上半规管、外半规管 VOR 高频功能区异常

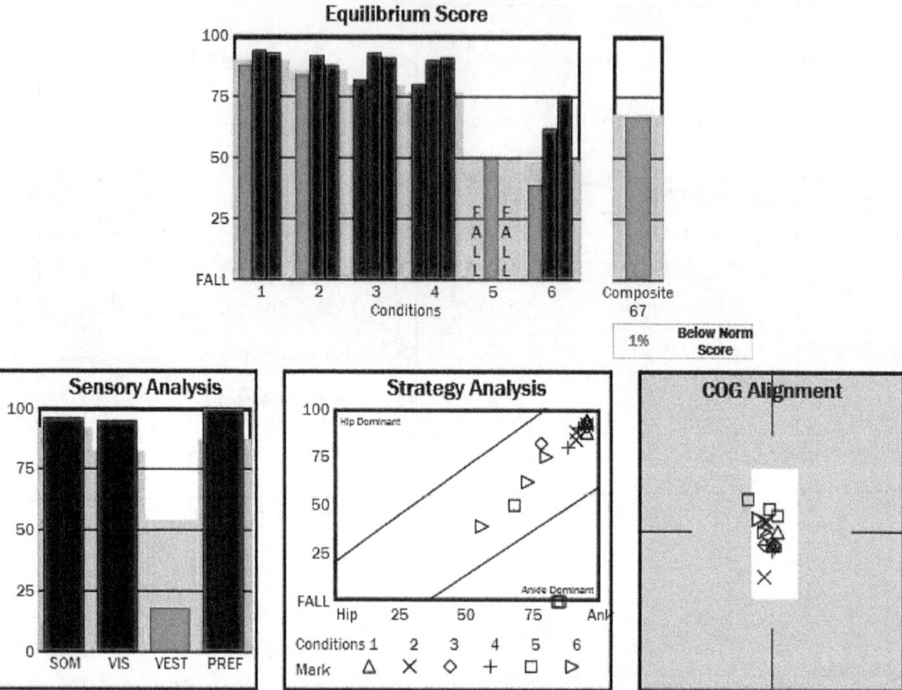

图 1-7　SOT 示前庭觉保持平衡能力异常

(3) 听功能检查：声导抗示双耳鼓室压图为 A 型；纯音听阈测试示双耳正常听阈；ABR 示双侧Ⅰ、Ⅲ、Ⅴ波引出，各波潜伏期及波间期正常。

3. 诊断和治疗　诊断为 VN(左侧，上神经)。向患者讲解相关知识，消除其恐惧心理。予抗炎、改善微循环、营养神经、抗病毒等治疗。嘱其每日 2 次前庭外周康复和防跌倒康复，1 周后复查进行康复效果评估，前庭功能明显改善，SOT 得分较前提高了 5 分(图 1-8)。

4. 分析　该患者眩晕急性发作，不伴耳蜗症状，听功能检查正常，头部 CT 检查正常，可排除中枢性病变，前庭功能检查提示单侧外周性前庭功能损伤，vHIT、温度试验等检查结果均提示左侧前庭上神经损伤，结合患者左耳疱疹病史，考虑病毒感染所致 VN(左侧，上神经)，患者就诊时静态代偿及动态代偿均未建立，故予以改善微循环、营养神经药物并行前庭康复治疗，患者恢复良好。出院后继续康复和口服促进前庭代偿的药物，1 个月后随访症状基本消失。

三、案例三：前庭上、下神经炎

1. 病史　患者，男，26 岁，1 日前劳累后突发眩晕，视物旋转，伴恶心、干呕，无腹泻，无耳鸣及听力下降，无头痛、复视、黑朦、意识丧失、言语不利等。急诊查头部 CT 未见异常，予以抗晕、止吐对症治疗后眩晕症状缓解，为进一步检查及治疗收入眩晕中心。

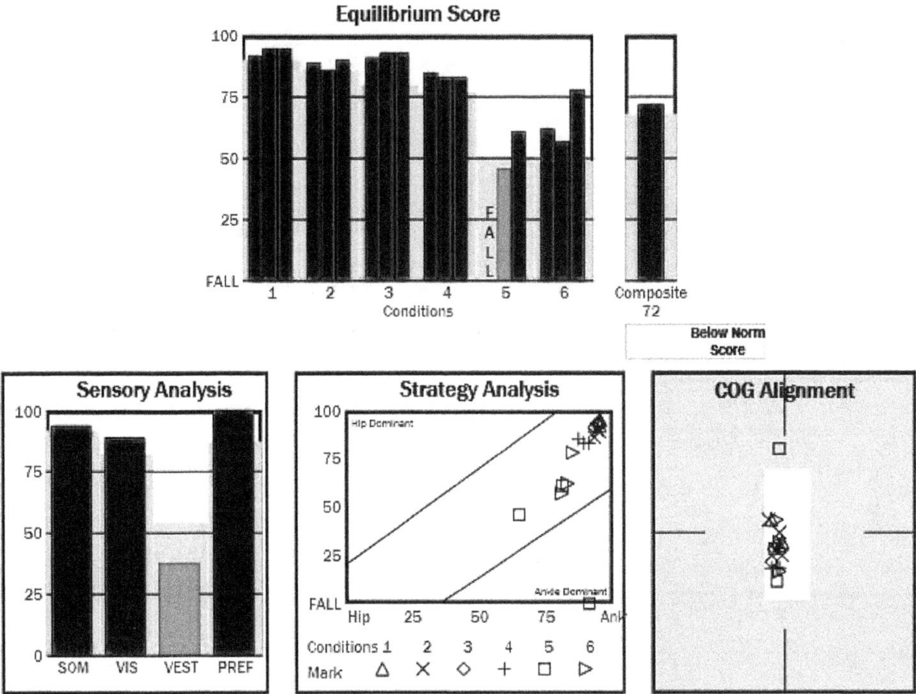

图 1-8　复查 SOT 示前庭觉保持平衡能力异常

2. 检查

(1) 床旁检查：耳科查体无异常；音叉试验（WT）示居中；自发性眼震，左向Ⅱ°眼震；Tandem 站立试验示右侧倾倒；变位试验（-）。

(2) 前庭功能实验室检查：自发性眼震，左向 10(°)/s；凝视性眼震，无；扫视试验、平稳跟踪试验、OKN 均在正常范围。温度试验示右侧外半规管功能减退，优势偏向向左（图 1-9）。vHIT 检查示右侧半规管 VOR 高频区功能异常（图 1-10）。SOT 综合得分为 63 分（图 1-11）。

(3) 影像学检查：头部 CT 及 MRI 均未见异常。

(4) 听功能检查：声导抗示双耳鼓室压图均为 A 型；纯音听阈测试示双耳听力正常范围。

3. 诊断和治疗　诊断为 VN（右侧，全神经）。予以小剂量激素抗炎，以及改善微循环与营养神经药物治疗，待病情平稳后行前庭功能康复锻炼，1 周后患者眩晕基本消失。

4. 分析　该患者眩晕急性发作，不伴耳蜗症状，听功能检查正常，头部 MRI 检查正常，可排除中枢性病变，前庭功能检查提示单侧外周性前庭功能损伤，vHIT、温度试验等检查结果均提示右侧上、下神经均有损伤，患者就诊时静态代偿及动态代偿均未建立，故予以改善微循环、营养神经药物并行前庭康复治疗，患者恢复良好。出院后继续康复和口服促进前庭代偿的药物，1 个月后随访症状基本消失。

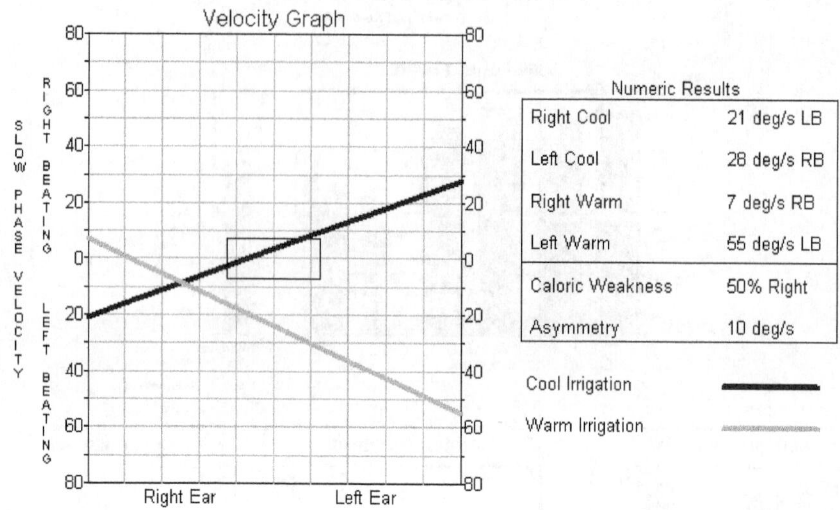

图1－9　温度试验示右侧外半规管低频功能减退，优势偏向向左

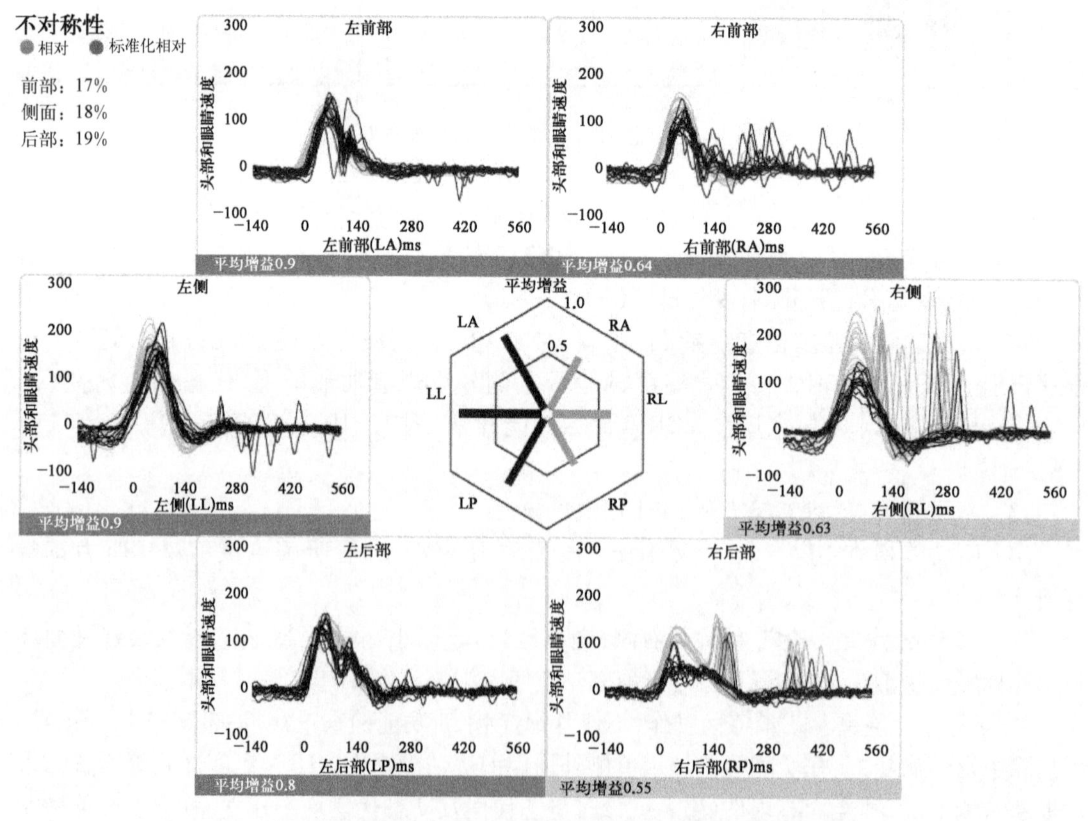

图1－10　vHIT 检查示右侧半规管 VOR 高频功能区异常

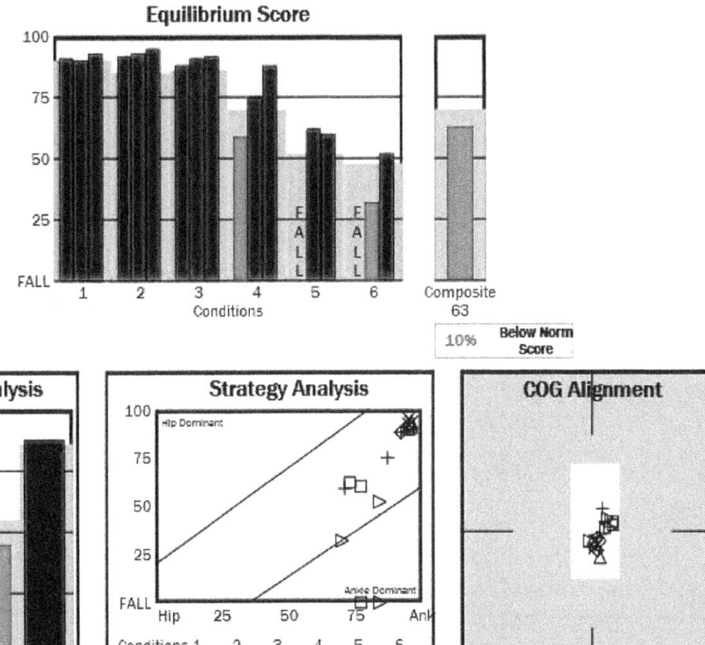

图1-11　SOT提示前庭觉保持平衡能力异常

（李远军　徐先荣）

本章参考文献

李远军，徐先荣，2016. 前庭神经炎的研究进展. 中华耳科学杂志，14(4)：515－520.

李远军，徐先荣，2017. 前庭康复的研究进展. 临床耳鼻咽喉头颈外科杂志，31(20)：1612－1616.

时海波，2016. 前庭代偿机制研究新进展及其临床意义. 上海交通大学学报（医学版），36(9)：1346－1350.

王朝霞，徐先荣，2017. 前庭神经元炎的诊治和航空医学鉴定. 临床耳鼻咽喉头颈外科杂志，31(8)：650－654.

王朝霞，徐先荣，李远军，等，2019. 激素联合前庭康复治疗与单纯激素治疗前庭神经炎的临床效果观察. 临床耳鼻咽喉头颈外科杂志，33(6)：493－497.

张祎，刘博，王拥军，等，2015. 头晕评价量表中文版信度和效度分析. 中华耳鼻咽喉头颈外科杂志，50(9)：738－743.

Adamec I, Krbot Skorić M, Handžić J, et al., 2015. Incidence, seasonality and comorbidity in vestibular neuritis. Neurological Sciences, 36(1)：91－95.

Brodsky J R, Cusick B A, Zhou G, 2016. Vestibular neuritis in children and adolescents：clinical features and recovery. International Journal of Pediatric Otorhinolaryngology, 83：104－108.

Lacour M，Helmchen C，Vidal P P，2016. Vestibular compensation：the neuro-otologist's best friend. Journal of Neurology，263(Suppl 1)：S54－S64.

Strupp M，Brandt T，2009. Vestibular neuritis. Seminars in Neurology，29(5)：509－519.

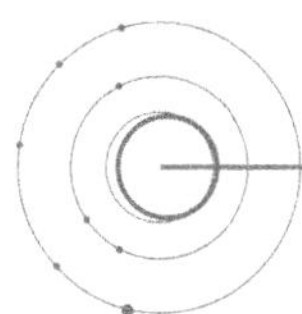

第二章 突发性耳聋伴眩晕

第一节　概　　述

一、定义

特发性突发性耳聋(idiopathic sudden sensorineural hearing loss, SSHL)简称突发性耳聋,指 72 h 内突然发生的、原因不明的感音神经性聋,至少在相邻的两个频率听力下降≥20 dB。

二、分型及流行病学

我国突发性耳聋发病率近年有上升趋势,但目前尚缺乏大样本流行病学统计数据。美国突发性耳聋发病率为(5~20)/10 万,每年新发 4 000~25 000 例。我国突发性耳聋多中心研究显示,发病年龄中位数为 41 岁,男女比例无明显差异,左侧略多于右侧。双侧突发性耳聋发病率较低,国外报道约占总体病例的 5%,国内报道为 2.5%~8.3%。突发性耳聋可继发 BPPV,发生率为 5%~39%。根据听力损失累及的频率和程度,其可分为低频下降型、高频下降型、平坦下降型和全聋型(含极重度聋)(表 2-1)。

表 2-1　突发性耳聋的分类

分　型	损伤频率	听力损失程度
低频下降型	1 kHz(含)以下频率听力下降	至少 0.25 kHz、0.5 kHz 处听力损失≥20 dB
高频下降型	2 kHz(含)以上频率听力下降	至少 4 kHz、8 kHz 处听力损失≥20 dB
平坦下降型	所有频率听力均下降	0.25~8.00 kHz 平均听阈≤80 dB HL
全聋型	所有频率听力均下降	0.25~8.00 kHz 平均听阈≥81 dB HL

三、病因及发病机制

(一) 病因

突发性耳聋的病因和病理生理机制目前尚未完全阐明,主要包括局部因素和全身因素,常见的病因有血管性疾病、病毒感染、自身免疫性疾病、传染性疾病、肿瘤等。据统计,只有 10%~15%的突发性耳聋患者在发病期间能够明确病因。一般认为,突发性耳聋的主要诱因有睡眠障碍、精神紧张、情绪波动、生活不规律等。

（二）发病机制

目前较公认的发病机制包括内耳血管痉挛、血管纹功能障碍、血管栓塞或血栓形成、膜迷路积水及毛细胞损伤等。不同类型的听力曲线可能提示不同的发病机制，在治疗和预后上均有较大差异：低频下降型多为膜迷路积水；高频下降型多为毛细胞损伤；平坦下降型多为血管纹功能障碍或内耳血管痉挛；全聋型多为内耳血管栓塞或血栓形成。

四、临床表现

突发性耳聋的临床症状主要表现为突然发生的听力下降，通常伴随耳鸣、耳闷胀感、眩晕或头晕、听觉过敏或重听、耳周感觉异常（常见于全聋患者），部分患者还会出现精神心理症状，如焦虑、睡眠障碍等，影响生活质量。

五、检查

（一）床旁检查

1. 前庭功能相关检查　伴有眩晕的突发性耳聋患者可观察到自发性眼震，发作期可观察到朝向患侧的刺激性眼震，多数情况观察到的是朝向健侧的麻痹性眼震，强度Ⅰ°~Ⅲ°均有可能。单侧前庭功能受损时行床旁头脉冲试验可观察到捕捉性眼震，头转向侧即病变侧；严重的双侧前庭功能受损时，出现包括垂直方向的4个方向的捕捉性眼震。急性期或双侧前庭功能受损时，Romberg试验或强化Romberg试验可能不能站稳而向患侧或向后倾倒。前庭功能受损时，行30次Fukuda原地踏步试验，可观察到受检者向患侧偏斜>30°。

2. 耳部相关检查　检查耳郭及周围有无红肿及疱疹、瘘管。耳镜检查为必查内容，观察外耳道有无耵聍和分泌物、鼓膜是否完整，为进一步的实验室检查提供保障。音叉试验可粗略判断听力损失的类型（传导性聋、感音神经性聋或混合性聋）及损伤侧别。

（二）实验室检查

1. 前庭功能检查　可选择性地进行前庭功能仪器检查，包括自发性眼震、凝视性眼震、视动试验、平稳跟踪试验、扫视试验、冷热试验、旋转试验、摇头试验、床旁头脉冲试验、VAT、VEMP检查、SVV/SVH检查等。如果患者在病程中陈述有与体位变化相关的眩晕，疑为继发BPPV时，应进行位置试验。

2. 听功能检查　纯音听阈测试和声导抗检查为必查项目，其中前者可获得听阈曲线图，为突发性耳聋的诊断和分型提供重要依据，后者为排除传导性聋和确定是否存在重振提供依据。可选查的项目包括耳蜗电图、耳声发射（otoacoustic emission，OAE）、ABR、脱水试验（主要适用于低频下降型）等检查。

（三）影像学检查

突发性耳聋行影像学检查的主要目的是排除听神经瘤和中枢性病变。对于低频下降型的突发性耳聋患者，可为内耳钆造影检查提供影像学支持，观察是否存在内淋巴积水。

（四）病因学检查

通过病史询问、体格检查和实验室检查明确病因。

六、诊断和鉴别诊断

突发性耳聋的诊断和鉴别诊断依据完整翔实的病史和必要的听-平衡功能检查、影像学检查做出判断。

（一）诊断依据

在 72 h 内突然发生的，至少在相邻的两个频率听力下降≥20 dB 的感音神经性聋，多为单侧，少数可双侧同时或先后发生；未发现明确病因（包括全身或局部因素）；可伴耳鸣、耳闷胀感、耳周皮肤感觉异常等；可伴眩晕、恶心、呕吐。

（二）鉴别诊断

突发性耳聋首先需要排除脑卒中、鼻咽癌、听神经瘤等严重疾病，其次需除外常见的局部或全身疾病，如 MD、各种类型的中耳炎、病毒感染如流行性腮腺炎、耳带状疱疹（Hunt 综合征）等。双侧突发性耳聋需考虑全身因素，如免疫性疾病（自身免疫性内耳病、Cogan 综合征等）、内分泌疾病（甲状腺功能减退等）、神经系统疾病［颅内占位性病变、弥散性脑炎、多发性硬化（multiple sclerosis，MS）等］、感染性疾病（脑膜炎等）、血液系统疾病（红细胞增多症、白血病、脱水症、镰状细胞贫血等）、遗传性疾病（大前庭水管综合征、Usher 综合征、Pendred 综合征等）、外伤、药物中毒、噪声性聋等。

第二节　内科治疗

突发性耳聋的治疗包括对症治疗、血液流变学治疗、类固醇激素治疗等。中国突发性耳聋多中心临床研究数据显示：根据听力曲线分型对突发性耳聋的治疗和预后具有重要指导意义；改善内耳微循环药物和类固醇激素对各型突发性耳聋均有效，合理的联合用药比单一用药效果要好；低频下降型疗效最好，平坦下降型次之，而高频下降型和全聋型效果不佳。

一、对症治疗

突发性耳聋急性期（3 周以内）多为内耳血管病变，建议采用类固醇激素+血液流变学治疗。对于伴眩晕或头晕的患者，急性期可视情况予以小剂量前庭抑制剂（异丙嗪等）或镇吐药（甲氧氯普胺等）。

二、血液流变学治疗

突发性耳聋的血液流变学治疗包括血液稀释、改善血液流动度及降低黏稠度/纤维蛋白原，具体药物有银杏叶提取物、巴曲酶等，在使用巴曲梅等降低纤维蛋白原类药物时应注意监测患者的凝血功能。

三、类固醇激素治疗

类固醇激素治疗的给药方式包括口服给药、静脉注射给药、鼓室注射或耳后注射给药。类固醇激素治疗首先建议全身给药，局部给药（鼓室注射或耳后注射给药）可作为补救性治疗。

1. 口服给药　　醋酸泼尼松每日 1 mg/kg（最大剂量建议为 60 mg），晨起顿服；连用

3 日,如有效,可再用 2 日后停药,不必逐渐减量,如无效可以直接停药。

2. 静脉注射给药　按照醋酸泼尼松剂量类比推算,甲泼尼龙 40 mg 或地塞米松 10 mg,疗程同口服类固醇激素。

3. 鼓室注射或耳后注射给药　鼓室注射可用地塞米松 5 mg 或甲强龙 20 mg,隔日 1 次,连用 4~5 次。耳后注射可以使用甲强龙 20~40 mg,或者地塞米松 5~10 mg,隔日 1 次,连用 4~5 次。如果患者复诊困难,可以使用复方倍他米松 2 mg(1 mL),耳后注射 1 次即可。

4. 其他　对于有高血压、糖尿病等病史的患者,在征得其同意并密切监控血压、血糖变化的情况下,可以考虑全身酌情使用类固醇激素或者局部给药。

四、治疗方案

全聋型、高频下降型、平坦下降型的痊愈率较低,尤应尽早积极治疗。

1. 低频下降型　① 由于可能存在膜迷路积水,故需要限盐,输液量不宜过大,最好不用 0.9%氯化钠溶液。② 平均听力损失<30 dB 者,自愈率较高,可口服给药,包括类固醇激素、甲磺酸倍他司汀、改善静脉回流药物等,也可考虑鼓室注射或耳后注射类固醇激素(甲泼尼龙、地塞米松或复方倍他米松等);平均听力损失≥30 dB 者,可采用银杏叶提取物+类固醇激素静脉注射给药。③ 少部分患者采用②的方案治疗无效或耳闷加重时,可给予降低纤维蛋白原(如巴曲酶)及其他改善静脉回流的药物治疗,同时应注意监测患者的凝血功能。

2. 高频下降型　① 可使用改善微循环药物(如银杏叶提取物等)+类固醇激素;② 离子通道阻滞剂(如利多卡因)对于减轻高调耳鸣效果较好;③ 可考虑使用营养神经药物(如甲钴胺等)。

3. 全频听力下降(包括平坦下降型和全聋型)　可以使用:① 降低纤维蛋白原药物(如巴曲酶);② 类固醇激素;③ 改善内耳微循环药物(如银杏叶提取物等)。建议尽早联合用药治疗。

五、其他

(1) 突发性耳聋可能会出现听神经继发性损伤,急性期及急性期过后可给予营养神经药物(如甲钴胺、神经营养因子等)和抗氧化剂(如银杏叶提取物等)。

(2) 同种类型的药物,不建议联合使用。

(3) 高压氧的疗效国内外尚有争议,不建议作为首选治疗方案。如果常规治疗效果不佳,可考虑作为补救性措施。

(4) 疗程中如果听力完全恢复可以考虑停药,对于效果不佳者可视情况延长治疗时间。对于最终治疗效果不佳者待听力稳定后,可根据听力损失程度,选用助听器或人工耳蜗等听觉辅助装置。

(5) 对于伴有眩晕的患者,应在急性期过后及时行前庭功能康复锻炼。

六、疗效判定

(一) 听力疗效判定

国内外对突发性耳聋疗效判定的指标:① 痊愈率;② 有效率;③ 各下降频率听力提高的绝对值;④ 听力提高的比例;⑤ 言语识别率。《突发性聋诊断和治疗指南(2015)》建议计算痊愈率和有效率。全频听力下降,需要计算所有频率的听阈值;而高频下降型和低频下降型只需要计算受损频率的听阈值即可。

1. 痊愈　受损频率听力恢复至正常,或达健耳水平,或达此次患病前水平。

2. 显效　受损频率听力平均提高 30 dB 以上。

3. 有效　受损频率听力平均提高 15~30 dB。

4. 无效　受损频率听力平均提高不足 15 dB。

(二) 耳鸣评价

部分突发性耳聋患者会伴耳鸣症状,可影响其生活质量。通过耳鸣匹配或掩蔽试验可了解耳鸣声的特征。改良的“耳鸣痛苦程度”分级如下。

0 级,没有耳鸣。

1 级,偶有(间歇性)耳鸣,但不影响睡眠及工作。

2 级,安静时持续耳鸣,但不影响睡眠。

3 级,持续耳鸣,影响睡眠。

4 级,持续耳鸣,影响睡眠及工作。

5 级,持续严重耳鸣,不能耐受。

此外,可以采用耳鸣残障问卷(tinnitus handicap inventory,THI)等量表评价耳鸣对患者生活质量的影响。

第三节　前庭康复

对于伴有眩晕的突发性耳聋患者,在听力治疗的同时应该进行前庭康复。

一、基线评估

前庭康复前的基线评估:对经过药物治疗后眩晕控制的患者,要重新进行前庭功能检查,内容除了前文前庭功能仪器检查部分提到的可选检查外,还应补充静态、动态平衡仪检查,前庭功能康复前的基线评估方法可参看视频 0-1~视频 0-17。

二、前庭康复方案

1. 突发性耳聋的前庭康复原则　① 一般来说,伴有眩晕发作的突发性耳聋则应当尽早进行前庭康复。② 前庭康复包括共性康复训练和个体化康复训练,应当在疾病不同的阶段交替进行。③ 前庭康复训练应由简到繁、由慢到快、由小角度到大角度,康复期间通常不用前庭抑制剂,但可根据需要选用促进前庭代偿的药物。④ 要耐心向患者和家属讲解前庭康复的意义,使其认识到前庭康复不是一般的体育锻炼,而是经过专业化设计的治疗方案。要让患者和家属都理解,提高他们的依从性和配合度。因为家属也要参与其中,包括给予患者鼓励和保护患者免受损伤。因此,康复师或医师要结合视频给患者讲解每一项训练的要点和意义,使患者和家属回家后能够准确地掌握康复训练方法,并能坚持每日按要求训练。

2. 突发性耳聋的前庭康复方案　突发性耳聋患者的前庭功能受损,主要表现为外周性前庭功能异常，多数情况为单侧外周性前庭功能受损，双侧突发性耳聋的患者可能出现双侧外周性前庭功能受损，病情严重或老年患者可能出现平衡障碍。因此，突发性耳聋患者可从以下康复方案中进行选择。

（1）前庭外周康复：当突发性耳聋患者基线评估显示单侧外周性前庭功能受损时，可选择该方案，其机制主要是通过前庭代偿实现康复。具体方法可参看视频 0－18。

1）摇头固视：头上下、左右摇动时，眼固视前方中心静止的视靶。

2）交替固视：头在前方两个静止视靶之间转动，眼交替固视视靶并与头转动方向一致。

3）分离固视：前方置两个静止视靶，眼固视达一个视靶后再转动头，接着眼固视达另一视靶后再转动头。

4）反向固视：眼随一个移动视靶转动，头向视靶相反方向移动。

（2）替代性前庭康复：当突发性耳聋患者基线评估显示双侧前庭功能受损时，可选择该方案，其机制主要是通过视反射特点实现康复，即视眼动通路与前庭眼动通路共享脑干的某些结构。因此，两系统之间有交互反应机制。双侧外周性前庭功能受损后，反复进行视眼动训练有助于补偿低下的前庭眼动增益，使滞后的眼速能跟上头速，保持清晰的动态视力。具体方法可参看视频 0－20。

1）反射性扫视：头不动，眼快速交替固视两个静止的视靶。

2）COR：前方置两个静止视靶，转颈使头对准一个视靶，眼随后固视同一视靶，再转颈使头对准另一个视靶，眼随后固视。

3）记忆 VOR：头眼同时对准中心静止视靶，然后闭眼，头转向一侧，眼不随头动，固视记忆中视靶位置。然后再睁眼，看视线是否还在视靶上，偏离多少。

4）记忆扫视：头眼同时对准非中心静止视靶，记住后闭眼，头眼同时转向正中位，头不动，眼扫视记忆中的视靶。然后再睁眼，看视线是否在视靶上，偏离多少。

（3）防跌倒康复：当突发性耳聋患者基线评估显示前庭本体觉异常时，有跌倒风险，可选择该方案。

1）肌张力康复：进行五次起坐训练，即先坐在椅子上，然后迅速站起，再慢慢坐下，再迅速站起。重症患者或刚手术后的患者，可坐位单脚抬起；轻症患者进行单脚站立训练，可从扶凳子到徒手。此外，还可进行提跟抬趾训练，可从坐位到徒手，再到海绵垫上。具体方法可参看视频 0－22~视频 0－24。

2）重心变换康复：进行双腿快速交替抬起；身体尽可能前倾、后仰和侧弯；正常行走，听到指令时突然转髋训练。具体方法可参看视频 0－25~视频 0－27。

3）平衡协调康复：进行马步站立头眼随手移动；弓步站立双手一上一下传球或扑克牌；双脚跟脚尖行走等训练。具体方法可参看视频 0－41、视频 0－42、视频 0－31。

4）步态功能康复：进行从坐位站起计时走；脚跟脚尖成一条直线走；常速变速行走或转头摇头条件下行走等训练。具体方法可参看视频 0－28~视频 0－30。

（4）其他康复训练：当突发性耳聋并发 BPPV 时，采用 Brandt－Daroff 习服训练，参见第五章“良性阵发性位置性眩晕”。

3. 前庭康复效果评估　经过 4~6 周系统前庭康复后，到医院进行效果评估，包括病史询问、眩晕量表填写、前庭功能评价，与基线评估资料进行对照，最好包括动态平衡仪的评价，根据评价结果可对康复方案进行调整。

三、前庭康复后随访

眩晕发作的严重程度及对日常生活的影响从轻到重，划分为5级。

0分，活动不受眩晕影响。

1分，轻度受影响，可进行大部分活动。

2分，中度受影响，活动需付出巨大努力。

3分，日常活动受限，无法工作，必须在家中休息。

4分，活动严重受限，整日卧床或无法进行绝大多数活动。

生活质量评价：可采用DHI等量表进行评价。

第四节 案例分享

一、案例一：左耳突发性耳聋伴眩晕（急性期）

1. 病史　患者，男，73岁，2日前突发左耳听力下降，伴左耳持续性耳鸣，10 mim后开始出现眩晕，为视物旋转，伴恶心、呕吐，呕吐物为胃内容物。无发热、头痛，无肢体麻木、黑矇、意识障碍、饮水呛咳等症状。既往有“高血压、糖尿病”病史1年余，现口服降压、降糖药物，血压、血糖水平控制可；否认耳毒性药物及噪声接触史；否认外伤史、家族史。

2. 检查

(1) 床旁检查：耳科查体无异常；音叉试验(WT)示偏右；自发性眼震，右向Ⅱ°；Romberg试验、Tandem站立试验均不能配合。

(2) 前庭功能实验室检查：自发性眼震，左向16°；凝视性眼震，无；扫视试验、平稳跟踪试验、OKN均在正常范围。温度试验示左侧外半规管低频功能减退(图2-1)。vHIT检查示

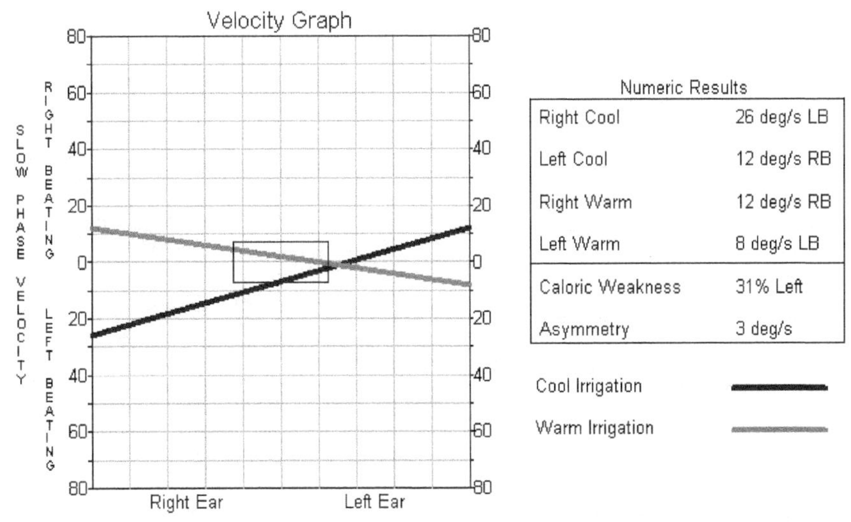

图2-1　温度试验示左侧外半规管低频功能减退

左侧半规管 VOR 高频区功能异常(图 2－2)。SOT 综合得分为 68 分,提示使用前庭觉保持平衡能力异常(图 2－3)。

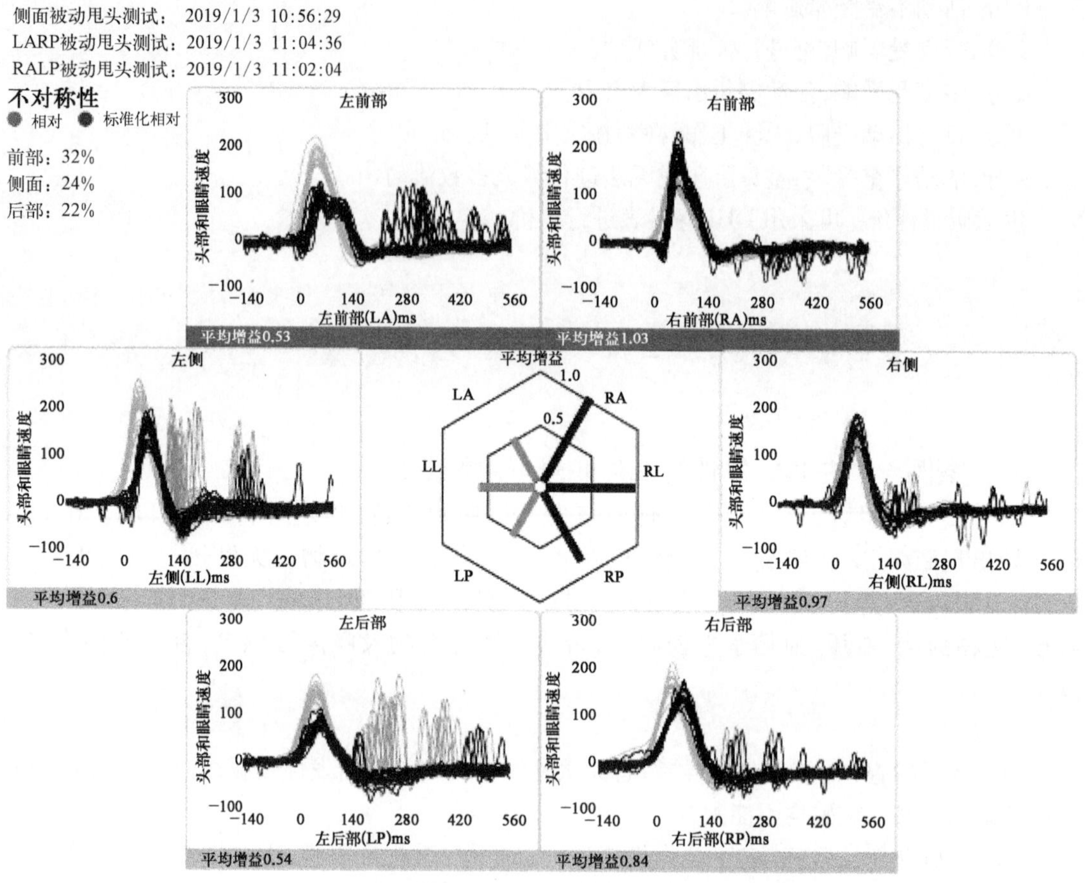

图 2－2　vHIT 检查示左侧半规管 VOR 高频区功能异常

(3) 影像学检查：头部 CT 及内听道 MRI 均未见异常。

(4) 听功能检查：声导抗示双耳鼓室压图均为 A 型;纯音听阈测试,右耳听力基本正常,左耳感音神经性聋,气导听阈 0.25 kHz、0.5 kHz、1 kHz、2 kHz、4 kHz、8 kHz 分别为 45 dB HL、55 dB HL、50 dB HL、50 dB HL、55 dB HL、60 dB HL;高刺激率 ABR,左耳 $\Delta IPL_{I\sim V}$ 为 0.15 ms,右耳 $\Delta IPL_{I\sim V}$ 为 0.02 ms;耳蜗电图－SP/AP 为 0.36。

3. 诊断和治疗　诊断为突发性耳聋伴眩晕(左),急性期予以异丙嗪止晕,向患者讲解相关知识,消除其恐惧心理。在征得患者同意并严密监测患者血压、血糖水平下,予以甲泼尼龙 40 mg 入小壶,每日 1 次,连用 2 日后减为 20 mg,再连用 2 日,同时予以溶栓(巴曲酶)、改善微循环(前列地尔、银杏叶提取物)、营养神经(甲钴胺)药物治疗。给患者和家属观看并讲解前庭康复视频 0－1 和视频 0－3,嘱其回家每日进行 2 次外周前庭康复和防跌倒康复,6 周后门诊复查,进行康复效果评估。

4. 疗效评估　治疗 2 周后复查纯音听阈测试,右耳听力基本正常,左耳气导听阈 0.25 kHz、0.5 kHz、1 kHz、2 kHz、4 kHz、8 kHz 分别为 30 dB HL、30 dB HL、35 dB HL、35 dB HL、40 dB HL、45 dB HL,平均气导听阈较前降低 16.7 dB HL,根据《突发性聋诊断和

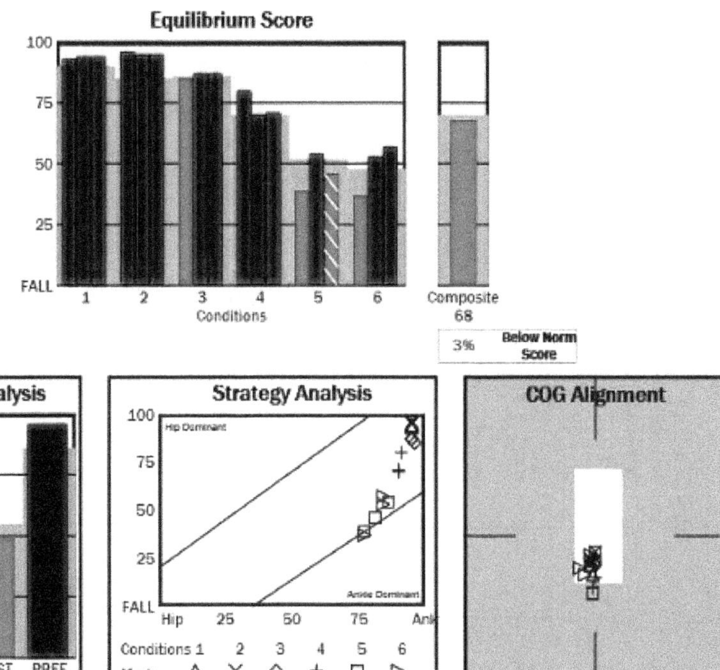

图 2-3 SOT 提示使用前庭觉保持平衡能力异常

治疗指南(2015)》,符合“有效”,眩晕症状基本消失;复查 SOT:综合得分为 78 分,较前提高了 10 分;耳鸣评价 2 级,安静时持续耳鸣,但不影响睡眠。

5. 分析　该患者突发左耳听力下降伴有耳鸣、眩晕,与体位变化无关。听功能检查为左耳重度听力下降,平坦下降型,前庭功能检查及中枢试验均支持左侧外周性前庭功能受损,外、上、后半规管(温度试验、vHIT 检查)均为左侧受损。患者就诊时静态代偿(眩晕仍持续、可见自发性眼震)、动态代偿(步态不稳和行走过程中外界景物晃动,SOT 异常)均未建立,故急性期予以小剂量前庭抑制剂止晕,病情平稳后进行改善微循环、抗血小板聚集等对症治疗并行前庭康复治疗,经 2 周治疗,效果好。

二、案例二:右耳突发性耳聋伴眩晕

1. 病史　患者,女,57 岁,2 周前无明显诱因突发右耳耳鸣、听力下降,伴眩晕,为视物旋转,伴恶心,无发热、头痛等不适,在当地医院进行药物对症(具体不详)治疗后眩晕症状缓解,但右耳耳鸣仍持续,听力无明显恢复,既往史无特殊。

2. 检查

(1) 床旁检查:耳科查体无异常;音叉试验(WT)示偏左;自发性眼震,左向 Ⅰ°;摇头性眼震(head shaking nystagmus, HSN),左向减弱型眼震;Romberg 试验示右侧倾倒;Tandem 站立试验示右侧倾倒;Fukuda 原地踏步试验示偏右;变位试验(-)。

(2) 前庭功能实验室检查:自发性眼震,右向 5°;凝视性眼震,无;扫视试验、平稳跟踪试验、OKN 均在正常范围。温度试验示右侧外半规管低频功能减退(图 2-4)。vHIT 检查示右侧半规管 VOR 高频区功能异常(图 2-5)。SOT 综合得分为 72 分,提示使用前庭觉保持平衡能力异常(图 2-6)。

Velocity Graph
SLOW PHASE VELOCITY
RIGHT BEATING
LEFT BEATING
Right Ear
Left Ear
Numeric Results
Right Cool 9 deg/s LB
Left Cool 16 deg/s RB
Right Warm 7 deg/s RB
Left Warm 38 deg/s LB
Caloric Weakness 54% Right
Asymmetry 6 deg/s
Cool Irrigation
Warm Irrigation

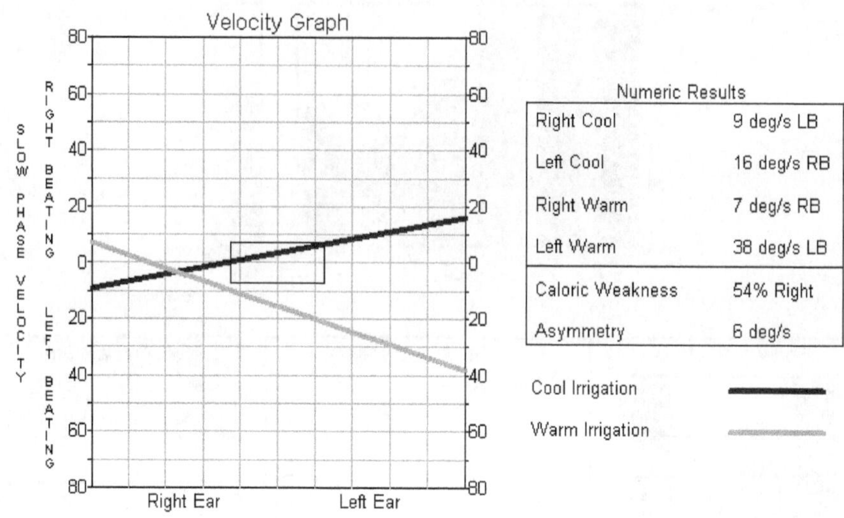

图 2-4 温度试验示右侧外半规管低频功能减弱

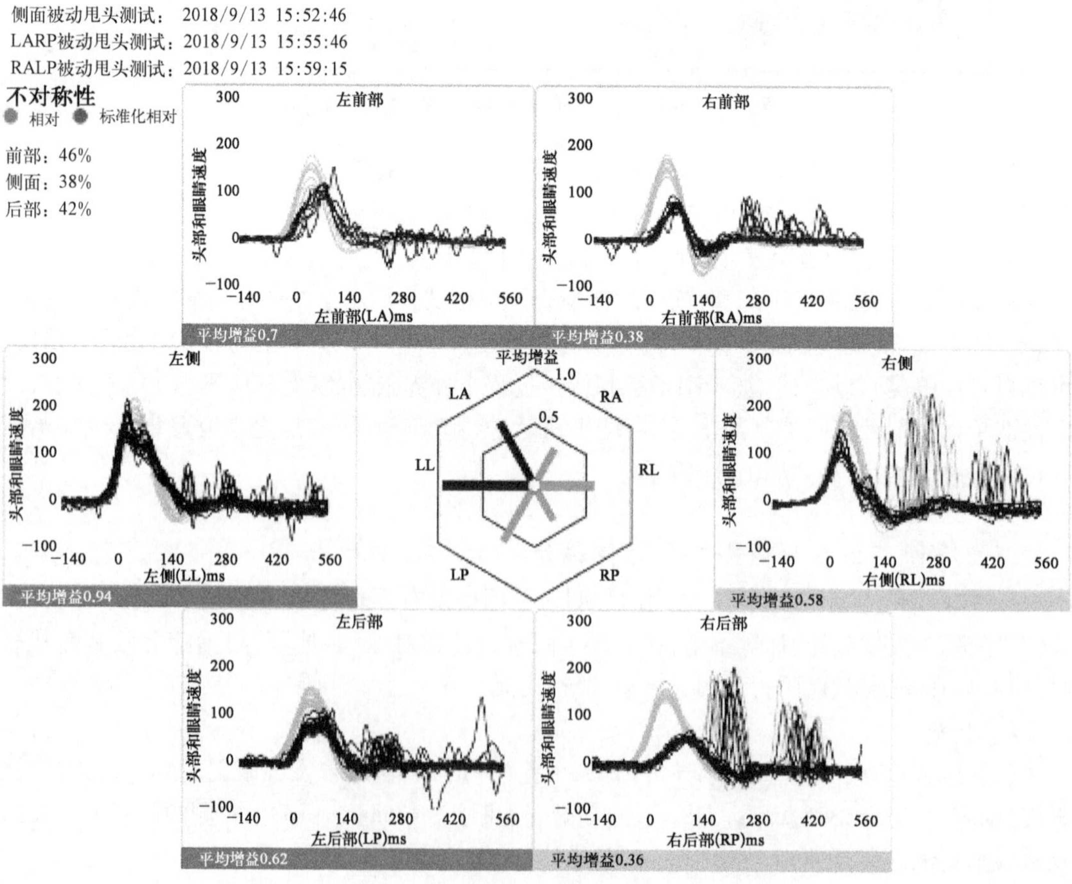

侧面被动甩头测试: 2018/9/13 15:52:46
LARP被动甩头测试: 2018/9/13 15:55:46
RALP被动甩头测试: 2018/9/13 15:59:15
不对称性
相对 标准化相对
前部: 46%
侧面: 38%
后部: 42%
左前部
右前部
左侧
右侧
左后部
右后部
头部和眼睛速度
左前部(LA)ms
右前部(RA)ms
左侧(LL)ms
右侧(RL)ms
左后部(LP)ms
右后部(RP)ms
平均增益0.7
平均增益0.38
平均增益0.94
平均增益0.58
平均增益0.62
平均增益0.36
平均增益
LA
RA
LL
RL
LP
RP

图 2-5 vHIT 检查示右侧半规管 VOR 高频区功能异常

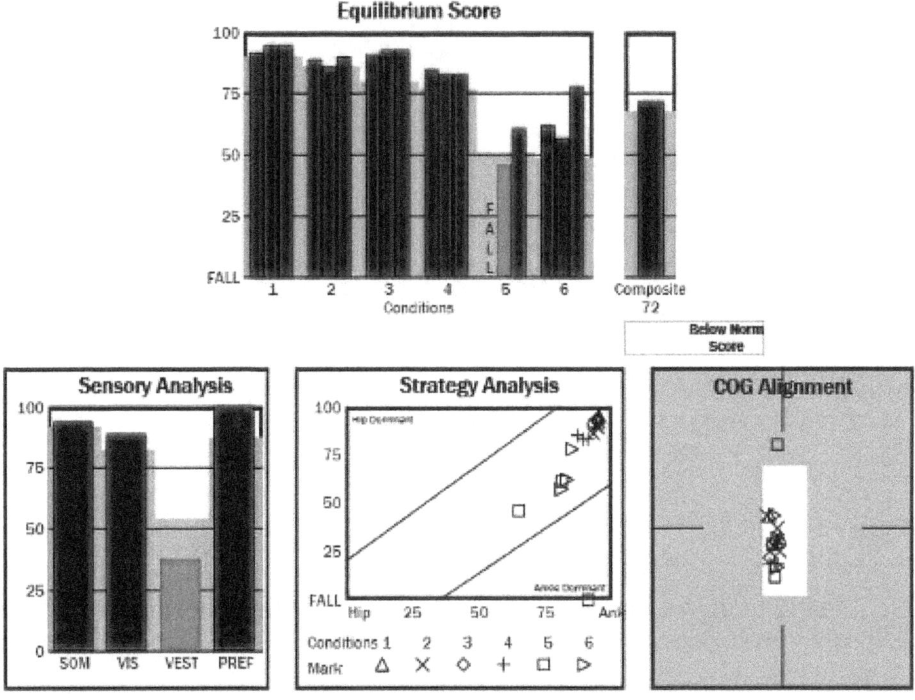

图 2－6　SOT 示使用前庭觉保持平衡能力异常

（3）影像学检查：头部 CT 及 MRI 均未见异常。

（4）听功能检查：声导抗示双耳鼓室压图均为 A 型；纯音听阈测试，右耳听力基本正常，左耳感音神经性聋，气导听阈 0. 25 kHz、0. 5 kHz、1 kHz、2 kHz、4 kHz、8 kHz 分别为 20 dB HL、20 dB HL、25 dB HL、40 dB HL、50 dB HL、65 dB HL；高刺激率 ABR，左耳 $\Delta IPL_{I\sim V}$ 为 0. 15 ms，右耳 $\Delta IPL_{I\sim V}$ 为 0. 02 ms。

3. 诊断和治疗　诊断为突发性耳聋伴眩晕（右），向患者讲解相关知识，消除其恐惧心理。予以溶栓（巴曲酶）、改善微循环（前列地尔、银杏叶提取物）、营养神经（甲钴胺）药物治疗。给患者和家属观看并讲解前庭康复视频 0－1 和视频 0－3，嘱其每日进行 2 次前庭外周康复锻炼，1 个月后门诊复查，进行康复效果评估。

4. 疗效评估　治疗 2 周后复查纯音听阈测试，右耳听力基本正常，左耳气导听阈 0. 25 kHz、0. 5 kHz、1 kHz、2 kHz、4 kHz、8 kHz 分别为 15 dB HL、20 dB HL、25 dB HL、30 dB HL、35 dB HL、45 dB HL，高频平均气导听阈较前降低 15 dB HL，符合“有效”。

5. 分析　该患者突发右耳听力下降伴有耳鸣、眩晕，与体位变化无关。听功能检查为右耳高频听力下降，前庭功能检查均支持右侧外周性前庭功能受损，且低频（温度试验）、中高频（摇头试验为中频、vHIT 检查高频区）功能异常，外、上、后半规管（温度试验、vHIT 检查）均为右侧受损。患者就诊时静态代偿已建立，但动态代偿仍未建立，故给予改善循环、溶栓等药物治疗并行前庭康复治疗，经 2 周治疗，效果好。

（徐先荣　赵鹏鹏）

本章参考文献

黄选兆,汪吉宝,1998. 实用耳鼻咽喉科学. 北京：人民卫生出版社.

中国突发性聋多中心临床研究协作组,2013. 中国突发性聋分型治疗的多中心临床研究. 中华耳鼻咽喉头颈外科杂志,48(5)：355－361.

中华耳鼻咽喉头颈外科杂志编辑委员会,中华医学会耳鼻咽喉头颈外科分会,2015. 突发性聋诊断和治疗指南(2015). 中华耳鼻咽喉头颈外科杂志,50(6)：443－447.

Byl F M Jr, 2010. Sudden hearing loss：eight years' experience and suggested prognostic table. The Laryngoscope, 94(5 Pt 1)：647－661.

Chen C Y, Halpin C, Rauch S D, 2003. Oral steroid treatment of sudden sensorineural hearing loss：a ten year retrospective analysis. Otology & Neurotology, 24(5)：728－733.

Conlin A E, Parnes L S, 2007. Treatment of sudden sensorineural hearing loss：I. A systematic review. Archives of Otolaryngology — Head & Neck Surgery, 133(6)：582.

Hughes G B, Freedman M A, Haberkamp T J, et al., 1996. Sudden sensorineural hearing loss. Otolaryngologic Clinics of North America, 29(3)：393－405.

Li J, Yu L, Xia R, et al., 2013. Postauricular hypodermic injection to treat inner ear disorders：experimental feasibility study using magnetic resonance imaging and pharmacokinetic comparison. The Journal of Laryngology and Otology, 127(3)：239－245.

Mattox D E, Simmons F B, 1977. Natural history of sudden sensorineural hearing loss. Annals of Otology, Rhinology, and Laryngology, 86(4 Pt 1)：463－480.

Michel O, 2011. The revised version of the german guidelines "sudden idiopathic sensorineural hearing loss". Laryngo-rhino-otologie, 90(5)：290－293.

Penido Nde O, Ramos H V, Barros F A, et al., 2005. Clinical, etiological and progression factors of hearing in sudden deafness. Brazilian Journal of Otorhinolaryngology, 71(5)：633－638.

Stachler R J, Chandrasekhar S S, Archer S M, et al., 2012. Clinical practice guideline：sudden hearing loss. Otolaryngology — Head and Neck Surgery, 146(3 Suppl)：S1－S35.

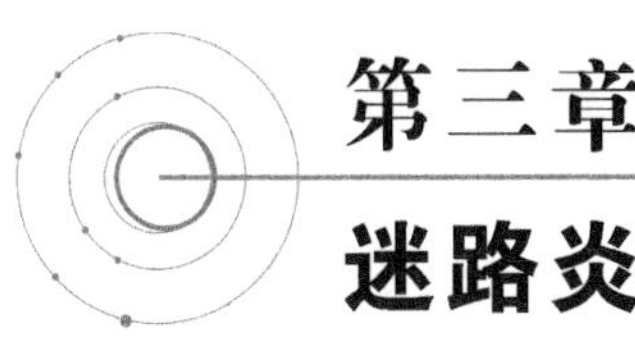

第三章 迷路炎

第一节 概　述

一、定义

迷路炎(labyrinthitis)亦称内耳炎,指由细菌、病毒、有毒物质或药物等多种病因所引起的一组迷路炎性或变性疾病。

二、分类

迷路炎的分类方法目前尚不统一,根据感染途径可分为耳源性和非耳源性两种;根据病因的不同可分为细菌性、病毒性和中毒性迷路炎;根据病理改变又可分为浆液性、化脓性和骨化性迷路炎;按病情进展的快慢可分为急性和慢性;按病变范围的大小可分为局限性和弥漫性。本章从临床及病理表现方面叙述耳源性迷路炎(局限性、浆液性、化脓性及骨化性迷路炎),以及非耳源性的病毒性迷路炎。

三、病因

耳源性迷路炎是急性或慢性化脓性中耳炎时,细菌毒素经过蜗窗、前庭窗、鼓岬直接侵犯内耳,胆脂瘤侵蚀骨迷路及软骨膜形成迷路瘘管而侵及内耳;镫骨底板术或内耳开窗术不慎时亦可引起内耳感染,外伤后继发感染亦可延伸至迷路。当无细菌侵入内耳时,膜迷路处于充血期,血管渗透性增加,迷路内有反应性浆液或浆液纤维素渗出,即浆液性迷路炎,而当细菌侵入内耳后扩散至整个迷路形成化脓性炎症,即化脓性迷路炎。非耳源性迷路炎又可分为细菌性及病毒性两种,前者为细菌经过蛛网膜下隙感染外淋巴而引起的化脓性迷路炎;后者为病毒经血行感染侵入迷路所致,常见病毒为腮腺炎病毒、麻疹病毒和风疹病毒。

四、病理表现

局限性迷路炎的病理表现为感染腐蚀骨迷路所形成的瘘管,多见于外半规管,也可发生于前庭窗、蜗窗和鼓岬等处。瘘管与迷路外淋巴间隙相通。瘘管处可见浆液纤维素性渗出物和淋巴细胞浸润,瘘管内可逐渐有浆液纤维性肉芽组织形成。如果感染轻微,纤维性肉芽组织可转变为新生骨质。其将瘘管阻塞时迷路功能多无损伤,若有急性感染并促使局限性迷路炎转变为严重的弥漫性迷路炎时,耳蜗和前庭功能将全部被破坏。

弥漫性浆液性迷路炎的主要病理改变是在迷路外淋巴间隙内出现浆液纤维素性渗出物,

并有淋巴细胞浸润和瘘管形成。如果迷路外的感染停止，迷路功能可逐渐恢复。若感染继续侵入膜迷路，则可演变为弥漫性化脓性迷路炎。

弥漫性化脓性迷路炎的病理表现为感染物侵入迷路后，膜迷路将很快地被破坏和产生脓性分泌物，骨迷路内将充满脓液和形成瘘管，迷路功能迅速完全丧失。若感染控制或引流通畅，骨迷路内将形成肉芽组织和发生纤维性变，并逐渐形成新骨且阻塞瘘管。若骨迷路内脓液引流不畅或感染未停止，骨迷路的脓液可经内听道内淋巴管、耳蜗小管或穿破迷路骨壁而侵入颅内，引起化脓性脑膜炎、脑脓肿或静脉窦血栓形成等并发症。

骨化性迷路炎的病理表现为在急性化脓性迷路炎的后期前庭阶、鼓阶及半规管内先形成纤维组织，继之骨内膜增生，最后形成骨化性迷路炎。迷路间隙内的新骨形成，亦可能来源于多能性细胞，该细胞属于血管周围的间质细胞。此种细胞先形成肉芽组织，再转变为骨组织。

发生病毒性迷路炎时，病毒可经血液、血管周围间隙和（或）周围神经侵入迷路，且与迷路内淋巴有较强的亲和力，引起耳蜗神经和前庭神经及其神经节不同程度的炎症、变性和坏死。病毒可致前庭终末器及螺旋器受损，内耳感受器内发生淋巴细胞浸润，内耳毛细胞变性。血管纹早期的病理改变为中间细胞肿胀变性，中间细胞层之间遗留空腔，最终发生蜗神经及前庭神经萎缩。胎儿期感染风疹病毒者，可表现为血管纹萎缩，内耳感受器不发育。

五、临床表现

局限性迷路炎多见于慢性化脓性中耳炎和（或）乳突炎患者，以较重的阵发性眩晕、恶心和呕吐为其主要临床表现，常伴有自发性眼震，头动和睁眼时上述症状明显加重。瘘管试验阳性（向外耳道加压可诱发眩晕或使原有眩晕加重），若瘘管被肉芽组织阻塞或迷路已被完全破坏则呈阴性。前庭功能检查结果正常或敏感性稍低，听功能检查多为不同程度的传导性聋。眩晕等临床症状的复发和持续时间常与患耳炎症的加重和中耳脓汁引流不畅相关。

弥漫性浆液性迷路炎表现为眩晕、恶心和严重呕吐，呈阵发性或持续性，伴有明显的不稳和倾倒等平衡功能障碍。听力迅速下降且较严重，多呈不完全性聋。患者常诉耳深部疼痛。查体可见明显的自发性眼震（快相朝向健侧），行立不稳和向病灶侧倾倒（闭眼时加重），病灶侧不完全性感音神经性聋和前庭功能减退，瘘管试验阳性。如果迷路外的感染控制，眩晕等前庭症状可逐渐改善和消失，听力可逐渐恢复。重症者常会遗留不同程度的平衡和听力障碍。

弥漫性化脓性迷路炎主要表现为急性发病，眩晕、恶心、严重呕吐，声光刺激和头动均可使症状明显加重，行立不稳和向病灶侧倾倒，病灶侧听力迅速丧失，伴有体温轻度升高、严重的头痛和耳深部疼痛。查体可见明显的自发性眼震（快相朝向健侧），病灶侧的前庭和听功能完全丧失，Romberg 试验呈阳性，瘘管试验多呈阴性。经正确治疗后，眩晕一般持续 3~4 日即可逐渐缓解和消退，但病灶侧的前庭功能和听力仍无法恢复。由于健侧迷路功能的代偿，眼震和倾倒等症状可逐渐缓解甚至消失。如果患者体温继续升高，头痛、后颈痛、恶心、呕吐加重，并出现颈强直和克氏征阳性等脑膜刺激征，甚至意识障碍时，提示感染已侵入颅内。

病毒性迷路炎多见于儿童，成年人较少见。发病一般较急，可同时出现前庭和耳蜗受损症状，但耳蜗损伤一般较剧烈且持续。如果在学习语言前患病，严重影响患儿听力和语言学习功能时常易导致聋哑症。前庭损伤症状一般相对较轻，且多能逐渐获得代偿。患病前多有相应的病毒感染史。① 流行性感冒病毒迷路炎：常以单侧、双侧或双侧不一致的短暂性或永久性耳聋与突发性耳聋为主要临床表现。眩晕、恶心、呕吐和平衡障碍等前庭功能损伤症状早期可同时出现,但多较轻。② 流行性腮腺炎病毒迷路炎:一般多表现为单侧永久性耳聋,极少数为双侧,多不伴有耳鸣;早期可伴有不同程度的眩晕、恶心、呕吐和平衡障碍等前庭功能损伤症状。③ 麻疹病毒迷路炎:常表现为双侧耳聋,程度不一,且以高频损失为主。前庭神经系统损伤主要集中在半规管的壶腹嵴处,故早期多伴有较严重的眩晕、恶心、呕吐和平衡障碍等前庭功能损伤症状。④ 水痘带状疱疹病毒迷路炎:发病率低,多表现为单侧受损,主要侵犯一侧面神经的膝神经节,其邻近的位听神经系间接受损,临床表现除病灶侧出现周围性面瘫外,还可伴耳聋和眩晕等耳蜗、前庭功能受损症状,部分患者可在外耳道和(或)耳郭部位出现疱疹(Hunt 综合征)。⑤ 风疹病毒迷路炎:病毒大部分是经胎盘侵入胎儿迷路内淋巴,造成先天性感音神经性聋和前庭平衡功能障碍。其母有风疹病史。

六、检查

(一)床旁检查

1. 前庭功能相关检查 局限性迷路炎可观察到自发性眼震,其快相向患侧,眩晕发作时外物向患侧旋转。浆液性迷路炎的自发性眼震的特点为病症轻时快相向患侧,若迷路由兴奋转为抑制状态,前庭功能减退,眼震快相向健侧。化脓性迷路炎急性期自发性眼震快相向健侧,幅度大,站立时向患侧倾倒。

2. 耳部相关检查 外耳道及中耳可见脓性分泌物,鼓膜多呈松弛部穿孔,或紧张部大穿孔,局限性迷路炎时可见胆脂瘤皮质或肉芽组织位于中上鼓室。

3. 瘘管试验 当节律性压迫耳屏、Valsalva 吹张、Siegel 耳镜按摩出现眩晕及眼震为瘘管试验阳性,弱阳性者不出现眼震,但患者常在摆头时有眩晕。局限性迷路炎时,瘘管试验阳性,但当肉芽组织或胆脂瘤阻塞瘘管亦可出现阴性。浆液性迷路炎时,瘘管试验可呈阳性,亦可呈阴性。

(二)实验室检查

1. 前庭功能检查 可选择性地进行前庭功能仪器检查,应该在眩晕发作间歇期进行。以冷热空气或转椅为宜,因患者可能有鼓膜穿孔,一般不用冷热水灌注法。局限性迷路炎前庭功能一般为正常或亢进;化脓性迷路炎前庭功能检查示患耳无冷热反应、代偿期前庭功能丧失,自发性眼震可消失。

2. 听功能检查 局限性迷路炎多表现为传导性聋,若瘘管位于鼓岬,可呈现混合性聋;浆液性迷路炎有鼓膜穿孔时表现为感音神经性聋;化脓性迷路炎患耳为全聋;麻疹病毒引起的迷路炎可导致永久性中重度耳聋;风疹病毒致内耳损伤为双耳全聋,妊娠期患风疹者,8%~33%的胎儿出生后为聋哑症。

3. 中耳细胞学检查 局限性迷路炎可见嗜中性粒细胞增多;弥漫性浆液性迷路炎可见淋巴细胞增多。弥漫性化脓性迷路炎是以嗜中性粒细胞增多为主的化脓性炎性反应;病毒性迷路炎是以一般淋巴和异型淋巴细胞增多为主的细胞学反应。

(三)影像学检查

耳部和乳突 X 线片、CT 或 MRI 等影像学检查可见炎性异常,包括半规管和内淋巴管肿胀、骨迷路破损、积脓等,可据此确定病变范围及骨质破坏程度。

（四）病因学检查

对于急性与慢性化脓性迷路炎或病毒性迷路炎，可进行临床病因学检查，可利用临床细菌学检测技术和病毒免疫学检查等方法确定病原体；可利用细菌耐药性检查方法进行细菌药物敏感性试验确定最佳用药。

七、诊断和鉴别诊断

1. *局限性迷路炎*　有慢性化脓性中耳炎病史，长期流脓，伴发胆脂瘤并出现阵发性眩晕者应考虑局限性迷路炎。此外，根据中耳炎、乳突炎患者伴眩晕发作的特点，患耳瘘管试验阳性，听功能检查呈传导性聋，前庭功能检查正常或稍低，耳和乳突部位的影像学及中耳液细胞学等检查所见，可做出诊断。

2. *弥漫性浆液性迷路炎*　根据急性中耳炎和乳突炎患者伴眩晕发作的特点，前庭功能和听功能不完全性下降，瘘管试验阳性，中耳渗出液细胞学及耳和乳突影像学检查的相应阳性结果所见，常可做出诊断。根据其他迷路炎的相应临床特点和影像学等辅助检查所见，常可做出鉴别诊断。但弥漫性浆液性迷路炎与弥漫性化脓性迷路炎的临床症状相似，有时很难鉴别。两者的主要区别：前者的眩晕等临床症状较轻，前庭功能和听力减退不完全和有部分保留，中耳渗出液细胞学检查以淋巴细胞增多为主，少有颅内并发症的发生；后者的眩晕等临床症状较重，前庭功能和听力完全丧失，中耳渗出液细胞学检查以嗜中性粒细胞增多为主，易伴颅内并发症。弥漫性化脓性迷路炎的影像学检查明显较弥漫性浆液性迷路炎重，且可见脓液积存。

3. *弥漫性化脓性迷路炎*　根据急性发病、明显的眩晕和眼震等前庭功能症状，病灶侧的前庭功能和听力迅速完全消失，影像学和中耳渗出液检查相应异常，抗感染治疗有效，以及原有的耳病史和耳部病灶的并存等常可做出诊断。如果脑压和以嗜中性粒细胞为主的脑脊液白细胞计数升高提示伴颅内感染。

4. *病毒性迷路炎*　根据临床症状和体征特点、辅助检查和相应的病毒感染史，常可予以诊断。进一步的病因诊断可通过病毒免疫学检查予以确诊。

第二节　内 科 治 疗

迷路炎的治疗包括外科手术治疗和内科治疗。

瘘管试验阳性者应进行中耳乳突手术探查，根据中耳及乳突腔的病变范围、听骨链的情况等完成乳突根治及鼓室成形手术。急性化脓性中耳炎引起的浆液性迷路炎可在急性炎症得到控制后考虑手术，慢性化脓性中耳炎并发胆脂瘤者应在抗生素和激素的控制下进行中耳及乳突手术。化脓性迷路炎如无颅内并发症，待急性炎症得到控制后进行中耳乳突手术，清除骨腐蚀或肉芽组织，以使内耳引流通畅；有颅内并发症者应立即行乳突凿开术，并凿开鼓岬，去除镫骨，使内耳分泌物充分引流。

内科治疗包括病因治疗、血液流变学治疗及对症支持治疗等。

一、病因治疗

迷路炎的发生由细菌感染引起时，应根据中耳内分泌物培养及药敏实验结果，选用适宜的广谱抗生素,Sun 等提出头孢他啶(头孢羧甲噻肟),经动物实验可见在淋巴中浓度最高,为首选治疗急慢性化脓性中耳炎并发迷路炎的药物。当迷路炎的发生由病毒感染引起时,应当进行抗病毒治疗:可选用阿昔洛韦 200 mg 口服,每日 3~4 次,或每日 15~30 mg/kg,分 3 次缓慢静脉滴注,5~7 日;更昔洛韦每日 5 mg/kg,分 3 次缓慢静脉滴注,5~7 日;万乃洛韦 0.3g 口服,每日 2 次,5~7 日;奥司他韦(达菲)75 mg 口服,每日 2 次,5~7 日;利巴韦林 300 mg 口服,每日 3 次,或每日 15~20 mg/kg,分 2 次缓慢静脉滴注或肌内注射,5~7 日。利巴韦林喷剂和阿昔洛韦滴剂还可通过鼻、咽部给药。前三者对疱疹病毒(特别是单纯疱疹病毒)、奥司他韦对流感病毒、利巴韦林对其他上呼吸道病毒更为有效。药物中毒引起的迷路炎应当及时停用毒性药物,改用其他药物。

二、血液流变学治疗

可选服氟桂利嗪(5 mg)、麦角隐亭咖啡因(1~2 mL)、萘呋胺酯(200 mg)等药物改善血液循环。

三、对症支持治疗

眩晕较重者可选服氟桂利嗪(每晚 5 mg)、盐酸异丙嗪(12.5~25.0 mg,每日 2~3 次)、盐酸倍他司汀(8 mg,每日 2~3 次)或甲磺酸倍他司汀(6 mg,每日 2~3 次)等药物。呕吐较重者可选用甲氧氯普胺、普罗苯辛、多潘立酮、普鲁博斯等药物。可根据情况选用或合用复合维生素 B、胞二磷胆碱、ATP、辅酶 A、辅酶 Q_{10}、甲钴胺(0.5 mg,口服或肌内注射)、甲磺酸二氢麦角碱(2.5 mg,口服)、GM-1(神经节苷脂-1,20~40 mg,肌内注射)、bFGF(碱性成纤维细胞生长因子,1 600 μg,肌内注射)等营养神经、代谢药物。在外科手术后,应用广谱抗生素及激素(地塞米松、醋酸泼尼松)抗炎消肿。补充缺失的钠和钾以缓解症状、纠正水电解质紊乱,如果因呕吐严重而引起衰竭,可补充氨基酸及脂肪乳。

四、其他治疗

疗程结束后,若患者听力仍处于严重受损水平,可为其提出选配助听器或人工耳蜗植入的建议。

第三节 前庭康复

迷路炎的主要症状为眩晕,并且可能导致单侧或双侧前庭功能低下或丧失。因此,前庭康复是迷路炎治疗的重要方面。

一、基线评估

对经过手术或药物治疗后眩晕控制的迷路炎患者,要重新进行前庭康复前基线评估,内容应当包括冷热空气检查,转椅检查,静态、动态平衡仪检查,具体方法可参看视频 0-1~视频 0-17。

二、前庭康复方案

迷路炎患者的前庭功能受损，主要表现为外周性前庭功能异常，多数情况为单侧外周性前庭功能受损，非耳源性迷路炎的患者可能出现双侧外周性前庭功能受损，病情严重或老年患者可能出现平衡障碍。

1. 前庭外周康复　　当迷路炎患者基线评估显示单侧外周性前庭功能受损时，可选择该方案，其机制主要是通过前庭代偿实现康复。其主要治疗目标为促进前庭神经核团张力性失衡的再平衡：通过 Brandt－Daroff 习服训练，减轻与头动相关的症状；通过眼动能力的改善和增强，增加凝视稳定性；通过感觉整合训练，提高姿势稳定性。前庭康复治疗方法同第二章“突发性耳聋伴眩晕的前庭外周康复”。

2. 替代性前庭康复　　当迷路炎患者基线评估显示双侧前庭功能受损时，可选择该方案，其治疗目标：前庭功能丧失时，增强替代性感觉传入的应用，如视觉和本体觉；通过加强眼动能力和 COR 能力，增强替代性凝视稳定性策略；教会患者识别替代性感觉信息不能获得和不可靠的情况；提供关于预防倾倒的方法，降低倾倒的危险。前庭康复治疗方法同第二章“突发性耳聋伴眩晕的替代性前庭康复”。

3. 视觉强化性康复训练　　迷路炎导致双侧前庭功能低下的患者会伴有振动幻视、视物模糊等症状，可以进行视觉强化性康复训练。方法：坐在可左右转动的转椅上，双手捧着书于双眼正前方，在左右转动的同时阅读书的内容，每次左右共转动 10 次。具体方法可参看视频 0－21。

4. 防跌倒康复　　当迷路炎患者基线评估显示前庭本体觉异常时，有跌倒风险，可选择该方案。前庭康复治疗方法同第二章“突发性耳聋伴眩晕的防跌倒康复”。

5. 前庭复合康复训练　　当患者姿势平衡功能改善后，可进行 VSR 和 VOR 复合康复训练。方法：在海绵垫上进行睁闭眼原地踏步、摇头固视、交替固视、反向固视和分离固视训练。具体方法可参看视频 0－43。

三、前庭康复效果评估

经过 4~6 周的系统前庭康复后，到医院进行效果评估，包括病史询问、眩晕量表填写，前庭功能评价，与基线评估资料进行对照，最好包括动态平衡仪的评价，根据评价结果可对康复方案进行调整。

四、前庭康复后随访

迷路炎前庭康复后随访同突发性耳聋伴眩晕。

第四节　案 例 分 享

1. 病史　　患者，男，54 岁，右侧耳鸣、耳聋、鼓膜穿孔伴间断流脓 10^{+} 年，曾到多家医院治疗，效果欠佳，随后放弃治疗。3 年前首次出现头晕症状，表现为头懵头胀，视物不稳感，行头部 CT 及 MR 无明显异常，其症状持续 4 日后逐渐减轻，1 个月后完全消失。入院前 3 个月患者出现右侧耳瘘，听力下降伴眩晕、视物旋转、恶心 1 日，经抗炎等治疗后症状好转。3 日前眩晕再次复发，表现为视物轻微晃动感及恶心不适感，无明确视物旋转及全身反应。

2. 床旁检查　右耳鼓膜大穿孔，中耳腔可见黏膜水肿，有中等量黏性分泌物，左耳鼓膜结构完整，解剖标志清楚，无穿孔。音叉试验粗测右耳听力下降，RT：左耳(+)，右耳(-)，WT：偏右。视动试验：未见自发性眼震。视跟踪试验、视扫视试验未见异常。无凝视性眼震。眼偏斜(ocular tilt reaction，OTR)检查阴性。床旁头脉冲试验(-)。HSN 检查(-)。Romberg 试验、Tandem 站立试验未见异常。

3. 实验室检查　纯音听阈测试提示右侧听力下降，骨导听阈 10～40 dB HL，气导听阈 40 dB HL，气骨导分离，左侧听力高频下降(图 3-1)。ABR 提示双耳在 100 dB HL 下均引出Ⅰ、Ⅲ、Ⅴ波，右耳与左耳相比各波潜伏期延长，双耳Ⅰ～Ⅲ、Ⅲ～Ⅴ、Ⅰ～Ⅴ波间期对称、无延长(图 3-2)。OAE 检查提示右耳全频未记录到 DPOAE(畸变产物耳声发射)；左耳 500～1 500 Hz 引出 DPOAE。视动试验正常。温度试验提示未见自发性眼震，右耳热气刺激产生反向眼震。oVEMP 及 cVEMP 均提示右侧未引出有效波形而左侧正常(图 3-3)。vHIT 检查未见异常。SOT 检查未见异常。中耳乳突 CT 提示右侧鼓室内可见少量软组织影，右侧乳突气化不良，可见少量软组织影，未见明确骨质破坏。

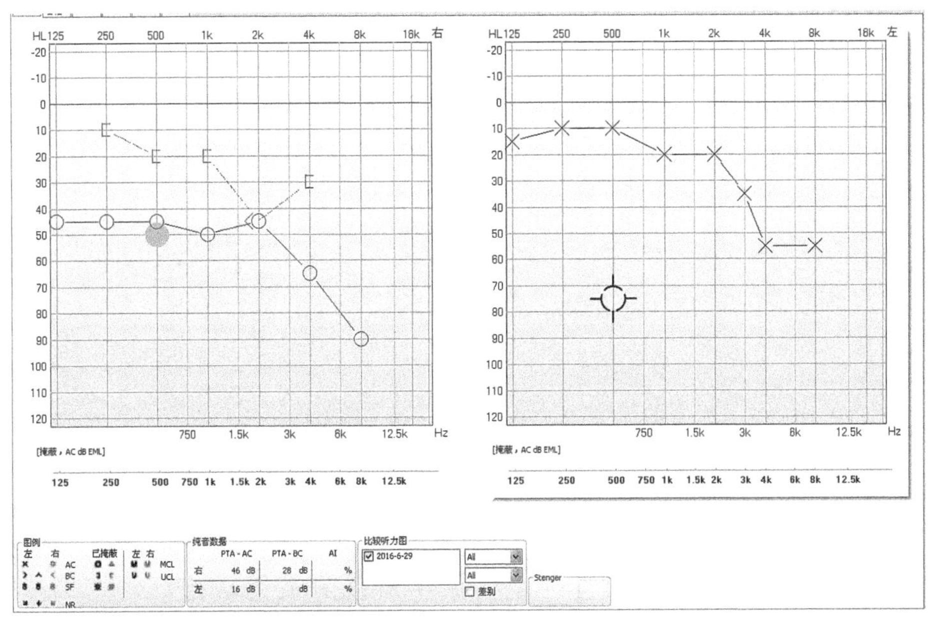

图 3-1　纯音听阈测试提示右侧听力下降，左侧听力高频下降

4. 诊断和治疗　根据患者长期右耳反复耳瘘病史，结合耳镜检查、纯音听阈测试、影像学所见可以明确诊断为慢性化脓性中耳炎。患者在化脓性中耳炎反复发作后出现发作性眩晕，VEMP 结果提示右侧前庭功能受损，故考虑为慢性迷路炎引起的前庭慢性中毒性损伤。在全麻下行鼓室探查，清理鼓室内的病灶组织和炎性黏膜，同时修补穿孔的鼓膜，术后抗炎对症及支持治疗，随访半年，新生鼓膜生长良好，没有再次出现眩晕症状。

5. 分析　患者存在长期的慢性化脓性中耳炎，既往治疗效果不佳，从未根治，致使在长达 10 年的病程中反复发作，炎性分泌物或者其内的毒素可以通过蜗窗和前庭窗侵犯内耳前庭器官和耳蜗造成损伤。病史中患者初始眩晕症状不剧烈，仅表现为头脑懵胀感和轻微的

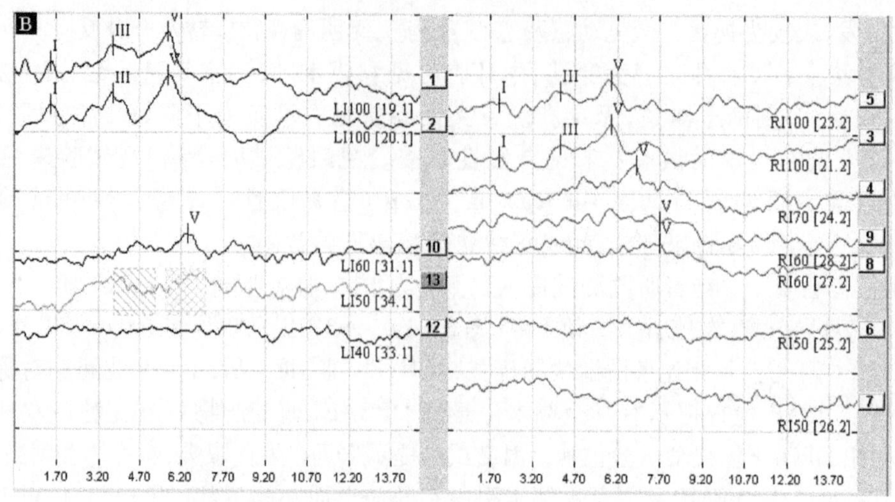

图 3－2 ABR 提示右耳与左耳相比各波潜伏期延长

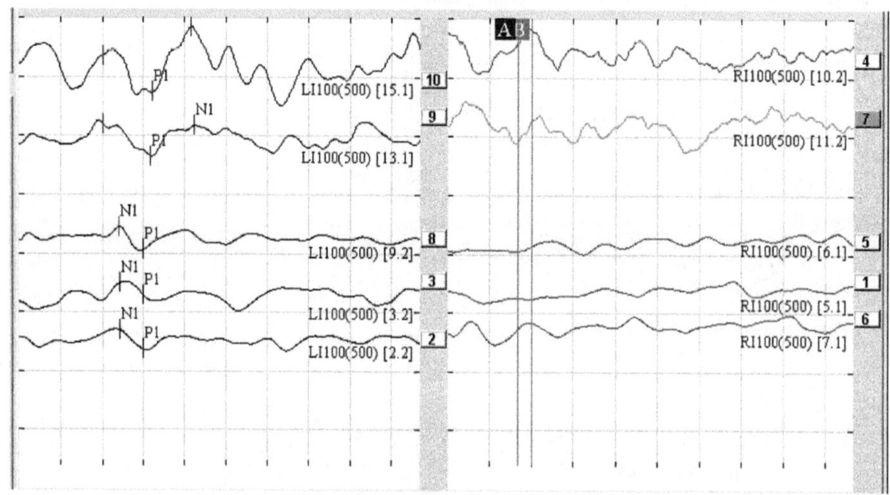

图 3－3 VEMP 提示右侧未引出有效波形而左侧正常

晃动感，和急性前庭损伤有明显不同，在视动试验、温度试验中并未发现自发性眼震，所以考虑这种损伤是缓慢进展的慢性过程。本例患者在第二次眩晕发作时表现出明显的中耳炎急性炎症，抗炎治疗后很快缓解，最后一次发作时耳镜检查可见中耳腔有炎性分泌物，经过手术彻底清除病灶，开放引流并辅助有效的抗菌抗炎治疗后，经过半年的随访患者未再出现眩晕症状，也说明患者眩晕和慢性化脓性中耳炎引起的迷路炎有关。

（张　敏　王小成）

本章参考文献

郭文生，谢芳，苏吉利，等，2017. 实用耳鼻喉科学. 长春：吉林科学技术出版社：426.

姜泗长,顾瑞,王正敏,2002. 耳科学. 2 版. 上海：上海科学技术出版社.

王荣光,Kwok P, Hawke M,1990. 临床耳科学. 石家庄：河北科学技术出版社：225.

张素珍,2010. 眩晕症的诊断与治疗. 3 版. 北京：人民军医出版社.

Herdman S J,2004. 前庭康复. 王尔贵,吴子明,译. 2 版. 北京：人民军医出版社：450.

Sun A H, Parnes L S, Freeman D J, 1996. Comparative perilymph permeability of cephalosporins and its significance in the treatment and prevention of suppurative labyrinthitis. The Annals of Otology, Rhinology, and Laryngology, 105(1): 54 – 57.

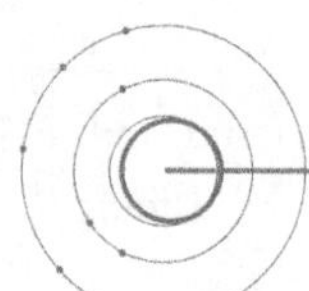

第四章 脑卒中

与眩晕相关的脑卒中是以眩晕为主要症状或唯一症状的脑卒中。临床表现为持续性眩晕,伴或不伴恶心、呕吐、眼震、不稳感及其他脑功能缺失症状。与眩晕相关的脑卒中占眩晕、头晕疾病谱的6%~12%。与其他类型的眩晕疾病相比,其预后差,具有高致残率、高死亡率的特点。新英格兰医学中心后循环登记的361例后循环缺血患者的死亡率和重度致残率约为21.3%,轻度残疾和无残疾率约为78.7%,1周的死亡率为1.9%,1个月的死亡率为3.6%。鞠奕等对168例后循环梗死患者进行了1年的随访,病死率为13.6%,重度致残率为6%。

第一节 概 述

一、脑卒中分类

与眩晕相关的脑卒中,按病理改变分类,可分为缺血性脑卒中和出血性脑卒中;按血液供应系统分类,可分为前循环系统脑卒中和后循环系统脑卒中。与眩晕相关的脑卒中多由后循环系统引起,前循环系统也可累及但相对较少。按后循环动脉累及近端主干或远端分支的不同表现,大致可分为经典型脑卒中和非经典型脑卒中。主要有发生在小脑后下动脉(posterior Inferior cerebellar artery,PICA)区的脑卒中,小脑前下动脉(anterior inferior cerebellar artery,AICA)区的脑卒中,基底动脉(basilar artery,BA)区的脑卒中。发生在PICA、AICA、BA主干或近端的脑卒中常以经典型脑卒中的形式出现,发生在远端分支的脑卒中常以非经典型脑卒中的形式出现。

二、诊断及鉴别诊断

(一)经典型脑卒中的诊断及鉴别诊断

经典型脑卒中可分为缺血性脑卒中和出血性脑卒中。两者在病史特点和神经系统体征上差异不大。

1. 诊断

(1) 病史特点:神经系统伴随症状是经典型脑卒中诊断的重要依据。与眩晕相关的脑卒中常伴有多组脑神经症状。

(2) 查体:经典型脑卒中常有多组脑神经病变体征,可出现复视、听觉障碍、吞咽困难、中枢性面瘫、Horner 征、运动障碍长束征如肢体瘫痪、感觉障碍、小脑征如肢体或躯干的共济失调及锥体束征等。

根据脑卒中所累及主要血管及其分支可出现以下几种经典综合征。

1）AICA 综合征：AICA 主要供应小脑半球前部和绒球，脑桥下 1/3 和延髓上缘外侧及迷路。AICA 综合征主要临床表现为眩晕、耳蜗症状、其他脑神经及长束征的症状。例如，延髓背外侧综合征是由 AICA 主干闭塞所致桥延背外侧、小脑中脚及迷路梗死，临床表现为眩晕、呕吐、眼震、耳鸣、单侧的听力损害、单侧的面瘫、同侧小脑共济失调、Horner 征、同向侧视麻痹、同侧面部痛温觉障碍及对侧身体痛温觉障碍。

2）BA 脑桥支综合征：BA 脑桥支及其穿支动脉如旁正中穿支、短周支、长周支供应脑桥。BA 脑桥支综合征是以眩晕为主要症状，伴随多组脑神经症状和长束征的脑干综合征。例如，脑桥被盖下部综合征，是由于 BA 下部或其分支如短周支、长周支闭塞导致脑桥被盖下部梗死所致，临床表现为眩晕、眼震、复视、水平凝视麻痹、核间性眼肌麻痹、吞咽困难、小脑性共济失调及面部麻木等。

3）PICA 综合征：PICA 主要供应小脑半球基底部、小脑蚓部、部分小脑核团、第四脑室脉络丛和延髓中上部背外侧。PICA 的全供血区梗死时临床表现为延髓背外侧和小脑共同的症状。例如，延髓背外侧综合征，也称 Wallenberg 综合征，是由于 PICA 主干闭塞所致。其可出现以下临床表现：眩晕、呕吐、眼震（累及前庭神经核团）；交叉性感觉障碍，患者面部与对侧半身痛温觉障碍（三叉神经脊束核与对侧交叉的脊髓丘脑束）；患侧肢体及躯干小脑共济失调（绳状体或小脑）；患侧不全 Horner 征，瞳孔缩小、眼睑轻度下垂（脑干网状结构障碍中交感神经下行纤维）；患侧软腭麻痹、吞咽困难、构音障碍及咽反射减弱或消失（疑核）；同侧肢体深感觉障碍（薄束核和楔束核）。

（3）辅助检查

1）影像学检查：是脑卒中重要的诊断依据。CT 对颅内出血检测的阳性率可高达 93%，而对早期缺血性卒中的敏感性则只有 16%～42%。MRI 对缺血性卒中的敏感性高，尤其是弥散加权成像（diffusion weighted imaging，DWI），其对发病 6 h 后的缺血性卒中敏感性高达 96%。

2）超声检查：是寻找病因学诊断的依据。心脏超声检查尤其是经食管超声，可寻找栓子的来源。颈部血管超声有助于判断椎基底动脉血管狭窄情况。经颅多普勒超声（transcranial Doppler sonography，TCD）可用于检查颅内血流动力学及血管狭窄情况。

2. 鉴别诊断　经典型脑卒中包括缺血性脑卒中和出血性脑卒中，两者主要区别在于发病机制不同，前者是由于血管缺血导致相应供血区域的脑组织坏死，后者是由于血管破裂出血导致的脑组织损害，占位效应或压迫症状后者较前者更为明显，且两者的内科治疗方案完全不同。因此需要注意两者的临床鉴别（表 4－1）。

表 4－1　与眩晕相关的经典型缺血性脑卒中和经典型出血性脑卒中的鉴别

	经典型缺血性脑卒中	经典型出血性脑卒中
常见病因	动脉粥样硬化和动脉栓塞	高血压、动脉硬化、动静脉畸形
病史	TIA 发作病史	无
起病方式	急骤性或急性起病	急骤性
意识障碍	少见	多见
头痛	少见	多见

续 表

	经典型缺血性脑卒中	经典型出血性脑卒中
血压	正常或增高	明显增高
瞳孔	多正常	患侧有时增大
脑膜刺激征	无	多见
脑脊液	多正常	压力可增高,含血
CT	脑组织低密度影	脑组织高密度影

(二)非经典型脑卒中的诊断及鉴别诊断

与眩晕相关的非经典型脑卒中临床表现主要为眩晕、不稳感及异常眼征,不伴有或很少伴有其他神经系统功能缺损症状及体征。由于症状类似外周性前庭疾病,缺乏明确的神经定位体征,因此非经典型脑卒中的临床诊断较为困难。

1. 诊断

(1)病史特点:非经典型脑卒中缺乏经典型神经系统功能缺失的症状,但仔细询问病史,仍然可以找出相关线索。非经典型脑卒中所具有的脑血管病病史和发作特点是重要的线索。

1)诱发因素:通常有心脑血管疾病的危险因素。危险因素≥3 个以上,即使没有脑干和小脑体征,对血管源性孤立性眩晕阳性的预测值可达 62%以上。脑卒中发生前可能有反复 TIA 的病史。

2)起病方式:非经典型脑卒中一般以突然急骤性方式起病。发展较快,通常数分钟到数小时到达高峰。外周性前庭炎症疾病常以急性方式起病,相对缓慢,通常数日达到高峰。

3)持续时间:非经典型脑卒中症状持续超过 24 h,一般为数日到数周,甚至可达数周到数月;而外周性前庭炎症疾病一般持续数日,一周左右开始缓解,很少持续数周到数月。

4)发作类型:非经典型脑卒中临床表现为急性单次发作持续一定时间的眩晕,而某些超过 24~72 h 的外周性前庭疾病如 MD 或 VM 常具有反复发作的特点。

5)伴随症状:非经典型脑卒中以不伴或很少伴神经系统功能缺损症状为特点。

非经典型脑干卒中,可出现耳蜗症状如耳鸣、耳胀感、听力下降,临床表现类似迷路炎症性的脑卒中(又称假性迷路炎),与迷路炎的鉴别诊断是重点(详见本部分下文的鉴别诊断)。非经典型小脑卒中临床症状与 VN 很相似,又称假性 VN,与 VN 的鉴别诊断是重点(详见本部分下文的鉴别诊断)。

(2)查体:非经典型脑卒中中常见的脑干卒中和小脑卒中因累及前庭系统和眼动系统的结构有所不同,其查体体征具有不同的特点。

1)脑干卒中查体体征:脑干是外周和中枢结构的移行区,因此根据病变所累及的脑干结构,脑干卒中的体征可出现外周性或中枢性前庭功能损害的特点。第Ⅷ对脑神经(前庭蜗神经)由耳蜗神经和前庭神经构成,因此第Ⅷ对脑神经入脑干区、脑干穿行区,以及前庭神经核构成 VOR 区的病变都可出现听力和前庭体征。而这些区域的前庭功能本质上是前庭外周神经的延伸,由于参与形成 VOR 初级反射弧,这些区域的损害可出现外周性前庭功能损害特征。反之,VOR 初级反射弧之外区域的损害,则可能表现为中枢性前庭功能性损害特征。因此脑干卒中可以出现以下体征。

a. 中枢性或外周性眼震:眼震类型取决于病变部位。如果累及脑干前庭中枢结构则出现中枢性眼震;如果累及参与构成 VOR 反射弧的脑干区域则出现外周性眼震。

b. 眼侧倾(ocular lateropulsion,OL)阳性体征：下橄榄核-小脑通路损害可出现OL阳性体征,如果累及下橄榄核发出的未交叉的爬行纤维则出现同侧OL;累及小脑上脚(结合臂)发出的交叉后的传出纤维则出现对侧OL。

c. OTR阳性体征：脑干卒中可出现OTR阳性体征。病变累及耳石传导系统交叉之前,即脑桥下部及延髓为同侧倾斜;交叉之后,即脑桥上部及中脑则为对侧倾斜。

d. 阳性视-眼动征：脑干卒中可出现视扫视和跟踪异常。病变累及一侧脑干扫视中枢及其传出纤维,如脑桥旁正中网状结构或中脑riMLF(内侧纵束头端间质核),出现同侧的扫视异常,临床可表现为慢扫视。累及跟踪传导通路上脑桥到小脑的投射区域,则出现同侧或对侧的跟踪异常。同侧还是对侧跟踪异常取决于病灶部位位于脑桥交叉之前还是之后,之前为同侧,之后为对侧。

e. 床旁头脉冲试验阳性或阴性体征：病变累及脑干的VOR初级反射弧,床旁头脉冲试验体征为阳性;累及脑干的VOR初级反射弧以外的中枢结构,床旁头脉冲试验体征为阴性。急性眩晕伴阴性头脉冲体征需高度警惕中枢性疾病。

f. 中枢性或外周性HSN：脑干卒中既可出现中枢性HSN,也可出现外周性HSN,主要取决于病变部位。前庭小脑及其传出纤维在脑干部位的损害则出现中枢性HSN,眼震可朝向病侧或出现交叉耦联性方向改变。累及前庭外周结构的脑干病灶出现朝向健侧眼震(与外周性眼震方向相同),其为与床旁头脉冲试验阳性侧方向相反的外周性HSN。

g. 中枢性或外周性HINTS(床旁头脉冲试验、凝视性眼震和OTR三种检查的总称)征：损害脑干中枢结构,表现为中枢性HINTS,床旁头脉冲试验阴性,凝视性眼震阳性,OTR阳性。损害脑干外周结构,表现为外周性HINTS,床旁头脉冲试验阳性,凝视性眼震阴性,OTR阴性。

h. 异常步态体征：脑干梗死可造成前庭脊髓通路异常、偏侧肌力下降、深感觉障碍等,常引起步态、平衡的异常。评估步态和平衡是床旁检查的重要组成部分。

i. 听力障碍体征：非经典型脑干卒中可伴随听力下降,听功能检查结果符合感音神经性聋特点。Lee等对82例非经典型AICA梗死进行听功能检查,结果发现65%(53/82)患者有听力损害。

2）小脑卒中查体体征：小脑某些结构是前庭眼动和视眼动系统的中枢结构,小脑病变可能表现为中枢性前庭功能损害的特点。

a. 中枢性眼震：小脑卒中可见垂直性眼震(垂直上跳性眼震、垂直下跳性眼震)、旋转性眼震、反跳性眼震、周期交替性眼震和凝视性眼震等。

b. OL阳性体征：小脑卒中出现OL阳性体征,可伴同侧扫视过冲,对侧扫视欠冲。

c. OTR阳性体征：小脑卒中可出现OTR阳性体征,如小脑小结叶损害可出现对侧的OTR阳性。

d. 床旁头脉冲试验阴性体征：由于未累及VOR反射弧,小脑卒中的床旁头脉冲试验体征通常为阴性,其检查正确率达90%。

e. 中枢性HINTS征：小脑梗死可表现为中枢性HINTS,床旁头脉冲试验阴性,凝视性眼震阳性,OTR阳性。

f. 阳性视-眼动征：小脑卒中可出现视跟踪和扫视异常。一侧小脑背蚓部病灶产生朝向病侧的平稳跟踪受损,引发同侧扫视欠冲和对侧扫视过冲;小脑顶状核病变则产生朝向健侧的平稳跟踪受损，引发同侧扫视过冲，对侧欠冲。

g. 阳性 VOR 抑制征：小脑对 VOR 反射弧有抑制作用，当小脑病变时，通常出现同侧的 VOR 抑制减弱或丧失。

h. 中枢性 HSN：小脑病灶诱发的 HSN 多具有中枢性特征。① 倒转性眼震，眼震方向与摇头所刺激平面不一致。倒转性眼震在单侧小脑梗死发生率约为 62%，其中 96%为下跳性眼震；② 水平单向眼震与外周性眼震不同，水平成分的 HSN 方向一般朝向病侧，且不被固视抑制。

i. 异常步态体征：小脑病灶的步态异常多表现为不能站立或行走，站立或行走时跌倒或有跌倒倾向。外周性前庭病变多表现为可以行走，但行走时向一侧偏斜。

（3）前庭、眼动功能检测：其临床意义等同于床旁查体结果的临床意义。目前常用的检查包括低频 VOR 功能检测如温度试验，高频 VOR 功能检测如 vHIT 和 VAT，耳石器官功能检测如 VEMP 及平衡功能检查。

（4）影像学检查：非经典型缺血性脑卒中多数是小灶性脑梗死，头部 CT 对其敏感性比经典型更低。MRI 对小灶缺血性卒中的识别明显比头部 CT 敏感性高，但发病 48 h 之内的梗死有 20%的假阴性率。MRI 对小灶性脑梗死阳性率也仅为 47%，最终 MRI 的阳性率为 97%。因此早期 MRI 检查阴性者不能完全排除非经典型脑卒中的可能性，床旁头脉冲试验为阴性且有多个脑血管风险因素的患者，需临床密切跟踪随访观察。

2. 鉴别诊断　非经典型后循环缺血性脑卒中的鉴别诊断为脑干梗死与迷路炎的鉴别诊断及小脑梗死与 VN 的鉴别诊断。孤立性脑干梗死与迷路炎的鉴别诊断要点详见表 4－2。孤立性小脑梗死与 VN 的鉴别诊断要点详见表 4－3。

表 4－2　孤立性脑干梗死与迷路炎的鉴别诊断要点

	脑干中枢性损害	脑干外周性损害	迷路炎
损害部位	VOR 初级反射弧之外的脑干中枢结构	VOR 初级反射弧结构	迷路
病史	血管病史	血管病史	可有感染史
起病方式	急骤性	急骤性	急性起病
床旁头脉冲试验	－	＋	＋
HINTS	中枢性	外周性	外周性
HSN	中枢性	外周性	外周性
视-眼动征	＋	－	－
听觉症状	－	＋	＋
前庭功能检查	中枢性特征	外周性特征	外周性特征
血管风险因素	＋	＋	－
影像学检查	＋	＋	－

表 4－3　孤立性小脑梗死与 VN 的鉴别诊断要点

	孤立性小脑梗死	VN
损害部位	小脑	前庭神经
病史	血管病史	可有感染史
起病方式	急骤性	急性起病
床旁头脉冲试验	－	＋
HINTS	中枢性	外周性
HSN	中枢性	外周性

续　表

	孤立性小脑梗死	VN
视-眼动征	+	±
前庭功能检查	中枢性特征	外周性特征
血管风险因素	+	-
影像学检查	+	-

总之，经典型脑卒中由于常出现经典综合征的神经系统体征，诊断并不困难。而非经典型脑卒中缺乏其他神经系统体征，诊断较为困难。仔细的病史询问，规范的床旁查体尤其是前庭、眼动、平衡系统查体，前庭功能检查和必要的影像学检查，可明显提高非经典型脑卒中诊断的诊断率。

第二节　治　　疗

一、缺血性脑卒中的内科治疗

（一）眩晕治疗

与眩晕相关的脑卒中患者经常经历严重的眩晕、恶心、呕吐症状，控制症状、减轻患者痛苦是内科治疗的目的。常用的症状性治疗药物包括组胺衍生物类药物如倍他司汀；钙通道阻滞剂如氟桂利嗪；抗组胺药物如苯海拉明、异丙嗪；吩噻嗪类药物如氯丙嗪；抗胆碱能药物如东莨菪碱；苯二氮䓬类药物如咪达唑仑、阿普唑仑、劳拉西泮等。其中，抗组胺药物、吩噻嗪类药物、抗胆碱能药物、苯二氮䓬类药物属于前庭抑制类药物，可抑制前庭代偿。应根据病情尽早停用此类药物，及时开始前庭康复。

（二）专科治疗

1. 一般治疗及危险因素控制　　生命体征监测、体温控制、血压控制、血糖控制、营养支持治疗等。

2. 溶栓治疗　　与眩晕相关的经典型后循环梗死溶栓治疗方案与其他类型的脑梗死相同。鉴于非经典型后循环梗死的神经系统功能缺损症状较轻，该类型是否需要溶栓治疗，目前尚缺乏统一意见或专家共识，有待进一步研究。2018 年美国急性缺血性脑卒中指南指出：现有的研究结果提示轻型非致残性卒中无法从注射用阿替普酶中获益，并且症状性颅内出血发生率明显增加。

3. 抗血小板凝聚　　缺血性脑卒中患者尽早口服抗血小板凝聚药物（Ⅰ级推荐，A 级证据）。

4. 降脂治疗　　缺血性脑卒中发病前已使用他汀类药物的患者，可继续使用他汀类药物治疗（Ⅱ级推荐，B 级证据）。

5. 扩容治疗　　对一般急性缺血性脑卒中患者，不推荐扩容治疗（Ⅱ级推荐，B 级证据）。对低血压、脑血流低灌注的脑梗死可考虑扩容治疗。

6. 神经保护剂　　其疗效和安全性尚需更多高质量的临床研究证实（Ⅰ级推荐，B 级证据）。

二、出血性脑卒中的治疗

（一）内科治疗

脑出血治疗由于缺乏大型随机性对照临床试验，目前指南无Ⅰ类A级推荐。脑出血的基本治疗原则包括积极控制血压，例如，急性期收缩压>180 mmHg，或舒张压>100 mmHg，应予降压，目标血压应控制在160/90 mmHg；脱水降颅压，减轻脑水肿；防治感染及消化管出血等并发症。

（二）外科手术治疗

出现神经功能恶化或脑干受压的小脑出血患者，无论有无脑室梗阻致脑积水的表现，都应尽快手术清除血肿（Ⅱ级推荐，B级证据）。

后循环出血性脑卒中病死率和重度致残率是脑卒中所有类型中最高的，治疗上以挽救生命的内科治疗或外科手术为主，少数后循环出血性脑卒中患者，如小灶性出血性脑卒中，急性期经积极治疗有机会进入前庭康复治疗阶段。

第三节　前 庭 康 复

一、与眩晕相关的经典型脑卒中康复

急性脑卒中发病3个月内是神经功能恢复最快、康复治疗的最佳时机。患者应尽早收入脑卒中单元，进入神经康复治疗，促进神经功能的恢复，降低致残率。与眩晕相关的经典型脑卒中的神经康复主要包括偏瘫康复、言语功能康复、吞咽康复。经典型脑卒中大多累及运动系统，自身活动能力受限，不具备进行全身主动式前庭康复的条件，因此传统的脑卒中康复并不包括前庭康复。传统的脑卒中康复在脑卒中单元或二级以上医院均有开展，临床医生较为熟悉，本章不做讨论。对于经过传统的脑卒中康复后自身活动能力得到恢复，具备了进行全身主动式前庭康复适应证的患者，可以针对脑卒中所遗留的前庭功能障碍进行前庭康复治疗。

二、与眩晕相关的非经典型脑卒中康复

前庭康复对非经典型脑卒中患者恢复前庭功能障碍的效果和价值，在科学研究和临床实践中已逐步得到肯定。

（一）基线评估

前庭功能基线评估对于前庭康复至关重要。一方面通过评估可确定所累及的结构及损害的性质，为选择康复方案提供线索；另一方面，通过评估可确定损害的程度和基线水平。具体方法可参看视频0－1～视频0－17。前庭康复前的基线评估除了病史－查体－实验室评估外，还需借助经过信度和效度验证的量表进行功能的定量评估，以确定残障程度。建立基线评估的目的之一是方便与前庭康复后的功能状态进行对比，以便调整方案、提高效果。前庭康复评估表见表4－4。

表4-4　前庭康复评估表

项　目	基线评估	康复后评估
(一) 临床	评估日期：	评估日期：
临床症状： 眩晕问卷		
临床体征： 眩晕查体		
(二) 实验室	评估日期：	评估日期：
前庭功能： VOR 增益(振幅反应) 对称性(侧别) 代偿性扫视 反向扫视		
眼动功能： 眼震 扫视 跟踪 反扫视		
平衡功能： CTSIB		
(三) 量表	评估日期：	评估日期：
VAS DHI VSS HADS VADL		
(四) 指标	评估日期：	评估日期：
SLS GPT TUG DGI		

(二) 前庭康复方案

1. 前庭康复模式选择　根据患者自身活动的能力可选择被动式局部性辅助康复模式或主动式全身协调性康复模式。急性脑卒中发病早期如病情重、被动卧床、自身活动能力受到限制,此时适合被动式局部性辅助康复;待病情稳定,具备自身活动能力和条件时再进入主动式全身协调性康复。对于已经具备条件适合进行主动式前庭康复的非经典型脑卒中患者可直接选择全身协调性康复模式,尽早建立前庭代偿机制。

2. 前庭康复方案选择　多数脑卒中患者由于累及前庭中枢结构,应选择前庭中枢康复方案。

(1) 前庭中枢康复:具体方法可参看视频0-19。

1) VOR 抑制:双手握住一个视靶,水平或垂直方向移动视靶,头眼同时同步跟踪视靶。

2) 反扫视:检查者随机示意两个视靶中的一个视靶,受试者头静止不动,眼睛向示意视靶相反位置的视靶快速扫视。

3) 记忆 VOR:受试者头眼同时对准中心视靶,闭眼转头,想象眼睛一直注视着视靶,再睁眼,看视线是否还在视靶上,查看偏离多少,反复训练及调整。

4）记忆扫视：头眼对准非中心多个视靶，记住后闭眼，头静止不动，通过眼动扫视重新固视记忆中的视靶。然后睁眼，看视线是否在视靶上，查看偏离多少，反复训练及调整。

（2）平衡康复：BRT 主要由步态平衡训练组成，包括康复肌肉强度、重心变换、步态与平衡训练等。

1）肌力康复训练

a. 五次起坐：连续五次坐下站起训练。具体方法可参看视频 0－22。

b. 单脚站立：交替单脚抬起或站立。具体方法可参看视频 0－23。

c. 提跟抬趾：脚趾脚跟交替抬起或站立。具体方法可参看视频 0－24。

2）重心康复训练

a. 重心变换：双腿快速交替抬起。具体方法可参看视频 0－25。

b. 行走转髋（gait-pivot turn，GPT）：受试者在正常步态下行走，听到指令时，迅速转髋。具体方法可参看视频 0－27。

3）步态康复训练

a. 计时站起走：受试者坐在椅子上，听到"开始"口令的时候开始计时，受试者站起开始行走，在距离椅子 3 m 处返转，再走回椅子处并坐下。具体方法可参看视频 0－28。

b. 脚跟脚尖一线走：尽可能把一只脚尖放在另一只脚跟后，成一条直线行走。具体方法可参看视频 0－29。

c. 动态步态（dynamic gait index，DGI）：由 4 项内容组成。DGI－1 常速步态步行训练；DGI－2 变速步态步行训练；DGI－3 左右转头步行训练；DGI－4 上下摇头步行训练。具体方法可参看视频 0－30。

4）平衡康复训练

a. 脚跟脚尖一线走：见步态康复训练部分。

b. 弓步传球（lunge-hall，LB）：弓步站立，双手一上一下传球。具体方法可参看视频 0－42。

c. 马步云手（lunge-hands，LH）：马步站立，头眼随手移动。具体方法可参看视频 0－41。

3. 康复的剂量和疗程的选择　以上康复方法应从易到难，从坐位到站位再到海绵垫上训练，最后每次持续时间达 20 min 左右。每日可从 1~2 次开始，逐步增加到 3~5 次，每周 3~5 日，4~6 周为一疗程。

（三）前庭康复治疗后再评估及治疗方案的调整

一般在康复训练 4~6 周后再评估，评估项目与前庭康复前的基线评估内容相同。根据前庭康复治疗后再评估结果调整康复治疗方案，直到取得满意的治疗效果。

第四节　案 例 分 享

一、案例一：急性脑梗死（左侧小脑半球和蚓旁）

1. 病史　患者，男，32 岁，主诉眩晕 1 日，患者 1 日前洗澡时突然出现眩晕、站立不稳感、恶心及呕吐，症状持续存在并进行性加重。无耳鸣、耳部胀满感、听力下降，无言语含糊、吞咽障碍、肢体活动不利等脑功能缺损症状。头部 CT 未见明显异常。既往史：体健，否认原发性高血压、糖尿病、高脂血症等病史。个人史及家族史无特殊。

2. *检查*　一般内科查体未见明显异常。

（1）床旁检查：可见反跳性眼震和凝视性眼震；左侧视跟踪欠平滑；左侧 VOR 抑制试验（+）；OTR 检查（-）；扫视试验无异常；床旁头脉冲试验（-）；Romberg 试验不稳，易向左侧倾倒。神经系统查体：神清语利，高级皮质功能正常，脑神经检查除眼动异常外未见明显异常。四肢肌力 5 级，肌张力正常。左侧指鼻试验、轮替试验、跟膝胫试验均不稳，右侧均正常。左侧反击征（+），右侧（-）。直线行走困难。无深、浅感觉障碍。四肢腱反射（++）。双侧 Babinski 征（-），脑膜刺激征（-）。

（2）实验室检查：肝肾功能、血糖、血脂等均在正常范围内。高频 VOR 功能检测：水平增益和相移均增高，提示病变损伤部位在前庭中枢。平衡功能检测：头部稳定指数为 46%（正常值≥70.4%），下肢稳定指数为 40%，均低于正常范围（正常值≥70.4%）。

（3）影像学检查：头部 MR 显示 DWI 为左侧小脑半球和蚓旁大片高信号，T_2 加权像（T_2 weighted image，T_2WI）相应区域呈高信号，T_1 加权像（T_1 weighted image，T_1WI）为低信号。颈部血管超声、心脏超声、TCD 及磁共振血管造影（magnetic resonance angiography，MRA）均未见明显异常。

3. *诊断和治疗*　诊断为急性脑梗死（左侧小脑半球和蚓旁），定位诊断为左侧 PICA 供血区，病因分型为不明原因梗死型（TOAST 分型）。给予眩晕症状对症治疗、脱水降颅压、抑制血小板、改善脑代谢及保护脑神经等治疗。患者发病 1 周内因眩晕、恶心、呕吐症状较重，被迫卧床，患者发病 1 周内选择被动式局部性辅助康复。1 周后进入主动式全身协调性康复。

（1）前庭康复治疗前基线评估结果：ABC=60%（≥80%为正常）；FRQ（跌倒风险自评量表）=6（3~6 为中度跌倒风险）；DHI 的总指数=82（0 最好，100 最差），子指数值分别为 DHI-F=30、DHI-E=32、DHI-P=20；HADS 的焦虑指数=3（正常值<8），抑郁指数=2（正常值<8）；VADL=6.7（0 最好，10 最差）；五次起坐的时间=16 s（正常值≤16 s）；单脚站立等级：左=2，右=3（正常值=4）；行走转髋=1（正常值=3）；Tandem 站立试验=2（正常值=4）；计时站起走的时间=30 s（正常值<13.5 s），DGI 指数=1（正常值=3）。

（2）前庭康复诊断：急性小脑梗死（VOR、VSR 均受累），中枢性前庭不完全损害，平衡功能不完全损害。

（3）前庭康复治疗方案：VRT 中枢性康复方案+BRT。具体方法：① VRT 中枢性康复，VOR 抑制训练、反扫视训练。② BRT，计时站起走、行走转髋、脚跟脚尖一线走、马步云手及 DGI。第一周，每日 3 次，每次 5 min；第二周，每日 4 次，每次 10 min；第三至六周，每日 5 次，每次 20 min。

（4）前庭康复治疗后再评估：前庭康复治疗 6 周后患者头晕、步态不稳症状消失。前庭康复治疗后再评估结果如下：ABC=76%；FRQ=2（≤2 为低度跌倒风险）；DHI 的总指数=32，DHI-F=8、DHI-E=16、DHI-P=8；VADL=3.4；五次起坐的时间=16 s；单脚站立等级，左=3，右=4；行走转髋=3；Tandem 站立试验=3；计时站起走的时间=13 s；DGI 指数=3。

4. *疗效评估*　治疗后复查高频前庭功能检查水平增益回落至正常值区间。复查平衡功能头部稳定指数为 86%，下肢稳定指数为 78%（基本正常）。前庭康复治疗后再评估的结果与基线评估相比：客观指标基本恢复正常，主观量表提示前庭功能障碍大幅度改善。康复治疗方案调整：治疗方案不变，嘱患者出院回家后自行训练。12 周后患者复诊，无头晕、步态不稳等症状，前庭康复前的基线评估结果均恢复正常。6 个月后复诊，患者基本恢复日常活动，1~2 年后复诊，患者恢复正常工作和生活。

5. 分析　该案例是 1 例典型急性小脑梗死的患者。传统的内科治疗后很多患者仍遗留前庭功能障碍。有些患者因恐惧头晕或跌倒，较长时间卧床或不敢活动，眩晕、步态不稳症状可持续很长时间，最长超过 12 周，严重影响患者的生活质量。该患者及时地进入了前庭康复阶段，在症状最重的 1 周内选择被动式局部性辅助康复，1 周后进入全身主动式协调性康复。经过 6 周前庭康复治疗，患者的前庭功能基本恢复正常，获得满意的治疗效果，最终完全恢复日常生活。

二、案例二：急性脑梗死（右侧小脑小结叶）

1. 病史　患者，男，58 岁，主诉眩晕半个月，半个月前无明显诱因出现眩晕，持续 1 h 自行好转。入院当天睡眠中再次出现眩晕，症状持续存在无缓解，起身、转头症状加重，头不动症状减轻，无耳蜗症状及神经系统伴随症状。既往史：体健，否认原发性高血压、糖尿病、高脂血症等病史。个人史及家族史无特殊。

2. 检查　一般内科查体未见明显异常。

（1）床旁检查：正中原位注视发现快相向右自发性眼震，其他 8 个离心眼位检查均可见水平快相向右的眼震；位置试验示仰卧位、悬头位均可见水平快相向右的眼震，持续时间为 2 min 左右，不被固视抑制；床旁头脉冲试验(-)；OTR 检查(-)；Romberg 试验(-)，直线行走正常。神经系统查体：除眼震外均未见明显异常。

（2）实验室检查：空腹血糖 10.00 mmol/L，糖化血红蛋白 9.8%。其他实验室检查均在正常范围。高频 VOR 功能检测：水平增益和相移均增高，中枢性前庭病变。平衡功能检测：头部稳定指数为 56%，下肢稳定指数为 72%。

（3）影像学检查：头部 MR 显示 DWI 为右侧小脑小结叶呈高信号，T_2WI 为高信号，T_1WI 为低信号。颈部血管超声、TCD 未见明显异常。

3. 诊断和治疗　诊断为急性脑梗死（右侧小脑小结叶），定位诊断为右侧 PICA 供血区，病因分型为小动脉闭塞型（TOAST 分型）。给予积极抗血小板、降脂、改善脑血循环、改善脑代谢、脑神经保护及控制血糖等对症处理。康复诊断及治疗：① 前庭康复诊断为急性小脑梗死（VOR 受累，VSR 正常），中枢性前庭不完全损害，平衡功能正常。② 前庭康复治疗方案为 VRT 中枢性康复方案。具体方法：VRT 中枢性康复方案，VOR 抑制训练、反扫视训练。第一周，每日 4 次，每次 20 min；第二、三周，每日 5 次，每次 20 min。③ 前庭康复治疗后再评估及前庭康复治疗方案调整，前庭康复治疗 2 周后患者头晕症状基本消失，3 周后眼震消失；前庭康复治疗 3 周后基线评估结果为主观量表及客观指标均恢复正常，康复治疗终止。

4. 疗效评估　3 个月后复诊，患者无眩晕发作，基本恢复日常生活，6 个月后电话随访，患者恢复正常生活和工作。

5. 分析　该案例是 1 例非典型小脑梗死的患者。症状与 VN 极为相似，传统的查体未发现特异性的阳性体征，临床上很难与后者鉴别。前庭和眼动的床旁检查和前庭功能检查提供了相关线索，为明确诊断提供了有力的证据，同时为前庭康复诊断指明了方向。该患者前庭基线评估结果提示仅有中枢性前庭不完全损害，而平衡功能正常，又鉴于患者的右向单一方向眼震出现在病侧且不能被固视抑制，提示小脑梗死对前庭造成的抑制减弱。因此，选择了针对性较强的 VOR 抑制和反扫视的前庭中枢康复方案，效果满意，3 周后患者前庭功能基本恢复。总结该案例，前庭基线评估量表可以客观、系统地评估前庭损害的性质、系统、部位、程度、代偿情况等，临床医生根据量表制订个性化前庭康复治疗方案，能够取得最佳的康复治疗效果。

三、案例三：急性脑干梗死（右侧脑桥下端背外侧）

1. 病史　　患者，男，46 岁，主诉眩晕 8 h，眩晕持续无缓解，伴有恶心、呕吐，无耳蜗及神经系统伴随症状。既往史：高血压 5 年。吸烟史：20 年，每日 10 支，否认饮酒史。家族史：无特殊。

2. 检查　　入院查体：血压 150/90 mmHg，一般内科检查未见明显异常。

（1）床旁检查：正中原位注视发现向左自发性眼震，其他 8 个离心眼位检查均见快相方向向左的眼震，不被固视抑制；右侧床旁头脉冲试验（+）；右侧温度试验示减弱；凝视试验（-）；OTR 检查（-）；视跟踪试验（-）；扫视试验无异常；Romberg 试验示向右偏斜；Fuduka 试验示向右偏移。神经系统查体：未见明显异常。

（2）实验室检查：肝肾功能、血糖、血脂等均在正常范围之内。高频 VOR 功能检测：水平增益和相移均降低，提示外周性前庭功能损害。眼震电图：水平略带旋转的自发性眼震，快相方向向左。凝视试验、视跟踪试验、扫视试验及 OKN 均正常。低频 VOR 功能检测：温度试验显示右侧前庭功能减弱。平衡功能检测：头部稳定指数为 56%，下肢稳定指数为 60%。

（3）影像学检查：头部 MR 显示 DWI 为右侧脑桥下端背外侧小灶性高信号，T_2WI 为高信号，T_1WI 为低信号。颈部血管超声、心脏超声、TCD 均未见明显异常。

3. 诊断和治疗　　诊断为急性脑干梗死（右侧脑桥下端背外侧），定位诊断为 BA 深穿支供血区，病因分型为小动脉闭塞型（TOAST 分型）。给予抗血小板、降脂、稳定血压及改善脑循环等治疗。前庭康复及治疗：① 前庭康复诊断为急性脑干梗死（VOR/VSR 受累），外周性前庭不全损害，平衡功能不全损害。② 前庭康复治疗方案为 VRT 外周性康复方案+BRT。具体方法：VRT 外周性康复方案，摇头固始、交替固始；BRT，脚跟脚尖一线走、马步云手及 DGI。第一周，每日 3 次，每次 10 min；第二周，每日 4 次，每次 20 min。③ 前庭康复治疗后再评估及前庭康复治疗方案调整，前庭康复治疗 2 周后患者无头晕、步态不稳感，康复治疗后再评估结果为前庭功能基本恢复正常，康复治疗终止。

4. 疗效评估　　4 周后患者复诊，无头晕、步态不稳等症状，12 周后电话随访，患者恢复正常生活；半年后电话随访，患者恢复正常生活和工作。

5. 分析　　该案例是 1 例非典型脑干梗死的患者，患者虽然是脑干病变，但眩晕床旁查体及前庭功能检查结果发现前庭功能损害符合右侧外周性前庭功能受损的特点，经头部 MR 证实右侧前庭神经核附近小灶性梗死。患者选择了前庭外周康复方案，康复治疗效果满意。该案例提醒临床医生注意脑干梗死在少数情况下可表现为外周性前庭功能障碍。临床医生不能盲目地进行前庭康复治疗，康复治疗前系统的前庭康复评估是必要的，只有系统的前庭康复评估才能做出正确的前庭康复诊断和制订合理的前庭康复治疗方案。

（严小艳　田军茹　王　凯）

本章参考文献

鞠奕,王拥军,赵性泉,2006. 后循环缺血性脑梗死患者病后 1 年观察. 中华老年心脑血管病杂志,10(8):684 - 687.

田军茹,2015. 眩晕诊治. 北京:人民卫生出版社.

中华医学会神经病学分会,中华医学会神经病学分会脑血管病学组,2015. 中国缺血性脑卒中和短暂性脑缺血发作二级预防指南 2014. 中华神经科杂志,48(4):258 - 273.

Baloh R W, Kerber K A, 2011. Clinical neurophysiology of the vestibular system. New York: Oxford University Press.

Caplan L R, Wityk R J, Glass T A, et al., 2004. New England Medical Center posterior circulation registry. Annals of Neurology, 56(3): 389 - 398.

Choi K D, Lee H, Kim J S, 2013. Vertigo in brainstem and cerebellar strokes. Curr Opin Neurol, 26 (1): 90.

Grewal K, Austin P C, Kapral M K, et al., 2015. Missed strokes using computed tomography imaging in patients with vertigo: population-based cohort study. Stroke, 46(1): 108 - 113.

Herdmam S J, 1998. Vestibular rehabilitation. Philadelphia: F. A. Davis Company.

Kabra R, Robbie H, Connor S E, 2015. Diagnostic yield and impact of MRI for acute ischaemic stroke in patients presenting with dizziness and vertigo. Clinical Radiology, 70(7): 736 - 742.

Kim S H, Zee D S, Du Lac S, et al., 2016. Nucleus prepositus hypoglossi lesions produce a unique ocular motor syndrome. Neurology, 87(19): 2026 - 2033.

Leigh R J, Zee D S, 2006. The neurology of eye movements. New York: Oxford University Press.

第二篇

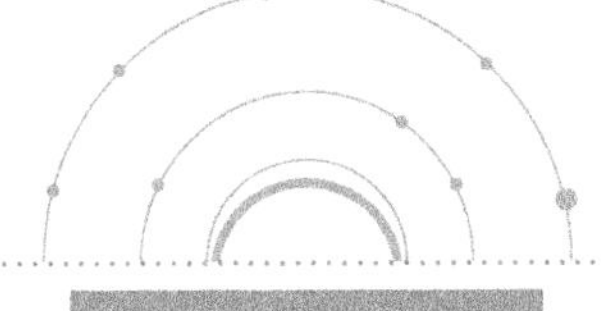

发作性前庭综合征

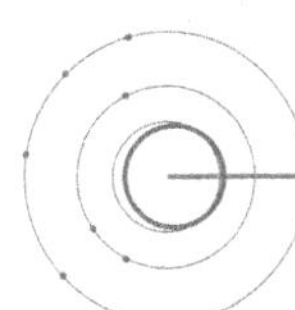

第五章 良性阵发性位置性眩晕

第一节 概 述

良性阵发性位置性眩晕(benign paroxysm positional vertigo,BPPV)是最常见的眩晕疾病,中华医学会耳鼻咽喉头颈外科分会2017年参考国内外研究进展,制定了诊断和治疗指南。

一、定义

BPPV典型的发作是由患者相对于重力方向改变头位(如起床、躺下、床上翻身、低头或抬头)所诱发的、突然出现的短暂性眩晕。其他症状可包括恶心、呕吐等自主神经症状,头晕、头重脚轻、漂浮感、平衡不稳感等前庭姿势症状。

二、流行病学

BPPV检查技术的快速发展和诊断标准的不断完善,导致了不同时期的流行病学数据相差较大,其年发病率为(10.7~600)/10万,年患病率约为1.6%,终生患病率约为2.4%。在眩晕门诊中,BPPV排在首位,构成比在20%~30%,男女比例为1∶2.0~1∶1.5,通常40岁以后高发,且发病率随年龄增长呈逐渐上升趋势。

原发性BPPV病因未明,占50%~97%;继发性BPPV则继发于VM、MD、VN、突发性耳聋、头颅外伤,以及口腔颌面部、中耳和内耳、骨科等手术后,约占38%。

后半规管BPPV最常见,占70%~90%,其中嵴顶结石症约占6.3%;外半规管BPPV占10%~30%,其中向地性眼震型占绝大多数;上半规管BPPV少见,占1%~2%;多半规管BPPV为同侧多个半规管或双侧半规管同时受累,占9.3%~12.0%。

三、发病机制

BPPV确切的发病机制尚不清楚,目前公认的学说有以下两种。

(一)嵴顶结石症假说

1962年Schuknect提出BPPV可能是由椭圆囊脱落的耳石环绕后半规管的轨道活动所引起的假说。1969年他在研究3例生前患有BPPV患者颞骨的后半规管壶腹嵴时发现,有致密的嗜碱性颗粒黏附于嵴顶的椭圆囊侧,并推测是移位的耳石。因为这些颗粒增加了壶腹嵴顶的比重,使嵴顶与内淋巴之间的比重差发生了变化,嵴顶对重力牵引及直线加速度刺激的敏感性明显增高。当头部处于直立位时,后半规管嵴顶呈垂直位,若侧卧于患耳侧,则后半规管嵴顶呈水平位，有颗粒附着的嵴顶因重力作用而偏离壶腹，导致眩晕和眼震的发生，从而证实了嵴顶结石症假说。后来Gacek报道了5例BPPV患者在后壶腹神经被切断后BPPV症状消失的案例，嵴顶结石症假说被进一步论证。

（二）管结石症学说

嵴顶结石症假说无法完全解释BPPV的眼震特征，为了解释BPPV眼震的潜伏期和易疲劳性，1979年Hall等和后来的Epley做了半规管模型，提出了管结石症的概念，指出耳石结晶是来源于椭圆囊的碎片并部分移行进入半规管，在位置变化时诱导内淋巴流动引起眩晕和眼震。与此同时，Parnes和McClure尝试用外科技术填塞后半规管，观察并且拍下了在内淋巴里自由流动的耳石。该学说很好地解释了BPPV眼震的潜伏期和易疲劳性，是应用手法复位耳石，治疗BPPV的理论基础。

四、问卷和病史采集

BPPV的病史较易获得，但要注意除了询问本次眩晕的特点外，还要注意对既往眩晕病史的追问，除了眩晕、头晕、前庭-视觉症状和姿势症状外，还要注意追问头痛病史。此外，部分BPPV患者会出现严重的心理负担。因此，可选择以下两类问卷。

（1）特异型前庭功能障碍患者生存质量评估：DHI、VADL、VHQ、VSS、前庭康复获益问卷、ABC等。

（2）通用型生存质量评估：SF－36、HADS等。

五、检查

（一）床旁检查

BPPV主要的床旁检查就是位置试验，进行位置试验前，首先检查是否有自发性眼震存在，特别注意是否有假性自发性眼震。假性自发性眼震受头位改变的影响，检查前应告知患者检查方法，可能会引起短时间的眩晕或头晕，使其有所准备，取得积极配合。

1. 外半规管BPPV的检查方法

（1）Roll test：即滚转试验，是诊断外半规管BPPV的重要方法。

患者仰卧于检查床正中，头抬高30°，快速将头向一侧（右）转90°，停留在此位置至少30~60 s，观察是否有眼震。观察时间到或眼震消失后，再将头向相反方向（左）回转90°，回到正中仰卧头抬高30°位，观察30~60 s或眼震消失后，再快速将头向另一侧（左）转90°，观察是否有眼震（视频5－1）。

（2）低头-仰头试验：在外半规管BPPV检查中，当根据症状严重程度判断受累侧别有一定难度时，可以将低头-仰头试验作为Roll test的补充，以判定外半规管BPPV的受累侧别。

2. 上、后半规管BPPV的检查方法

（1）Dix－Hallpike试验：是诊断后半规管BPPV（posttrior semicircularcanal-BBPV，PC-BPPV）的重要方法。

检测右侧PC-BPPV时，患者睁眼坐在检查床上，颈部放松，检查者站在患者右侧，双手扶住其双侧颞枕部，将患者的头向右转45°，然后使其快速躺下使头悬垂与水平面成20°~30°角

(右耳向下),停留至少 30 s,观察有无眼震及眼震的类型和持续时间,然后使其缓慢恢复坐位,停留至少 30 s,观察是否出现眼震。

检测左侧 PC-BPPV 时,检查者站在患者左侧并把患者头向左转 45°,再重复以上过程,使患者快速从坐位转至卧位,且在这个相同角度(左转 45°,左耳向下)将头垂悬于检查床 20°~30°,停留至少 30 s,观察是否出现眼震。然后再把患者扶起,恢复到原先的坐位,停留至少 30 s,观察是否出现眼震(视频 5－2)。

(2) 侧卧试验(side-lying test):适用于颈部或背部疾病而不耐受以上 BPPV 检查体位的患者。

检测右侧 PC-BPPV 时,患者睁眼坐在检查床上,颈部放松,检查者站在患者对面,双手扶住其双侧颞枕部,将患者的头向左转 45°,然后使其迅速向右躺下(右耳向下与床面成 45°角),停留至少 30 s,观察是否出现眼震,随后使其缓慢回到坐位,停留至少 30 s,观察是否出现眼震。检测左侧 PC-BPPV 时,患者的头向右转 45°,然后使其迅速向左躺下(左耳向下与床面成 45°角),其他步骤与注意点与右侧检测同。

※ 床旁检查视频

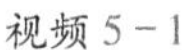
视频 5－1

视频 5－2

(二) 前庭功能实验室检查

1. BPPV 的仪器检测　BPPV 的位置试验通常用床旁手法操作即可,但特殊情况如颈椎手术或急性损伤期出现眩晕怀疑 BPPV 时可行仪器检测,操作步骤按仪器设定的 Roll test 和 Dix－Hallpike 试验程序进行即可(视频 5－3、视频 5－4)。

2. 前庭功能仪器检查　原发性 BPPV 无须进行前庭功能仪器检查,但对继发于 VM、VN、MD、突发性耳聋伴眩晕、颞骨外伤后等继发性 BPPV,可根据原发病的特点有选择地进行前庭功能仪器检查,包括自发性眼震、凝视性眼震、OKN、平稳跟踪试验、扫视试验、冷热试验、旋转试验、摇头试验、床旁头脉冲试验、VAT、VEMP、SVV/SVH 检查等。

※ BPPV仪器检测视频

视频 5－3

视频 5－4

(三) 听功能检查

原发性 BPPV 无须进行听功能检查,继发性 BPPV 的有些原发疾病需行听功能检查,如 VM、MD、突发性耳聋伴眩晕等,参见相关章节的听功能检查。

(四) 影像学检查

原发性 BPPV 无须进行影像学检查,继发性 BPPV 的有些原发疾病可选择性进行影像学检查。

(五) 病因学检查

根据病史,可选择进行钙离子、血糖、血脂、尿酸、性激素等相关检查。

六、诊断依据

（一）诊断标准

1. 位置试验　出现短暂的眩晕或头晕，以及特征性位置性眼震。

2. 排除其他疾病　如VM、前庭阵发症（vestibular paroxysmia，VP）、中枢性位置性眩晕、MD、VN、迷路炎、上半规管裂综合征、后循环缺血、直立性低血压、心理精神源性眩晕等。

（二）眼震特征

1. 潜伏期　管结石症中，眼震常发生于激发头位后数秒至数十秒，而嵴顶结石症常无潜伏期。

2. 时程　管结石症眼震短于1 min，而嵴顶结石症长于1 min。

3. 强度　管结石症呈渐强到渐弱改变，而嵴顶结石症可持续不衰减。

4. 疲劳性　多见于PC-BPPV。

（三）各类BPPV位置试验的眼震特点

1. PC-BPPV　在Dix－Hallpike试验或侧卧试验中，出现以眼球上极为标志的垂直扭转性（垂直成分向眼球上极，扭转成分向地）眼震，由激发头位回复至坐位时眼震方向逆转，则向地耳为患耳（视频5－5、视频5－6）。

2. 外半规管BPPV

（1）眼震分型：① 水平向地性：若双侧Roll test均可诱发水平向地性眼震（可略带扭转成分），持续时间<1 min，则可判定为漂浮于外半规管后臂内的管结石症（视频5－7、视频5－8）。② 水平背地性：双侧Roll test均可诱发水平背地性眼震（可略带扭转成分），若经转换手法或能自发转变为水平向地性眼震，持续时间<1 min，则可判定为漂浮于外半规管前臂内的管结石症；若诱发的水平背地性眼震不可转换，持续时间≥1 min，且与体位维持时间一致，则可判定为外半规管嵴顶结石症（视频5－9、视频5－10）。

（2）患侧判定：Roll test中水平向地性眼震诱发眼震强度大、持续时间长的一侧为患侧；水平背地性眼震中诱发眼震强度小、持续时间短的一侧为患侧。当判断患侧困难时，可选择假性自发性眼震、眼震消失平面、低头－仰头试验、坐位－仰卧位试验等加以辅助判断。

3. 上半规管BPPV　在Dix－Hallpike试验或正中深悬头位试验中，出现以垂直成分向下、扭转成分向患耳眼震，若扭转成分较弱，但仅表现为垂直下跳性眼震，则背地耳为患耳，即与同平面后半规管管结石症中Dix－Hallpike试验由悬头位回到坐位时的眼震相同（视频5－11、视频5－12）。

4. 多半规管BPPV　多种位置试验可诱发相对应半规管的特征性眼震。

※ 各类BPPV位置试验的眼震特点视频

视频5－5　视频5－6　视频5－7　视频5－8

视频5－9　视频5－10　视频5－11　视频5－12

（四）诊断

1. 确定诊断

（1）相对于重力方向改变头位后出现反复发作的、短暂的眩晕或头晕。

（2）位置试验可诱发眩晕及眼震，眼震特点符合以上描述的相应半规管兴奋或抑制的表现。

（3）排除其他疾病。

2. 可能诊断

（1）相对于重力方向改变头位后出现反复发作的、短暂的眩晕或头晕，持续时间通常不超过 1 min。

（2）位置试验未诱发眩晕及眼震。

（3）排除其他疾病。

（五）存在争议的综合征

（1）相对于重力方向改变头位后出现反复发作的、短暂的眩晕或头晕。

（2）位置试验诱发的眼震不符合相应半规管兴奋或抑制的表现，难以和中枢性位置性眼震相鉴别；或多个位置试验中出现位置性眼震，但无法确定责任半规管；或同时出现外周性和中枢性位置性眼震；或位置试验中出现眩晕，但未观察到眼震。

第二节　内科治疗

一、耳石复位

耳石复位是治疗 BPPV 的主要方法，操作简便，可徒手或借助仪器完成，效果良好。复位时应根据不同半规管类型选择相应的方法。

1. *后半规管耳石复位方法*　包括 Epley 复位方法、改良 Epley 复位方法或 Semont 复位方法等，必要时几种方法可重复或交替使用。实践证明复位后头位限制、辅助使用乳突振荡器等方法并不能明显改善疗效，不推荐常规使用。

（1）Epley 复位方法：① 患者坐在检查床上，头向患耳侧转 45°。② 迅速躺倒，头垂悬于床沿下且与检查床成 30°角（耳石可顺重力方向移向后半规管中心）。这个头位可引发离壶腹方向的眼震（带扭转成分的垂直上跳性眼震），说明耳石向离壶腹方向移动。③ 将患者头向对侧方向转 90°后，即头转到对侧 45°角的位置，如果耳石继续向离壶腹方向移动，应能继续观察到眼震。④ 身体向同侧方向继续转 90°，形成侧卧位，但面部朝下（耳石可继续移动跨过上半规管与后半规管结合部）。⑤ 患者起身坐起，将头从左向位置转至正中位，并下颌下倾 20°（耳石进入椭圆囊）。这 5 个位置构成的复位周期所产生的眼震应与耳石移动方向一致。每个位置观察 20~30 s，直到眼震消失再进入下一个位置。如果复位成功，患者应无眩晕、眼震。如果不成功，可继续重复数次（视频 5 - 13），也可用仪器进行复位（视频 5 - 14、视频 5 - 15）。

（2）Semont 复位方法：检查者站在患者前方，进行以下操作分别到达 3 个位置：① 患者坐在检查床中间，头从正中向健侧转 45°。② 迅速向患侧侧卧，后枕部位于检查床上（形成右侧 Dix－Hallpike 诊断位置）。如果为管结石症，借助重力的作用，耳石产生离壶腹移动而诱发带扭转成分的垂直上跳性眼震，在此位置停留 1～2 min 直到眼震消失。③ 迅速坐起向健侧侧卧，但要保持头与肩膀之间的 45°角体位。这个动作可以诱发患侧半规管内耳石的加速度，使耳石从上半规管和后半规管结合处进入椭圆囊。若耳石继续向离壶腹方向移动，可持续观察到带扭转成分的垂直上跳性眼震直到耳石颗粒进入椭圆囊，患者以健侧肩膀贴床，面朝下卧于检查床停留 1～2 min 直到眼震消失。④ 缓慢恢复坐位，并保持头稍向前倾。如果复位成功，患者应无眩晕、眼震。如果不成功，可继续重复数次（视频 5－16）。

Semont 复位方法适用于以下情况：① Epley 复位失败后，可进行 Semont 复位；② 患有颈腰部疾病或者其他疾病，以及头或腰部不适宜过度牵拉者。

※ 后半规管耳石复位方法视频

视频 5－13

视频 5－14

视频 5－15

视频 5－16

2. *外半规管耳石复位方法*　主要有两种方法，BBQ 复位方法和 Gufoni 复位方法，均为借助重力使耳石颗粒从半规管迁移出来而回归原位的方法。

（1）BBQ 复位方法：① 患者于鼻尖朝上仰卧位，使外半规管由水平位转变成垂直位；② 头快速向健侧转 90°，观察 30～60 s 直到眼震消失；③ 再向相同方向（健侧）做第二次快速转头 90°，肩膀和身体也同时快速转动至鼻尖朝下的俯卧位，观察 30～60 s，若在患耳转到朝下（转头 270°）的位置时发生强烈向地性眼震，说明耳石向壶腹运动，提示复位可能成功；④ 也可继续向健侧转 90°，回到鼻尖朝上的仰卧位（360°），然后再坐起来（手法复位视频以右侧为例，见视频 5－17；也可用仪器复位，见视频 5－18、视频 5－19）。

（2）Gufoni 复位方法

Gufoni 后臂管结石症复位：① 患者于坐位头朝前。② 快速向健侧侧卧，当头接触到床时要迅速减速。③ 然后头向下转 45°使鼻尖触到床。在此位置停留 2 min 并观察眼震。在这个过程中产生两种力：迅速减速时患耳产生的离壶腹力，以及坐位到卧位时产生的重力。这两种力均可使耳石颗粒从半规管向椭圆囊流动。④ 患者缓慢恢复坐位，此复位方法可连续重复 2～3 次。

Gufoni 嵴顶结石症复位：① 患者于坐位头朝前。② 患者快速向患侧侧卧，当头接触到床时要迅速减速。③ 然后头向下转 45°使鼻尖触到床。在此位置停留 2 min 并且观察眼震。④ 患者缓慢恢复坐位。此复位方法可连续重复 2～3 次，观察症状是否消失。

Gufoni 前臂管结石症复位：① 患者于坐位头朝前。② 患者快速向患侧侧卧，当头接触到床时要迅速减速。③ 然后头向上转 45°使鼻尖朝上。在此位置停留 2 min 并且观察眼震。④ 患者缓慢恢复坐位。此复位方法可连续重复 2～3 次，观察症状是否消失。

三种类型的手法复位视频以右侧外半规管为例（视频 5－20），也可采用仪器进行 Gufoni 复位（视频 5－21、视频 5－22）。

※ 外半规管耳石复位方法视频

视频 5 – 17

视频 5 – 18

视频 5 – 19

视频 5 – 20

视频 5 – 21

视频 5 – 22

3. 上半规管耳石复位方法　　临床上主要用 Yacovino 法。

Yacovino 法，又名深悬头位法：复位时不分左右。① 患者正坐于检查床上，使患者迅速躺下，垂直悬头低于平面至少 30°，至多可至 75°，保持 30 s。② 将患者头部上抬至下颌抵住胸部，保持 30 s。③ 使患者坐起，头略前倾，待眩晕及眼震消失后，嘱患者坐直，头位恢复至起始位（视频 5 – 23）。

也可用仪器分别按左右上半规管耳石进行复位（视频 5 – 24、视频 5 – 25）。

4. 多半规管 BPPV 耳石复位方法　　采用相应的复位方法依次治疗各半规管 BPPV，优先处理诱发眩晕和眼震强烈的责任半规管，一个半规管复位成功后，其余受累半规管的复位治疗可间隔 1~7 日进行。

※ 上半规管耳石复位方法视频

视频 5 – 23

视频 5 – 24

视频 5 – 25

二、药物治疗

1. 用药原则　　可以不用药物治疗，因药物并不能使耳石复位，但鉴于 BPPV 可能和内耳退行性病变有关或合并其他眩晕疾病，下列情况可以考虑药物辅助治疗。

（1）当合并或继发于其他疾病时，应同时用药物治疗合并疾病或原发疾病。

（2）复位后有头晕、平衡障碍等症状时。

（3）因前庭抑制剂可抑制或减缓前庭代偿，故不推荐常规使用。

2. 用药方法　　可选用下列改善内耳微循环的药物。

（1）甲磺酸倍他司汀 12 mg，每日 3 次。

（2）银杏叶提取物 80 mg，每日 3 次。

（3）尼麦角林 20 mg，每日 2 次。

（4）氟桂利嗪 5~10 mg，每晚 1 次。

第三节　前 庭 康 复

前庭康复训练可作为 BPPV 患者耳石复位的辅助治疗，用于复位无效及复位后仍有头晕或平衡障碍的患者，或在复位治疗前使用，以增加患者对复位的耐受性。如果患者拒绝或不耐受复位治疗，那么前庭康复训练可以作为替代治疗。

一、基线评估

目的在于分析患者所患 BPPV 类型、侧别、受累半规管、是否同时伴有其他疾病或有无前庭功能损害、复位次数及复位后效果、复位后是否仍有残余头晕或平衡障碍，从而有针对性地建立前庭康复方案。对于继发性 BPPV 患者，除了上文前庭功能仪器检查部分提到的可选检查外，还应当分析是否需要选择静态平衡仪、动态平衡仪系统地对患者进行前庭康复前的基线评估，具体评估方法参见本书绪论部分。

二、前庭康复内容

（一）针对耳石症的康复训练

Brandt－Daroff 习服训练：采用 Brandt－Daroff 习服训练，最早是基于嵴顶结石症提出的家庭自我训练方法，后来证实对各种耳石症均有效，能有效改善常规成功复位后残余头晕的不适症状。其机制可能为体位变换的机械力使耳石分散溶解，同时增强中枢代偿功能，从而缓解眩晕症状，减轻残留头晕和平衡障碍。

操作方法：① 患者端坐于床上；② 让患者迅速向患侧侧卧，保持鼻尖朝上，待眩晕或头晕消失后再停留 30 s，然后坐起，回到坐位位置；待头晕消失后，再向对侧（健侧）侧卧，保持鼻尖朝上，停留 30 s，然后再坐起。整个康复练习每次重复 10～20 遍，每日 3 次，连续 2 日无眩晕，则停止治疗（视频 5－26）。

※ Brandt-Daroff习服训练视频

视频 5－26

（二）针对前庭功能的康复训练

当合并或继发于其他疾病时，如果出现前庭功能异常，应同时或先后进行 VRT、BRT、前庭自主神经反射康复（见 VM、MD、VN、突发性耳聋等相关章节的前庭康复治疗部分）。

三、选择策略

1. 复位后仍有残余头晕的选择策略　临床上发现，部分 BPPV 患者在成功复位后仍有残余头晕的现象，临床特征常表现为连续的头晕目眩感、走路不稳感或视物漂浮感，转头或抬头时头晕感加重。症状不同于耳石症发作时的视物旋转感，体位改变后也无明显眩晕及眼震出现，不伴恶心、呕吐等症状。对于此类成功复位后但仍有残余头晕的患者，可结合 Brandt－Daroff 习服训练及 VRT 和 BRT 治疗。

2. 患者拒绝或不耐受复位治疗的选择策略　行 Brandt－Daroff 习服训练。

3. 平衡障碍涉及其他系统时的选择策略　人体的平衡是由三个感觉系统功能共同作用完成的，即本体觉、视觉、前庭觉。临床上发现，部分 BPPV 患者有维持平衡功能欠佳的问题，可结合动态平衡姿势描记结果，进行对应的前庭康复治疗。如本体觉出现障碍时可选择 BRT；视觉出现问题或有视觉依赖时，可选择 VRT 或视觉强化性康复。

四、注意事项

（1）BPPV 患者因缺乏疾病相关知识，极易产生焦虑、恐惧、抑郁等多种负性情绪。例如，有的患者看见病友复位一次后就没有症状了，而自己在几次复位后仍遗留头晕、头脑不清爽、不稳等症状，又听说还要进行康复就产生不满和焦虑。医护人员应做好患者的宣教，开导和鼓励患者，告知患者 BPPV 的疾病特点，复位治疗后部分患者会有这些后遗症状，给予适当药物治疗和前庭康复就可以有效缓解和消除这些不适，尽可能解除患者的负性情绪，以提高康复的治疗效果。

（2）BPPV 可能合并或继发于其他前庭疾病，可能涉及一侧或双侧前庭功能受损，此种状况患者在日常活动中因体位改变如弯腰低头、仰头、扭头等动作诱发眩晕甚至跌倒的风险进一步加大，跌倒导致的继发损害有时大于 BPPV 本身，特别是老年患者。要将前庭康复的意义告知患者和家属，提高康复训练的依从性。

第四节　疗效评估

一、评估指标

1. 主要指标　以位置性眩晕作为 BPPV 的主观评估指标，也是主要评价指标，即位置性眩晕消失则可认为临床治愈，如患者仍诉有位置性眩晕或头晕，则再行位置试验，根据位置性眼震的结果综合判断疗效。

2. 次要指标　以位置性眼震作为 BPPV 的客观评估指标。

3. 辅助指标　以患者生活质量进行评价，最常用评估工具是 DHI。

二、评估时机

可根据不同临床需求选择相应的时间点进行疗效评估。

1. 即时评估　在初始治疗完成后 1 日进行，目的是评价耳石复位的疗效。

2. 短期评估　在初始治疗完成后 1 周进行，目的是评价耳石复位及药物治疗和前庭康复训练的综合疗效。

3. 长期评估　在初始治疗完成后 1 个月进行，目的是不仅评价综合治疗的疗效，同时验证初步诊断的正确性并进行必要的补充诊断或修订诊断。

三、疗效分级

1. 原发性 BPPV

（1）治愈：位置性眩晕消失。

（2）改善：位置性眩晕和（或）位置性眼震减轻，但未消失。

（3）无效：位置性眩晕和（或）位置性眼震未减轻，甚至加剧。

2. 继发性 BPPV　除了按原发性 BPPV 进行疗效分级外，还要结合继发性 BPPV 的原发疾病进行分级。

四、注意事项

对于诊断清楚、责任半规管明确，经过 1 年以上的规范耳石复位、药物治疗和前庭康复等综合治疗，仍然无效且活动严重受限的难治性患者，或耳石症反复多次复发者，可考虑行半规管阻塞手术治疗（具体手术方法见本丛书《眩晕外科手术图谱》的相关内容）。

第五节　案例分享

一、案例一：左后半规管管结石症

1. 病史　患者，男，34 岁，因反复位置性眩晕 1 周就诊，左侧卧位时眩晕明显，旋转方向描述不清，持续数十秒，无恶心、呕吐。既往无眩晕和头痛。外单位行头部 MRI 检查正常，听功能检查正常。

2. 位置试验　Roll test：未见眼震。Dix – Hallpike 试验：左侧眼震反应见图 5 – 1，右侧未见眼震。

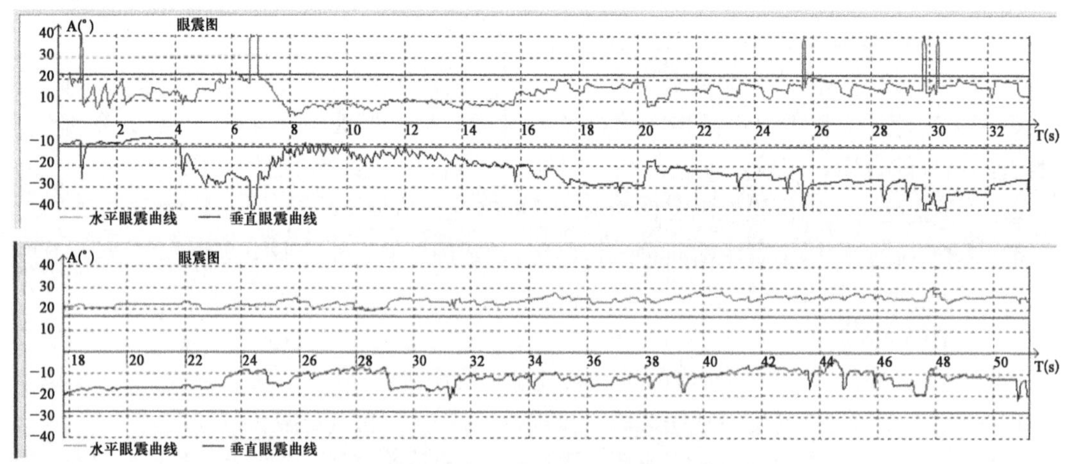

图 5 – 1　Dix – Hallpike 试验眼震反应

图中上、下两部分分别为左悬头位和恢复坐位后的眼震图，左悬头位所诱发的伴顺时针扭转成分的上跳性眼震，在图上表现为垂直相向上、水平相向右；恢复坐位后则相反

3. 分析　左后半规管管结石症患者，在静止坐位时耳石处于左后半规管最低端，靠近半规管壶腹端，Dix – Hallpike 试验时，患者由坐位迅速变换为左悬头位，耳石顺重力方向移向总脚方向，同时带动淋巴向离壶腹方向流动，使壶腹嵴向背离椭圆囊方向偏斜产生强刺激效应，诱发扭转成分向左耳的垂直上跳性眼震，在眼震图上显示为垂直相向上且强、水平相向右且弱的眼震。由悬头位坐起时，耳石带动淋巴向壶腹流动，呈弱刺激，眼震方向逆转，即扭转成分向右耳的垂直下跳性眼震，在眼震图上显示的眼震方向为与悬头位的眼震方向相反，即垂直相向下、水平相向左。

Dix – Hallpike 试验悬头位诱发的眼震是由耳石位移进一步带动内淋巴背离壶腹流动而导致，因此存在短暂的潜伏期；耳石在后半规管内的位移距离有限，耳石位移停止则内淋巴也停止流动，背离壶腹刺激消失，因此后半规管的眼震持续时间多<1 min。

4. 复位治疗　采用 Epley 复位方法对左侧进行复位治疗。复位后复查左侧 Dix – Hallpike 试验未见眼震（图 5 – 2）。

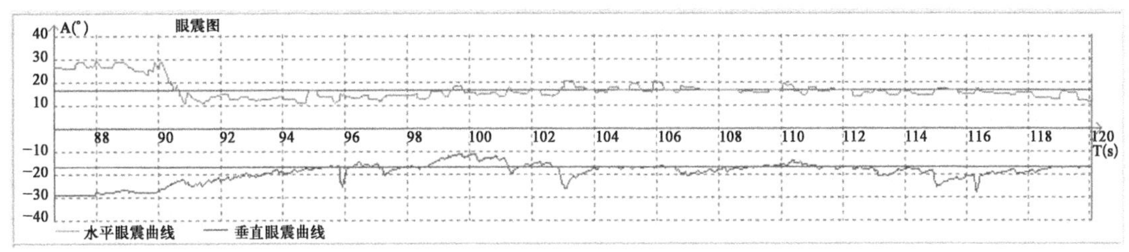

图 5-2 复查 Dix-Hallpike 试验眼震反应

二、案例二：右外半规管管结石症

1. 病史　患者，女，23 岁，因位置性眩晕 2 日就诊。右侧卧位时眩晕明显，旋转方向描述不清，持续数十秒，无恶心、呕吐。既往无眩晕和头痛。头部 MRI 检查正常，听功能检查正常。

2. 位置试验　Roll test：见图 5-3。Dix-Hallpike 试验：左、右悬头位均诱发向地性水平眼震，眼震强度左侧较弱，右侧较强，有潜伏期且在 1 min 内消失。

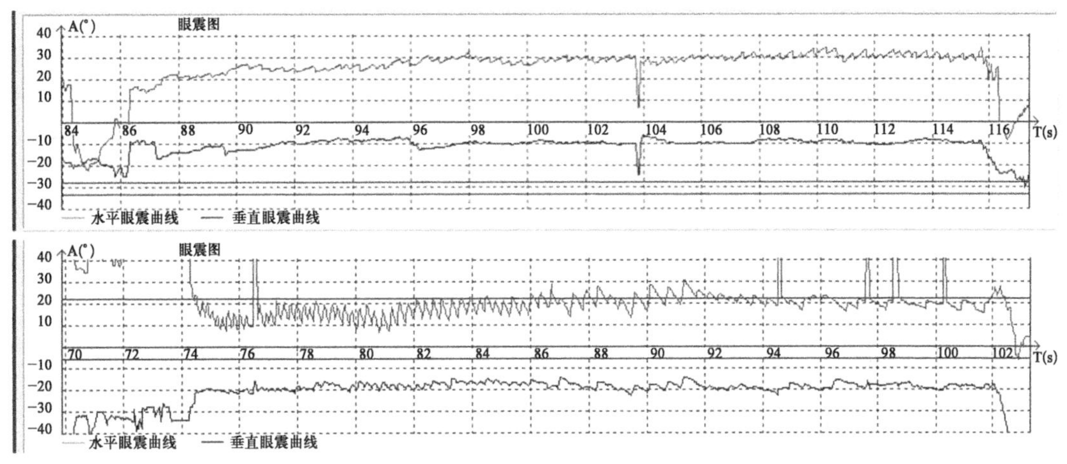

图 5-3 Roll test（右外半规管管结石症）

图中上、下两部分为左、右侧卧位的眼震图，均有潜伏期，眼震方向分别为左侧向左、右侧向右，右侧眼震强度明显大于左侧，持续时间小于 1 min

3. 分析　右外半规管管结石症患者，当坐位和仰卧位时耳石靠近单脚处，无位移，无眩晕症状及眼震。当由仰卧位转换为左侧卧位时，耳石顺重力向离壶腹方向流动，同时带动淋巴背离壶腹，使壶腹嵴背离椭圆囊偏斜产生弱刺激，诱发较弱的向地性（左向）眼震。当从左侧卧位转回右侧卧位时，耳石向壶腹方向位移，并带动内淋巴向壶腹方向流动，产生强刺激，诱发较强的向地性（右向）眼震。

Roll test 体位变化使耳石位移并进一步带动淋巴流动刺激壶腹而诱发眼震，此过程需要一定时间，因此有潜伏期。外半规管内的位移距离有限，耳石位移停止则内淋巴的流动也停止，壶腹刺激消失，因此外半规管的眼震持续时间也<1 min。

因为在 Dix-Hallpike 试验由坐位转换为一侧悬头位时，该侧的外半规管存在与仰卧转身类似的位置变化，因此外半规管管结石症时，Dix-Hallpike 试验左、右悬头位仍可以分别诱发与 Roll test 类似的水平眼震，二者产生机制相同，临床上应注意鉴别。

4. 复位治疗　　采用 BBQ 复位方法对右侧进行复位治疗。复位后复查 Roll test 和 Dix - Hallpike 试验均未见眼震。

三、案例三：左外半规管嵴顶结石症

1. 病史　　患者，男，69 岁，因反复发作位置性眩晕半年就诊，近 10 日出现左侧卧时眩晕，每次持续数分钟，视物旋转，不敢睁眼，伴恶心、呕吐，无头痛。既往有高血压、高脂血症病史。头部 MRI 及颈部 CT 正常，听功能检查正常。

2. 位置试验　　Roll test：见图 5 - 4。Dix - Hallpike 试验：左、右悬头位均诱发背地性水平眼震，眼震强度左侧较弱，右侧较强，无潜伏期且持续时间>1 min。

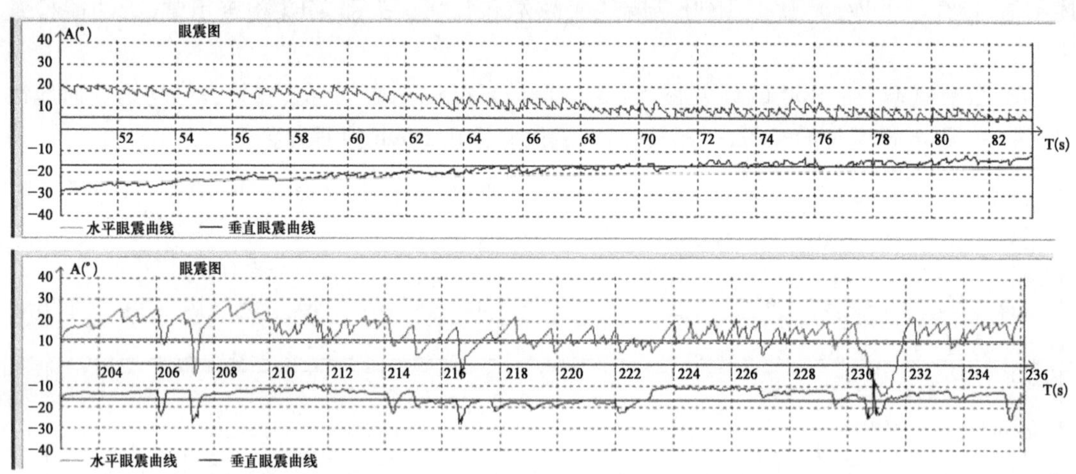

图 5 - 4　Roll test（左外半规管嵴顶结石症）

图中上、下两部分为左、右侧卧位的眼震图，均有潜伏期，眼震方向分别为左侧向右、右侧向左，右侧眼震强度大于左侧，持续时间均大于 1 min

3. 分析　　左外半规管嵴顶结石症患者，耳石黏附于该半规管的壶腹嵴上。当坐位和仰卧位时壶腹嵴呈垂直位无偏斜，故无眩晕症状及眼震。当由仰卧位转换为左侧卧位时，该壶腹嵴由垂直位向左转换为近水平位，左耳外半规管嵴顶的耳石背离椭圆囊偏斜产生弱刺激，诱发较弱的背地性（右向）水平眼震；同理，当由仰卧位转换为右侧卧位时，该壶腹嵴由垂直位向左转换为近水平位，左耳外半规管嵴顶的耳石压迫壶腹嵴向椭圆囊偏斜产生强刺激，诱发较强的背地性（左向）水平眼震。

不管壶腹嵴偏向或背离椭圆囊，均由黏附于嵴顶上的耳石直接压迫造成，这种压迫性的壶腹嵴顶偏斜随头位改变而产生并持续存在，因此外半规管嵴顶结石症诱发的眼震几乎无潜伏期，且持续时间长。

4. 复位治疗　　采用 Gufoni 嵴顶结石症复位法进行复位治疗。复位后复查 Roll test 和 Dix - Hallpike 试验均未见眼震。

四、案例四：右上半规管管结石症

1. 病史　　患者，女，43 岁，因反复发作性眩晕 9 个月就诊，每次发作后数小时可缓解。

发作时视物旋转、不敢睁眼、伴恶心，无呕吐。近2周起卧时出现明显位置性眩晕，听力正常，头部MRI检查正常。

2. 位置试验　Roll test：未见眼震。Dix－Hallpike试验：见图5－5。

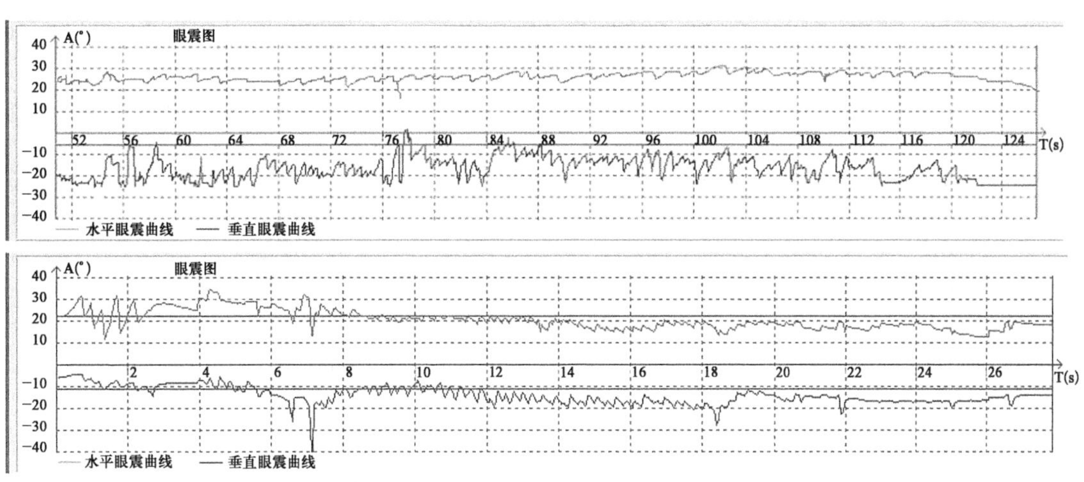

图5－5　Dix－Hallpike试验

图中上、下两部分为左悬头位和恢复坐位的眼震图，左悬头位诱发的伴顺时针扭转成分的下跳性眼震，在图上表现为垂直相向下、水平相向左；恢复坐位后则相反

3. 分析　右上半规管管结石症患者，当在静坐位时，耳石处于右上半规管靠近壶腹端的位置，无耳石位移和内淋巴流动，无眩晕症状及眼震。左Dix－Hallpike试验由坐位变换为左悬头位时，右上半规管呈矢状位且壶腹位置抬升，总脚位置下降，耳石在重力作用下向总脚方向移动，带动内淋巴背离壶腹移动，使壶腹嵴向背离椭圆囊方向偏斜产生强刺激效应，诱发向左扭转的垂直下跳性眼震。在眼震图上显示垂直相向下且强、水平相向左且弱的眼震。再回到坐位时壶腹位置下降，总脚抬升，耳石带动淋巴向壶腹端移动，产生弱刺激，诱发逆转眼震，即向右扭转的垂直上跳性眼震。上半规管管石症患者也可行正中深悬头位试验检查。

4. 复位治疗　采用仪器对右上半规管管结石症进行复位治疗。复位后复查Dix－Hallpike试验正常。

（石婷婷　徐先荣　张　扬）

本章参考文献

何萍，徐先荣，金占国，等，2016. 水平半规管管结石型良性阵发性位置性眩晕单纯复位与联合药物治疗的对比研究. 临床耳鼻咽喉头颈外科杂志，30(8)：598－601.

张祎，刘博，王拥军，等，2015. 头晕评价量表中文版信度和效度分析. 中华耳鼻咽喉头颈外科杂志，50(9)：738－743.

赵鹏鹏，徐先荣，金占国，等，2019. 继发性BPPV的临床特征分析. 临床耳鼻咽喉头颈外科杂志，33(3)：220－223.

中华耳鼻咽喉头颈外科杂志编辑委员会，中华医学会耳鼻咽喉头颈外科学分会，2017. 良性阵发性位置性眩晕诊断和治疗指南(2017). 中华耳鼻咽喉头颈外科杂志，52(3)：173－177.

Balatsouras D G, 2012. Benign paroxysmal positional vertigo with multiple canal involvement. American Journal of Otolaryngology, 33(2): 250－258.

Evangelos A, Ioanna K, Konstantinos S, 2015. Diagnosis and treatment of anterior-canal benign paroxysmal positional vertigo: a systematic review. Journal of Clinical Neurology, 11(3): 262.

Hilton M, Pinder D, 2004. The Epley (canalith repositioning) manoeuvre for benign paroxysmal positional vertigo. The Cochrane Database of Systematic Reviews, (2): CD003162.

Leveque M, Labrousse M, Seidermann L, et al., 2007. Surgical therapy in intractable benign paroxysmal positional vertigo. Otolaryngology — Head and Neck Surgery, 136(5): 693－698.

Van Den Broek E M, Van Der Zaaq-Loonen H J, Bruintjes T D, 2014. Systematic review: efficacy of gufoni maneuver for treatment of lateral canal benign paroxysmal positional vertigo with geotropic nystagmus. Otolaryngology — Head and Neck Surgery, 150(6): 933－938.

Von Brevern M, Bertholon P, Brandt T, et al., 2015. Benign paroxysmal positional vertigo: diagnostic criteria. Journal of Vestibular Research, 25(3, 4): 105－117.

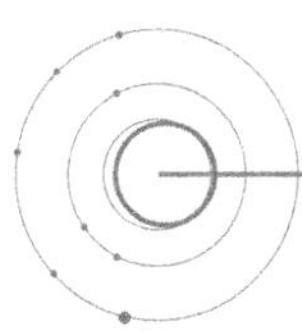

第六章 嵴帽病

第一节 概　　述

一、定义

嵴帽病(cupulopathy 或 cupula disease)目前尚没有确切的定义,广义来说,嵴帽病是一种由于嵴帽和(或)周围内淋巴相对密度发生改变而引起的一类内耳病。典型临床表现为与体位改变相关的位置性眩晕及持续变向性位置性眼震(direction-changing positional nystagmus, DCPN),常具有自限性。

二、流行病学

有研究表明,外半规管 BPPV 的发病率为 10%~30%,根据 Roll test 眼震方向的不同分为向地性和背地性眼震。其中向地性眼震占绝大部分,而由重嵴帽引起的背地性眼震占比较小。在被误诊为 BPPV 的患者中,轻嵴帽的发生率为 4.9%,而在表现为持续向地性 DCPN 的患者中,轻嵴帽的发生率为 14.2%。

三、病因及发病机制

(一) 病因

任何导致内淋巴和嵴帽相对密度发生改变的病理或生理情况都有可能引起嵴帽病(图 6-1)。

1. 生理状态下　相对密度:嵴帽∶内淋巴=1.003 3;耳石∶内淋巴=2.94;耳石器和嵴帽分泌硫酸蛋白多糖等大分子进入内淋巴,维持代谢自稳状态。

2. 病理状态下

(1) 嵴帽相对密度变小:摄入乙醇或甘油;相对密度较小的物质黏附于嵴帽(降解的耳石碎片、炎症细胞残体或小气泡)。

(2) 嵴帽变性:嵴帽萎缩或肿胀。

(3) 内淋巴相对密度变大/黏滞度变大:椭圆囊和嵴帽分泌大分子增多,脑膜炎时脑脊液蛋白含量增高。

(4) 椭圆囊自身病变导致:oVEMP 结果异常。

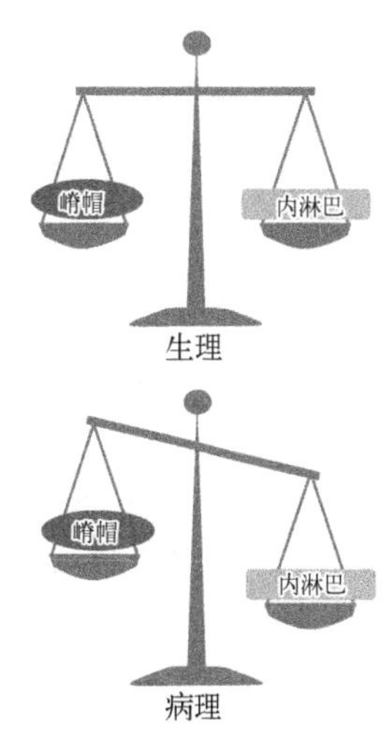

图 6-1　嵴帽病理生理

（二）重嵴帽发病机制

嵴顶结石病（cupulolithiasis）学说：Schuknecht（1962，1969）提出，变性的耳石从椭圆囊斑处脱落，此种碱性颗粒沉积于后半规管的嵴顶，引起的内淋巴与嵴顶处密度不同，从而使相对密度发生差异（正常情况下，两处重力作用相同），导致对重力作用的异常感知，且相对于内淋巴密度形成重嵴帽。随着对该病病理生理的认识，嵴顶结石理论逐渐得到公认。

（三）轻嵴帽发病机制

轻嵴帽的发病机制尚不明确，目前主要有以下几种学说。

1. “更轻的嵴帽”理论　“更轻的嵴帽”是嵴帽的密度减小所致，来自对酒精性眼震的认识。简单地说，在摄入乙醇后，由于嵴帽靠近毛细血管，乙醇（相对密度 = 0.79）从毛细血管扩散到嵴帽的速度比扩散到周围的内淋巴要快，这使得嵴帽的密度低于内淋巴密度。假设右侧为患侧，做 Roll test，向右侧转头时，由于嵴帽密度比内淋巴密度低，浮力作用使静纤毛向动纤毛倾斜，右侧产生兴奋性信号，从而产生右向性眼震，即向地性眼震（图 6－2）；反之，向左侧转头时，浮力作用使动纤毛向静纤毛倾斜，右侧为抑制性信号，从而产生左向性眼震，即向地性眼震（图 6－3），故而产生持续向地性眼震（DCPN）。

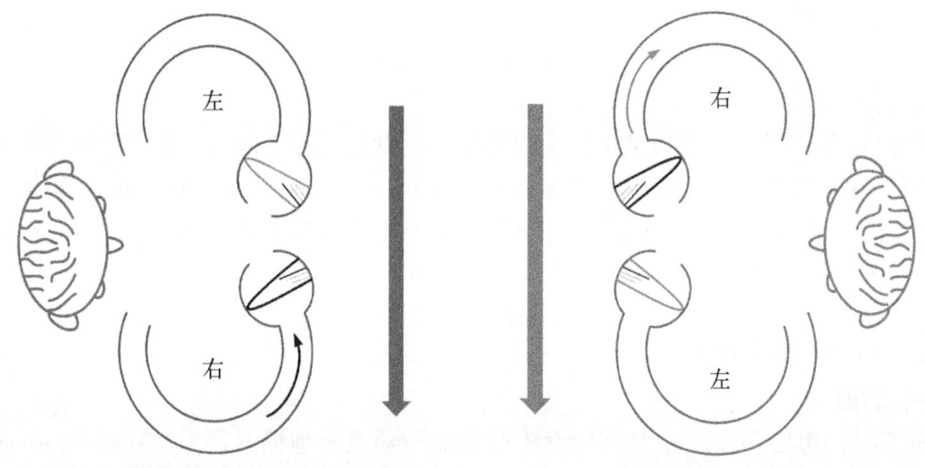

图 6－2　轻嵴帽患者右侧卧位眼震特点　　图 6－3　轻嵴帽患者左侧卧位眼震特点

2. “更重的内淋巴”理论　该理论的提出是基于这样一个假设，即内耳的相对密度可能由于急性损伤而增加，如迷路出血、内耳灌流不足或炎症。Choi 等报道伴有持续向地性眼震的脑膜炎患者脑脊液蛋白升高，从而增加了内淋巴的密度。最近的一项发现表明，轻嵴帽可能伴有突发性感音神经性聋，对该患者的三维流体衰减反转恢复磁共振成像（three dimensional fluid attenuated inversion recovery MRI，3D－FLAIR MRI）研究结果表明，内耳有轻微出血或蛋白浓度增加，可能是由于血-迷路屏障破坏所致，血浆蛋白从内耳血管漏入内淋巴可能会提高内淋巴的相对密度，从而导致轻嵴帽。

3. “轻碎片”理论　该理论认为嵴帽上黏附了轻的颗粒，与嵴顶结石症中嵴帽黏附了较重的颗粒相反。虽然轻碎片的存在还没有被证实，但已经提出了可能的轻碎片物质，包括退化和肿胀的内淋巴细胞及耳石颗粒的化学反应产物等。

4. 椭圆囊斑变性　Numata等提出了另一种理论，他们发现周围听神经前庭功能障碍患者的眼震为持续向地性。他们推测椭圆囊斑的功能障碍可能是造成持续向地性眼震的病理生理学基础。然而，只有椭圆囊斑功能障碍并不足以引起这种眼震。

5. 内外淋巴相对密度失衡学说　在一项最近的研究中，Kim等提出了由外淋巴和内淋巴的密度差作为解释轻嵴帽现象的新假设。当外淋巴密度因任何原因高于内淋巴密度时，含有内淋巴的膜性管道在重力的恒定影响下在外淋巴周围空间内浮力增大。由于膜性管道的膜较薄且可变形，其机械压痕可驱动内淋巴流动，导致壶腹偏转，从而在Roll test中诱发特征性持续向地性DCPN。

四、病史采集

嵴帽病的病史采集极为重要。在实践中轻嵴帽可能会被误认为外半规管管结石症，二者均表现为位置性眩晕，并出现向地性DCPN，要将眩晕的性质、持续时间、诱发因素、发作次数、伴随症状及既往史都询问清楚。此外，还要注意追问头痛病史和睡眠情况、有无情绪心理障碍等，为诊断和鉴别诊断提供依据。

五、检查

（一）床旁检查

低头-仰头试验、Roll test可诱发DCPN。

（二）实验室检查

1. 视频眼震电图（visual nystagmography，VNG）　观察眼震直观，可发现嵴帽病患者的特征性眼震。

2. 听功能检查　一般无听力学异常改变，但嵴帽病继发于某些耳源性疾病，则可出现相应的听力异常。

3. 冷热试验　通过将冷、温水或空气注入外耳道内诱发前庭反应。根据眼震的各参数，其中主要是慢相角速度，分析反应的强弱，评价半规管的功能。

（三）影像学检查

头部及内听道-桥小脑角MRI有助于排除中枢性病变，明确内耳有无结构异常。

六、诊断和鉴别诊断

嵴帽病表现为位置性眩晕，除了位置性眼震外，其他检查可无异常，如果不治疗，眩晕有一定的自愈性。因此，嵴帽病的诊断并不容易。为了准确评估位置性眩晕（表6－1），医生应在首诊时进行Roll test和Dix－Hallpike试验。

（一）诊断标准

1. 患侧的确认

（1）零平面的确定：仰卧位时，当头部慢慢转向患侧，直到半规管嵴帽与重力矢量平面平行时，眼震停止，这个平面被称为中性点、零区、中性点位置、零平面或零点。零平面的存在是鉴别诊断和确定嵴帽病患侧的一个重要指标，零平面所在侧即患侧。

（2）低头-仰头试验：低头试验时眼震向患侧，仰头试验时眼震向健侧。

(3) 坐躺试验(坐位-仰卧试验): 理论上坐位无眼震,仰卧位时眼震向健侧。

(4) 自发性眼震方向: 一般朝向健侧。

(5) 内耳损伤侧: 有学者报道,嵴帽病多发生于突发性耳聋、MD、BPPV、耳硬化症、半规管裂或其他内耳疾病病程中,因而内耳损伤侧为患侧。

(6) 眼震强度比较: 轻嵴帽,眼震强的一侧为患侧;重嵴帽,眼震弱的一侧为患侧。

2. 重嵴帽诊断标准

(1) 持续 1 min 以上的持续性位置性眩晕和在仰卧位 Roll test 中水平持续背地性 DCPN,无潜伏期和疲劳性。

(2) 零平面存在。

(3) 患侧为零平面所在侧。

(4) 排除中枢神经系统疾病。

3. 轻嵴帽诊断标准

(1) 持续 1 min 以上的持续性位置性眩晕和在仰卧位 Roll test 中水平持续向地性 DCPN,无潜伏期和疲劳性。

(2) 零平面存在。

(3) 患侧为零平面所在侧。

(4) 排除中枢神经系统疾病。

表 6-1 不同位置性眩晕疾病的眼震特点

	轻嵴帽	重嵴帽	外半规管管结石症
DCPN	向地性	背地性	向地性
持续性	是	是	否
潜伏期	无	无	有
疲劳性	无	无	有
零平面	有	有	无

(二) 鉴别诊断

1. 外半规管管结石症　轻嵴帽 DCPN 与外半规管管结石症有本质的区别: ① 持续时间长;② 没有疲劳性;③ 没有潜伏期;④ 存在零平面。

2. VM　可以出现类似轻嵴帽的持续向地性 DCPN 表现。鉴别重点是病史,必须详细追问患者的既往史,从病史上来分析患者是否符合 VM 的诊断标准。此外,零平面是否存在、DCPN 眼震时间虽较长但是否可停、眼震强弱、其他体位的眼震形式是否变化等也可用于鉴别两者。如果位置性眼震具有以下特征,则可能提示为 VM: ① 眼震是纯垂直的(上跳、下跳均可),无扭转成分;② 没有潜伏期和疲劳性;③ 双侧激发眼震强度一致;④ 眩晕和眼震可被治疗偏头痛的药物缓解。

3. 中枢性位置性眩晕　临床上嵴帽病和中枢性位置性眩晕的鉴别诊断具有挑战性。小脑病变也可引起持续背地性 DCPN,这可能是小脑结节梗死的唯一征象。在人类免疫缺陷病毒脑病患者中也能观察到持续向地性 DCPN。中枢性眼震持续向地性 DCPN 具有以下特征: ① 单侧小脑病变导致中枢性 DCPN 的患者多累及扁桃体;② 双侧水平平滑追踪异常;③ Roll test 可发现零平面,但与位置性眼震累及病变部位不对应;④ 扁桃体病变引起的持续向地性 DCPN 可能是由于负性偏倚(沿鼻-枕轴向枕轴)导致的代偿性旋转反馈。另外,持续向地性 DCPN 的高强度和不对称性提示外周病变。

第二节　内科治疗

一、重嵴帽治疗

1. 抗眩晕药　桂利嗪(脑益嗪)或氟桂利嗪、异丙嗪等有一定的效果,但临床上限制性使用中枢抑制剂,在急性期可考虑使用,但不超过 3 日。

2. 耳石复位法　治疗重嵴帽可运用手法复位,使附着在嵴帽的耳石脱落,这种治疗即将嵴帽结石转化为管结石。Lempert 手法或 Barbecue 翻滚疗法可用于治疗重嵴帽。另外,利用惯性和线性加速度的 Gufoni 法也可用于外半规管的嵴帽结石。

3. 前庭康复治疗训练　如习服治疗方法:Brandt－Daroff 习服训练,具体方法见视频 5－26。

4. 手术治疗　若上述疗法无效,可行后壶腹神经切断术或半规管填塞术。

二、轻嵴帽治疗

因发病机制不清,目前还没有确定的治疗轻嵴帽的方法,手法复位治疗对于轻嵴帽没有明确效果,因此对于确诊的轻嵴帽患者应避免反复的手法复位。有文献报道可以使用以下治疗方法。

1. 鼓室类固醇注射　类固醇激素可抑制内耳炎症,改善耳蜗血液循环,维持外淋巴平衡。有学者研究了鼓室类固醇注射、前庭神经抑制剂和耳石复位对于轻嵴帽患者的疗效,发现鼓室注射类固醇激素虽不比其他治疗更有效,但 3 日随访显示,与前庭抑制剂组和耳石复位组相比,鼓室类固醇注射组可减轻 DCPN。

2. 半规管填塞术　有学者报道了一例发生突发性耳聋伴眩晕后持续 6 个月以上的轻嵴帽位置性眼震患者,患者的症状最终通过半规管填塞术得到缓解。可能的机制:半规管堵塞后,此处的淋巴受到阻碍而停止流动,致使位置改变时静纤毛和动纤毛基本无偏转,从而达到治疗轻嵴帽的目的。

3. 经皮迷走神经刺激　近年有学者报道了一例经皮迷走神经刺激后快速恢复的持续向地性 DCPN 患者,但这位患者的症状又复发了,虽然其机制还不是很清楚,但说明经皮迷走神经刺激可能有助于治疗持续性眩晕。

三、预后

本病自发性缓解率较高,重度和轻度患者的眩晕和位置性眼震均在 2 周内消失。严重的病例最多可在 2 个月内治愈。但如果合并其他内耳疾病如 VM 或突发性感音神经性聋时,则病程更长。另外,有研究表明轻嵴帽患者的复发率和复发次数要比患有管结石症或嵴顶结石症的患者高。

四、疗效评价及随访

1. 疗效评价　根据《良性阵发性位置性眩晕诊断和治疗指南(2017)》：治愈，位置性眩晕消失；改善，位置性眩晕和(或)位置性眼震减轻，但未消失；无效，位置性眩晕和(或)位置性眼震未减轻，甚至加剧。

2. 随访　由于嵴帽病具有一定的自限性，所以随访显得尤其重要。动态随访1周到1个月，询问眩晕症状的控制情况。

第三节　前庭康复

前庭康复治疗是通过一系列有针对性的个体化康复训练方案，提高患者的前庭觉、视觉和本体觉对平衡的协调控制能力，调节中枢神经系统的代偿功能，减轻或消除患者的头晕、眩晕症状，防止跌倒，改善患者的生活质量。

前庭康复训练可作为重嵴帽患者耳石复位的辅助治疗，用于复位无效及复位后仍有头晕或平衡障碍的患者，或在复位治疗前使用，以增加患者对复位的耐受性。如果患者拒绝或不耐受复位治疗，那么前庭康复训练可以作为替代治疗。对于轻嵴帽患者，虽然目前还没有明确的关于前庭康复治疗方面的评估，但从原则上来说前庭康复治疗对于眩晕或平衡障碍可能有一定的缓解与治疗作用。

一、基线评估

目的在于分析患者所患嵴帽病侧别，是否同时伴有其他疾病或有无前庭功能损害、复位次数及复位后效果、复位后是否仍有残余头晕或平衡障碍，从而有针对性地建立前庭康复方案。前庭康复前基线评估方法可参看视频0－1~视频0－17。

二、前庭康复原则

前庭康复治疗总的原则是前庭功能受损后越早进行康复干预，平衡功能恢复得越快、越完全。

(1) 将患者暴露在能引起眩晕的状态下使身体姿势处于非平衡状态，确定能诱发症状的活动或环境状态。

(2) 考虑患者平衡和步态功能的缺陷。通过对这些刺激不断地反应，前庭症状或不良适应行为会逐渐改善。

(3) 前庭康复计划应包含常规训练及与年龄匹配的其他健身运动作为治疗完成后的保持方法。

三、前庭康复内容

(一) 针对重嵴帽的康复训练

Brandt－Daroff习服训练：采用Brandt－Daroff习服训练，最早是基于嵴顶结石症提出的家庭自我训练方法，能有效改善常规成功复位后残余头晕的不适症状。其机制可能为体位变换的机械力使耳石分散溶解，同时增强中枢代偿功能，从而缓解眩晕症状，减轻残留头晕和平衡障碍。具体方法可参看视频 5－26。

操作方法：① 患者端坐于床上；② 使患者迅速向患侧侧卧，保持鼻尖朝上，待眩晕或头晕消失后再停留 30 s，然后坐起，回到坐位位置；待头晕消失后，再向对侧（健侧）侧卧，保持鼻尖朝上，停留 30 s，然后再坐起。整个康复练习每次重复 10～20 遍，每日 3 次，连续 2 日无眩晕，则可停止。

（二）针对前庭功能的康复训练

当合并或继发于其他疾病时，如果出现前庭功能异常，应同时或先后进行 VRT（具体方法可参看视频 0－18～视频 0－21）、BRT（具体方法可参看视频 0－22～视频 0－30）、前庭自主神经反射康复（具体方法可参看视频 0－32～视频 0－34、视频 0－36）。

四、选择策略

1. *复位后仍有残余头晕的选择策略*　临床上发现，部分重嵴帽患者在成功复位后仍有残余头晕的现象，临床特征常表现为连续的头晕目眩感、走路不稳感或视物漂浮感，转头或抬头时头晕感加重等。症状不同于耳石症发作时的视物旋转感，体位改变后也无明显眩晕及眼震出现，不伴恶心、呕吐等症状。对于此类成功复位后但仍有残余头晕的患者，可结合 Brandt－Daroff 习服训练和前庭自主神经反射康复方案进行康复治疗。

2. *患者拒绝或不耐受复位治疗的选择策略*　行 Brandt－Daroff 习服训练。

3. *平衡障碍涉及其他系统时的选择策略*　部分重嵴帽患者有维持平衡功能欠佳的问题，可结合动态平衡姿势描记结果，进行对应的前庭康复治疗。例如，本体觉出现障碍时可选择 BRT；视觉出现问题或有视觉依赖时，可选择 VRT 和（或）视觉强化性康复。

五、注意事项

1. *相关知识宣教*　嵴帽病患者因缺乏疾病相关知识，极易产生焦虑、恐惧、抑郁等多种负性情绪。医护人员应做好患者的宣教、开导和鼓励工作，告知患者嵴帽病的疾病特点，复位治疗后部分患者会有这些后遗症状，给予适当药物治疗和前庭康复就可有效缓解和消除这些不适，尽可能解除患者的负性情绪，以提高康复的治疗效果。

2. *患者及家属教育*　嵴帽病可能合并或继发于其他眩晕疾病，可能涉及一侧或双侧前庭功能受损，此种状况患者在日常活动中因体位改变如弯腰低头、仰头、扭头等动作诱发眩晕甚至跌倒的风险进一步加大，跌倒导致的继发损害有时大于嵴帽病本身，特别是老年患者。要将前庭康复的意义告知患者和家属，提高康复训练的依从性。

3. *个体化制订前庭康复计划*　应针对患者的不同情况制订不同的前庭康复计划，并按时对前庭康复效果做出评估，及时调整，以期达到最好的前庭康复治疗效果。

第四节　案例分享

1. *病史*　患者，女，39 岁，反复发作性眩晕 12 年。12 年前出现眩晕，每次发作持续数十秒,头动可再次诱发,伴畏光无畏声,无头痛,无耳鸣,服用“地芬尼多”数小时后可缓解;起初频繁发作,多于夏秋季交替时发作,每年数次;近5年未发作。1日前起床时再次出现眩晕,服药及休息后未缓解。

2. 检查

(1) 床旁检查: 神清语利,双侧瞳孔等大等圆,双侧鼻唇沟对称,伸舌居中。四肢肌力5级,病理征(-),双侧指鼻试验稳准。其他脑神经检查无异常。肌力、感觉和协调性无明显异常。耳科专科查体无异常。Tandem站立试验(+)。Fukuda原地踏步试验(+),右偏。

(2) 实验室检查: 纯音听阈测试: 双侧高频下降型感音神经性聋。VNG: 双眼快相向左,Ⅲ°水平自发性眼震(图6-4);平滑跟踪试验、扫视试验、视追踪试验、视动试验、凝视试验无异常。位置试验: 双侧Dix-Hallpike试验可见向地性眼震,>1 min(图6-5)。双侧Roll

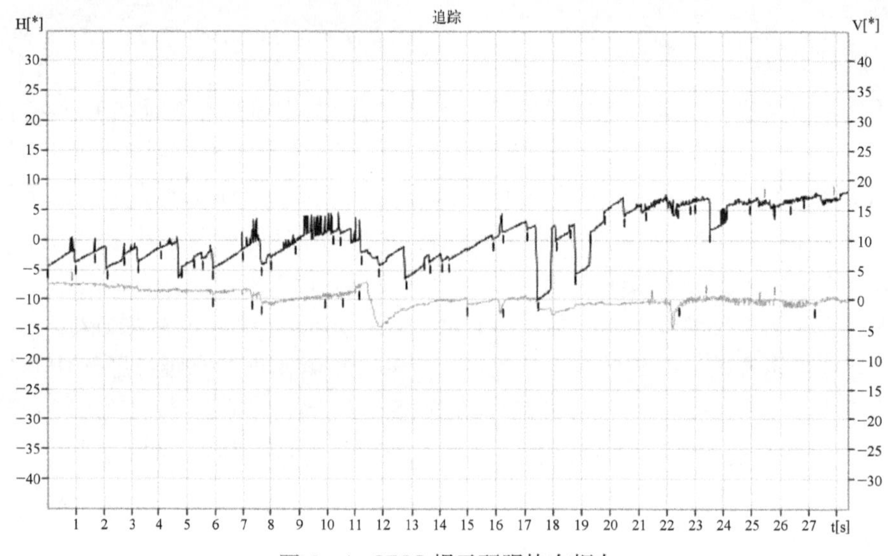

图6-4 VNG提示双眼快向相左

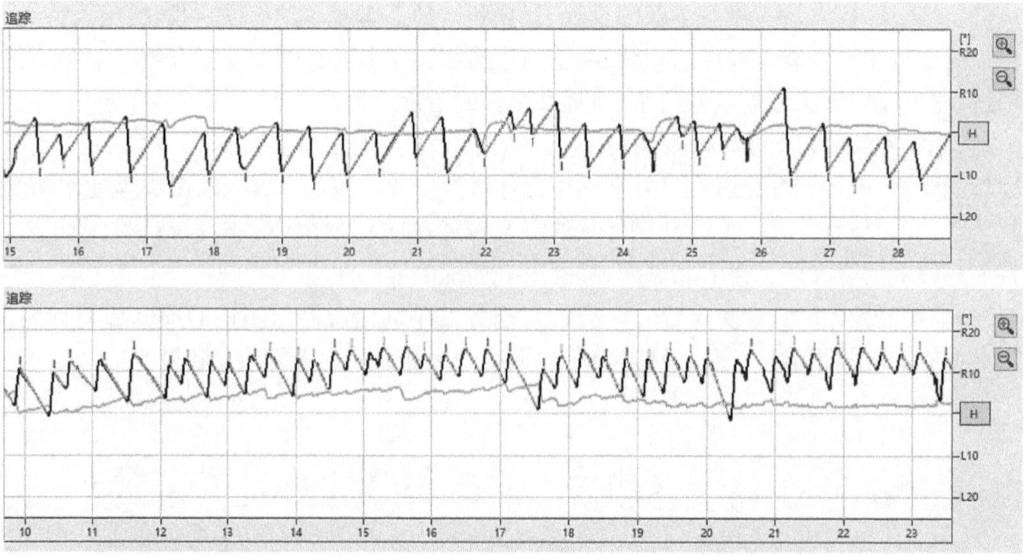

图6-5 双侧Dix-Hallpike试验可见向地性眼震(上图为左侧,下图为右侧)

test 可见向地性眼震，>1 min（图 6－6）。零平面：右转头 20°左右。vHIT：右侧 h-HIT（+）（图 6－7）。

（3）影像学检查：MRI 示内听道、脑干及其他脑区无异常。

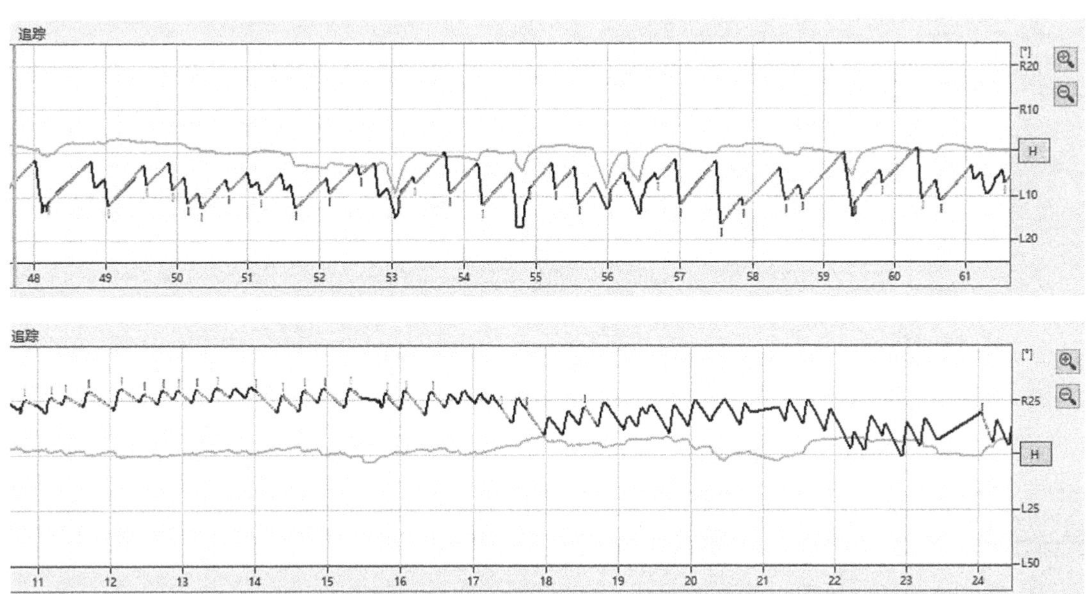

图 6－6　双侧 Roll test 可见向地性眼震（上图为左侧，下图为右侧）

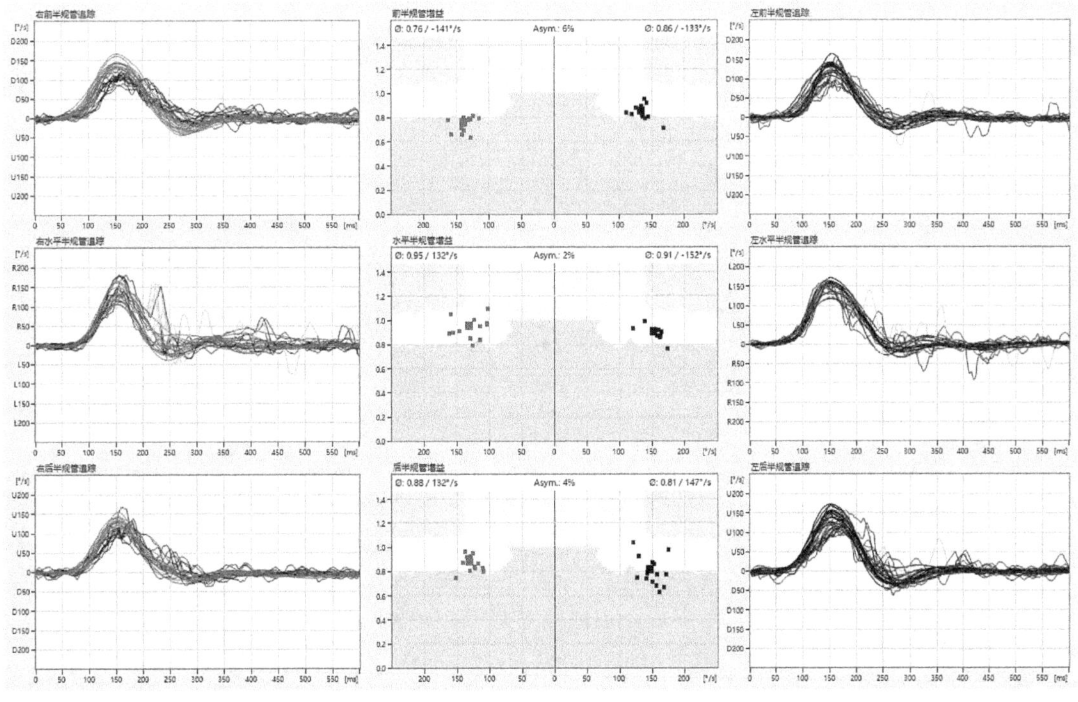

图 6－7　vHIT 提示右侧 h－HIT(+)

3. 诊断和治疗　诊断为轻嵴帽。2 日后自发性眼震消失(图 6-8)，vHIT(-)(图 6-9)，眩晕缓解。

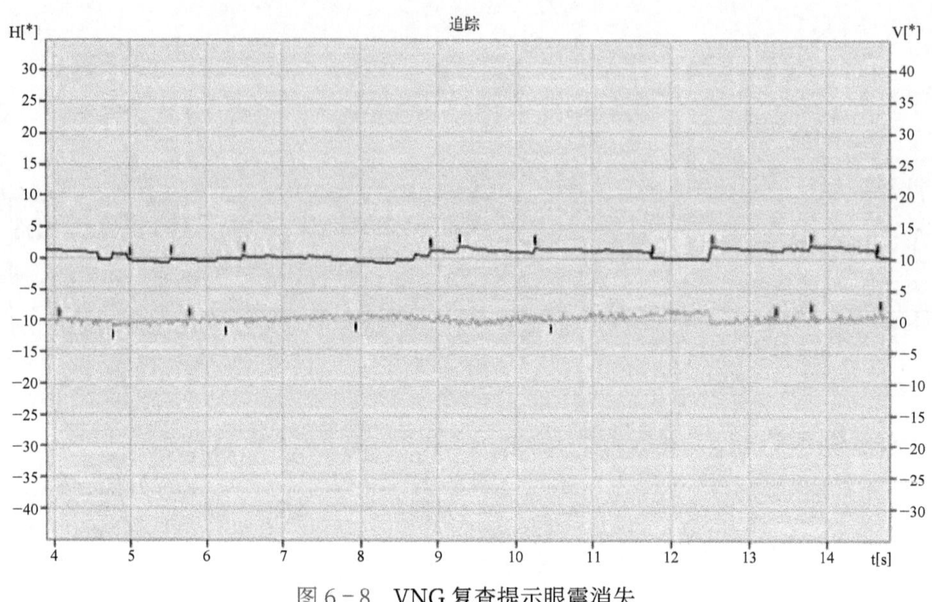

图 6-8　VNG 复查提示眼震消失

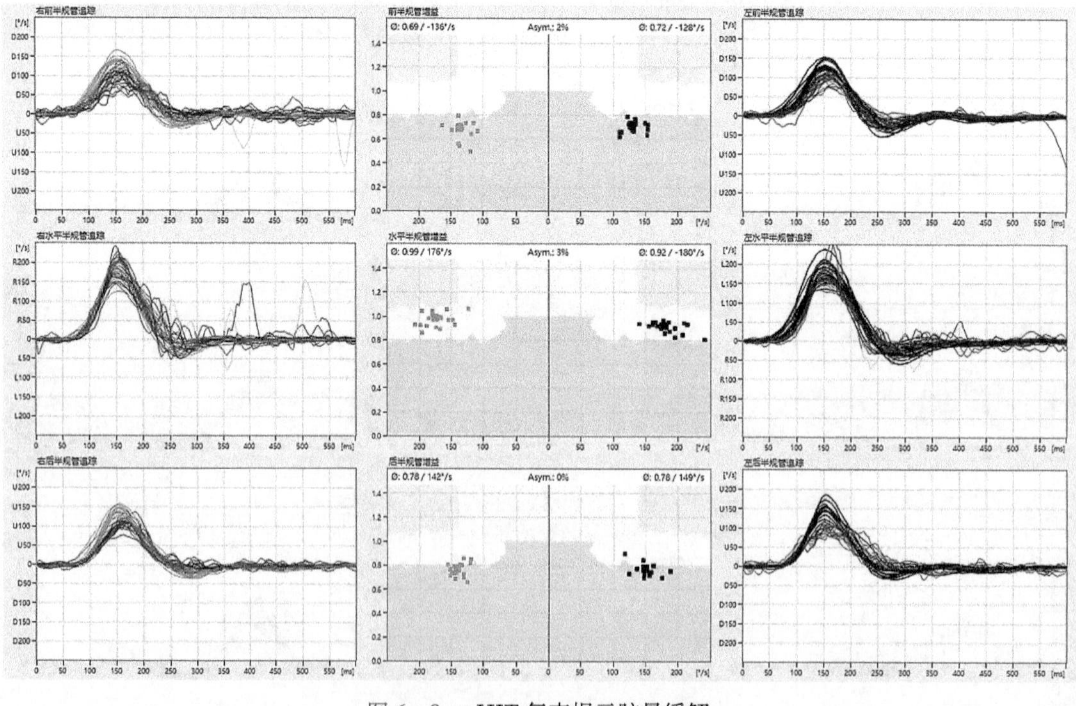

图 6-9　vHIT 复查提示眩晕缓解

（张甦琳　朱佳浩）

本章参考文献

彭好，王利一，宋海涛，等，2017. 向地性位置性眼震患者临床特点及疗效观察. 中华耳鼻咽喉头颈外科杂志，52(3)：205－209.

王素菊，姜鸿，高志强，等，2017. 轻嵴帽病：伴无效平面的持续变向位置性眼震. 中华耳鼻咽喉头颈外科杂志，52(3)：210－214.

中华耳鼻咽喉头颈外科杂志编辑委员会，中华医学会耳鼻咽喉头颈外科学分会，2017. 良性阵发性位置性眩晕诊断的治疗指南(2017). 中华耳鼻咽喉头颈外科杂志，52(3)：173－177.

张碧茹，徐嘉宝，曾丽娜，等，2018. 2 例轻嵴帽：难治性良性阵发性位置性眩晕的病因分析. 右江民族医学院学报，40(1)：52－54.

张润萌，周慧芳，陶树东，2017. 轻嵴帽症的临床特点及研究进展. 北京医学，39(8)：841－843，846.

Cha W W, Song K, Lee H Y, 2016. Persistent geotropic direction-changing positional nystagmus treated with transcutaneous vagus nerve stimulation. Brain Stimulation, 9(3): 469, 470.

Choi J Y, Lee E S, Kim H J, et al., 2017. Persistent geotropic positional nystagmus after meningitis: Evidence for lightcupula. Journal of the Neurological Sciences, 379: 279, 280.

Hiruma K, Numata T, 2004. Positional nystagmus showing neutralpoints. ORL, 66(1): 46－50.

Kim C H, Kim M B, Ban J H, 2014. Persistent geotropic direction-changing positional nystagmus with a null plane: the light cupula. The Laryngoscope, 124(1): E15－E19.

Kim C H, Pham N C, 2019. Density difference between perilymph and endolymph: a new hypothesis for lightcupula phenomenon. Medical Hypotheses, 123: 55－59.

Park J S, Kim S Y, Kim M, 2018. Effect of intratympanic steroid injection in light cupula. Acta Oto-Laryngologica, 138(9): 769－774.

Seo T, Saito K, Doi K, 2015. Intractable persistent direction-changing geotropic nystagmus improved by lateralsemicircular canal plugging. Case Reports in Otolaryngology, 2015: 192764.

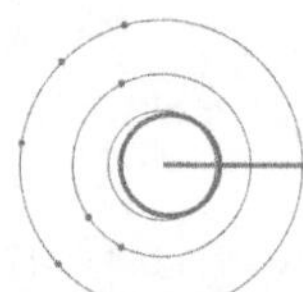

第七章 梅尼埃病

第一节 概　　述

一、定义

梅尼埃病(Ménière’s disease,MD)是一种原因不明的、以膜迷路积水为主要病理特征的内耳病,典型临床表现为发作性眩晕、波动性听力下降、耳鸣和(或)耳闷胀感。

二、流行病学

MD 的发病率为(10~157)/10 万,患病率为(16~513)/10 万。男女比例约为 1.3∶1,40~60 岁高发。儿童 MD 患者约占 3%。部分 MD 患者存在家族聚集倾向。双侧 MD 所占比例为 2%~78%。MD 可能继发 BPPV,发生率为 0.3%~45.0%,也可能同时患 VM。

三、病因及发病机制

(一) 病因

MD 的病因不明,可能与内淋巴产生和吸收失衡有关。目前公认的发病机制主要有内淋巴管机械阻塞与内淋巴吸收障碍学说、免疫反应学说、内耳缺血学说等。通常认为 MD 的发病有多种因素参与,其诱因包括劳累、精神紧张及情绪波动、睡眠障碍、不良生活事件、天气或季节变化等。

1. 内淋巴管机械阻塞与内淋巴吸收障碍学说　在内淋巴纵流中任何部位的狭窄或梗阻,如先天性狭窄、内淋巴囊发育不良、炎性纤维变性增厚等,都可能引起内淋巴管机械性阻塞或内淋巴吸收障碍,这是膜迷路积水的主要原因,该学说已被动物实验证实。

2. 免疫反应学说　近年来大量研究证实内耳能接受抗原刺激并产生免疫应答,以不同方式进入内耳或由其本身所产生的抗原,能刺激聚集在血管、内淋巴管和内淋巴囊周围的免疫活性细胞产生抗体。抗原抗体反应导致内耳毛细胞扩张,通透性增加,体液渗入膜迷路,还有血管纹等结构分泌亢进,特别是内淋巴囊因抗原抗体复合物沉积而吸收功能障碍,均可引起膜迷路积水。

3. 内耳缺血学说　自主神经功能紊乱、内耳小血管痉挛可导致内耳及内淋巴囊微循环障碍,引起组织缺氧、代谢紊乱、内淋巴理化特性改变,渗透压增高,外淋巴及血液中的液体移入,形成膜迷路积水。

4. 其他学说

(1) 内淋巴囊功能紊乱学说:内淋巴囊功能紊乱可引起糖蛋白分泌或产生异常,导致内淋巴内环境稳定性异常改变。

（2）病毒感染学说：病毒感染可以破坏内淋巴管和内淋巴囊。

（3）遗传学说：部分患者有家族史，但其遗传方式有多样性。

（4）多因素学说：由于多种因素如自身免疫病、病毒感染、缺血或供血不足等可能与MD发病有关。因此，MD可能为多因性，或者为多种病因诱发的表现相同的内耳病。

（二）发病机制

基本病理改变为膜迷路积水膨大，膜蜗管和球囊较椭圆囊和壶腹明显。膜半规管与内淋巴囊不膨大。膜蜗管膨大，前庭膜被推向前庭阶，重者可贴近骨壁而阻断外淋巴流动。前庭膜内皮细胞可增生，球囊膨大，充满前庭，向外抵达镫骨足板，向后上压挤椭圆囊使之扭曲移位。椭圆囊膨胀可使壶腹发生类似改变。内淋巴压力极高时可使前庭膜破裂，内、外淋巴混合。裂孔小者多能自愈，亦可反复破裂；裂孔大者可形成永久性瘘管。内淋巴囊虽不膨大，但其上皮皱褶可因长期受压而变浅或消失，上皮细胞亦可由柱状、立方变扁平，甚至部分脱落，上皮下纤维组织增生，毛细血管减少。积水持久，尤当膜迷路反复破裂或长期不愈时，血管纹、盖膜、耳蜗毛细胞及其支持细胞、传入神经纤维及其螺旋神经节细胞均可退变。前庭终器病变常较耳蜗轻。内、外淋巴交混导致离子平衡破坏、生化紊乱，是MD发病的病理生理基础，膜迷路扩张与变形为其发病机制之一。

四、问卷和病史采集

MD的病史采集极为重要。患者在不同阶段会有不同的表现，要将眩晕、头晕、前庭-视觉症状和姿势症状都询问完整。此外，还要注意追问头痛病史和睡眠情况、有无心理负担等，为诊断和鉴别诊断提供依据。

五、检查

（一）床旁检查

1. 前庭功能检查　眩晕发作期可能观察到自发性眼震，少数情况可观察到朝向患侧的刺激性眼震，多数情况观察到的是朝向健侧的麻痹性眼震，强度Ⅰ°~Ⅲ°均有可能。单侧前庭功能受损时行床旁头脉冲试验可观察到捕捉性眼震，头转向侧即病变侧；严重的双侧前庭功能受损时，出现包括垂直方向的4个方向的捕捉性眼震。急性期或双侧前庭功能受损时，Romberg试验或强化Romberg试验，可能不能站稳而向患侧或向后倾倒。前庭功能受损时，行30次Fukuda原地踏步试验，可观察到受检者向患侧偏斜>30°。

2. 耳部检查　检查耳郭及周围有无红肿及疱疹、瘘管。耳镜检查应为必查内容，观察外耳道有无耵聍和分泌物、鼓膜是否完整，为进一步的实验室检查提供保障。当听力受损较明显时，音叉试验可粗略判断是存在感音神经性聋。

（二）实验室检查

1. 前庭功能检查　可选择地进行前庭功能仪器检查，包括自发性眼震、凝视性眼震、视动试验、平稳跟踪试验、扫视试验、冷热试验、旋转试验、摇头试验、床旁头脉冲试验、VAT、VEMP、SVV/SVH检查等。如果患者在病史中陈述有与体位变化相关的眩晕，疑继发BPPV时，应进行位置试验，具体方法见第五章“良性阵发性位置性眩晕”中第一节部分。

2. 听功能检查　纯音听阈测试和声导抗检查应为必查项目，其中前者可获得听阈曲线图，为 MD 诊断和分期提供重要依据；后者为排除传导性聋和判断是否存在重振提供依据。可选查的项目包括耳蜗电图、OAE、ABR、甘油试验等。

其中，静脉甘油试验为徐先荣团队首创，方法为在先做 1 次纯音听阈测试后，静脉注射 250 mL 甘油果糖，然后在注射结束后 1 h、2 h、3 h 再行纯音听阈测试 3 次，对比应用甘油果糖后的听阈变化，阳性评判标准与口服甘油试验相同。该方法有两大优势：第一，静脉甘油试验几乎没有副作用，患者均能耐受该试验，配合度高；第二，在静脉注射甘油果糖后 1 h 阳性表现就开始显示，与内耳钆造影对比契合度高。其他检查方法参见本丛书《眩晕诊断学》的相关章节。

（三）影像学检查

MD 行影像学检查有两个目的：第一，排除听神经瘤和中枢性病变；第二，为内耳钆造影检查提供影像学支持，观察是否存在内淋巴积水。

（四）病因学检查

根据病史，可选择免疫学检查、变应原检查、遗传学检查、内分泌功能检查等。

六、诊断和鉴别诊断

MD 的诊断和鉴别诊断依据完整翔实的病史和必要的听-平衡功能检查、影像学检查做出判断。根据中华医学会耳鼻咽喉头颈外科分会制定的 2017 年度指南《梅尼埃病诊断和治疗指南(2017)》，分为临床诊断和疑似诊断。

（一）临床诊断

1. 诊断标准

（1）2 次或 2 次以上眩晕发作，每次持续 20 min～12 h。

（2）病程中至少有 1 次听功能检查证实患耳有低到中频的感音神经性聋。

（3）患耳有波动性听力下降、耳鸣和(或)耳闷胀感。

（4）排除其他疾病引起的眩晕，如 VM、突发性耳聋、BPPV、迷路炎、VN、VP、药物中毒性眩晕、后循环缺血、颅内占位性病变等；此外，还需要排除继发性膜迷路积水。

如果 MD 合并其他不同类型的眩晕疾病，则需分别做出多个眩晕疾病的诊断。最常见的类型是 MD 与 VM 共患和 MD 继发 BPPV。

2. 临床分期　MD 的临床分期与选择治疗方法和判断预后有关。根据患者最近 6 个月内间歇期听力最差时 0.5 kHz、1.0 kHz 及 2.0 kHz 纯音的平均听阈进行分期。

一期：平均听阈≤25 dB HL。

二期：25 dB HL<平均听阈≤40 dB HL。

三期：40 dB HL<平均听阈≤70 dB HL。

四期：平均听阈>70 dB HL。

双侧 MD，需分别确定两侧的临床分期。部分患者的耳蜗症状和前庭症状不是同时出现，中间有可能间隔数月至数年。

（二）疑似诊断

（1）2 次或 2 次以上眩晕发作，每次持续 20 min～24 h。

（2）患耳有波动性听力下降、耳鸣和（或）耳闷胀感。

（3）排除其他疾病引起的眩晕，如 VM、突发性耳聋、BPPV、迷路炎、VN、VP、药物中毒性眩晕、后循环缺血、颅内占位性病变等；此外，还需要排除继发性膜迷路积水。

（三）鉴别诊断

VM 与 MD 表现在很多地方相似，但其眩晕发作持续时间，短时<20 min，长时>12 h，有时甚至可长达 1~3 日；VM 比 MD 发作更频繁。眩晕前很长时间如数月、数年甚至数十年前有头痛病史，当头痛和眩晕同时或先后出现时易于诊断；一般无听功能和前庭功能受损，即使有也是暂时性的。有时 MD 与 VM 共患；有时 MD 与 VM 难以鉴别需随访，从流行病学上看，VM 的发病率是 MD 的 10~100 倍。

BPPV 是特定头位诱发的短暂性眩晕，有特征眼震，且不伴耳蜗症状易与 MD 鉴别，但 MD 可能继发 BPPV，不能遗漏诊断。

VN 可能因病毒感染所致；前庭功能减弱而无耳鸣和耳聋等耳蜗症状；眩晕持续数日后症状才逐渐缓解；痊愈后极少复发；无耳蜗症状等。这些是与 MD 的主要鉴别点。

药物中毒性眩晕有应用耳毒性药物的病史；眩晕起病慢，程度轻，持续时间长，非发作性，可因逐渐被代偿而缓解，伴耳聋和耳鸣。这些是与 MD 的主要鉴别点。

突发性耳聋约半数伴眩晕，但极少反复发作，而与 MD 的首次发作，特别是低频区下降者不易区别，应随访。

Hunt 综合征可伴轻度眩晕、耳鸣和听力障碍，耳郭或其周围皮肤的带状疱疹及周围性面瘫有助于鉴别。

Cogan 综合征除眩晕及双侧耳鸣、耳聋外，有非梅毒性角膜实质炎与脉管炎特点，类固醇激素治疗效果显著，可以区别。

迟发性膜迷路积水先出现单耳或双耳听力下降，直至数年后才出现发作性眩晕；头部外伤、迷路炎、乳突炎、中耳炎，甚至白喉等可为其病因。

良性复发性眩晕的发作性眩晕症状与 MD 类似，但无耳蜗症状；病因可能为病毒感染。

外淋巴瘘是指蜗窗或前庭窗自发性或继手术、外伤等之后的继发性外淋巴瘘，除波动性听力减退外，可合并眩晕及平衡障碍；可疑者宜行窗膜探查证实并修补。

迷路炎有化脓性中耳炎及中耳手术病史，易于鉴别。

听神经瘤出现眩晕较少，以头晕、耳鸣、前庭姿势症状为主，影像学可鉴别。

各类损伤包括头部外伤、颈部外伤、中枢神经系统外伤、前庭外周部损伤等皆可引起前庭症状如眩晕、自发性眼震、耳鸣、耳聋和面瘫，也应与 MD 进行鉴别。

第二节　内科治疗

因发病机制不清，MD 的治疗方法繁多，主要目的是减少或控制眩晕发作，保存听力，减轻耳鸣及耳闷胀感。内科治疗分为发作期治疗及间歇期治疗。

一、发作期治疗

治疗原则为控制眩晕、对症治疗。

1. 前庭抑制剂　包括抗组胺类、苯二氮䓬类、抗胆碱能类及抗多巴胺类药物,可有效控制眩晕急性发作,原则上使用不超过72 h。常用可选择的药物如下。

异丙嗪25 mg,每日2次,反复呕吐者,25 mg肌内注射,必要时可4 h后重复肌内注射1次。

地芬尼多25~50 mg,每日3次。

苯海拉明25 mg,每日2~3次,反复呕吐者,20 mg肌内注射,每日1~2次。

氟桂利嗪5~10 mg,每晚1次睡前口服。

地西泮2.5~5.0 mg,每日3次,反复呕吐者,2.5~5.0 mg肌内注射,每日1~2次。

也可选用美可洛嗪、普鲁氯嗪、氟哌利多等。

2. 类固醇激素　如果眩晕症状严重或听力下降明显,可酌情口服或静脉给予类固醇激素。

3. 支持治疗　如恶心、呕吐症状严重,可加用补液支持治疗。对诊断明确的患者,按上述方案治疗的同时可加用甘露醇、碳酸氢钠等脱水剂。

二、间歇期治疗

治疗原则为减少、控制或预防眩晕发作,同时最大限度地保护患者现存的内耳功能。

1. 患者教育　向患者解释MD的相关知识,使其了解疾病的自然病程规律、可能的诱发因素、治疗方法及预后。做好心理咨询和辅导工作,消除患者的恐惧心理。

2. 调整生活方式　建议患者规律作息,避免不良情绪、压力等诱发因素,减少盐分摄入,避免咖啡因制品、烟草和乙醇类制品的摄入。

3. 改善内耳血供的药物

(1) 倍他司汀:可改善内耳血供,平衡双侧前庭神经核放电率及通过与中枢组胺受体的结合,达到控制眩晕发作的目的。如甲磺酸倍他司汀16 mg,每日3次。

(2) 银杏叶提取物:可以改善内耳血供及营养神经,如银杏叶提取物(金纳多)40~80 mg,每日3次,也可静脉注射,70.0~85.5 mg,每日1~2次。

4. 利尿剂　氢氯噻嗪有减轻内淋巴积水的作用,可以控制眩晕发作。如双氢克尿噻25 mg,每日2次,隔日服,或每周服3日,用药期间需定期监测血钾浓度。氢氯噻嗪与氨苯蝶啶、利血平的复合制剂(复方利血平氨苯蝶啶)相互中和副作用,效果更好,一次1片,隔日或3日一次。

氢氯噻嗪也可和螺内酯合用,后者有防钾丢失作用,螺内酯20~40 mg,每日2次。

三、其他治疗方法

以上治疗效果不佳时,可考虑以下治疗方法。

(一) 鼓室注射类固醇激素

该治疗方法可控制患者眩晕发作,治疗机制可能与其改善内淋巴积水状态、调节免疫功能等有关。该方法对患者耳蜗及前庭功能无损伤,初始注射效果不佳者可重复鼓室给药,以提高眩晕控制率。用地塞米松10 mg/mL,鼓室注射,1周1~2次,4次一疗程。也可行耳后注射,注射部位为患耳耳后乳突前下方、平耳垂后下缘凹陷处。

（二）鼓室低压脉冲治疗

运用低压脉冲发生器等装置通过鼓膜通气管间断地改变中耳鼓室的压力，压力变化经蜗窗膜促进内耳淋巴的流动和吸收，改善膜迷路积水，可减少眩晕发作频率，改善听力水平。该方法具有安全可靠，无并发症和副作用的优点，且对顽固性 MD 疗效显著。其确切的治疗机制尚不清楚。通常需先行鼓膜置通气管，治疗次数根据症状的发作频率和严重程度而定。

（三）鼓室注射庆大霉素

该治疗方法可有效控制大部分（80%～90%）患者的眩晕症状，注射耳听力损失的发生率为 10%～30%，其机制与单侧化学迷路切除有关。对于单侧发病，年龄<65 岁，眩晕发作频繁、剧烈，保守治疗无效的三期及以上 MD 患者，可考虑鼓室注射庆大霉素（建议采用低浓度、长间隔的方式），也可耳后注射，治疗前应充分告知患者发生听力损失的风险。

（四）推荐手术治疗的适应证

眩晕发作频繁、剧烈，6 个月非手术治疗无效。

1. 内淋巴囊手术　三期及部分眩晕症状严重、有强烈手术意愿的二期 MD 患者。四期 MD 患者不推荐行内淋巴囊手术。

2. 半规管填塞术　原则上适用于四期 MD 患者；对于部分三期、内淋巴囊手术无效、言语识别率<50%且强烈要求手术者也可推荐行该手术治疗。

3. 前庭神经切断术　前期治疗（包括非手术及手术）无效的四期 MD 患者。

4. 迷路切除术　无实用听力、多种治疗方法（包括非手术及手术）无效的四期 MD 患者。

（五）听力辅助装置

可为三期、四期 MD 患者提出选配助听器或植入人工耳蜗的建议。

四、MD 治疗方案的选择原则

MD 的治疗方法有多种，如何按疾病分期选择治疗方案，中华医学会耳鼻咽喉头颈外科分会提出如下建议。

一期：进行患者教育，改善其生活方式，应用改善内耳血供和利尿剂等药物，可用鼓室注射类固醇激素进行前庭康复。

二期：进行患者教育，改善其生活方式，应用改善内耳血供和利尿剂等药物，可用鼓室注射类固醇激素、鼓室低压脉冲治疗进行前庭康复。对眩晕发作频繁、剧烈，患者又积极要求手术者，可行内淋巴囊手术。

三期：进行患者教育，改善其生活方式，应用改善内耳血供和利尿剂等药物，可用鼓室注射类固醇激素、鼓室低压脉冲治疗，也可用鼓室注射庆大霉素、内淋巴囊手术进行前庭康复。对眩晕发作频繁、剧烈，内淋巴囊手术不佳，言语识别率<50%，患者又强烈要求手术者，可行半规管填塞术。

四期：进行患者教育，改善其生活方式，应用改善内耳血供和利尿剂等药物，可用鼓室注射类固醇激素、鼓室低压脉冲治疗、鼓室注射庆大霉素、半规管填塞术、前庭神经切断术、迷路切除术进行前庭康复。

第三节　前 庭 康 复

前庭康复适用于病情稳定的 MD 患者。

一、基线评估

对经过药物治疗,包括鼓室或耳后激素与庆大霉素注射后眩晕控制的 MD 患者,以及手术治疗后 MD 患者,要重新进行前庭功能检查,内容除了前文前庭功能仪器检查部分提到的可选检查外,还应补充静态、动态平衡仪检查,为患者进行前庭康复前的基线评估。前庭康复前的基线评估方法可参看视频 0－1～视频 0－17。

二、前庭康复方案

1. MD 前庭康复原则　① 由于 MD 是发作性眩晕疾病,其规范的前庭康复应当是把一个不稳定的前庭状态通过生活管理、药物和手术治疗转变成一个眩晕不再反复的稳定状态后进行。因此,不建议发作期内或近期病情反复波动的患者行前庭康复,通常应当在间歇期内进行,但行鼓室注射或耳后庆大霉素注射与手术治疗特别是行半规管填塞术、前庭神经切断术、迷路切除术后,则应当尽早进行前庭康复。② 前庭康复包括共性的康复训练和个体化康复训练,应当在不同的疾病阶段交替进行。③ 前庭康复训练应由简到繁、由慢到快,由小角度到大角度,康复期间通常不用前庭抑制剂,但可根据需要选用促进前庭代偿的药物。④ 要耐心向患者和家属讲解前庭康复的意义,使其认识到前庭康复不是一般的体育锻炼,而是经过专业化设计的治疗方案。要让患者和家属都理解,提高他们的依从性和配合度。因为家属也要参与其中,包括给患者鼓励和保护患者免受损伤。因此,康复师或医师要结合视频给患者讲解每一项训练的要点和意义,使患者和家属回家后能够准确地掌握康复训练方法,并能坚持每日按要求训练。

2. MD 前庭康复方案　MD 患者的前庭功能受损,主要表现为外周性前庭功能异常,多数情况为单侧外周性前庭功能受损,双侧 MD 的患者可能出现双侧外周性前庭功能受损,病情严重或老年患者,或手术后的患者可能出现平衡障碍。因此,MD 患者可从以下前庭康复方案中进行选择。

(1) 前庭外周康复: 当 MD 患者基线评估显示单侧外周性前庭功能受损时,可选择该方案,其机制主要是通过前庭代偿实现康复。前庭康复治疗方法同第二章“突发性耳聋伴眩晕的前庭外周康复”。

(2) 替代性前庭康复: 当 MD 患者基线评估显示双侧前庭功能受损时,可选择该方案,其机制主要是通过视反射特点实现康复,即视眼动通路与前庭眼动通路共享脑干的某些结构。因此,两系统间有交互反应机制。双侧外周性前庭功能受损后,反复进行视眼动训练有助于补偿低下的前庭眼动增益,使滞后的眼速能跟上头速,保持清晰的动态视力。前庭康复治疗方法同第二章“突发性耳聋伴眩晕的替代性前庭康复”。

(3) 防跌倒康复: 当 MD 患者基线评估显示前庭本体觉异常时,有跌倒风险,可选择该方案。前庭康复治疗方法同第二章“突发性耳聋伴眩晕的防跌倒康复”。

(4) 其他前庭康复训练：当MD继发BPPV时，采用Brandt－Daroff习服训练，参见本书第五章“良性阵发性位置性眩晕”。当MD与VM共患时，配合后者的前庭康复方案进行综合前庭康复。

3. MD前庭康复效果评估　MD患者经过4～6周系统前庭康复后，到医院进行效果评估，包括病史询问、眩晕量表填写、前庭功能评价，与基线评估资料进行对照，最好包括动态平衡仪的评价，根据评价结果可对康复方案进行调整。

第四节　疗效评估

一、眩晕疗效评估

(一) 眩晕发作次数评估

MD的眩晕发作次数：采用治疗后18～24个月期间眩晕发作次数与开始治疗之前6个月眩晕发作次数进行比较，按分值计。

得分=(结束治疗后18～24个月期间发作次数/开始治疗前6个月发作次数)×100。

据得分值将眩晕控制程度分为5级。

A级，0分(完全控制)。

B级，0分<得分≤40分(基本控制)。

C级，40分<得分≤80分(部分控制)。

D级，80分<得分≤120分(未控制)。

E级，>120分(加重)。

需要指出的是，MD可能继发BPPV，也可能和VM共患，在评估MD疗效的眩晕发作次数时，应排除这些非MD的眩晕发作。

(二) 眩晕发作的严重程度及对日常生活的影响评估

从轻到重，划分为5级。

0分，活动不受眩晕影响。

1分，轻度受影响，可进行大部分活动。

2分，中度受影响，活动需付出巨大努力。

3分，日常活动受限，无法工作，必须在家休息。

4分，活动严重受限，整日卧床或无法进行绝大多数活动。

生活质量评价：可采用DHI等量表进行评价。

改善：位置性眩晕和(或)位置性眼震减轻，但未消失。

无效：位置性眩晕和(或)位置性眼震未减轻，甚至加剧。

二、听力疗效评定

以治疗前6个月最差一次纯音听阈测试0.5 kHz、1.0 kHz、2.0 kHz的平均听阈减去治疗后18～24个月期间最差一次的相应频率平均听阈进行评定。

A 级,改善>30 dB 或各频率听阈<20 dB HL。

B 级,15 dB≤改善<30 dB。

C 级,0 dB≤改善<15 dB。

D 级,改善<0 dB。

双侧 MD,应分别进行听力疗效评定。

三、耳鸣评价

耳鸣是 MD 的伴随症状,部分患者的耳鸣可影响其生活质量。通过耳鸣匹配或掩蔽试验可了解耳鸣的特征。改良的患者"耳鸣痛苦程度"分级如下。

0 级,没有耳鸣。

1 级,偶有(间歇性)耳鸣,但不影响睡眠及工作。

2 级,安静时持续耳鸣,但不影响睡眠。

3 级,持续耳鸣,影响睡眠。

4 级,持续耳鸣,影响睡眠及工作。

5 级,持续严重耳鸣,不能耐受。

此外,可以采用 THI 等量表评价耳鸣对患者生活质量的影响。

第五节 案例分享

一、案例一:左耳 MD (间歇期)

1. 病史　患者,男,58 岁,3 年前无明显诱因发作眩晕,为视物旋转,无耳鸣及听力下降。近 1 年发作频繁,约 2 个月发作 1 次,每次持续 20~30 min,伴左耳听力下降、低调耳鸣、耳闷、恶心,无呕吐。曾以脑供血不足治疗,效果欠佳。为进一步诊治来我院。否认头痛、高血压、糖尿病、冠心病等病史。

2. 检查

(1) 床旁检查:耳科查体无异常,音叉试验(WT)示偏右,未见自发性眼震,未见 HSN,Romberg 试验(-),Tandem 站立试验示左侧倾倒,Fukuda 原地踏步试验(-),位置试验(-)。

(2) 前庭功能实验室检查:自发性和凝视性眼震(-);扫视试验、平稳跟踪试验、OKN 均在正常范围;温度试验示左侧外半规管功能减退(图 7-1);vHIT 检查示左侧半规管 VOR 高频区功能异常(图 7-2);VAT 示 2.0~6.0 Hz 频段外半规管均呈低增益、相位滞后,非对称值为-26.8(偏左)(图 7-3);SOT 综合得分仅 50 分(图 7-4)。

(3) 听功能检查:声导抗示双耳鼓室压图均为 A 型。纯音听阈测试:右耳听力基本正常,左耳感音神经性聋,气导听阈 0.25 kHz、0.5 kHz、1 kHz、2 kHz、4 kHz、8 kHz 分别为 35 dB HL、40 dB HL、35 dB HL、25 dB HL、30 dB HL、40 dB HL。甘油试验(-),耳蜗电图-SP/AP 示右耳 0.23,左耳 0.30。

3. 诊断和治疗　诊断为左耳 MD,向患者讲解相关知识,消除其恐惧心理。建议其规律作息，减少盐分摄入，避免咖啡因制品、烟草和乙醇类制品的摄入。口服甲磺酸倍他司汀和利尿剂。给患者和家属观看并讲解前庭康复视频 0－1 和视频 0－3，嘱其回家后每日 2 次前庭外周康复和防跌倒康复，6 周后门诊复查进行康复效果评估。

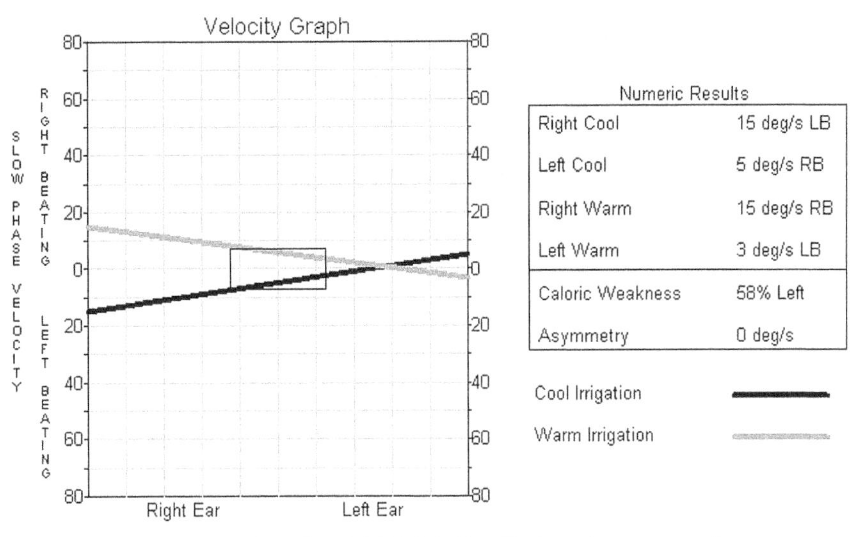

图 7－1　温度试验示左侧外半规管功能减退（L－CP 58%）

被动甩头

侧面被动甩头测试：

x□ 左: 0.63, σ: 0.18　　x□ 右: 0.93, σ: 0.03
标准化相对不对称性: 19%

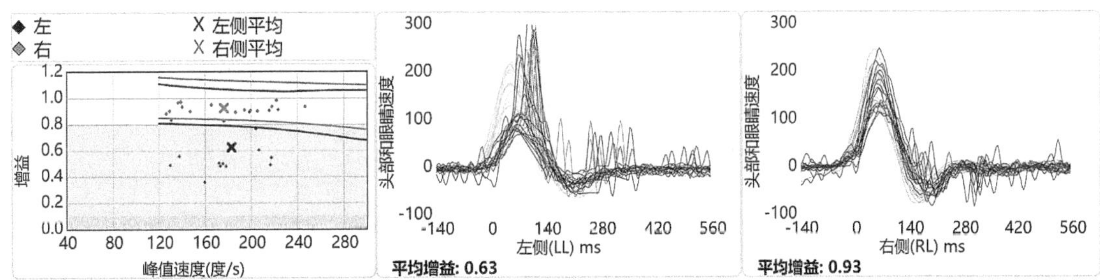

LARP 被动甩头测试：

x□ LA: 0.66, σ: 0.09　　x□ RP: 0.81, σ: 0.07
标准化相对不对称性: 10%

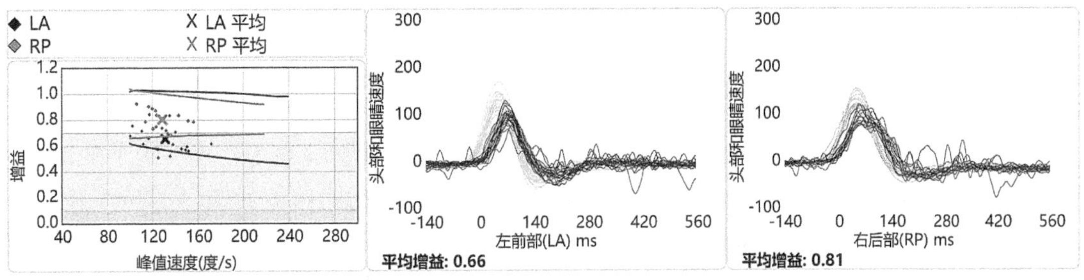

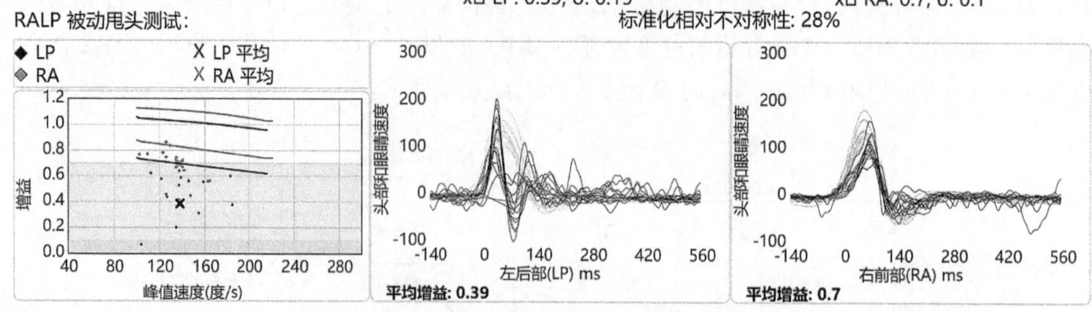

图 7-2 vHIT 示左侧半规管 VOR 高频区功能异常

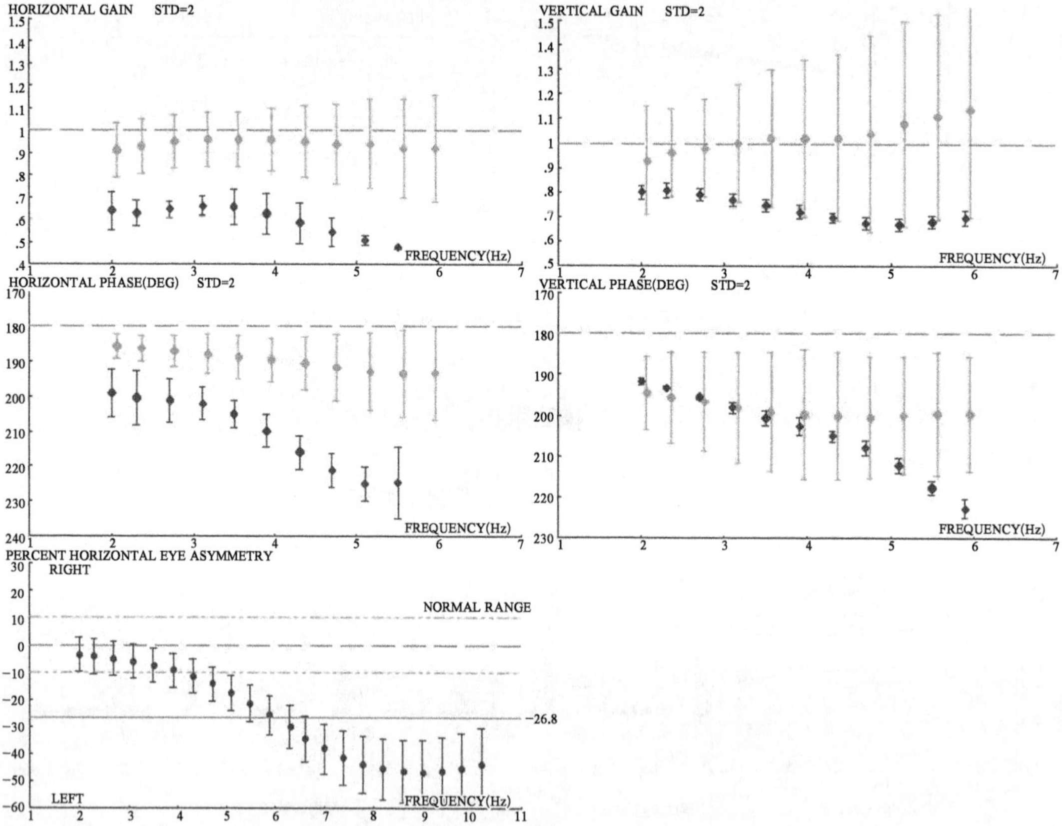

图 7-3 VAT 示 2.0～6.0 Hz 频段外半规管损伤，左侧异常

4. 疗效评估 18 个月期间该患者的眩晕发作次数得分 17 分(基本控制)，属于 B 级；眩晕发作的严重程度及对日常生活的影响得 1 分，轻度受影响，可进行大部分活动；听力疗效评定为改善 14 dB，属于 C 级；耳鸣评价 2 级，安静时持续耳鸣，但不影响睡眠。

5. 分析 该患者发作性眩晕，伴左耳耳鸣、听力下降、耳闷胀感，无头痛，眩晕持续 20～30 min，约 2 个月发作 1 次，病史符合 MD 而不支持 VM。听功能检查为左耳听力下降，以低频区为主，前庭功能检查中的中枢试验均正常，支持左侧外周前庭功能受损，且低频(温度试验)、中高频(VAT 2.0～6.0 Hz、vHIT 高频区)功能异常，外、上、后半规管(温度试验、VAT 和 vHIT)均为左侧受损。根据听力图该患者为Ⅱ期患者，就诊时静态代偿基本建立(头晕缓解、

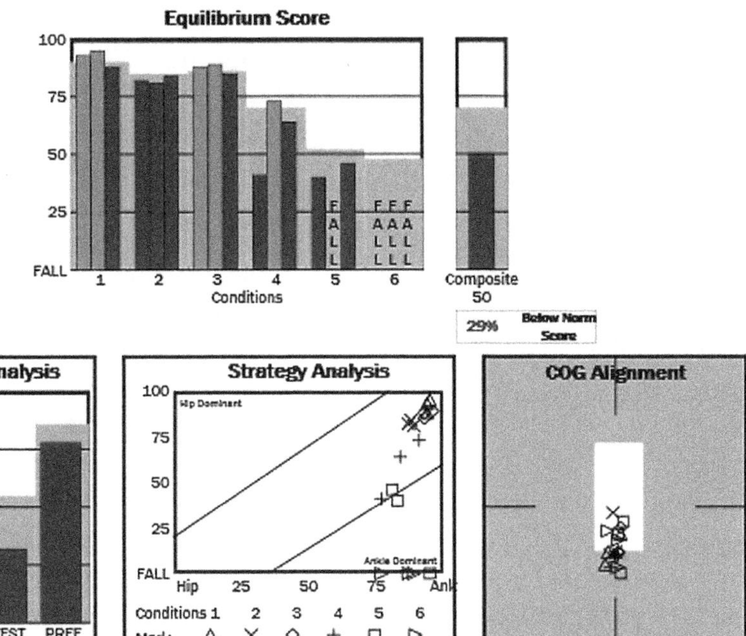

图 7-4 SOT 示本体觉、视觉、前庭觉保持平衡能力差，视觉依赖异常

无自发性眼震）；动态代偿未建立（步态不稳和行走过程中外界景物晃动，SOT 异常）。故按左耳 MD 间歇期给予患者教育，建议其改善生活方式，口服甲磺酸倍他司汀和利尿剂，并行前庭康复治疗，经 2 个月治疗，效果好。

二、案例二：右耳 MD（发作期）

1. 病史　患者，女，55 岁，发作性眩晕 6 年，右耳间断性耳鸣，波动性听力下降 4⁺年。曾以“MD”给予改善循环、营养神经、调整睡眠、降压等综合治疗，治疗后头晕缓解。1 日前突发眩晕，为视物旋转感，伴恶心、呕吐（呕吐物为胃内容物）、腹泻，持续约 3 h，继之右耳耳鸣加重，伴耳闷。既往无头痛，但有高血压、高脂血症。头部 CT、MRI 无异常。

2. 检查

（1）床旁检查：耳镜检查未见异常；音叉试验粗测右耳听力下降，WT 偏左；自发性眼震，右向Ⅱ°。

（2）前庭功能实验室检查：自发性眼震，右向 4（°）/s；凝视性眼震（-）；扫视试验、跟踪试验、OKN 均正常；温度试验示右侧外半规管功能减退，优势偏向右侧（R-CP 48%，R-DP 85%）（图 7-5）；vHIT 示右侧半规管 VOR 高频区功能异常（图 7-6）；VAT 示 5.0～6.0 Hz 频段水平低增益，非对称值为 8.0（偏右）（图 7-7）；SOT 综合得分为 64 分，提示使用视觉、前庭觉保持平衡能力较差（图 7-8）。

（3）听功能检查：声导抗测试双耳鼓室压图均为 A 型。纯音听阈测试：左耳听力中低频正常，4 kHz 和 8 kHz 气导听阈为 40 dB HL 和 50 dB HL；右耳感音神经性聋，气导听阈 0.25 kHz、0.5 kHz、1 kHz、2 kHz、4 kHz、8 kHz 分别为 55 dB HL、55 dB HL、50 dB HL、

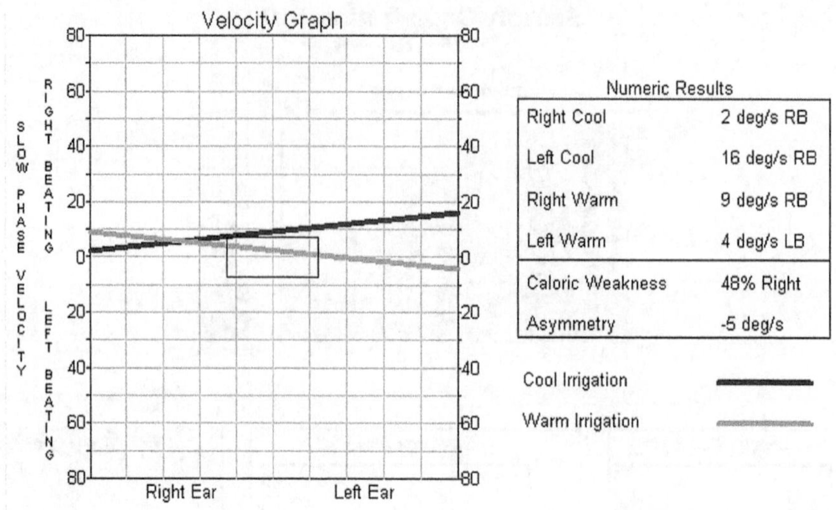

图 7－5　温度试验示右侧外半规管功能减退，优势偏向右侧

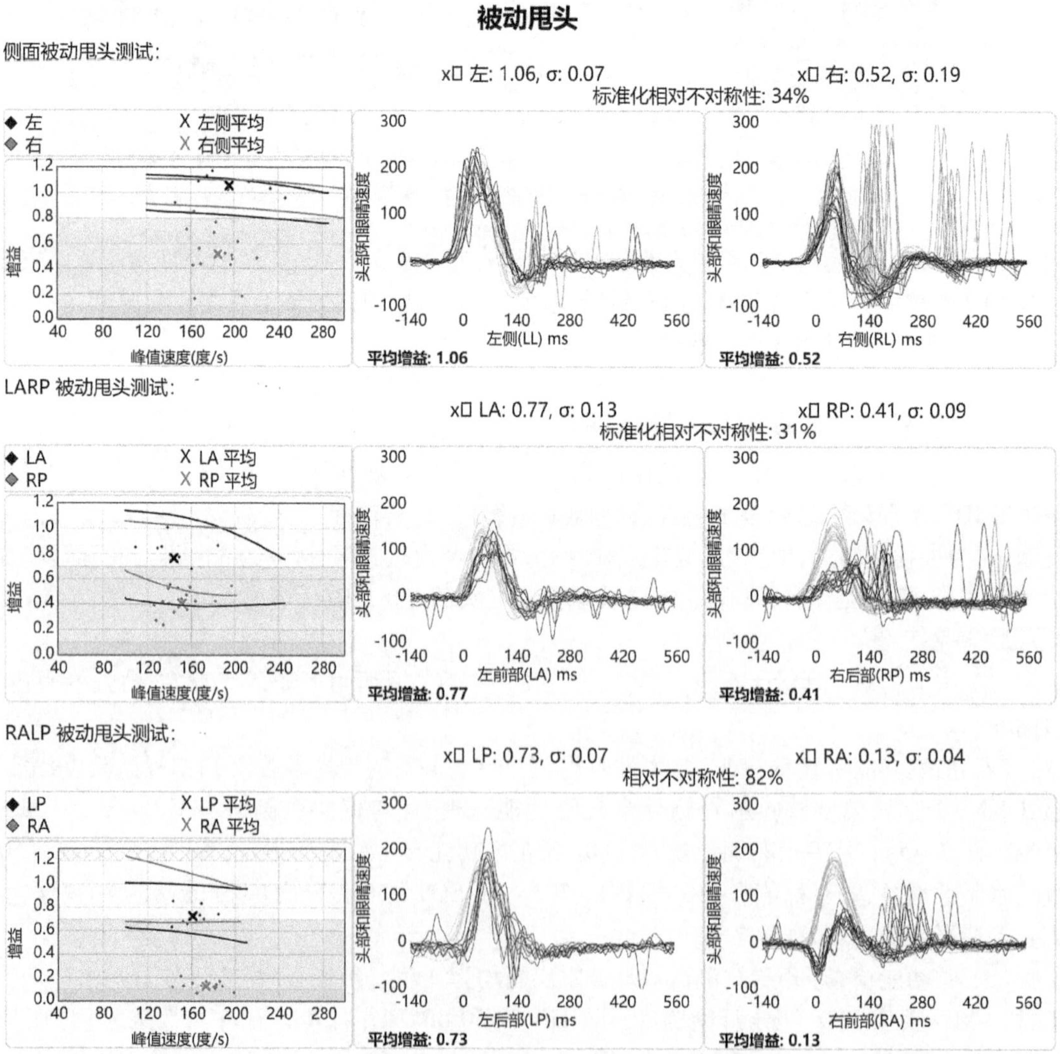

被动甩头

侧面被动甩头测试：

x̄ 左: 1.06, σ: 0.07　　x̄ 右: 0.52, σ: 0.19

标准化相对不对称性: 34%

◆ 左　X 左侧平均
◆ 右　X 右侧平均

增益　峰值速度(度/s)

头部和眼睛速度　左侧(LL) ms　**平均增益: 1.06**

头部和眼睛速度　右侧(RL) ms　**平均增益: 0.52**

LARP 被动甩头测试：

x̄ LA: 0.77, σ: 0.13　　x̄ RP: 0.41, σ: 0.09

标准化相对不对称性: 31%

◆ LA　X LA 平均
◆ RP　X RP 平均

增益　峰值速度(度/s)

头部和眼睛速度　左前部(LA) ms　**平均增益: 0.77**

头部和眼睛速度　右后部(RP) ms　**平均增益: 0.41**

RALP 被动甩头测试：

x̄ LP: 0.73, σ: 0.07　　x̄ RA: 0.13, σ: 0.04

相对不对称性: 82%

◆ LP　X LP 平均
◆ RA　X RA 平均

增益　峰值速度(度/s)

头部和眼睛速度　左后部(LP) ms　**平均增益: 0.73**

头部和眼睛速度　右前部(RA) ms　**平均增益: 0.13**

图 7－6　vHIT 示右侧半规管 VOR 高频区功能异常

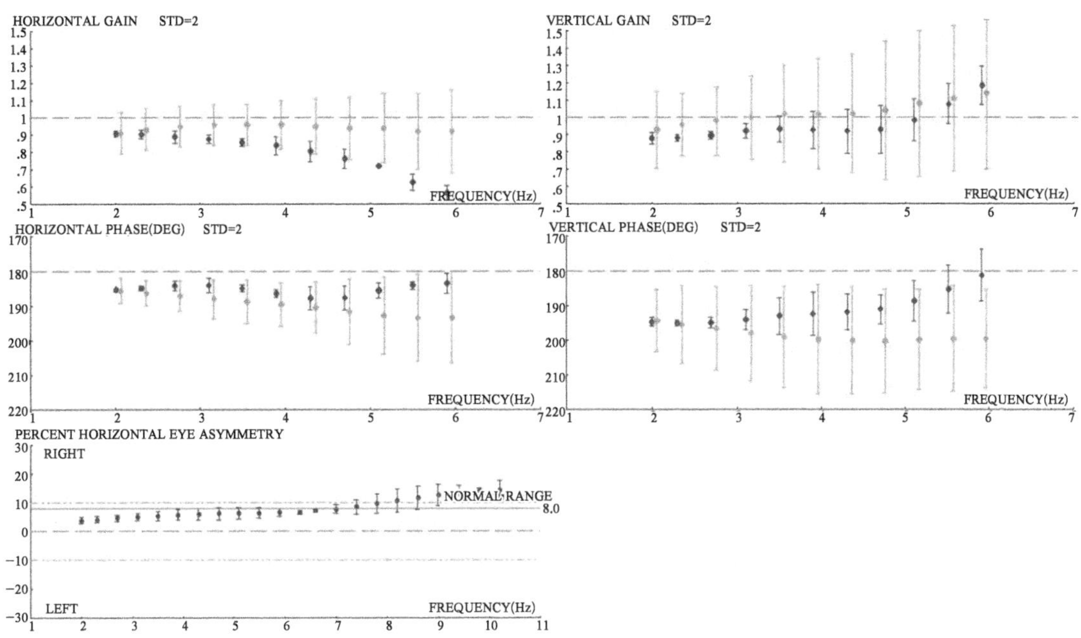

图 7－7　VAT 示 5.0～6.0 Hz 频段水平低增益，非对称值 8.0（偏右）

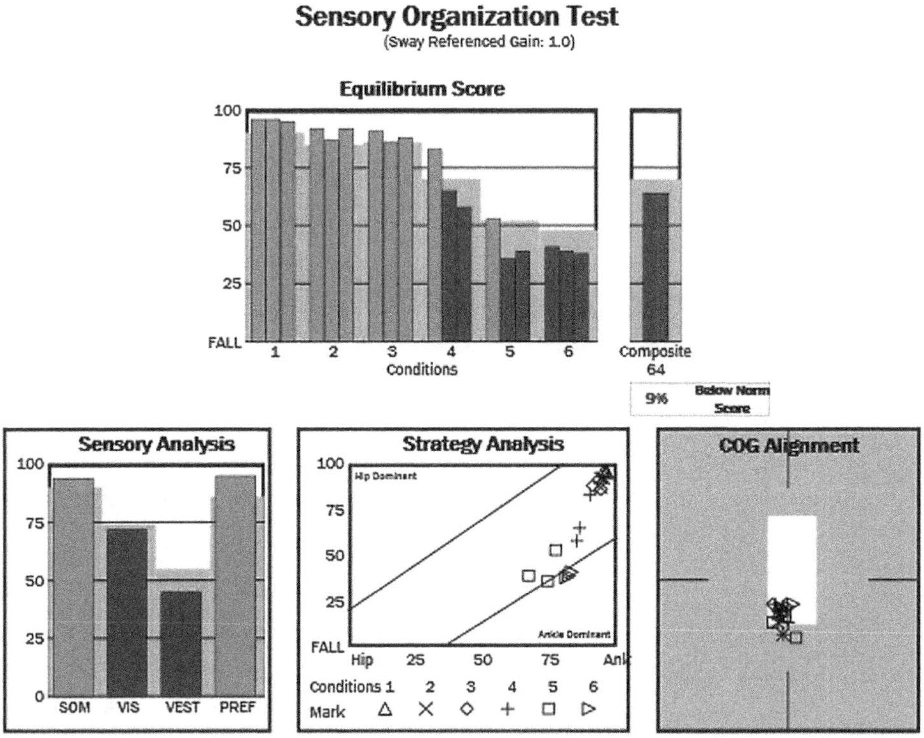

图 7－8　SOT 示综合得分 64 分，提示使用视觉、前庭觉保持平衡能力较差

40 dB HL、40 dB HL、60 dB HL。甘油试验(+)。耳蜗电图- SP/AP 示右耳 0.53,左耳 0.13。

3. 诊断和治疗　诊断为右耳 MD,发作期。予异丙嗪、甲氧氯普安抗晕、止吐治疗。静脉给予类固醇激素、改善微循环药物,加用七叶皂苷钠脱水和营养神经药物治疗。向患者讲解 MD 相关知识,消除患者恐惧心理。嘱其规律作息,低盐低脂饮食。1 周后复查前庭功能自发性眼震消失。嘱其回家每日 2 次前庭外周康复和防跌倒康复,1 个月后复诊。复查结果前庭功能明显改善(图 7-9~图 7-12)。

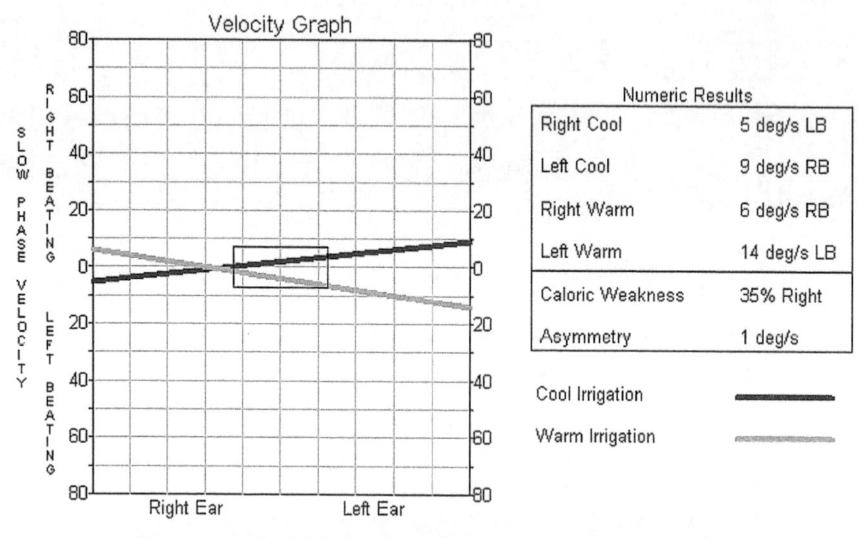

图 7-9　温度试验复查示 DP 恢复正常，右侧前庭功能减退

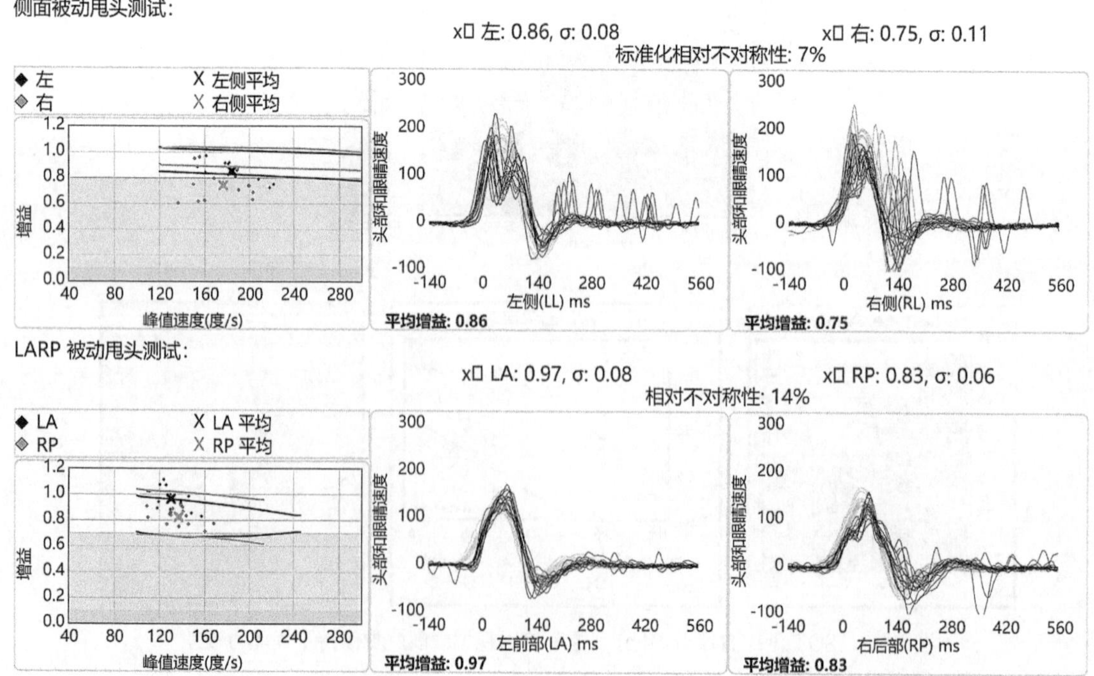

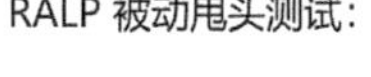

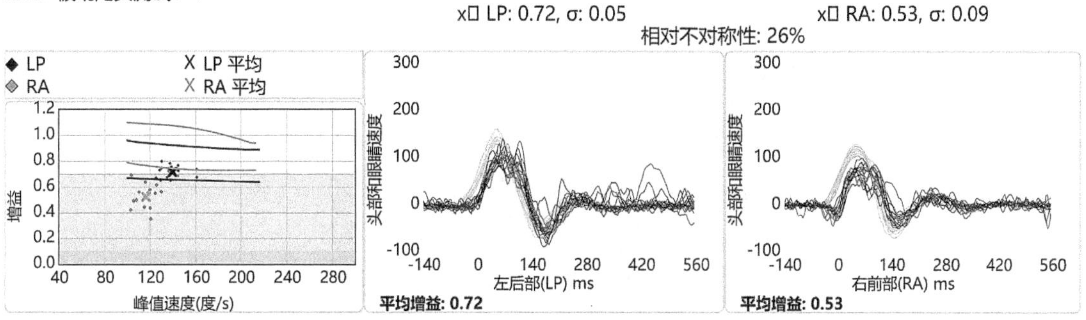

图 7-10　vHIT 复查示右侧水平、右侧上半规管 VOR 高频区功能异常

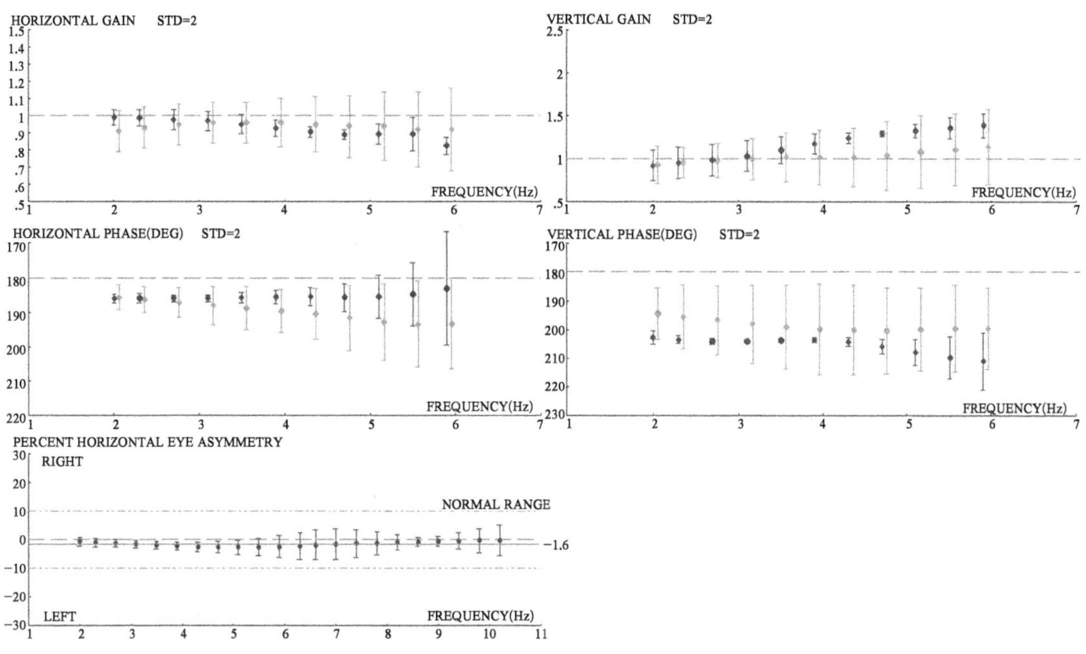

图 7-11　VAT 复查示结果正常

4. 分析　该患者发作性眩晕 6 年，右耳间断性耳鸣，波动性听力下降 4^+ 年，就诊 1 日前突发眩晕，视物旋转感，伴恶心、呕吐，无头痛，眩晕持续约 3 h，继之右耳耳鸣加重，耳闷，病史符合 MD 而不支持 VM。床旁检查可见右向自发性眼震。听功能检查为右耳听力下降，以低频区为主。前庭功能检查也描记到右向自发性眼震，中枢试验均正常，均支持右侧外周性前庭功能受损，且低频（温度试验）、中高频（VAT、vHIT 高频区）功能异常，外、上、后半规管（温度试验、VAT 和 vHIT）均为右侧受损。故按右耳 MD 发作期给予抗晕、止吐和改善内耳微循环治疗。该患者突出的特点是病变在右侧但床旁检查和仪器描记其自发性眼震均向右，说明为刺激性眼震，温度试验 DP 也向右，并有甘油试验阳性和耳蜗电图异常，表明正在积水阶段，与其眩晕发作一致。就诊时静态代偿和动态代偿均未建立。脱水治疗 1 周后患者的自发性眼震消失，对其进行健康教育，建议其改善生活方式，继续应用改善内耳微循环药物，并行前庭康复治疗，经 1 个月治疗，效果好。

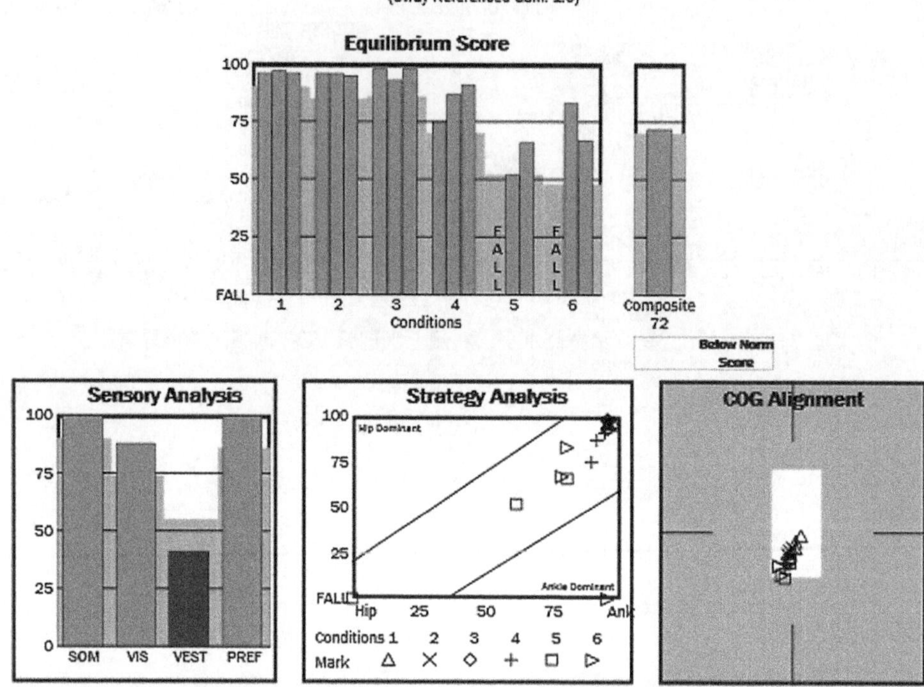

图 7-12　SOT 复查示综合得分提高至 72 分，但使用前庭觉保持平衡能力仍未恢复正常

三、案例三：右耳 MD 合并 VM

1. 病史　患者，女，38 岁，4 个月前突发眩晕，为视物旋转感，伴恶心，干呕、右耳听力下降、耳鸣、耳闷感，持续 4 h，未予治疗。自此眩晕频繁发作，5~6 日发作 1 次，每次持续 1~4 h。这期间于外院就诊，以“突发性耳聋”治疗，效果欠佳。在人多嘈杂环境、强光、运动画面环境可引起烦躁不适。近 1 个月症状加重，2~3 日发作 1 次，病程中无复视、肢体麻木等症状。偏头痛病史多年，现缓解，母亲及姐姐均有多年头痛史。

2. 检查

（1）床旁检查：耳镜检查未见异常，温度试验（WT）示偏左，Romberg 试验（-），Tandem 站立试验示晃动不稳定，Fukuda 原地踏步试验（-），未见自发性眼震，位置试验（-）。

（2）前庭功能实验室检查：未描记到自发性眼震；凝视性眼震（-）；扫视试验、跟踪试验、OKN 均正常；温度试验示右侧外半规管功能减退（R-CP 59%）（图 7-13）；vHIT 示各半规管 VOR 均正常（图 7-14）；VAT 示 2.0~6.0 Hz 频段垂直检测呈高增益、相位严重滞后，非对称值为 0.3（正常），提示中枢受损（图 7-15）；SOT 综合得分 60 分，提示使用前庭觉保持平衡能力较差，视觉依赖异常（图 7-16）。

（3）听功能检查：声导抗示双耳鼓室压图均为 A 型。纯音听阈测试：左耳听力正常，右耳感音神经性聋，气导听阈 0.25 kHz、0.5 kHz、1 kHz、2 kHz、4 kHz、8 kHz 分别为 35 dB HL、40 dB HL、35 dB HL、25 dB HL、20 dB HL、30 dB HL。甘油试验（+）。耳蜗电图-SP/AP 示右耳 0.33，左耳 0.23。

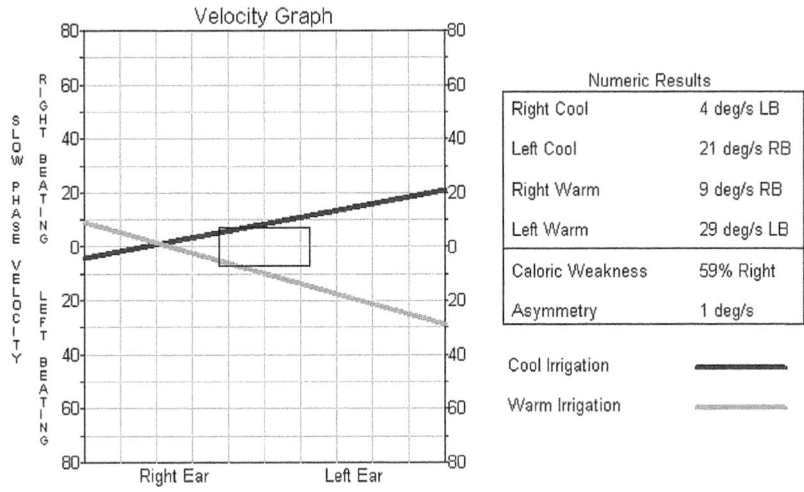

图 7－13　温度试验示右侧外半规管功能减退

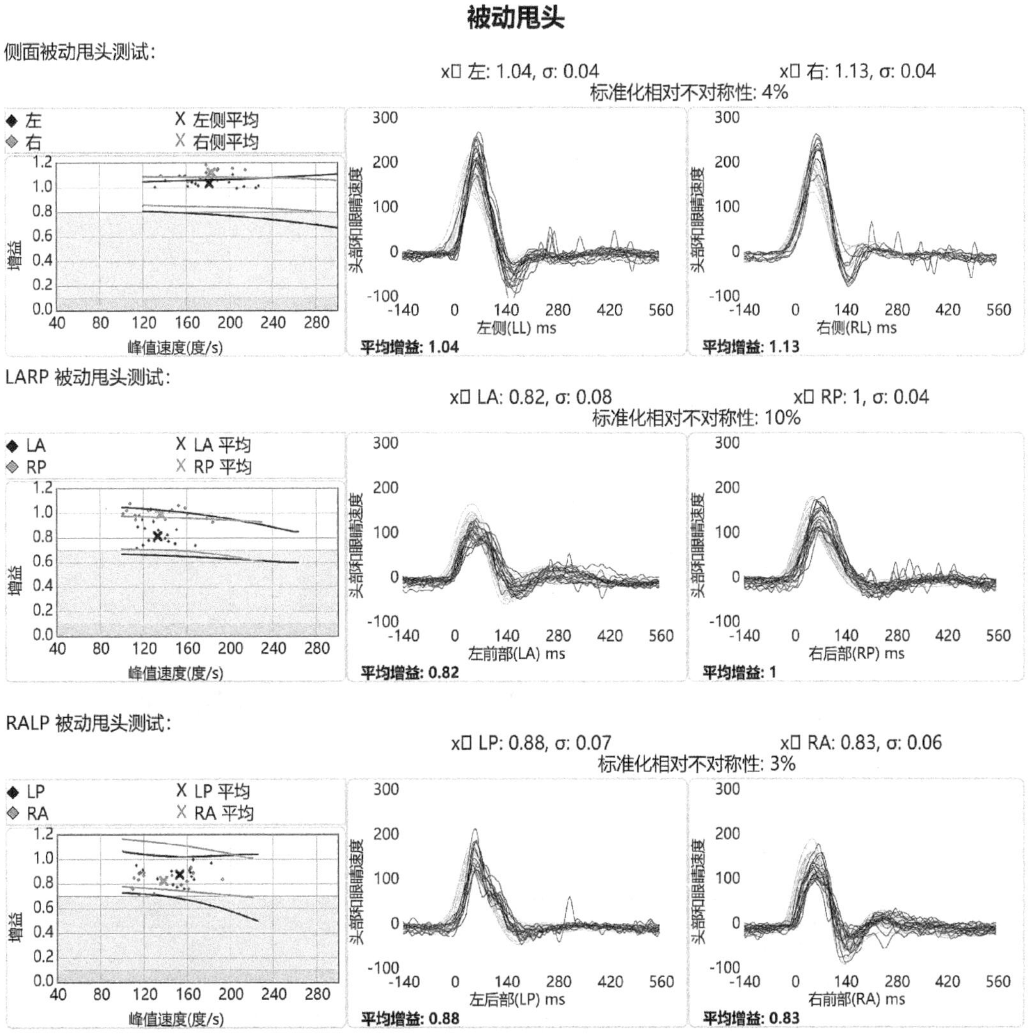

被动甩头

侧面被动甩头测试:

x 左: 1.04, σ: 0.04　　x 右: 1.13, σ: 0.04

标准化相对不对称性: 4%

◆ 左　X 左侧平均
◆ 右　X 右侧平均

增益　峰值速度(度/s)

头部和眼睛速度　左侧(LL) ms　右侧(RL) ms

平均增益: 1.04　平均增益: 1.13

LARP 被动甩头测试:

x LA: 0.82, σ: 0.08　　x RP: 1, σ: 0.04

标准化相对不对称性: 10%

◆ LA　X LA 平均
◆ RP　X RP 平均

增益　峰值速度(度/s)

头部和眼睛速度　左前部(LA) ms　右后部(RP) ms

平均增益: 0.82　平均增益: 1

RALP 被动甩头测试:

x LP: 0.88, σ: 0.07　　x RA: 0.83, σ: 0.06

标准化相对不对称性: 3%

◆ LP　X LP 平均
◆ RA　X RA 平均

增益　峰值速度(度/s)

头部和眼睛速度　左后部(LP) ms　右前部(RA) ms

平均增益: 0.88　平均增益: 0.83

图 7－14　vHIT 示各半规管 VOR 均正常

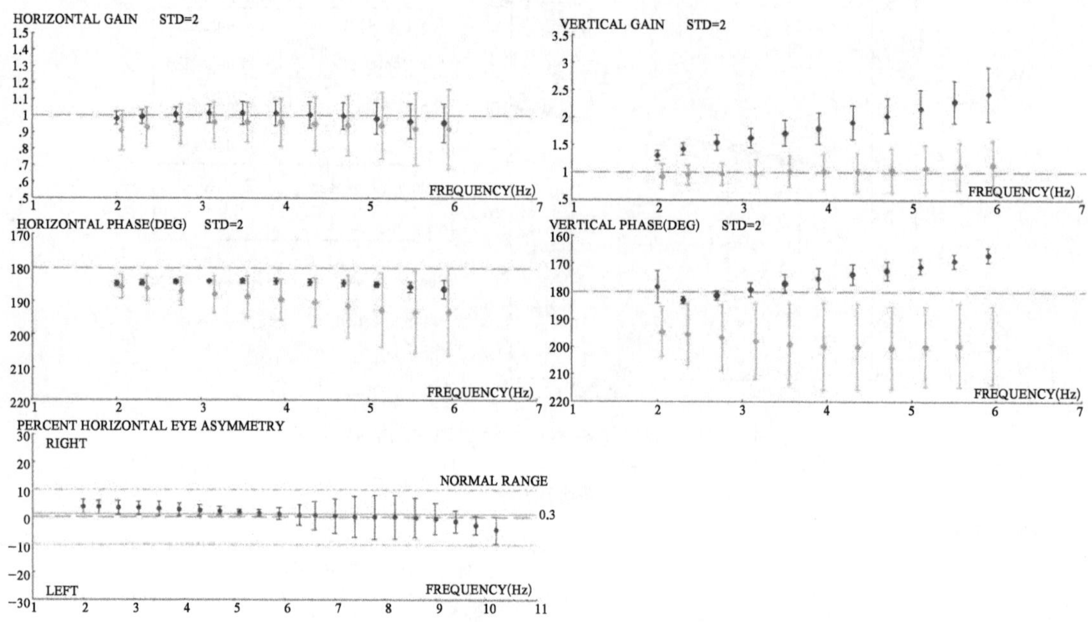

图 7－15　VAT 示 2.0～6.0 Hz 频段垂直检测呈高增益、相位严重滞后，提示中枢受损

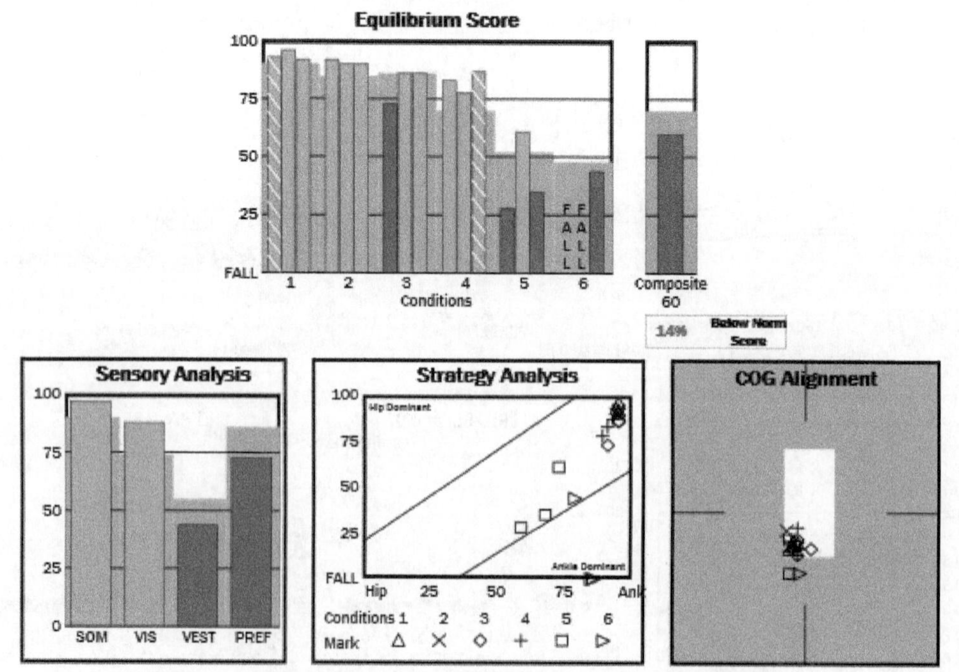

图 7－16　SOT 示使用前庭觉保持平衡能力较差，视觉依赖异常

3. 诊断和治疗　　诊断为右耳 MD 合并 VM，向患者讲解这两个病的相关知识及相互关系，消除其恐惧心理。建议其规律作息，防止脑力和体力疲劳，减少盐分摄入，避免咖啡因制品、烟草和乙醇类制品的摄入。口服倍他司汀、螺内酯片，抗偏头痛、改善睡眠。除了给患者和家属观看并讲解前庭康复视频，嘱其回家每日 2 次前庭外周康复和防跌倒康复及视觉强化性康复，6 周后门诊复查进行康复效果评估。

4. 疗效评估　　18 个月期间该患者的眩晕发作次数得分 15 分(基本控制)，属于 B 级；眩晕发作的严重程度及对日常生活的影响得 0 分，活动不受眩晕影响；听力疗效评定为改善 14 dB，属于 C 级；耳鸣评价 1 级，偶有间歇性耳鸣，不影响睡眠和工作。

5. 分析　　该患者发作性眩晕 4 个月，右耳听力下降、耳鸣、耳闷胀，眩晕持续 4 h，病史符合 MD，但患者还有在人多嘈杂环境、强光、运动画面环境引起的烦躁不适，且有偏头痛病史多年，母亲及姐姐均有多年头痛史，眩晕发作频繁等病史支持合并 VM。听功能检查为右耳听力下降，以低频区为主；甘油试验阳性；前庭功能检查凝视试验阴性；跟踪试验、OKN 均正常；温度试验、vHIT 均支持右侧外周性前庭功能受损，支持 MD 诊断，但 VAT 垂直测试增益高，相位严重滞后提示中枢性病变，也支持 VM 诊断。故药物治疗和前庭康复均要照顾到两种疾病的原则。从随访结果看，效果满意。

（王　蒙　刘　芳）

本章参考文献

李远军，金占国，徐先荣，2017. 梅尼埃病发病相关基因的研究进展. 临床耳鼻咽喉头颈外科杂志，31(4)：318－323.

李远军，徐先荣，2017. 前庭康复的研究进展. 临床耳鼻咽喉头颈外科杂志，31(20)：1612－1616.

田军茹，2015. 眩晕诊治. 北京：人民卫生出版社.

王智勇，苏丽娟，唐强，等，2015. 耳前耳后注射地塞米松及庆大霉素治疗梅尼埃病的疗效观察. 检验医学与临床，12(16)：2320－2322.

张星钰，董运鹏，张晓潮，2016. 梅尼埃病病因研究进展. 听力学及言语疾病杂志，24(5)：491－494.

章梦蝶，金占国，徐先荣，等，2016. 静脉滴注甘油果糖试验和鼓室钆造影在梅尼埃病诊断中的价值. 中华耳科学杂志，14(4)：499－503.

中华耳鼻咽喉头颈外科杂志编辑委员会，中华医学会耳鼻咽喉头颈外科学分会，2017. 梅尼埃病诊断和治疗指南(2017). 中华耳鼻咽喉头颈外科杂志，52(3)：167－172.

Greco A, Gallo A, Fusconi M, et al., 2012. Meniere's disease might be an autoimmune condition? Autoimmunity Reviews, 11(10): 731－738.

Li Y J, Jin Z G, Xu X R, 2015. Variants in the KCNE1 or KCNE3 gene and risk of Ménière's disease: a meta-analysis. Journal of Vestibular Research, 25(5－6): 211－218.

Sajjadi H, Paparella M M, 2008. Ménière's disease. The Lancet, 9636: 406－414.

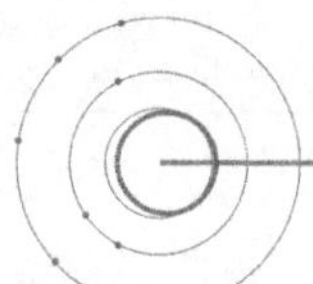

第八章 上半规管裂

第一节 概 述

一、定义

上半规管裂(superior semicircular canal bony dehiscence,SSCD),为一种新揭示的内耳疾病实体。正常骨迷路只有两个开口：蜗窗和前庭窗。覆盖上半规管的骨层中断出现裂口时，称作上半规管闭合不全,使骨迷路出现第三个开口。前庭(眩晕)与耳蜗(耳聋)症状是由于半规管裂形成的内耳第三个活动窗所致。

二、历史发现

100 年以前人们就知道某些病理情况下,强声或压力传至内耳可诱发前庭症状。例如,由声音导致眩晕或眼震的 Tüllio 现象可出现于下列疾病：外淋巴瘘、MD、胆脂瘤中耳炎、迷路炎、内耳梅毒和 Lyme 病等。1998 年霍浦金斯大学 Minor 首次报告 SSCD 可产生一组症状，即强声刺激、中耳压力或颅内压改变诱发的眩晕、耳内振动感及平衡紊乱等临床表现,包括由声音和(或)压力导致眩晕的前庭症状,以及骨导听觉过敏与低频传导性聋而声反射正常的听力障碍。其诱发的眼震方向与上半规管平面一致,颞骨薄层 CT 显示上半规管顶部骨质部分缺损,其中 2 例经颅中窝进路手术探查证实上半规管顶裂,故将其命名为“上半规管裂综合征”。

三、流行病学

Carey 等随机检测尸体颞骨标本 1 000 个,发现上半规管完全裂开占 0.5%,SSCD 加顶部骨质菲薄者占 2%,低分辨 CT 对骨质菲薄很难显示。但 Tsunoda 与 Terasaki 检测尸体颞骨 244 个,4 例显示骨裂,占 1.6%。我国 SSCD 的总发生率约为 4.10‰,其发生率与年龄及性别无关,裂隙较窄,且多位于上半规管顶壁中部。

四、病因和病理生理机制

(一) 病因

上半规管的骨层闭合不全或出现裂口可见于以下原因：先天性发育不良,胆脂瘤或者感染对骨质造成的侵蚀,外伤造成的骨折。SSCD 是由于出生后颞骨发育障碍所致,耳囊紧邻迅速发育中的大脑,受其挤压,若无足够发育空间,则上半规管出现裂隙。研究证实 SSCD 与先天性发育异常有关。SSCD 的裂损常呈典型的哑铃形，易受创伤或压力作用而破裂。故常在外伤及中耳或颅内压力改变时诱发症状。

（二）病理生理机制

1. 前庭功能变化　SSCD 的存在，相当于内耳的第三个活动窗。由于 SSCD 处的膜半规管及内淋巴顺应性增大，强声刺激或压力改变出现前庭症状。例如，做 Valsalva 吹张动作时，鼓室压力升高，经前庭窗传递，椭圆囊内的内淋巴压力增高，SSCD 处膜部膨起，致上半规管壶腹嵴远离椭圆囊，刺激壶腹嵴毛细胞及前庭传入神经。反之，外耳道施负压或压迫颈静脉，或其他因素使颅内压升高，骨裂处膜部陷移，致上半规管壶腹嵴趋向椭圆囊方向，抑制壶腹嵴毛细胞及前庭传入神经。栗鼠上半规管造裂研究显示上半规管前庭传入神经对压力改变的敏感性远高于外半规管前庭传入神经的敏感性。根据 Ewald 第一定律：上半规管壶腹受刺激，则眼球在同一平面出现向上、向外扭转的运动，显示为向上的扭转性眼震，患者伴有眩晕等前庭反应。

2. 听觉功能变化　SSCD 患者听觉功能变化有两个特征，即骨导敏感性增高及低频传导性聋。

（1）骨导敏感性增高：骨导阈值降低，可<0 dB HL，可能的原因是 SSCD 作为内耳第三活动窗，对声音起了扩大作用。此外，活动窗降低了内淋巴阻抗，也改善了骨导。

（2）低频传导性聋：由于声能经骨裂窗发生逸散与分流，气导减退，出现气骨差距。动物实验上半规管造孔及 SSCD 患者将骨裂封闭后，气导即改善，证明骨裂起了声能逸散作用。

五、临床表现

SSCD 为后天发育障碍，多在成年发病。有的在耳部与头部外伤后或上呼吸道感染后起病。多数为单侧，少数可双侧，男女发病无差异，可单独或合并出现下列症状。

（1）前庭症状主要表现为声音和压力诱发的眩晕和振动幻视。强声刺激、中耳或颅内压力变化如 Valsalva 吹张动作或强烈咳嗽时出现眩晕及垂直扭转性眼震，眩晕多与受累上半规管平面一致，可有头位偏斜。有的表现为慢性平衡功能障碍，可有跌倒发作，运动难忍，步态不稳。看远处物体有晃动，即振动幻视。对人物面相和标志物识别功能减退。

该症状可由高调声音诱发 Tüllio 现象，潜伏期很短，眼震持续 3～10 s，约 82%诱发眼震。外耳道压力改变可诱发 Hennebert 征，外耳道压力改变，传入中耳，引起镫骨向内运动、内淋巴背离壶腹兴奋性运动，约 75%诱发眼震。Valsalva 吹张动作可引起颅内压增高，使裂口处的上半规管膜受到压迫，引起上半规管内淋巴向壶腹抑制性运动，约 45%诱发眼震。

识别 SSCD 的关键是所诱发的眼震与声音/压力的相关性：诱发试验后出现眼震的潜伏期很短，大约与 VOR 的潜伏期一致（7～10 ms）；根据 Ewald 第一定律，所诱发的眼震与裂口的上半规管平面一致，裂口大且伴前庭功能降低时，可导致眼震与其他半规管平面一致；所诱发眼震的方向与上半规管内淋巴流动方向有关；应注意在无固视条件下观察眼震。

（2）听功能受损症状主要表现为听觉过敏、自听增强、搏动性耳鸣和气导听力下降。大约 52%患者出现听觉过敏，能听见自己的心跳、眼动和脚步声等。50%患耳出现自听增强，试图降低自己说话声音以避免引起患耳不适。有轻度至中度听力减退，为传导性聋或混合性聋。

（3）前庭症状与听功能受损症状并存。

六、实验室检查

（一）前庭功能检查

1. VEMP　SSCD 患者的 VEMP 有两个特点：① VEMP 阈值比正常人低 15～30 dB nHL；② VEMP 振幅比正常人高 2.5 倍以上。VEMP 有助于分析电测听气骨导分离的原因，如果气导听力异常来自中耳问题，通常 VEMP 会降低或消失。

2. 前庭眼反射　声刺激 SSCD 患者诱发的 VOR 阈值比正常人低，振幅比正常人高 15～30 倍。

3. 眼震描图　SSCD 患者平静时记录不到自发性眼震，但头部水平摇动后少数可有自发性眼震。强声刺激或外耳道加压者多数可诱发垂直扭转性眼震。

（二）听功能检查

1. 纯音听阈测试和音叉试验　显示低频传导性聋或合并感音神经性聋。

（1）音叉试验（256 Hz）：RT 阴性，WT 偏患侧。

（2）听力图：SSCD 患者的典型听力图表现为以低频听力下降为主的传导性聋，气导阈值上升，而骨导阈值有时会下降，低频部分多为负数。

（3）语音测听：语音辨别率正常。

2. 声导抗测试　SSCD 患者虽有明显低频传导性聋，但声导抗测试鼓室导抗图正常，且镫骨肌反射可引出，是一个特征。

（三）影像学检查

对有症状及前庭与听觉功能检查有异常，疑似 SSCD 者，高分辨 CT 有助确诊。CT 应取水平位与冠状位，而以三维重建的显示率最高，高分辨 CT 可降低误诊率。

CT 扫描示 SSCD 可合并其他特征：① 单侧 SSCD 患者的对侧上半规管顶部骨质厚度可比正常人薄些；② SSCD 患侧和无症状的对侧颞骨鼓室盖和鼓窦盖的骨质可有发育不良或缺失。

七、诊断鉴别诊断

（一）诊断

1. 病史　强声及中耳或颅内压力改变引起眩晕与向上扭转性眼震、慢性平衡障碍、搏动性耳鸣等。

2. 前庭功能检查　VEMP 特征为低反应阈值，高振幅。

3. 听功能检查　骨导敏感性增高，低频传导性聋，而声反射正常。

4. 影像学检查　高分辨 CT 及 MRI 显示 SSCD。

5. 手术探查　可确诊。

（二）鉴别诊断

1. 迷路膜破裂　因外伤或压力变化等因素致迷路窗膜和（或）迷路内膜结构如前庭膜等破裂，症状复杂多样，主要表现为眩晕或慢性平衡障碍，突发性耳聋或波动性感音神经性聋。病史，VEMP 及听觉功能与 SSCD 有别，窗膜破裂确诊须靠手术。

2. MD　为特发性膜迷路积水，反复发作眩晕、耳鸣、耳聋、耳胀四联症。症状与声刺激或压力改变无关。听功能检查具迷路积水特征，为感音神经性聋。VEMP一般为高反应阈值和低振幅。

3. BPPV　目前认为后半规管BPPV系椭圆囊斑耳石脱落，沉积在后半规管壶腹嵴的嵴顶结石症引起，特定体位可诱发短暂眩晕。听功能检查及VEMP检查正常。

4. 大前庭导水管综合征　是由于耳发育障碍致前庭导水管扩大。耳蜗及前庭功能障碍出现于幼儿期。多在外伤或感冒后出现眩晕或感音神经性聋，镫骨肌反射及VEMP可正常。颞骨影像学检查显示前庭导水管扩大有助确诊。

5. 耳硬化症　有家族耳聋史。进行性耳聋，非搏动性耳鸣，声刺激或压力变化不诱发眩晕，不限于低频的传导性聋，无骨导听觉过敏，鼓室导抗图可不正常，声反射无引出，为主要的鉴别点。可引出VEMP，一般反应阈值升高，振幅低。

6. 咽鼓管异常开放症　主诉耳闷、耳胀、耳鸣和自音增强，可见鼓膜随呼吸运动而扇动，声导抗曲线呈锯齿状，听力图及VEMP正常。

第二节　治　疗

一、保守治疗

多数轻度患者行保守治疗可控制症状，即避免声音和压力刺激诱发眩晕的有关因素，如Valsalva动作，避免耳部和头部外伤，预防上呼吸道感染。

二、手术治疗

手术治疗适用于症状严重，工作和生活质量受影响者。SSCD的发病原因为上半规管顶部骨质缺损，通过手术填塞上半规管或封闭骨质缺损（plug or resurfacing）是可行的。手术可取经颅中窝路径及经乳突路径，封闭SSCD。有两种手术方式：① 骨裂填塞术（plugging）；② 骨裂面重建术（resurfacing）。填塞材料可用中胚叶组织（颞筋膜、软骨膜、骨膜）和皮质骨，有人认为用硬性材料如骨或骨水泥封闭骨裂效果较好。

第三节　前庭康复

外伤或上呼吸道感染导致的SSCD可出现急性前庭症状，主要表现为严重眩晕和平衡障碍等，这一阶段不宜进行前庭康复，主要以保守对症治疗为主。急性期后可较长期表现为慢性平衡功能障碍，可有跌倒发作、运动难忍、步态不稳、看远处物体有晃动（即振动幻视）、对人物面相和标志物识别功能减退。在这一阶段开展针对性的前庭康复治疗和训练，可大大改善平衡功能和动态视力，降低跌倒风险，提高生活和工作质量。

一、基线评估

前庭康复的效果与很多因素有关,前庭康复的诊断和选择适当的康复方法均是其中的重要因素。因此,前庭康复治疗前基线评估非常重要,需要根据康复诊断提供的信息选择适当的康复方法。SSCD 患者前庭康复前基线评估的内容:详细采集眩晕病史,明确有无外伤史及外伤的方式和程度;主要的症状特点、严重程度和持续时间;细致的眩晕查体,包括肌力、协调性、平衡能力等;以及全面的前庭功能检查和评估。前庭康复前基线评估方法可参看视频 0-1~视频 0-17。通过前庭康复基线评估确定 SSCD 患者的前庭功能损害的状态:损害程度的轻重;是双侧损害还是单侧损害,双侧损害是否对称;对患者平衡功能和动态视力的影响如何;患者的情绪状态如何;患者的主观感觉及对生活的影响程度;同时还要了解听觉功能等。通过分析以上采集的信息和检测的结果,就可以做出准确的前庭康复前基线评估,建立前庭康复诊断,并以此为依据制订适当的前庭康复方案。根据基线评估,提出前庭康复的量化指标,建立本阶段前庭康复治疗的现实性目标,并作为前庭康复治疗再评估的对比依据。

二、前庭康复方案

前庭康复由两大部分组成,VRT 和 BRT。前庭康复要循序渐进,逐渐增大训练量和训练难度。

(一)前庭眼反射康复

VRT 主要通过头眼协调性固视机制进行康复,提高视觉稳定性,康复方法可分为前庭外周康复、前庭中枢康复、替代性前庭康复和视觉强化性康复等。

1. 前庭外周康复　SSCD 一般为单侧发生,多导致单侧不完全性外周前庭损害,前庭外周康复通常效果较好。如果是双侧性损害且程度严重,单靠前庭外周康复效果有限,还需要联合其他康复方法,如替代性前庭康复等。

前庭外周康复的方法包括摇头固视、交替固视、分离固视和反向固视等。以上 4 种前庭康复方法可以在以下几种难度条件下由易到难进行训练,先从患者可以接受和适应的难度开始。① 坐位训练;② 站位训练:设定两脚间距,逐渐由宽变窄;③ 海绵垫上站位训练:设定两脚间距,逐渐由宽变窄;④ 视靶变化训练:由远距离逐步到近距离;⑤ 行走训练:由慢速开始,逐步增加行走的速度及头转动的速度和频率;⑥ 先进行水平方向训练,再进行垂直方向训练。具体方法可参看视频 0-18。

2. 前庭中枢康复　有些患者可伴发中枢前庭损伤,主要表现为前庭眼动调节功能异常或其他中枢性异常,可根进行前庭中枢康复。前庭中枢康复方法包括 VOR 抑制、反扫视、记忆 VOR 和记忆扫视等。先易后难的训练步骤:由坐位到站位训练,远视靶和近视靶相间使用,逐步加快速度。具体方法可参看视频 0-19。

3. 替代性前庭康复　SSCD 导致的完全性前庭功能丧失的患者,由于缺乏残存的前庭功能,单纯的前庭外周康复效果有限,需要联合替代性前庭康复。该方法主要通过视眼动系统、颈反射系统、高级知觉和认知功能来进行 VOR 替代康复。替代性前庭康复方法包括反射性扫视、COR、记忆 VOR 和记忆扫视。先易后难的训练步骤:由坐位到站位训练,远视靶和近视靶相间使用,逐步加快速度。具体方法可参看视频 0-20。

4. 视觉强化性康复　SSCD导致双侧前庭系统损伤和中枢性损伤等，可出现振动幻视、头晕和对视觉刺激敏感等，可进行视觉强化训练。视觉强化性康复训练可通过视觉背景提供视觉冲突，增强VOR反应和视-前庭交互反应能力，降低对运动和视觉刺激的敏感性。具体方法可参看视频0-21。

（二）前庭脊髓反射康复

BRT主要是进行步态平衡训练，主要涉及躯体和下肢的康复治疗，可提高机体的稳定性和平衡能力，康复方法分为肌力强度康复、重心变换康复、平衡协调康复和步态功能康复等。

1. 肌力强度康复　由于患者长时间卧床或活动受限，可导致下肢肌力减退，进行肌力强度康复是恢复平衡功能的基础，包括起坐训练、单脚站立、提跟抬趾和双腿快速交替抬起或站立训练，可提高下肢和足部的肌力。循序渐进，逐步增加站立次数和时间，增加每日训练次数。具体方法可参看视频0-22~视频0-24。

2. 重心变换康复　通过进行重心变换康复，增强活动时灵活变化重心的能力，加强维持重心的能力，可增强活动时的平衡能力。方法包括重心变换练习、功能性前伸训练和行走转髋训练。具体方法可参看视频0-25~视频0-27。

3. 平衡协调康复　进行头、眼、肢体协调性康复训练，同时加强感觉与运动之间的协调，增强活动时的调节能力和维持平衡能力。方法包括马步云手、弓步传球、双脚跟脚尖行走、踝关节摆动、髋关节摆动、平衡板练习和平衡木练习等训练。具体方法可参看视频0-31、视频0-41~视频0-43。

4. 步态功能康复　主要是训练行走时步态的功能性协调。训练方法包括计时站起走、脚跟脚尖一线走及常速行走、变速行走、左右转头行走和上下摇头行走等动态步态训练等。具体方法可参看视频0-28~视频0-30。

以上训练先从比较稳定的体位训练开始，然后转至不太稳定的体位。先睁眼训练后闭眼训练。

（三）前庭康复注意事项

在前庭康复过程中，动作幅度、强度、力量及训练量不宜过大，逐渐增加训练量、力量标准和强度、难度，避免外耳道压力变化、颅内压升高和高强度声音刺激等。

三、前庭康复后的随访

前庭康复治疗后，一般4~6周为1个周期，应进行前庭康复后再评估和随访。前庭康复后随访和再评估的内容与前庭康复前基线评估的内容相同。通过随访和再评估评价前庭康复的效果，根据效果决定是否继续前庭康复及是否对前庭康复方案进行调整。

综上所述，SSCD是新近认识的一种内耳疾病实体，有前庭及听觉功能障碍，是由于内耳存在第三个活动窗所致，其听觉功能检查表现为骨导听觉过敏和低频传导性聋而镫骨肌反射正常。传导性聋而镫骨肌反射正常者，或影像学检查有鼓室盖及鼓窦盖缺损提示有潜在的SSCD，VEMP在诊断SSCD上有重要作用。诊断主要依据病史、声音和压力刺激诱发眩晕与向上的扭转性眼震、听觉与前庭功能检查（VEMP）及颞骨影像学检查。多数SSCD患者保守治疗有效。严重者需行骨裂填塞术或骨管裂面重建术。术后少数病例症状可复发或并发感音神经性聋。适宜的前庭康复方案可加速前庭功能的恢复，对SSCD的诊治还需深入研究。

第四节 案 例 分 享

1. 病史　患者，女，62岁，左耳听力逐渐下降伴耳鸣13年，反复发作性眩晕2年，每日均有次数不等的发作，尤其在触碰左侧外耳或用手掌按压左侧外耳道及擤鼻、打喷嚏或用力排便时容易诱发，每次持续10余秒，表现为前后翻滚感，眩晕发作时伴左耳鸣加重，头昏脑涨感，严重时自身转动感能持续1~2日，自发病以来因突发的眩晕共摔倒6次。

2. 检查　耳科检查未见异常。音叉试验：左耳听力下降，RT：双耳(+)，WT：偏右。12对脑神经检查未见异常。视跟踪试验：欠平滑。床旁头脉冲试验(-)。HSN(+)。Romberg试验：晃动不稳定。Tandem站立试验：多数向左侧倾倒。纯音听阈测试提示左侧听力重度耳聋平坦型曲线70~90 dB HL(图8-1)。视动检查：视跟踪试验，欠平滑；扫视试验，大致正常。凝视性眼震：无。温度试验检查提示未见自发性眼震，左侧外半规管功能下降，CP：50.3%(左向)，DP：2.6%(图8-2)。SVV检查：偏左2.9°。OAE提示左侧异常。动态平衡检查(SOT)：平衡感觉整合能力测试综合得分为43分，提示使用本体觉、视觉、前庭觉保持平衡能力异常，其中使用前庭觉能力最差(图8-3)。侧重踝关节策略：重心位置偏右。oVEMP、cVEMP双侧均未引出有效波形(图8-4)。中耳薄层CT扫描提示左侧上半规管骨质缺损。

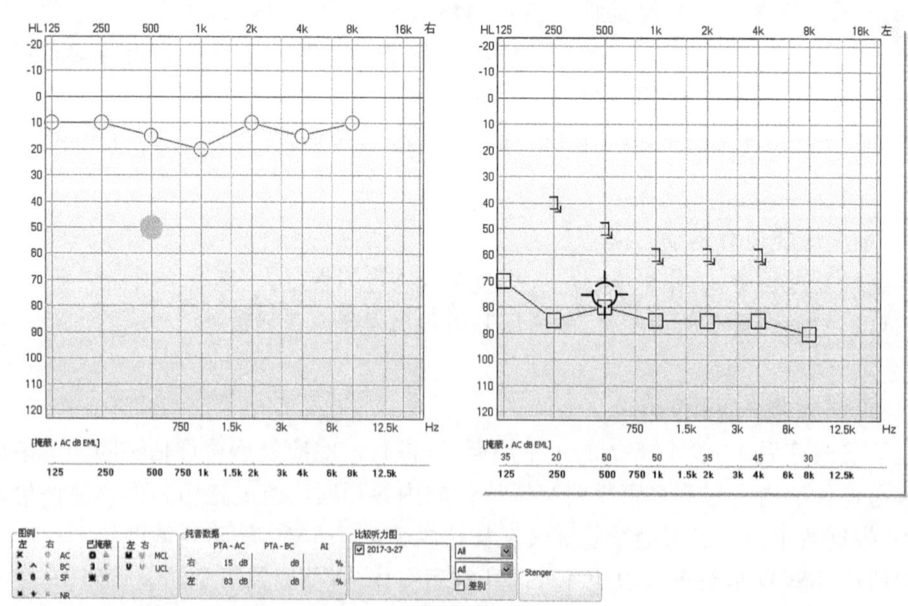

图8-1　纯音听阈测试提示左侧听力重度耳聋平坦型曲线70～90 dB HL

3. 诊断和治疗　根据患者症状和体征，结合中耳薄层CT扫描提示左侧上半规管骨质缺损，考虑诊断为SSCD。在全麻下行左侧半规管填塞术。在乳突后用电钻分别将3个半规管显露并轮廓化，用金刚钻在半规管处磨开瘘口，取颞肌筋膜填塞半规管的管腔，阻断内淋巴流动。术后患者经过恢复，7日后出院，并根据康复要求进行前庭外周康复。门诊随访患者

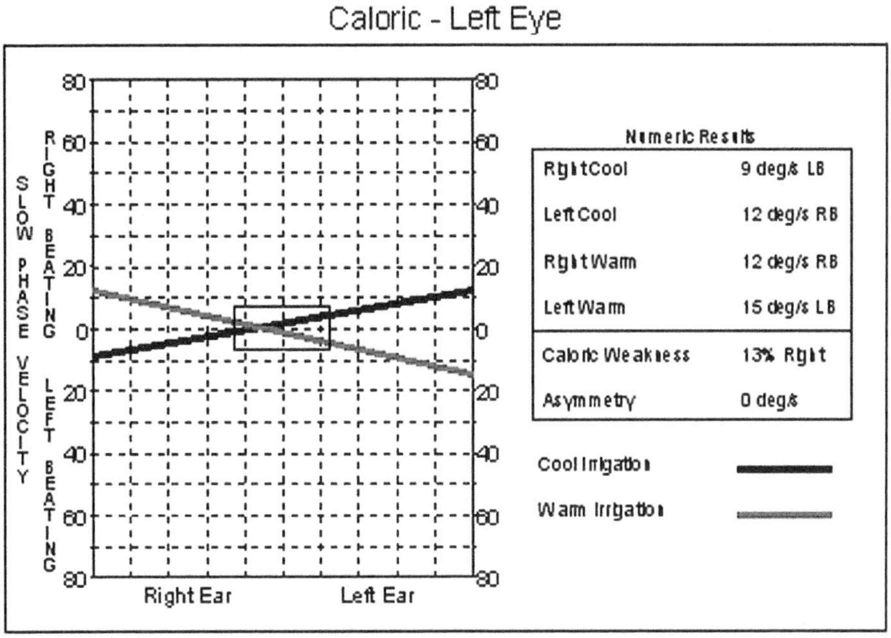

图 8－2　温度试验提示左侧外半规管功能下降

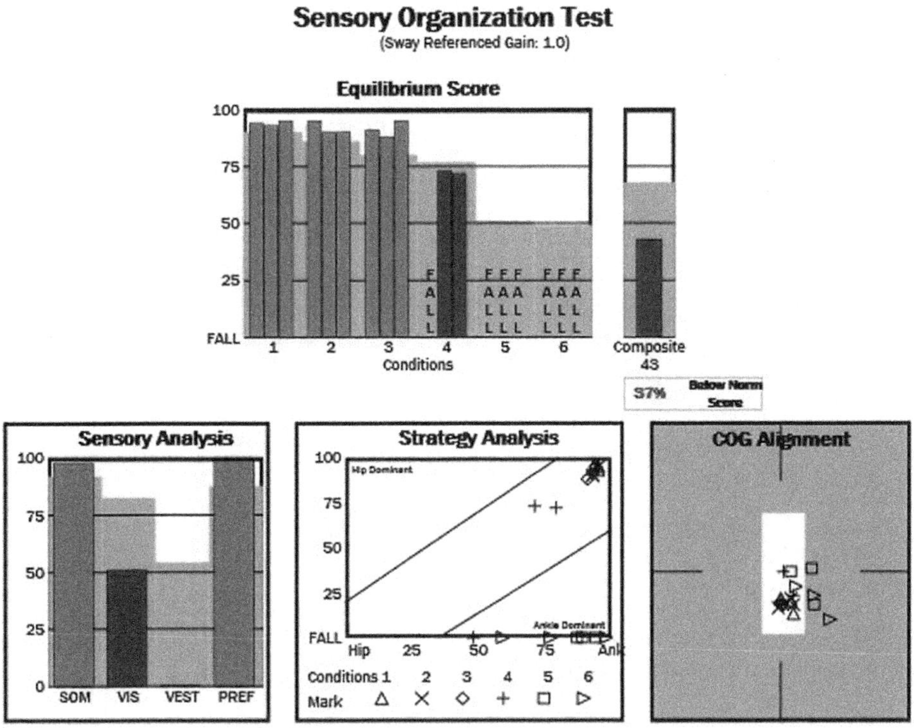

图 8－3　动态平衡检查（SOT）提示使用本体觉、视觉、前庭觉保持平衡能力异常

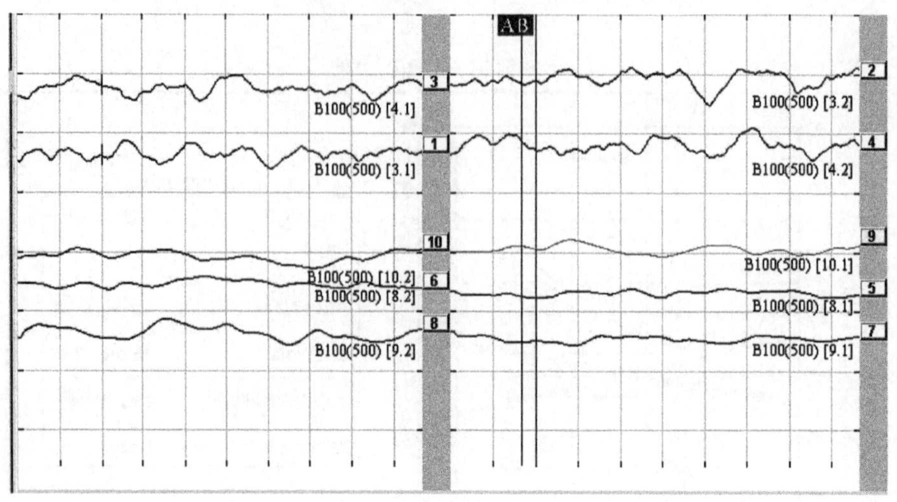

图 8-4　VEMP 双侧均未引出有效波形

3 个月，患者恢复良好，眩晕症状基本消失，未发生过跌倒现象。动态平衡检查（SOT）：平衡感觉整合能力测试综合得分为 51 分，提示使用前庭觉保持平衡能力异常，但较治疗前明显改善。

4. 分析　　患者表现为左侧听力逐渐下降伴耳鸣的耳蜗损伤，病史长达 13 年，随后在近 2 年内开始出现前庭系统损伤引起的眩晕，其眩晕症状由按压左侧外耳道及擤鼻、打喷嚏、用力排便时诱发。说明患者 SSCD 对耳蜗和前庭功能的损伤是一个比较缓慢的过程。由于听力损失的叠加效应，最终影响患者交流，所以更容易被患者察觉。前庭系统的慢性损伤在开始时并未引起急性眩晕症状，早期的轻微眩晕可能并未被患者察觉，随后左侧前庭功能障碍在长达 10 余年里逐步发展，当双侧前庭张力不平衡达到相当程度后，就会在一定的外界刺激下诱发眩晕。此患者既往无急性前庭综合征的病史，说明患者左侧前庭功能损伤不是急性发生的，而是慢性损伤缓慢积累的效应。这从温度试验中可以看出，患者左侧前庭张力明显不足，但其 DP 在正常范围内，说明其前庭功能已经有一定的代偿。由于患者症状较轻，从 CT 观察骨质缺损也较小，故手术治疗效果良好，加之后续的前庭外周康复训练，治疗效果理想。

（王小成）

本章参考文献

陈婷，梁勇，张威，等，2018. 应用高分辨 CT 多平面重建分析上半规管裂的影像学特征. 临床耳鼻咽喉头颈外科杂志，32(14)：1082-1086.

管骅，慈军，周怀恩，等，2016. 上半规管裂综合征 1 例. 中国眼耳鼻喉杂志，16(1)：50.

刘洪飞，唐德争，徐海华，等，2010. 上颌结节整形术诱发上半规管裂综合症 1 例. 北京口腔医学，18(4)：202.

粟秀初，黄如训，2005. 眩晕. 西安：第四军医大学出版社.

田军茹，2015. 眩晕诊治. 北京：人民卫生出版社.

汪照炎,吴皓,杨军,2005. 上半规管裂综合征. 临床耳鼻咽喉科杂志,19(16):766-768.
王恩彤,单希征,2017. 上半规管裂综合征的认识与处理. 中国中西医结合耳鼻咽喉科杂志,25(5):396-400.
王淑叶,于京隔,李靖,等,2018. 上半规管裂发生率及其 HRCT 特征. 中国医学影像技术,34(10):1465-1468.
吴子明,张素珍,周娜,等,2005. 上半规管裂一例. 中华耳科学志,3(1):65,66.
于立身,2013. 前庭功能检查技术. 西安:第四军医大学出版社.
张素珍,2010. 眩晕症的诊断和治疗. 北京:人民军医出版社.
赵钢,韩军,夏峰,2012. 眩晕和头晕:实用入门手册. 北京:华夏出版社.

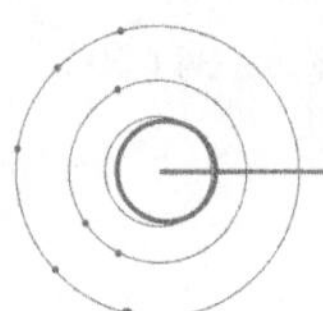

第九章 前庭阵发症

第一节 概　　述

一、定义

前庭阵发症（vestibular paroxysmia，VP），是一种可能由血管神经交互压迫所导致，以短暂性、频繁发作的眩晕为特征的疾病。最早于1975年由Jannetta医生发现并命名为致残性位置性眩晕（disabling positional vertigo，DPV），直至1994年Brandt等通过研究发现第Ⅷ对脑神经与血管的交互压迫现象可能与该疾病的发生有关，该病才被正式命名为VP，并提出首个VP的诊断标准。

二、流行病学

据统计，VP在眩晕门诊的诊断率在1.8%~4.0%，男性发病率是女性的两倍，常见的发病年龄高峰期中，因BA异常为发病原因的患者多在早年发病，而因高血压动脉硬化增加和搏动性增强为发病原因的患者多在40~70岁发病。

三、病因及发病机制

多数学者认为是血管压迫第Ⅷ对脑神经导致神经纤维发生脱髓鞘改变而发病。动脉对第Ⅷ对脑神经形成节段性压迫造成神经脱髓鞘，当动脉的搏动增强时，这种压迫更为明显，轴突发作性短暂异常放电，并在脱髓鞘轴突之间传播，造成脱髓鞘神经的时相性放电，最后形成短暂性发作性眩晕症状。有研究者对患者桥小脑角区进行扫描，对两组第Ⅷ对脑神经周围有无血管神经交互压迫、压迫类型、神经与血管之间的角度进行回顾性分析，发现VP组的第Ⅷ对脑神经周围有血管神经交互压迫存在的概率为93.3%，显著高于眩晕组56.7%。当血管与神经之间的角度在45°~135°时，VP发病的可能性大。MRI技术（如3D－FIESTA、3D－CISS、MRTA等序列都能清晰显示神经、血管关系）及神经电生理技术的进步，为该病的诊断提供了重要的客观依据。

四、临床表现

VP的临床表现特点是反复发作的眩晕，运动时症状持续存在，静止时症状可缓解或消失。因此症状严重时患者常常被迫调整体位或停止动作方能缓解，但使用前庭抑制剂不能缓解症状，随病情进展，症状呈加重趋势。每次发作持续时间数秒至数分钟不等，多在头部转动或体位发生变化的时候发作，驾车、身处振动环境、深呼吸、过度换气及进行其他身体活动时也可诱发。最常见的伴随症状为站立及步态不稳，可伴有恶心、呕吐、单侧耳鸣、听力减退等症状，部分患者有听力波动、耳周压迫感、麻木感、轻微头痛及头部压迫感、头部间断性针刺样疼痛、视物模糊感等表现。

五、检查

（一）实验室检查

听功能检查：疾病早期患者主要表现为反复发作的低频波动性耳鸣或高频持续性单调耳鸣。随着病程进展，可出现高频听力下降，纯音听阈测试多表现为高频下降的感音神经性聋，部分镫骨肌声反射阈提高，常同时有重振阳性。ABR 典型表现为Ⅰ、Ⅱ、Ⅲ、Ⅴ波潜伏期延长，Ⅱ、Ⅲ波潜伏期延长更为明显，因此常表现为Ⅰ～Ⅲ间期和Ⅰ～Ⅳ间期延长，而Ⅲ～Ⅳ间期正常。

前庭功能检查：冷热试验正常，或患侧前庭功能减退。静态和动态 SVV 检查结果异常，若病情恢复期前庭功能已代偿检查结果可正常。

过度换气试验：部分 VP 患者在过度换气条件下可诱发眼震。

（二）影像学检查

通过高分辨率 MRI 分析神经血管成像，对桥小脑区第Ⅷ对脑神经进行扫描，评估有无血管神经交互压迫、压迫类型，判定责任血管、接触点距第Ⅷ对脑神经脑干发出点的最短距离。最常见的类型为血管袢压迫，责任血管分别为 AICA、PICA、小脑上动脉和椎动脉，接触点距第Ⅷ对脑神经脑干发出点的最短距离为 0～14 mm，平均(5.90±4.60)mm。

有学者对 MRI、MRA、MRTA 在血管神经压迫的诊断中的敏感性和特异性进行比较后发现，敏感性：MRI<MRA<MRTA，特异性：MRTA 优于 MRI 和 MRA。总之，MRI 在 VP 的诊断中具有重要意义。

六、诊断与鉴别诊断

（一）临床诊断

Bárány 学会经过多次讨论制定了 VP 的诊断标准。

1. 肯定诊断标准(同时满足以下 5 条标准)

（1）至少有 10 次自发的旋转或非旋转性眩晕发作。

（2）发作持续时间<1 min。

（3）症状刻板。

（4）卡马西平/奥卡西平治疗有效。

（5）不能用其他诊断更好地解释。

2. 可能诊断标准(同时满足以下 5 条标准)

（1）至少有 5 次旋转或非旋转性眩晕发作。

（2）发作持续时间<5 min。

（3）眩晕发作为自发性或由一定头位诱发。

（4）症状刻板。

(5) 不能用其他诊断更好地解释。

对于 VP 的诊断,虽然 MRI 中血管神经压迫的影像学证据具有重要价值,但在前庭疾病国际分类中,特别强调 MRI 所发现的神经血管压迫征象而不是诊断 VP 的预测指标,因为大约 30%健康人的 MRI 也会有此征象,因此不能仅仅依靠 MRI 的资料就做出 VP 的诊断。

(二) 鉴别诊断

由于 VP 在眩晕疾病中的发病率较低,而且症状不具有特异性,因此该病诊断率较低。在进行诊断时需要与以下疾病鉴别。

1. 典型 BPPV　　BPPV 为头部快速运动到特殊位置诱发的发作性眩晕及眼震,即眩晕不出现在头部运动过程中,而出现在特殊位置,且有短暂的潜伏期,持续 15~60 s,易疲劳,间歇期通常无症状,日常体力活动不诱发眩晕及不稳感,手法复位可获得良好效果,特发性 BPPV 不伴其他耳部症状。

2. 不典型 BPPV　　双侧患病或累及多个半规管的 BPPV 可在一个以上体位诱发眩晕及眼震,但其眩晕及眼震仍符合典型 BPPV 发病特点。

3. VN　　一次剧烈的眩晕伴恶心、呕吐,持续 12~24 h,随之出现持续数日至数周的平衡失调。

4. VM　　发作性眩晕持续数分钟到数小时,多由睡眠不规律、饮酒或其他事件诱发,30%~40%的患者以发作性眩晕为唯一症状,部分伴头痛或其他偏头痛症状,大部分患者有偏头痛家族史,90%的患者可出现平衡失调。

5. MD　　眩晕发作的时程为 20 min~12 h,并且有低中频感音神经性听力损失(>30 dB,<2 000 Hz),可根据这两点与 VP 鉴别。

6. 脑卒中或神经脱髓鞘后出现的阵发性眩晕　　这两种疾病均可引起眩晕(又称脑干阵发性眩晕),由于使用卡马西平或奥卡西平治疗也能减轻眩晕,因此与 VP 鉴别有一定困难。两者鉴别主要靠 MRI 检查。脑干 MRI 薄层扫描能鉴别脑干病变引起的眩晕。

7. 惊恐发作　　发作经过多具有以下症状:感觉头晕,站立不稳,颤抖,恶心或腹部疼痛,胸痛或窒息感,心悸,出汗,感觉异常,寒冷或潮热,脱离现实感或失去人格感,濒死感。惊恐发作的持续时间通常比 VP 长。

8. 发作性共济失调　　其发作持续时间从数分钟到数小时不等,并且绝大多数患者都有小脑体征,特别是凝视诱发的向下的眼震。根据发作持续时间、小脑体征及眼震特点可与 VP 鉴别。

第二节　治　　疗

VP 的眩晕症状不能用前庭抑制剂缓解,甚至有患者在用药之后症状会加重。由于 VP 的发病机制并不是十分明确,目前临床使用较为有效的药物有卡马西平、巴氯芬等。在大多数情况下,这些药物可以有效缓解发作症状,但是无法取得根治效果,目前的治疗经验大多是参考三叉神经痛的治疗。

1. 药物治疗　　Bárány 学会对 VP 提出了相应治疗方案,实验性低剂量卡马西平(每日

200~800 mg）或奥卡西平（每日 300~900 mg），通常可以取得一定效果。阳性反应支持诊断，对于确定诊断需要的精准剂量还需要进一步研究。如果患者不能耐受这些药物治疗，可以用其他钠通道阻滞剂替代，如苯妥英钠或丙戊酸钠，然而关于使用苯妥英钠或丙戊酸钠治疗 VP，目前尚无研究资料可供参考。

2. 手术治疗　主要手术方式为微血管减压术，将责任血管从神经上移开并固定于邻近的硬脑膜上或者在血管和压迫神经间放入 Teflon 片或筋膜组织以缓解神经受压迫情况。微血管减压手术不是首选，仅适用于无法耐受药物治疗的患者。

第三节　前庭康复

对于眩晕症状持续患者，在药物治疗同时可以进行前庭康复，加速平衡功能恢复、症状缓解。

一、基线评估

在前庭康复前，首先要对前庭功能进行基线评估，准确评估患者的前庭功能状态，做出前庭诊断，根据前庭诊断的结果制订前庭康复方案和前庭康复方法。VP 患者前庭康复前基线评估的内容：详细采集眩晕病史，明确可能的病因及诱发和缓解因素；主要的症状特点、严重程度和持续时间；细致的眩晕查体，包括肌力、协调性、平衡能力等；以及全面的前庭功能检查和评估。通过前庭康复前基线评估确定 VP 患者的前庭功能损害的状态：损害程度的轻重；是双侧损害还是单侧损害，双侧损害是否对称；对患者平衡功能和动态视力的影响如何；患者的情绪状态如何；患者的主观感觉及对生活的影响程度；同时还要了解听觉功能等。通过分析以上采集的信息和检测的结果，就可以做出准确的前庭康复前基线评估，建立前庭康复诊断，并以此为依据制订适当的前庭康复方案。根据基线评估，提出前庭康复的量化指标，建立本阶段前庭康复治疗的现实性目标，并作为前庭康复治疗再评估的对比依据。前庭康复前基线评估方法可参看视频 0－1~视频 0－17。

二、前庭康复

1. 前庭康复策略　VP 患者病程较长或者反复发作，除了发作期的眩晕症状外，在非发作期会有走路不稳、姿势稳定性差等平衡障碍的表现。因此，在药物治疗的同时，可以进行前庭康复训练。对于手术治疗后的患者，术后可能残留眩晕症状和平衡障碍，也可以进行前庭康复训练，加速眩晕症状消退和平衡功能恢复。目前认为，血管压迫前庭神经是 VP 发作的主要原因，所以主要表现为前庭外周神经系统功能损害，而且多是单侧前庭功能受损。因此，VRT 方案以前庭外周康复为主，对于双侧前庭功能受损的患者则主要以替代性前庭康复为主。同时可以进行 BRT 方法，包括肌力康复、重心稳定性康复和步态稳定性康复及平衡协调康复等。一般来说，前庭康复应该遵循尽早进行、由简到繁、由慢到快、由小角度到大角度的原则。

2. 前庭康复方案

（1）前庭外周康复：当 VP 患者基线评估显示单侧外周性前庭功能受损时，可选择该方案，其机制主要是通过前庭代偿实现康复。前庭康复治疗方法同第二章“突发性耳聋伴眩晕的前庭外周康复”。

（2）替代性前庭康复：当VP患者基线评估显示双侧前庭功能受损时，可选择该方案，其机制主要是通过视反射特点实现康复。双侧外周性前庭功能受损后，反复进行视眼动训练有助于补偿低下的前庭眼动增益，使滞后的眼速能跟上头速，保持清晰的动态视力。前庭康复治疗方法同第二章“突发性耳聋伴眩晕的替代性前庭康复”。

（3）防跌倒康复：当VP患者基线评估显示前庭本体觉异常时，有跌倒风险，可选择该方案。前庭康复治疗方法同第二章“突发性耳聋伴眩晕的防跌倒康复”。

（4）其他训练方法：随着科技进步，越来越多的新技术手段也应用于康复训练中，如动/静态姿势平衡仪、虚拟现实视觉刺激等方法，可用于训练患者的平衡稳定性或者视觉代偿能力。虚拟现实训练方法是利用虚拟现实技术为患者提供虚拟的视觉刺激环境，通过刺激视网膜滑动和特定环境下的习服训练，增强前庭功能训练的效果，相对于其他训练，虚拟现实刺激具有更加逼真的环境沉浸感，可以在相对简单且安全的环境下呈现有一定难度的训练环境，从而提高训练的效果。这些方法在一定程度上提高了训练的可视性，也为枯燥的康复训练增加了互动性和趣味性，而且这些训练方法也可以在训练过程中对康复训练的状态进行客观的评价，让患者在训练中就可以客观地看到自己的训练效果，在一定程度上可以提高患者的依从性。

三、前庭康复后效果评估

对于前庭康复的目标，不仅仅是要求前庭功能达到一定的客观状态，还要求关注患者在经过前庭康复治疗后其社会功能如何，能否在不同场景中进行正常或者接近正常的生活，前庭康复的目标包括以下几个方面。

（1）提高患者的平衡功能，尤其是在不同环境下的步行能力。

（2）提高患者在运动时的视物清晰度。

（3）提高患者的活动水平。

（4）提高患者融入社会的能力。

因此对前庭康复后的效果评价，除了对患者的前庭功能状态进行客观评价外，还可以通过量表来评价患者前庭功能对生活的适应能力，这种方法简单易行，也较接近患者实际生活中的体验。常用的评价量表：DHI，用于评价头晕对日常生活的参与性及生活质量的影响；VADL，用于评价前庭疾病对患者日常生活活动能力的影响；BBS，用于评价患者的平衡功能，分数较低则表明跌倒的可能性较高；DGI指数量表，用于评定患者步行时的姿势稳定程度和跌倒风险，分数较低预示着有较高的跌倒风险。

第四节　案例分享

1. *病史*　患者，女，66岁，患者在入院前3个月开始出现反复发作的头晕，视物旋转，伴恶心，每次发作持续数秒后缓解，均在向右转头的特定头位发作，发作时无头痛、复视、言语不利，无听力下降，无耳鸣、耳闷，无视力障碍及其他症状。患者既往患高血压、高脂血症30余年，冠心病20年，糖尿病7年。晨起血压偏高，最高曾达160/90 mmHg。一直服用贝那普利、氯吡格雷、阿司匹林、阿托伐他汀、二甲双胍等药物。

2. 检查

（1）床旁检查：耳科检查未见异常。神经系统检查未见异常。视动检查正常，无自发性眼震。床旁头脉冲试验检查、HSN 检查、OTR 检查均未见异常。Romberg 试验、Tandem 站立试验、Fukuda 原地踏步试验未见异常。

（2）实验室检查：纯音听阈测试提示双侧轻度听力损失（图 9－1）。ABR 基本正常。温度试验提示右向自发性眼震，双侧外半规管功能正常（图 9－2）。BPPV 检查提示各种位置均为右向眼震。动态平衡 SOT 检查综合得分为 61 分，提示使用前庭觉保持平衡能力差（图 9－3）。

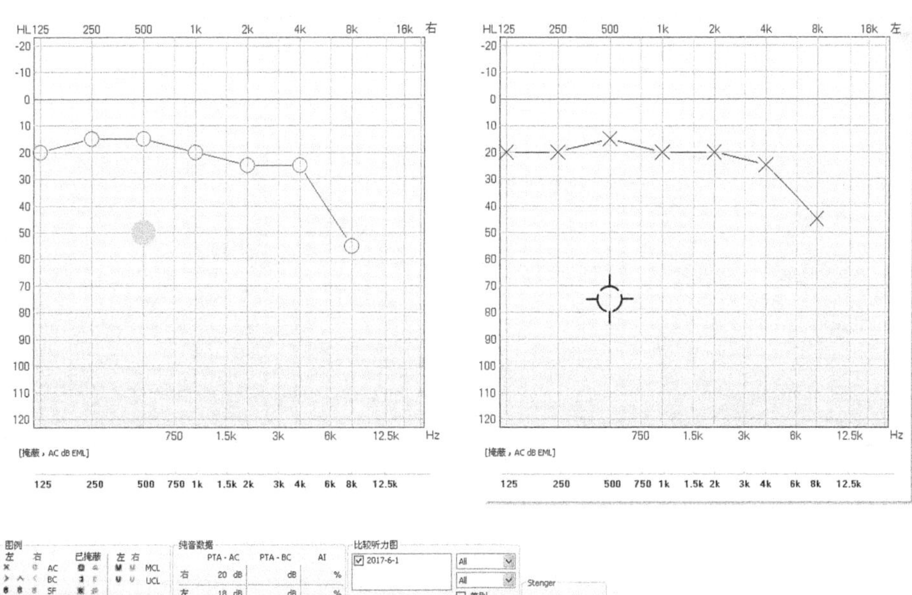

图 9－1 纯音听阈测试提示双侧轻度听力损失

Caloric - Left Eye

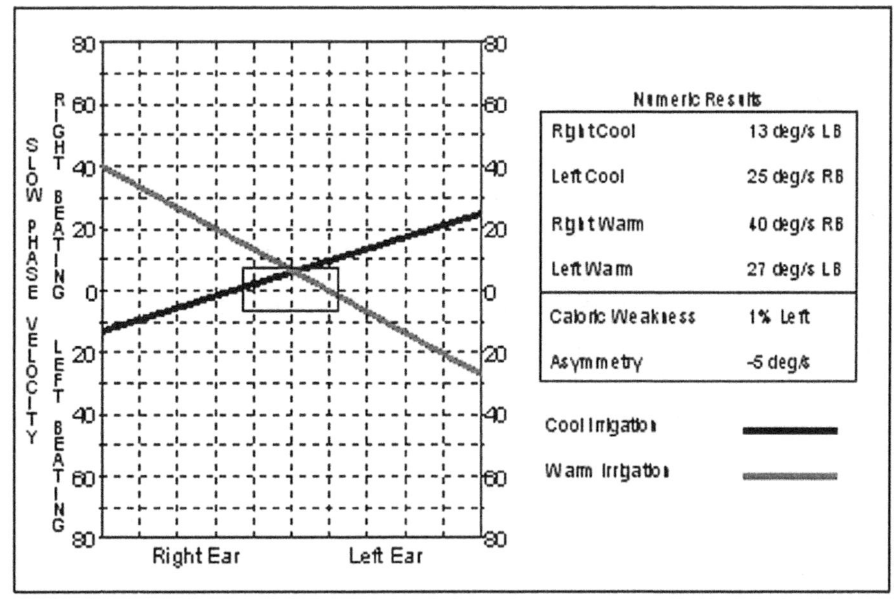

图 9－2 温度试验提示右向自发性眼震

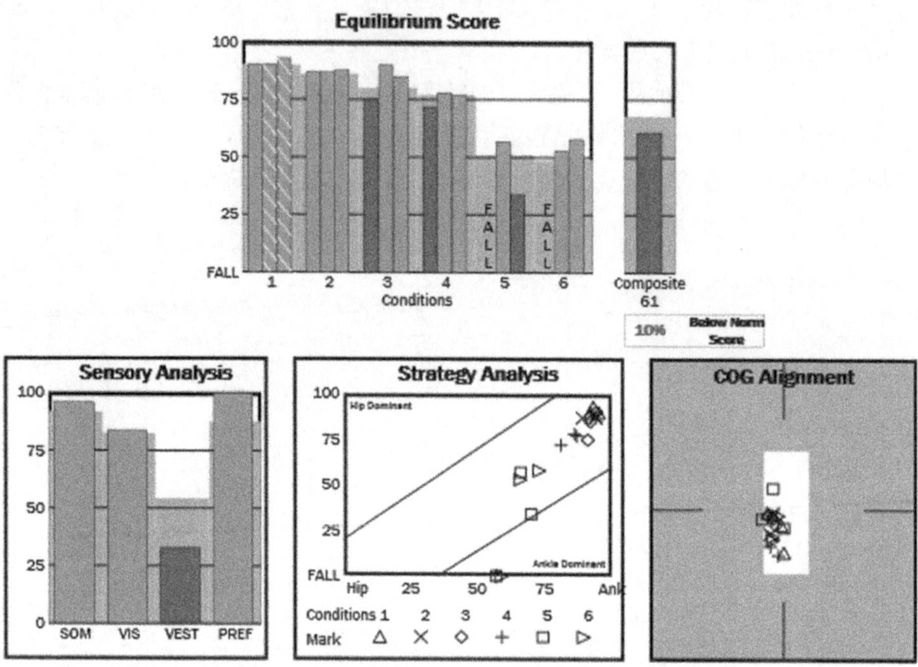

图9-3 动态平衡 SOT 检查提示使用前庭觉保持平衡能力差

(3) 影像学检查：头部 MR 未见异常。TCD 提示：双侧大脑中动脉、双侧颈内动脉终末段、双侧颈内动脉虹吸段狭窄，BA 及右侧椎动脉血流速度增快(不除外动脉轻-中度狭窄)。颈部血管超声提示双侧颈动脉内中膜增厚、回声增强，不光滑，颈动脉窦、右锁骨下动脉起始处可见强回声斑块，斑块处血流充盈缺损。胸片提示主动脉硬化。内听道 MR 3D－TOF 血管神经成像提示左侧 AICA 与面听神经局部伴行。

3. 诊断和治疗　根据患者症状和体征，结合各项实验室检查考虑 VP，给予卡马西平、氯吡格雷、阿托伐他汀等药物降压、降糖、对症治疗 14 日后，患者症状消失，治疗效果良好遂出院。复查动态平衡 SOT 检查综合得分为 68 分。

4. 分析　患者发作性眩晕 3 个月，每次发作有固定的头位，仅持续数秒，不伴耳鸣、听力下降等其他症状。患者有高血压、冠心病、高脂血症、糖尿病等多种基础疾病，可能是造成血管硬化的重要因素。TCD 检查和颈部血管超声检查及胸片都提供了血管硬化的直接证据，内听道 MR 3D－TOF 血管神经成像提示左侧小脑下动脉和面神经局部伴行。因此考虑发病原因为血管搏动刺激邻近的前庭神经而产生症状。患者往往在特定的体位产生症状，这是因为在特定体位血管和神经之间距离最近，所以压迫效应最明显。患者住院期间给予降糖、降脂、软化血管等治疗，并在给予经典药物卡马西平治疗后，患者症状很快好转，也证明诊断 VP 比较合理。

(王　斌　王小成)

本章参考文献

柴臣通,2016. 前庭阵发症血管神经压迫角度影像学分析. 郑州：郑州大学：50.

柴臣通,刘春岭,李慧,等,2015. 前庭阵发症血管神经压迫角度影像学分析. 中风与神经疾病杂志,32(9)：816－819.

姜树军,单希征,2016. 头晕眩晕临床研究热点. 武警医学,(11)：1081－1084.

刘颖,韩雪梅,戴昕伦,等,2017. 前庭阵发症的临床表现与影像学特征. 中国实验诊断学,21(9)：1544－1547.

庞颖,邹祺缘,陈宏,等,2018. 10 例前庭阵发症的临床特点及误诊分析. 中华耳科学杂志,16(3)：280－284.

薛慧,2018. 神经内科前庭疾病的诊断分类及睡眠生理在前庭疾病机制的研究. 重庆：重庆医科大学：94.

折霞,陈丽,汤敏,等,2018. MRI 高分辨神经血管成像在前庭阵发症中的应用. 影像诊断与介入放射学,27(3)：190－193.

Brandt T, Strupp M, Dieterich M, 2014. Five keys for diagnosing most vertigo, dizziness, and imbalance syndromes：an expert opinion. Journal of Neurology, 261(1)：229－231.

Hufner K, Barresi D, Glaser M, et al., 2008. Vestibular paroxysmia：diagnostic features and medical treatment. Neurology, 71(13)：1006－1014.

Karatas M, 2011. Vascular vertigo：epidemiology and clinical syndromes. Neurologist, 17(1)：1－10.

Strupp M, Dieterich M, Brandt T, 2013. The treatment and natural course of peripheral and central vertigo. Dtsches Arztebltt International, 110(29－30)：505－516.

Strupp M, Lope-Escamez J A, Kim J S, et al., 2016. Vestibular paroxysmia：diagnostic criteria. Journal of Vestibular Research, 26(5－6)：409－415.

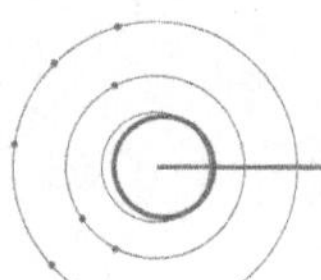

第十章 前庭性偏头痛

第一节 概　　述

前庭性偏头痛(vestibular migraine,VM)是指在发病时或发病前除了有典型的偏头痛症状外,还有发作性眩晕或不稳感等前庭症状的疾病。2012 年国际头痛学会和 Bárány 学会共同制定了 VM 的诊断标准,并被编入 2013 年国际头痛疾病分类第三版(beta 版)的附录中。

一、流行病学

(一) VM 的演变

早在 19 世纪,一些神经病学家就已发现偏头痛与眩晕之间的关联,眩晕和偏头痛联合发病的概率很高,眩晕患者易伴发偏头痛,偏头痛患者也极易出现眩晕症状,但直到 100 多年之后,才对偏头痛引起的眩晕展开了系统研究。前庭性眩晕的发病率为 7%,偏头痛的发病率为 14%,人群中两者的机会共病率应为 1%;而大样本人群的研究发现两者的共病率为 3. 2%。偏头痛患者合并发生眩晕的机会是无头痛和紧张性头痛患者的 2~3 倍,而特发性眩晕患者偏头痛的发病率也明显升高。反复眩晕伴偏头痛的患者曾先后被诊断为偏头痛相关性眩晕、头晕、偏头痛关联性眩晕、良性复发性眩晕、偏头痛相关前庭病、偏头痛性眩晕等。1999 年,Dietefich 和 Brandt 第一次倡导用“前庭性偏头痛”,这一术语作为此类患者的诊断。2012 年,Bárány 学会和国际头痛学会的偏头痛分类小组委员会共同制定了 VM 诊断标准,并于 2013 年出版在国际头痛疾病分类第三版(beta 版)的附录中。

(二) VM 的流行病学

VM 以女性多见,患者中男：女约为 1：2. 57。Eggers 等研究表明,以偏头痛为首发症状的 VM 患者平均年龄为 28 岁,而以眩晕为首发症状的平均年龄为 49 岁。Neuhauser 等研究表明,VM 的年患病率是 5%,年发病率是 1. 4%,且其患病率随年龄逐年升高,女性的发病率比男性高 2~3 倍。总人口中约有 1%的人患 VM,使其成为最常见的中枢发作性眩晕,约占眩晕专科门诊人数的 7%,仅次于 BPPV,是眩晕反复发作的另一常见病因。

二、病因及发病机制

目前 VM 的病因及发病机制尚不明确,大多数的假设是基于对偏头痛的认知,脑干前庭神经核与调节三叉神经疼痛输入的结构之间的相互连接可能是 VM 的病理生理学的基础,发作期和间歇期的临床表现提示了前庭系统与偏头痛各级机制之间有相互作用。许多学者认为前庭外周和中枢共同参与了 VM 的发病过程。

（一）皮质扩散抑制学说

该学说可以很好地解释偏头痛先兆的发生。各种因素刺激大脑皮质后会出现从刺激部位向周围扩散的抑制性皮质电活动，受累的局部会出现相应的神经症状和体征。当抑制性皮质电活动扩散至前庭皮质（顶叶和岛叶）时则会使其受到抑制，导致对脑干前庭神经核抑制的作用减弱，从而影响前庭信号的加工处理，而出现前庭症状。然而，VM 急性期出现的临床症状，如半规管功能障碍或复杂的位置性眼震，无法用皮质功能障碍来解释。

（二）神经递质参与学说

一些参与偏头痛发病机制的神经递质（如降钙素基因相关肽、5-羟色胺、去甲肾上腺素和多巴胺）控制中枢和外周前庭神经的活动。有研究显示，不仅在硬膜内区域，而且在内耳区域都可以观察到 5-羟色胺诱导的血浆外渗，这可能是 VM 发病的潜在外周机制。

（三）三叉神经血管学说

前庭和疼痛通路在神经化学上是相似的，它们都是感觉感知的通路，所以中枢处理机制也可能相同。基于 VM 的人类研究模型发现，三叉神经系统和前庭神经系统之间存在着联系。前庭神经核可能会影响与偏头痛发作相关的去甲肾上腺素能和 5-羟色胺能途径，并参与疼痛途径的调节、三叉神经脊束尾核中的信息处理和丘脑皮质调节机制。从初级前庭耳蜗感觉终末端向内耳淋巴释放的肽类物质也可能在 VM 的发生中起作用。而且，偏头痛机制可以通过单胺能神经通路、三叉前庭系统之间的连接和（或）皮质机制影响前庭系统的活动过程。有临床研究报道，偏头痛患者的自发性眼震可以通过刺激三叉神经触发或进行调节，这也为前庭和三叉神经系统功能的联系提供了佐证。

（四）遗传学学说

VM 与偏头痛相似，呈现家族性趋势。家族性偏瘫型偏头痛和Ⅱ型发作性共济失调患者的电压门控钙离子通道有遗传性缺陷，这两种疾病的特点是以眩晕和偏头痛为主要症状。虽然有人假设同一区域的遗传缺陷与 VM 有关，但尚未得到证实。

（五）中枢信号整合异常

最近的功能神经影像学研究发现，多模式感觉统合失调、前庭和伤害性信息的处理可能是与 VM 有关的因素。正电子发射断层成像（positron emission tomography，PET）研究显示，在 VM 发作期间，颞顶岛叶区域和双侧丘脑的代谢增加，提示前庭丘脑皮质通路激活。与对照组无先兆偏头痛的患者相比，VM 患者在前庭刺激后同侧丘脑被显著激活。此外，对 VM 患者无眩晕期间行视觉刺激并进行功能磁共振成像（functional magnetic resonance imaging，fMRI）检查，发现与视觉和前庭线索整合相关的大脑区域被激活。形态测量研究发现，VM 患者颞下回、扣带皮质和脑岛后部的灰质体积减小，这些区域与前庭和疼痛信息的皮质处理有关。VM 患者的这些功能和结构改变与偏头痛患者的相关改变类似。因此，VM 可能代表了偏头痛与前庭系统之间的病理生理学联系。

三、床旁检查

床旁检查是评估前庭功能的简易方法，不用任何仪器即能操作，适用于基层医院。

（一）自发性眼震

自发性眼震要求患者朝正前、左、右、左上、上、右上、左下、下、右下共 9 个方向注视，观察有无眼震，以及眼震的方向和程度。向侧方注视时不能超过 30°，以免出现生理性终极性眼震，影响对疾病的观察和判断。对于急性外周性眩晕的患者，自发性眼震常表示急性发作后静态代偿未建立。当静态代偿建立后，自发性眼震消失。

（二）视眼动通路

视眼动通路检查包括扫视试验、视追踪试验、凝视试验。在排除眼肌等问题导致的眼球运动障碍后，如果以上试验结果异常，常提示中枢功能障碍。

（三）耳石眼动通路

耳石眼动通路在维持双眼垂直一致性上起了重要的作用，因此可以通过检查双眼垂直线是否一致来评估这条通路的功能状况。该通路受到损害，常造成双眼协同性偏斜，即双眼不在正中垂直线上，而是从正中垂直线平行向一侧扭转偏斜。这与斜视造成的只有单眼存在偏斜角度的非协同性斜视不同。常用的检查方法为覆盖试验（cover test）和覆盖/去覆盖试验（cover/uncover test）。

（四）前庭眼动通路

前庭眼动通路检查包括摇头试验和床旁头脉冲试验。特别是床旁头脉冲试验，可分别评估左右 6 个半规管的功能，帮助判断病变的侧别和部位。

（五）步态平衡检查方法

步态平衡检查方法包括平衡临床测试（clinical test of sensory interaction and balance，CTSIB）、过指试验、单脚站立试验、Romberg 试验、Fukuda 原地踏步试验、Tandem 站立试验、行走转头试验等。平衡障碍或步态异常受多种因素影响，可以作为诊断的辅助检查及治疗效果评估的主要手段。

（六）位置试验

位置试验是通过头位或体位改变，观察有无眼震及眩晕的出现。VM 患者可有位置性眼震。

四、诊断依据及鉴别诊断

（一）临床表现

VM 的临床表现多样，除了偏头痛症状外，还有自发性眩晕、位置性眩晕、视觉诱发的眩晕、头部运动诱发的眩晕和平衡障碍等前庭症状。国外多项研究表明，VM 发作时前庭症状的持续时间波动很大，可持续数秒至数日，其中数秒至 1 min 占 5%～10%，数分钟至 1 h 占 15%～30%，1～24 h 占 21%～30%，1 日以上占 26%～42%。偏头痛可发生在眩晕发作前、发作过程中或发作后，也可以无头痛发作。伴随症状有恶心、呕吐、乏力、畏光、畏声、幻视，以及耳鸣、耳闷、听力减退等轻微耳部症状。常见的诱因为劳累、紧张、情绪改变、睡眠不足、天气或温度变化、晃动的视觉刺激、喝茶或咖啡、烟味或气味、外出就餐、嘈杂环境和月经期等。

（二）诊断标准

VM 诊断标准：① 至少 5 次中、重度的前庭症状发作，持续 5 min～72 h；前庭症状包括自发性眩晕(内在性眩晕与外在性眩晕)、位置性眩晕、视觉诱发的眩晕、头部运动诱发的眩晕、头部运动引起的头晕伴恶心。② 既往或目前存在符合国际头痛疾病分类诊断标准的伴或不伴先兆的偏头痛。③ 50%的前庭症状发作时伴有至少一项偏头痛性症状：A. 头痛，至少有下列两项特点——单侧、搏动性、中重度疼痛，日常体力活动加重；B. 畏光及畏声；C. 视觉先兆。④ 不符合其他前庭疾病或国际头痛疾病分类的诊断标准。

可能 VM 诊断标准：① 至少 5 次中、重度的前庭症状发作，持续 5 min ~ 72 h；② 符合 VM 诊断标准中的②或③；③ 不符合其他前庭疾病或国际头痛疾病分类的诊断标准。

(三) 鉴别诊断

可引起发作性眩晕的疾病都需要与 VM 进行鉴别诊断，如 MD、BPPV、VP、脑血管性头晕或眩晕、颅脑肿瘤小脑脑死、精神性头晕等，同时也要警惕共同患病的可能。

1. MD　VM 和 MD 的诊断都是基于患者的临床症状，没有生物标志物可用，而且有时两者的症状和体征会有交叉重叠，这常使诊断难以确定。两者主要的不同点：大部分的 MD 较 VM 发病年龄晚，伴听力下降、耳鸣、耳胀满感及异常的眼震，温度试验和 VEMP 测试结果为大多数 MD 患者有内淋巴积水，而 VM 则更多伴偏头痛、畏光畏声、视觉先兆、焦虑、心悸等表现。除此之外，还有以下两点可以用来鉴别两者。首先，如果眩晕时间较短(几秒到 15 min 以内)或较长(超过 24 h)，基本倾向于 VM 的诊断而不是 MD。另外，VM 听觉和前庭功能的异常程度通常较轻，且趋于稳定不随时间波动。VM 与早期的 MD 不易区分，VM 可以表现 MD 的所有症状，包括波动性感音神经性聋，但即使反复发作，VM 也很少出现持久的耳聋。由于这两种疾病有相似的临床表现，随访是鉴别它们的有效方式。由于 MD 为渐进性听力下降，反复发病会出现永久的逐渐加重的感音神经性聋，早期以低频为主，逐渐会损害高频，最终会出现全频下降。患者在病程中只要有听力下降的证据，即使出现偏头痛，也应该诊断为 MD 而不是 VM。只有当患者具有两种不同的症状，一个满足 VM 的标准，另一个满足 MD 的标准，才可以诊断为这两种疾病共存。

2. BPPV　以单纯眩晕发作为主要症状，特别是表现为位置性眩晕的 VM 患者需要和 BPPV 鉴别。BPPV 眩晕有固定的诱发头位，发作时间短暂，数秒或数十秒，很少超过 1 min，症状持续数周或数月；多为单半规管发作，诱发眼震的特点和受累的半规管相关，并具有时间短、有潜伏期、有疲劳性等特点；多半规管发作的复合 BPPV 多见于外伤；手法复位疗效好。VM 位置性眩晕持续数小时到数日，每个月或每年会发作数次；位置诱发的眼震为持续性，有时和眩晕程度不成比例；眼震虽然会随着患者的位置不同而变化，但常不显示单一半规管特点，即与特定半规管的特征性眼震不匹配；有时复位治疗后症状会减轻，但仍会反复发作。

3. VP　表现为发作性眩晕，持续时间 1 min 到数分钟，每日多次，卡马西平治疗有效。尽管 2008 年已经有 VP 的诊断标准，但临床上常发现 MRI 显示血管与神经关系密切者却无眩晕，而部分症状典型卡马西平治疗有效的患者 MRI 却未发现血管、神经的压迫现象，所以该疾病的发病机制仍有争议。

4. 脑血管性头晕或眩晕　常见的是后循环缺血。该疾病是指后循环系统短暂性缺血发作和脑梗死，有些患者早期症状不典型且病情变化迅速，可能会有头晕或眩晕同时伴头痛症状的表现，脑 CT 和头部 MRI - DWI 检查可以提供有价值的信息。后循环缺血患者有基础病病史，血管超声和血管造影资料结合临床表现的 6 个 D 的特点，即头晕（dizziness）、复视（diplopia）、构音障碍（dysarthria）、吞咽困难（dysphagia）、共济失调（dystaxia）和跌倒发作（drop attack），可为临床诊断提供帮助。

5. 颅脑肿瘤　可出现头晕或眩晕并伴头痛的症状，MRI 检查可进行鉴别。

6. 小脑梗死　突发性眩晕，伴恶心、呕吐，应注意原发性高血压、血管硬化等心血管疾病史，且 CT 或 MRI 扫描可发现梗死灶。

7. 精神性头晕　焦虑和抑郁可致头晕，同样可使前庭疾病复杂化，但其症状多为持续性。焦虑相关性头晕的特征是情境激发，强烈的自主神经激活，灾难思维及回避行为。超过 50%的 VM 患者合并精神疾病。已有研究报道了 VM 的慢性变异型，如何诊断慢性 VM 和精神性头晕共病非常具有挑战性。

第二节　内 科 治 疗

一、生活治疗及患者教育

对 VM 患者进行健康教育，提倡规律生活、控制情绪、适当锻炼，避免各种诱发因素，包括睡眠影响（不足、过多或不规律）、体位改变、情绪变化、乙醇摄入、激素水平变化（如月经）、压力变化（如压力过大或假期开始时压力突然缓解）、天气变化、劳累、特定饮食（如发酵奶酪、红酒、含谷氨酸的物质）、感觉刺激（如亮光、闪光、强烈气味或噪声）等。另外，VM 的合并疾病如 MD、BPPV 或 PPPD 都可能是前庭症状重要的诱发因素。

二、间歇期预防性治疗

预防性药物是 VM 治疗的关键，可参照偏头痛预防性治疗原则。目前常用的是钙通道阻滞剂如氟桂利嗪，其可有效控制眩晕症状，减少眩晕和头痛的发作。此外，乙酰唑胺、二氯苯酰胺等碳酸酐酶抑制剂一般不推荐用于偏头痛的预防性治疗，但对预防 VM 确实有一定效果。

预防性用药治疗时，应注意共病的可能。VM 和焦虑、抑郁的共病率达 50%～60%，氟桂利嗪长期使用需警惕抑郁和锥体外系的合并症（尤其是老年患者）。如果患者合并睡眠障碍、抑郁和焦虑状态时，可使用苯二氮䓬类药物如地西泮，三环类抗焦虑、抑郁药，二环类非典型抗抑郁药如文拉法辛等，但需避免长期使用成瘾。如果以精神心理障碍为主要表现，建议精神专科干预和进行行为治疗，常用选择性 5-羟色胺再摄取抑制药，其可有效减轻头晕症状。如果合并高血压，β 受体拮抗剂如普萘洛尔、美托洛尔等对预防眩晕非常有效，但有哮喘、心动过缓者禁用。如果合并癫痫，则抗癫痫药如托吡酯、拉莫三嗪等对治疗有效。

多种类型药物治疗 VM 的有效率约为 70%，表明其发病机制复杂，与多种疾病共病并涉及多个系统。用药时应注意药物潜在的不良反应及禁忌证。如果患者对药物的不良反应比较敏感，通常开始时要给予小剂量，逐渐缓慢加量，每隔 3 个月评估治疗效果。有研究表明针灸治疗可用于偏头痛和 VM 的预防，具体机制仍在探讨中。

三、急性期药物治疗

VM 的急性期常用的药物有曲坦类（如舒马曲坦）、麦角类（如麦角胺）、非甾体抗炎药（如芬必得）、前庭抑制剂（如异丙嗪、苯海拉明和美可洛嗪），还可使用少量的苯二氮䓬类、选择性 5-羟色胺再摄取抑制药等。两个随机病例对照研究评估了曲坦类药物（佐米曲坦、利扎曲坦）在 VM 急性期的治疗效果，结果显示症状比安慰剂的对照组均有明显减轻。大剂量甲泼尼龙 1~3 日对改善连续严重发作的症状有明显的益处。研究显示氟桂利嗪和茶苯海明或乙酰唑胺联合治疗 VM 可以实质性控制眩晕发作。Salmito 等研究发现，在发作期间使用阿米替林、氟桂利嗪、普萘洛尔和托吡酯均有效。

第三节　前庭康复

通过前庭康复训练，可以明显地减轻 VM 患者的眩晕程度，控制发作频率，并改善主观自我感知能力。

一、基线评估

（一）前庭康复前基线评估目的

1. *定性前庭功能障碍*　前庭损害大致分为毁损性前庭功能障碍和非毁损性前庭功能障碍，不同性质的损害需要不同性质的康复。因此前庭康复前基线评估非常重要，需要根据前庭康复诊断提供的信息选择适当的前庭康复训练方法。

2. *判断损害部位及受累系统*　对于外周性前庭功能损害，如果患者中枢功能完好，通过前庭康复治疗多能获得良好的治疗效果。如果中枢系统损害，特别是和前庭相关的脑干、小脑等部位损害，会明显影响前庭康复的效果，而且累及的部位不同、受损的系统不同，前庭康复的治疗方式也不同。

3. *量化损害程度*　不同程度的损害也会影响前庭康复治疗的时长和效果，这也是需要在前庭康复治疗前评估的内容。

4. *为治疗效果的评估提供对比依据*　在前庭康复治疗前进行前庭功能基本状态的评估，可以和前庭康复治疗之后的数据进行对比，从而准确了解治疗效果，及时调整治疗方案，提高前庭康复治疗的成效。

（二）前庭康复前基线评估内容

1. *病史和症状*　了解原发病的情况，目前发病是原发病的复发还是前庭失代偿的表现，是单一疾病还是一种以上疾病，是否伴并发症等。

2. *前庭功能状态*

（1）损害性质：是毁损性前庭功能障碍还是非毁损性前庭功能障碍。

（2）毁损部位：外周性损害、中枢性损害还是混合性损害，并进一步明确受损部位。

（3）受累系统：前庭系统、视觉系统、本体觉系统还是混合性。

（4）损害程度：完全损害还是部分损害。

（5）代偿能力：完全代偿、不完全代偿还是完全丧失。

3．主观感觉及情绪状态　了解对生活工作的影响，是积极情绪还是消极情绪。

（三）前庭康复前基线评估方法

1．详细询问病史、了解症状　见病史采集。

2．前庭功能评估　包括前庭眼动通路、前庭脊髓通路、耳石器官功能、主观感觉和情绪状态评估等。

（1）前庭眼动通路评估方法：首先需评估视眼动通路的功能。诊室中常用评估视眼动通路的方法有扫视试验、视追踪试验、凝视试验等；评估前庭眼动通路的方法有床旁头脉冲试验、摇头试验等。客观检查包括 VNG、转椅试验、vHIT、VAT 等。自发性眼震观察也很重要，可以提供疾病所处状态、可能的损害部位等诊断信息。

（2）前庭脊髓通路评估方法：诊室中常用方法有 Romberg 试验、感觉相互作用和 CTSIB、计时站起走、五次起坐等。客观检查有动静态平衡台试验等。

（3）耳石器官功能评定：诊室中常用方法为覆盖试验和覆盖/去覆盖试验。客观检查包括 VEMP（cVEMP、oVEMP）、SVV、SVH 等。

（4）主观感觉和情绪状态评估：包括 VAS、DHI、ABC、HADS 等量表。

前庭康复前基线评估的具体方法可参看视频 0－1～视频 0－17。

二、前庭康复方案

通过前庭康复前基线评估，对 VM 患者做出准确的疾病诊断和前庭功能诊断，并据此制订最适合的前庭康复方案。根据每个患者的具体病情，从下面的前庭康复方案中选择适合的方法进行针对性训练。

1．前庭眼动通路的康复训练　可以明显改善头部运动诱发的症状，减轻头晕。训练遵从先易后难的原则，可以先坐位，然后站位，最后在行走时训练。具体方法可参看视频 0－18。

（1）摇头固视：又称 VOR time 1 训练。眼睛注视正中位视靶，视靶高度同眼睛水平，水平或垂直方向转头，幅度约 15°，速度需保持在能看清视靶但诱发能忍受头晕的水平。每次训练 30～40 个循环（每左右或上下往返一次为 1 个循环），连续做两次为 1 组，每日训练 2～3 组，速度随着康复训练逐渐增加。

（2）交替固视：在两个固定静止视靶之间水平或垂直方向转头，眼动和头动方向相同，眼睛跟随头的转动交替注视两个视靶，速度需保持在能看清视靶但诱发能忍受头晕的水平。每次训练 30～40 个循环（每左右或上下往返一次为 1 个循环），连续做两次为 1 组，每日训练 2～3 组，速度随着康复训练逐渐增加。

（3）分离固视：两个间隔一定距离的固定静止视靶，头眼同时对准一侧视靶，然后头保持不动，眼睛转向另一侧视靶并保持稳定固视，之后再把头迅速转过来，转头时需尽可能快速，并保持能看清视靶的速度水平。以相同方式重复训练 30 次，连续做两次为一组，每日训练 2～3 组，速度随着康复训练逐渐增加。

（4）反向固视：又称 VOR time 2 训练。手持视靶水平或垂直方向移动，眼睛跟随视靶但头向反方向转动，尽量保持能看清视靶的最快速度。每次训练 30～40 个循环（每左右或上下往返一次为 1 个循环），连续做两次为 1 组，每日训练 2～3 组，速度随着康复训练逐渐增加。

反向固视中 VOR 视网膜影像误差的量是固定视靶的 2 倍，所有训练难度增加了 1 倍，需要在患者完全适应摇头固视训练的前提下再开始反向固视的训练。

2. 前庭脊髓通路的康复训练　可以明显改善平衡不稳。

（1）站立平衡训练：双脚并拢，分别睁眼和闭眼各站立 30 s，尽量保持平稳；连续做两次为 1 组；每日 2~3 组。可逐渐增加难度，如单脚站立、站立在枕头或沙发软垫上。具体方法可参看视频 0-22~视频 0-26。

（2）行走平衡训练：向左侧和右侧侧向行走；倒退行走；向前行走时左右转头及抬头、低头；绕过或跨过障碍物行走；行走时捡物等。可根据患者的具体症状和体征选择不同的训练方法。训练时由易到难，一般每日训练 2~3 次，每次训练的时间可根据患者的具体情况拟定。具体方法可参看视频 0-27~视频 0-31。

3. 视觉冲突的康复训练　视觉和其他感觉信息冲突可引发复杂视觉刺激环境高敏感性头晕反应，前庭功能障碍的患者还可能在代偿过程中表现为对视觉信息的过分依赖，这些都需要进行前庭康复训练才能尽快消除症状。具体方法可参看视频 0-21。

前庭康复的方法是在前庭功能障碍患者康复训练方法的基础上，选择复杂的能引起视觉冲突的视觉背景进行训练。通过增强 VOR 反应和视-前庭交互反应能力，降低对运动和视觉刺激敏感性。还可以根据患者容易诱发症状的场景进行针对性训练，如去超市、广场等人流较多的地方，遵循由短到长的训练原则。

4. 个性化康复训练　针对患者主诉中诱发眩晕的场景或动作等，制订个性化康复方案进行训练。如有的患者主诉行走转头、低头捡物、弯腰歪头时易诱发症状，可针对这些动作进行特定性训练。

三、前庭康复后的随访

前庭康复训练是一个先易后难、循序渐进的过程。在开始的时候，训练强度不宜过大，否则超过患者负荷，会影响患者依从性，但训练强度过小又起不到治疗作用。因此，康复训练的患者需要定期随访，根据患者病情的变化和治疗效果更改康复方案，才能在最短的时间内达到最理想的治疗效果。

VM 患者的随访：在进行基线评估后，先根据患者的病情选择合适的训练方式、制订合适强度的前庭康复方案。然后要求患者在第 1 个月内每周回访 1 次。回访时，需要填写眩晕问卷及评估量表，了解患者症状和主观感觉的变化情况，还需要再评估基线评估时异常的诊室检查项目，作为前后治疗的比较。一般每个月全面评估 1 次，除前面提及的评估内容外，还需要评估基线评估时客观检查的项目。根据第 1 个月的康复情况，制订第 2 个月的康复计划。如果恢复良好，可每 2 周随访 1 次，之后可每个月随访 1 次，直至半年无发作。

第四节　案 例 分 享

1. 病史　患者，女，34 岁，眩晕反复发作 3 年，发作时伴畏光、畏声。常有耳闷、不适，无听力减退。每年发作 20 余次，每次持续 1~2 日，头动时症状明显，但无固定诱发体位。劳累、睡眠差时易诱发。右耳鸣 18 年，偏头痛史 10 余年。

2. 检查

（1）床旁检查：耳科专科查体无异常。无自发性眼震，其他脑神经检查无异常。肌力、感觉和协调性无明显异常。床旁头脉冲试验（-），Romberg 试验（-），步态无异常。

（2）实验室检查：纯音听阈测试：听阈左 18 dB sHL，右 15 dB sHL。VNG：扫视试验、视追踪试验、视动试验、凝视试验无异常，无自发性眼震及位置性眼震。温度试验：双耳反应对称，无异常。动静态平衡台：本体觉、视觉、前庭觉无明显异常，但存在视觉过度依赖，平衡总分低于正常值。VEMP 检查：cVEMP 及 oVEMP 均存在，阈值及反应幅值无明显异常。

（3）影像学检查：MRI 示内听道、脑干及其他脑区无异常。调查问卷结果，DHI：28 分；HADS：8 分。

3. 诊断和治疗　初步诊断为 VM，治疗方案如下。

（1）生活治疗及患者教育：避免过度劳累，保证充足睡眠和生活规律，适当补充 B 族维生素及维生素 C，规律饮食，适当运动，避免摄入易诱发疾病的食物如含高酪胺的饮食（咖啡、巧克力、奶制品、坚果、醋等）、动物脂肪、乙醇及饮料（红酒、啤酒、白酒、柑橘汁）、腌制食品（牛肉香肠等）、含阿斯巴甜的饮食（酸奶、可乐、冷饮）等。

（2）药物治疗：氟桂利嗪，每晚 2 片，2 周。

（3）前庭康复训练：最初方案为第 1～2 周，摇头固视，头动速度逐渐加快，最终达 2 Hz/s。第 1 次方案调整即第 3～4 周，反向固视，头动速度逐渐加快，最终达 2 Hz/s。第 1 个月评估，症状明显好转，时有头动诱发短暂眩晕，无明显大发作。客观检查均正常。DHI：12 分；HADS：5 分。第 2 次方案调整，第 5～8 周，在棋盘图案背景下做摇头固视训练，先摇头固视，然后反向固视。第 2 个月评估，无眩晕症状。客观检查均正常。DHI：0 分；HADS：1 分。维持性训练，棋盘图案背景下做摇头固视训练。

2 周后患者耳闷等症状减轻，治疗第 3 日时有一次眩晕发作，持续 1 日。1 个月后患者症状明显好转，头动诱发的短暂性眩晕 2 次，持续数秒，无大发作。6 周后症状基本消失，无明显不适。2 个月后完全恢复正常。随访半年未发作。

4. 分析　根据典型临床表现、体格检查和实验室检查可以明确诊断为 VM，经过生活治疗及患者教育、药物治疗和前庭康复训练，眩晕和耳闷症状明显缓解，效果好。治疗后随访半年未发作。

（王　璟）

本章参考文献

蒋子栋，2016. 关注前庭性偏头痛. 中华医学杂志，96（5）：321－323.

申博，杨波，隋汝波，等，2017. 前庭性偏头痛. 神经损伤与功能重建，12（4）：343－345.

田军茹，2015. 眩晕诊治. 北京：人民卫生出版社.

Dieterich M，Obermann M，Celebisoy N，2016. Vestibular migraine：the most frequent entity of episodic vertigo. Journal of Neurology，263（suppl 1）：S82－S89.

Headache Classification Committee of the International Headache Society（IHS），2013. The international classification of headache disorders, 3rd edition (beta version). Cephalalgia, 33(9): 629-808.

Lempert T, Olesen J, Furman J, et al., 2012. Vestibular migraine: diagnostic criteria. Journal of Vestibular Research, 22: 167-172.

O'Connell Ferster A P, Priesol A J, Isildak H, 2017. The clinical manifestations of vestibular migraine: a review. Auris Nasus Larynx, 44(3): 249-252.

Sohn J H, 2016. Recent advances in the understanding of vestibular migraine. Behav Neurol, 2016: 1801845.

Tabet P, Saliba I, 2017. Meniere's disease and vestibular migraine: updates and review of the literature. Journal of Clinical Medicine Research, 9(9): 733-744.

Tedeschi G, Russo A, Conte F, et al., 2015. Vestibular migraine pathophysiology: insights from structural and functional neuroimaging. Neurological Sciences, 36 (suppl 1): 37-40.

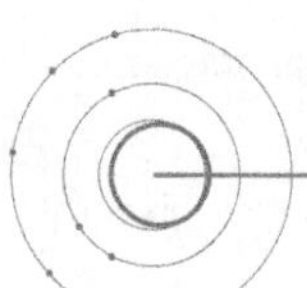

第十一章 短暂性脑缺血发作

第一节 概　　述

一、定义

短暂性脑缺血发作(transient ischemic attacks,TIA)最初的概念源于20世纪50~60年代的"时间-症状"学说。基于该学说,TIA的持续时间在不断演变。2009年,美国卒中协会(American Stroke Association,ASA)提出了TIA的新定义:"脑、脊髓或视网膜局灶性缺血所致的、不伴急性梗死的短暂性神经功能障碍。"随着神经影像学的发展,30%~50%的TIA患者在头部MRI-DWI序列中可发现新发脑梗死。因此,2009年ASA对TIA定义进行了更新,以有无梗死病灶作为鉴别TIA和脑梗死的唯一依据,而不考虑症状持续时间。这一定义淡化了"时间-症状"的概念,强调了"组织学损害"。此外,新定义还将脊髓缺血导致的急性短暂性神经功能缺损也纳入了TIA的范畴。① 基于时间的定义:TIA是由于血管原因所致的突发性局灶性神经功能(脑、脊髓或视网膜)障碍,持续时间<24 h。② 基于组织学的定义:TIA是由脑、脊髓或视网膜缺血所引起的短暂性神经功能障碍,不伴急性梗死。

二、流行病学

2010年中国成人TIA流行病学研究显示,中国人群中TIA患病率为2.27%,但在该研究之前,临床上只有16%的患者得到诊断;女性患病率较男性高,老年、教育水平低、吸烟/吸烟史、居住于农村或不发达地区、高血压、心肌梗死、脂代谢紊乱或糖尿病均是TIA的危险因素。非致残性TIA的知晓率仅为3.08%;在TIA患者中,只有5.02%患者接受治疗,4.07%患者接受了指南推荐的治疗。相关荟萃分析指出,TIA患者发病后第2日、第7日、第30日和第90日内的卒中复发风险分别为3.5%、5.2%、8.0%和9.2%。基于社区人群的中国成人TIA流行病学研究显示,中国人口标化TIA患病率高达2.4%,据此推算中国TIA现患人群数量高达1 000万~1 200万,远高于卒中的500万现患人群。

三、临床表现

TIA主要临床表现为起病突然,迅速出现局灶性神经系统或视网膜的功能缺损,一般多在1~2 h内恢复,不遗留神经功能缺损体征。多有反复发作的病史,每次发作的临床表现相似。TIA具有发作性、短暂性、可逆性等临床特点,而临床症状的多样性,取决于受累血管的狭窄程度、时间和侧支代偿情况等。根据受损血管的不同,TIA通常可分为颈内动脉系统和椎-基底动脉系统两类。

1. 颈内动脉系统 TIA

（1）常见症状：病变对侧发作性肢体单瘫、偏瘫和面瘫，病变对侧单肢或偏身麻木。

（2）特征性症状：病变侧单眼一过性黑矇或失明，对侧偏瘫及感觉障碍（眼动脉交叉瘫）；同侧 Horner 征，对侧偏瘫（Horner 征交叉瘫）；优势半球受累可出现失语，非优势半球受累可出现体象障碍。

（3）可能出现的症状：病灶对侧同向性偏盲（大脑中-后动脉皮质支分水岭区缺血，颞枕交界区受累所致）。肢体抖动型 TIA 是颈内动脉系统 TIA 的一种少见形式。其特异性临床表现为单侧肢体无力、抖动，与局灶性运动性癫痫发作类似，因而极易误诊，但此类患者在发作期间脑电图监测及视频脑电图监测均无癫痫波释放，故脑电图可用于鉴别。发作性双下肢无力伴尿失禁也是少见症状，这些患者初诊时考虑为间歇性跛行或脊髓疾病原因待查，而 MRI 检查示脊髓、脊柱均未见异常，同侧颈内动脉彩超可见粥样斑块。原因为大脑前动脉双干的一种生理变异现象，一侧的大脑前动脉从另一侧大脑前动脉分出，双侧的大脑前动脉由一侧的颈内动脉供血，正常时是没有症状的。如果供血侧颈内动脉和（或）大脑前动脉有血管硬化、粥样斑块形成、管腔狭窄等而引起大脑前动脉短暂性缺血时，可以表现为双额叶功能同时受损而出现发作性双下肢无力伴尿失禁。结合影像学检查可明确诊断。但这类患者一定要排除因各种原因引起的脊髓疾病，尤其是短暂性脊髓缺血。

2. 椎-基底动脉系统 TIA

（1）常见症状：最常见的症状是眩晕、恶心和呕吐，大多数不伴耳鸣，为脑干前庭系统缺血的表现，少数伴耳鸣，是迷路动脉缺血的症状。

（2）特征性症状：脑干网状结构缺血可引起跌倒发作，表现为突然出现双下肢无力而倒地，但可随即自行站起，整个过程中意识清楚。短暂性全面遗忘症（transient global amnesia，TGA）：为大脑后动脉颞支缺血导致边缘系统受累，表现为持续数分钟至数十分钟的短时记忆丧失，可伴时间、空间定向力障碍，无意识障碍，患者的自知力存在，较复杂的皮质高级活动如书写、计算和对话等保留完整，无其他神经系统的异常表现，症状持续数分钟或数小时后缓解，大多不超过 24 h，遗留有完全的或部分的对发作期事件的遗忘（颞叶、海马等部位的缺血所致）。大脑后动脉缺血致枕叶视皮质受累可出现一侧或两侧视力障碍或视野缺损。

（3）可能出现的症状：脑干和小脑缺血也可引起下列症状，包括复视（眼外肌麻痹）、交叉性感觉障碍（延髓背外侧综合征）、眼震、脑神经交叉性瘫痪（Weber、Millard－Gubler、Foville 和 Dejerine 综合征）、吞咽困难和构音障碍（真性或假性延髓性麻痹）、共济失调及平衡障碍（小脑或小脑-脑干联系纤维损害）、意识障碍（脑干网状结构受损）等。

除上述常见的症状外，颈内动脉系统 TIA 及椎-基底动脉系统 TIA 还可表现有精神症状、意识障碍、半侧舞蹈样发作或偏身投掷等。

四、诊断依据

多数患者就诊时临床症状已经消失，故诊断主要依靠病史。中老年人有动脉硬化的高危因素，突然出现局灶性神经功能损害的症状，符合颈内动脉系统与椎-基底动脉系统及其分支缺血后的表现，持续数分钟或数小时，可完全恢复，应高度怀疑 TIA 的诊断。

由于 TIA 和卒中之间的时间间隔可能很短暂，能否早期识别那些有发生早期卒中高度风险的患者将直接影响 TIA 处理的有效性。多项研究显示一些高度提示预后的危险因素有助于早期检出高危 TIA 患者,进而及早治疗。这些高危因素包括颈动脉重度狭窄(>70%),同侧颈动脉粥样斑块溃疡(影像学检查/TCD)检测发现微栓子,血清超敏 C 反应蛋白和基质金属蛋白酶 9 明显升高,高度怀疑心脏栓子来源,半球性 TIA,年龄>65 岁,两次 TIA 间隔<24 h,存在 CT 异常表现及合并其他危险因素。TIA 发病后 2~7 日内为脑卒中的高风险期,目前多国指南均推荐使用 ABCD2 评分分层及影像学为基础的急诊医疗模式,尽早启动 TIA 的评估与二级预防。对新发 TIA 患者进行全面的检查及评估(辅助检查),包括以下几方面。

(1) 一般检查:评估包括心电图、全血细胞计数、血电解质、肾功能及快速血糖和血脂测定。

(2) 血管检查:应用 CT 血管造影(CT angiography,CTA)、MRA、血管超声可发现重要的颅内外血管病变。全脑数字减影血管造影(digital subtraction angiography, DSA)是颈动脉内膜剥脱术和颈动脉支架治疗术前评估的金标准。

(3) 侧支循环代偿及脑血流储备评估:应用 DSA、脑灌注成像和(或)TCD 检查等评估侧支循环代偿及脑血流储备,对于鉴别血流动力学型 TIA 及指导治疗非常必要。

(4) 易损斑块的检查:易损斑块是动脉栓子的重要来源。颈部血管超声、血管内超声、MRI 及 TCD 微栓子监测有助于对动脉粥样硬化的易损斑块进行评价。

(5) 心脏评估:疑为心源性栓塞时,或 45 岁以下颈部和脑血管检查及血液学筛选未能明确病因者,推荐进行经胸超声心动图和(或)经食管超声心动图检查,可能发现心脏附壁血栓、房间隔的异常(房室壁瘤、卵圆孔未闭、房间隔缺损)、二尖瓣赘生物及主动脉弓粥样硬化等多栓子来源。

五、鉴别诊断

(一) 癫痫

癫痫的部分性发作一般表现为局部肢体抽动,多起自一侧口角,然后扩展到面部或一侧肢体,或者表现为肢体麻木感和针刺感等,一般持续时间更短。部分性发作大多由脑部局灶性病变引起,头部 CT 和 MRI 可能发现病灶。老年人的非惊厥性癫痫可表现为肢体麻木、力弱、不能言语、错语、头晕、视物不清、意识模糊、记忆力下降、书写不能等临床症状,具有短暂反复发作特点,持续数秒或几分钟,能够完全缓解,不留后遗症,非常类似 TIA 发作,然而患者发作时脑电图可发现局灶癫痫样病理波,行 TCD 和 MRI 可发现颅内不同程度的血管狭窄,也说明老年性癫痫病因多源于脑血管疾病。

此外,肢体抖动型 TIA 也常常被误诊为癫痫。临床上可表现为一侧或单侧肢体抖动,可合并肢体无力,上下肢均可累及。这些患者往往以癫痫收入院,予抗癫痫药治疗无效,行影像学检查可发现颅内动脉不同程度狭窄或形成烟雾血管。因此应高度重视发作性肢体抖动这一症状,及时进行脑血管评估,早期干预,预防卒中发生。

(二) 偏头痛

偏头痛首次发病在青年或成人早期,多有家族史。根据国际头痛疾病分类第三版(beta版)的分类方法,先兆偏头痛的特点为反复发作,持续数分钟,逐渐出现的单侧、可完全恢复的视觉、感觉或其他中枢神经系统症状,通常随之出现头痛和偏头痛相关症状。可完全恢复的先兆包括视觉、感觉、语音和（或）语言、运动、脑干与视网膜功能障碍表现，这些先兆持续时间为5～60 min。有脑干先兆偏头痛又称基底型偏头痛，其先兆症状可有构音障碍、眩晕、耳鸣、听力减退、复视、共济失调，最常与TIA混淆。此类患者抗偏头痛治疗有效。

（三）梅尼埃病

MD是发作性眩晕疾病，好发于中年人，表现为反复发作性眩晕，伴恶心、呕吐，每次持续数小时。MD发作期所表现的眩晕，多持续20 min～12 h，常伴有恶心、呕吐等自主神经功能紊乱，还可能伴听力下降、耳鸣及耳闷胀感及走路不稳等平衡功能障碍，无意识丧失。随着发作次数的增多，逐渐出现明显听力减退。发作期除自发性眼震以外，纯音听阈测试多发现低频听力下降，中枢神经系统检查正常，冷热试验可发现前庭功能减退或丧失。眩晕发作期与后循环TIA易混淆。完善听力学检查、前庭功能检查、平衡功能检查、头颅影像学检查可与TIA鉴别。

第二节　内科治疗

一、治疗原则

TIA是重要的脑血管病急症之一，应引起高度重视。鉴于TIA早期高复发风险，应尽早启动脑血管病二级预防。由于TIA在发病机制和临床表现方面与缺血性卒中非常类似，因此国际上通常将TIA和缺血性卒中列入相同的预防及治疗指南中。TIA的治疗应遵循个体化和整体化原则。治疗原则参照《短暂性脑缺血发作的中国专家共识更新版（2011年）》《中国缺血性脑卒中和短暂性脑缺血发作二级预防指南2014》《短暂性脑缺血发作与轻型卒中抗血小板治疗中国专家共识（2014年）》和《中国短暂性脑缺血发作早期诊治指导规范》（2016年）。

根据共识及指南推荐意见，TIA的治疗主要分为控制危险因素、应用抗血小板药物、心源性栓塞的抗栓治疗和非药物治疗。TIA内科治疗包括除手术治疗之外的治疗方式，其中控制危险因素在药物治疗中尤为重要。传统危险因素的控制包括高血压、脂代谢异常、糖代谢异常、糖尿病、吸烟、睡眠呼吸暂停和高同型半胱氨酸血症。上述危险因素的药物治疗参照《中国缺血性脑卒中和短暂性脑缺血发作二级预防指南（2014）》及《中国短暂性脑缺血发作早期诊治指导规范》（2016年）。根据推荐意见：推荐使用ABCD2等危险分层工具，尽快识别TIA或轻型卒中高危患者，尽早启动如血管评价、抗栓、稳定斑块和血压管理等综合干预措施（Ⅰ类、C级证据）。

二、非心源性栓塞性TIA二级预防的抗栓治疗

对于非心源性栓塞性TIA二级预防的抗栓治疗，推荐意见如下。

（1）对非心源性栓塞性TIA患者，建议给予口服抗血小板药物而非抗凝药物预防脑卒中复发及其他心血管事件的发生（Ⅰ级推荐，A级证据）。

（2）阿司匹林（50～325 mg/d）或氯吡格雷（75 mg/d）单药治疗均可作为首选抗血小板药物（Ⅰ级推荐，A级证据）。阿司匹林单药抗血小板治疗的最佳剂量为75～150 mg/d。阿司匹

林(25 mg)+缓释型双嘧达莫(200 mg)每日 2 次或西洛他唑(100 mg)每日 2 次,均可作为阿司匹林和氯吡格雷的替代治疗药物(A 级推荐,B 级证据)。抗血小板药物应在患者危险因素、可承受费用、耐受性和其他临床特性基础上进行个体化选择(Ⅰ级推荐,C 级证据)。

(3)发病在 24 h 内,具有脑卒中高复发风险(ABCD2 评分>4 分)的急性非心源性 TIA 患者,应尽早给予阿司匹林联合氯吡格雷治疗 21 日(Ⅰ级推荐,A 级证据),但应严密观察出血风险。此后可单用阿司匹林或氯吡格雷作为缺血性脑卒中长期二级预防一线用药(Ⅰ级推荐,A 级证据)。

(4)发病 30 日内伴有症状性颅内动脉严重狭窄(狭窄率为 70%~99%)的 TIA 患者,应尽早给予阿司匹林联合氯吡格雷治疗 90 日(Ⅱ级推荐,B 级证据)。此后阿司匹林或氯吡格雷单用均可作为长期二级预防一线用药(Ⅰ级推荐,A 级证据)。

(5)伴有主动脉弓动脉粥样硬化斑块证据的 TIA 患者,推荐抗血小板及他汀类药物治疗(Ⅱ级推荐,B 级证据)。口服抗凝药物与阿司匹林联合氯吡格雷治疗效果的比较尚无肯定结论(Ⅱ级推荐,B 级证据)。

(6)非心源性栓塞性 TIA 患者,不推荐常规长期应用阿司匹林联合氯吡格雷抗血小板治疗(Ⅰ级推荐,A 级证据)。

三、心源性栓塞性 TIA 二级预防的抗栓治疗

对于心源性栓塞性 TIA 二级预防的抗栓治疗,推荐意见如下。

(1)对伴有心房颤动(包括阵发性)的 TIA 患者,推荐使用适当剂量的华法林口服抗凝治疗,预防再发血栓栓塞事件。华法林的目标剂量是使凝血酶原时间 INR(国际标准化比值)维持在 2.0~3.0(Ⅰ级推荐,A 级证据)。

(2)新型口服抗凝剂可作为华法林的替代药物,包括达比加群、利伐沙班、阿哌沙班及依度沙班(Ⅰ级推荐,A 级证据),选择何种药物应考虑个体化因素。

(3)伴心房颤动的 TIA 患者,若不能接受口服抗凝药物治疗,推荐应用阿司匹林单药治疗(Ⅰ级推荐,A 级证据),也可选择阿司匹林联合氯吡格雷抗血小板治疗(Ⅱ级推荐,B 级证据)。

(4)伴有心房颤动的 TIA 患者,应根据缺血的严重程度和出血转化的风险,选择抗凝时机。建议出现神经功能症状 14 日内给予抗凝治疗预防脑卒中复发,对于出血风险高的患者,应适当延长抗凝时机(Ⅱ级推荐,B 级证据)。

第三节 案例分享

一、案例一:TIA

1. *病史* 患者,男,49 岁,发作性左侧肢体无力 1 月余。患者于 1 个月前活动后出现左侧肢体无力,表现为左上肢可抬举但不能持物,左下肢不能抬起,伴有左上肢抖动;症状持续 1 min 左右,可完全缓解;不伴肢体麻木,无意识障碍、肢体抽搐,无言语不利、口角歪斜,无视物旋转、视物成双等;此后症状数日发作一次,症状刻板。半个月前患者自觉发作频率较前增加,目前每日均发作数次,活动出汗后易出现,持续 1 min 后可完全缓解,未遗留任何不适。

既往史：糖尿病10余年，规律口服二甲双胍500 mg，每日3次，未监测血糖；冠心病3年余，行冠脉造影发现冠状动脉多发局限性狭窄，偶有一过性胸痛、胸闷、心慌；否认高血压、风湿免疫类疾病等病史；无脑血管病家族史；有磺胺类药物过敏史。吸烟20余年，每日20支，未戒烟，偶尔饮酒。

2. 检查

（1）床旁检查：右侧卧位血压130/77 mmHg，左侧卧位血压144/84 mmHg，脉搏58次/分。神经系统查体未见明显异常。

（2）化验检查：*CYP2C19*基因，*1/*2。AA/ADP抑制率：ADP 27%，AA 95%。血清同型半胱氨酸18.2 μmol/L。糖化血红蛋白8.6%。血脂：TG（甘油三酯）1.16 mmol/L、TC（总胆固醇）2.68 mmol/L、HDL－C（高密度脂蛋白）0.87 mmol/L、LDL－C（低密度脂蛋白）1.32 mmol/L。肝肾功能、凝血功能、类风湿因子、心磷脂抗体、甲状腺功能、补体C3、补体C4、类风湿因子、抗链O、血沉均未见异常。

（3）影像学检查

1）头部MRI：右颞岛叶、左侧底节区、右侧脑室旁、放射冠、双额顶皮质下可见多发斑块状梗死灶及缺血性白质病变；DWI序列未见异常高信号影；右额皮质线样GRE低信号；MRA示右侧颈内动脉纤细多发狭窄，末端闭塞，右侧大脑中动脉、大脑前动脉A_1段均未见显示，左侧大脑中动脉水平段远端狭窄，双侧大脑后动脉粗细不均，左侧椎动脉末端略窄（图11－1）。

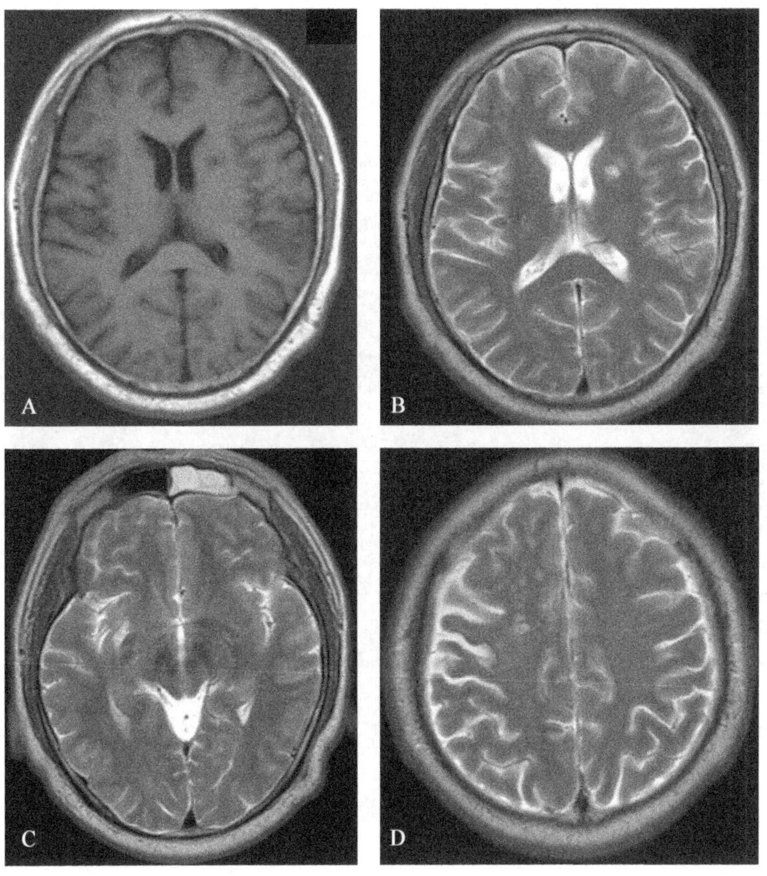

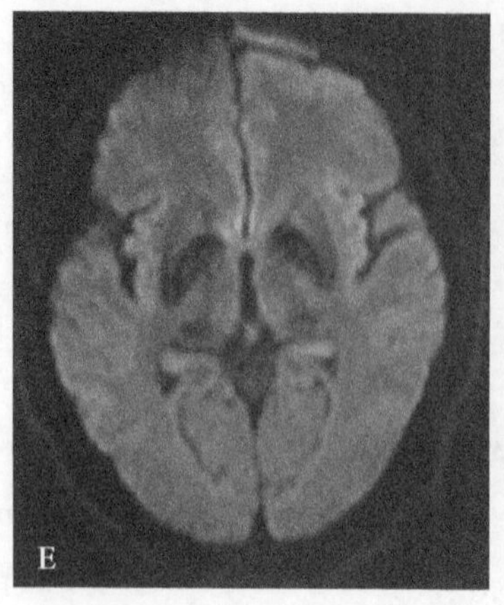

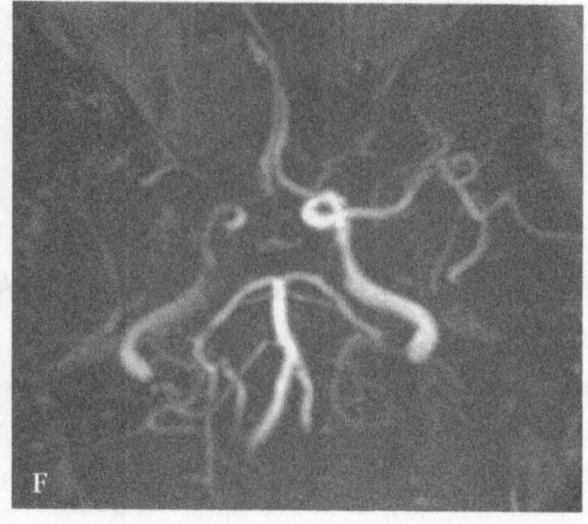

图 11-1　头部 MRI（案例一）

A. T_1 序列；B～D. T_2 序列；E. DWI 序列；F. MRA

2）颈部血管超声：双侧颈动脉内-中膜不均匀增厚，伴斑块形成；双侧未见狭窄，血流通畅，流速及频谱形态在正常范围；右侧椎动脉未见明显异常，血流通畅，流速及频谱形态在正常范围；左侧椎动脉血流频谱异常，收缩中晚期血流反向，舒张期血流正向；右侧锁骨下动脉起始处见斑块形成，左侧锁骨下动脉近段狭窄可能，Ⅱ期盗血。

3）弓上及头部 CTA：左侧锁骨下动脉起始段狭窄，双侧颈内动脉海绵窦段钙化，右侧颈内动脉起始部变细伴远端多发管腔狭窄，末端闭塞，右侧大脑中动脉、大脑前动脉 A_1 段均未见显示，左侧大脑中动脉水平段远端狭窄，双侧大脑后动脉粗细不均，左侧椎动脉纤细、颅内段局部狭窄（图 11-2）。

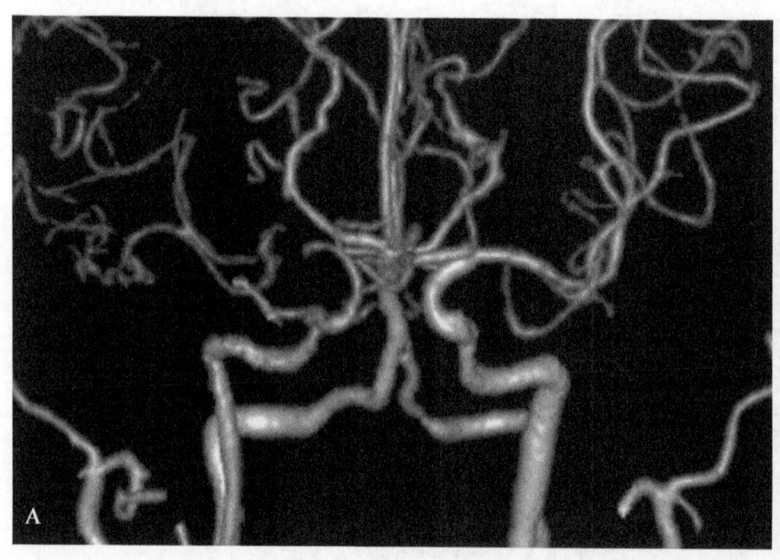

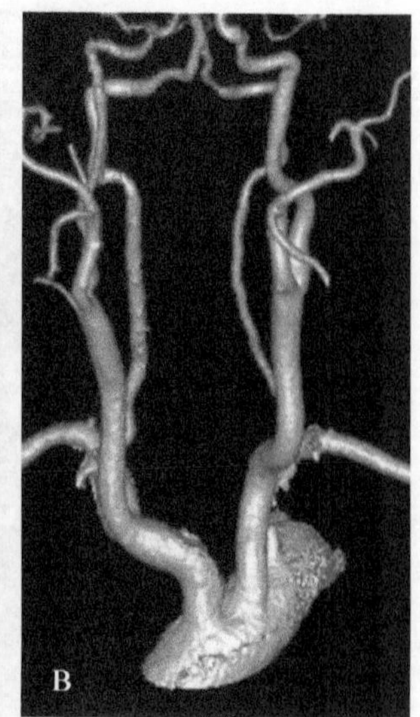

图 11-2　弓上及头部 CTA

A. 头部 CTA；B. 弓上 CTA

4）冠脉 CTA：符合动脉粥样硬化表现，左前降支及左侧回旋支管壁多发钙化斑形成伴狭窄；右冠状动脉多发混合斑块形成伴狭窄。

5）下肢动脉超声：双下肢动脉血流未见明显异常。

6）主动脉弓超声：主动脉弓、降主动脉近段血流通畅。

7）超声心动图：左室舒张功能减低。

3. 诊断和治疗　　患者发作性病程，表现为发作性左侧肢体无力，持续数分钟可完全缓解，症状刻板，未遗留局灶性神经系统功能缺损的症状及体征，头部 MRI 未见新发梗死灶，故诊断 TIA，予以阿司匹林 100 mg、氯吡格雷 75 mg，每日 1 次，双联抗血小板及阿托伐他汀 40 mg，每晚 1 次，强化降脂。患者完善头部 MRI，右额皮质线样 GRE 低信号，结合患者同侧颈内动脉末端闭塞，不除外代偿血管扩张引起凸面蛛网膜出血可能，故暂停双抗治疗，考虑患者 *CYP2C19* 基因型为中间代谢型，改为阿司匹林 100 mg，每日 1 次，抗血小板治疗。患者右侧颈内末端闭塞，无介入治疗指征；患者左侧锁骨下动脉狭窄，存在右侧大脑后动脉通过软脑膜支向右侧大脑中动脉区域供血，可考虑改善左侧锁骨下动脉狭窄，减少左侧椎动脉盗血，增加后循环血供，同时改善右侧大脑中动脉区域灌注，但患者目前不适合双抗治疗，可择期完善脑血管造影检查，明确侧支代偿情况及能否行介入治疗。

4. 分析　　患者为中年男性，急性起病，发病时表现为左侧肢体无力等局灶性神经功能缺损症状，持续数分钟左右可完全缓解，头部 MRI 未见新发病灶，相应供血动脉（右侧颈内动脉）存在多发狭窄，故诊断 TIA。

患者有糖尿病、吸烟等动脉粥样硬化危险因素，合并冠心病，患者无高凝状态、血管炎等其他病因证据，故病因首先考虑动脉粥样硬化。

发病机制：患者活动后发病，为短暂、刻板、反复的发作形式，提示累及单一血管，微栓塞暂不考虑，结合患者右侧颈内动脉起始处及末端重度狭窄，发病机制考虑为低灌注。

治疗：给予患者抗栓、强化降脂、控制血糖等治疗，病情平稳，住院期间未再出现症状。

二、案例二：TIA

1. 病史　　患者，男，59 岁，发作性头晕伴双下肢无力 11 日。患者 11 日前无明显诱因于低头吃饭时突发头晕，伴双下肢无力感，无言语不清，无吞咽困难、饮水呛咳，无意识不清、肢体抽搐等症状，持续约 1 min 后完全缓解。于当地医院就诊，血压（右侧）90/67 mmHg，给予前列地尔、川芎嗪等改善循环治疗，患者治疗期间再次于晨起后发作性头晕 1 次，不伴肢体无力，性质同前，程度较前明显减轻，持续数十秒后缓解。

既往体健，间断有头晕半年，但未重视。否认高血压、糖尿病、心脏病病史。否认食物药物过敏史。吸烟史 30 年，每日 40 支，未戒。偶有饮酒。

2. 检查

（1）床旁检查：右侧血压 132/98 mmHg，左侧血压 113/82 mmHg，左上肢桡动脉搏动较右侧减弱，锁骨上窝可闻及收缩期杂音。心肺腹查体未见明显异常。神经系统，神清语利，高级皮质功能粗测正常。脑神经查体未见明显异常。四肢肌力 5 级，肌张力正常，双侧腱反射对称引出，双侧巴氏征（-）。双侧深浅感觉对称，双侧指鼻试验及跟膝胫试验稳准。颈软，脑膜刺激征（-）。

（2）化验检查：血生化检查、肝肾功能正常。血脂：TC 4.56 mmol/L，LDL-C 3.09 mmol/L，TG 1.04 mmol/L。电解质正常。血清同型半胱氨酸 16 μmol/L。免疫相关检查（-）。

(3) 影像学检查

1) 头部 MRI：左侧顶叶白质内异常信号，血管周围间隙扩大，脑内多发斑块状缺血性脱髓鞘改变(改良 Fazekas 2 级)，右侧侧脑室额角内结节影，MRA 左侧椎动脉颅内段略细(图 11-3)。

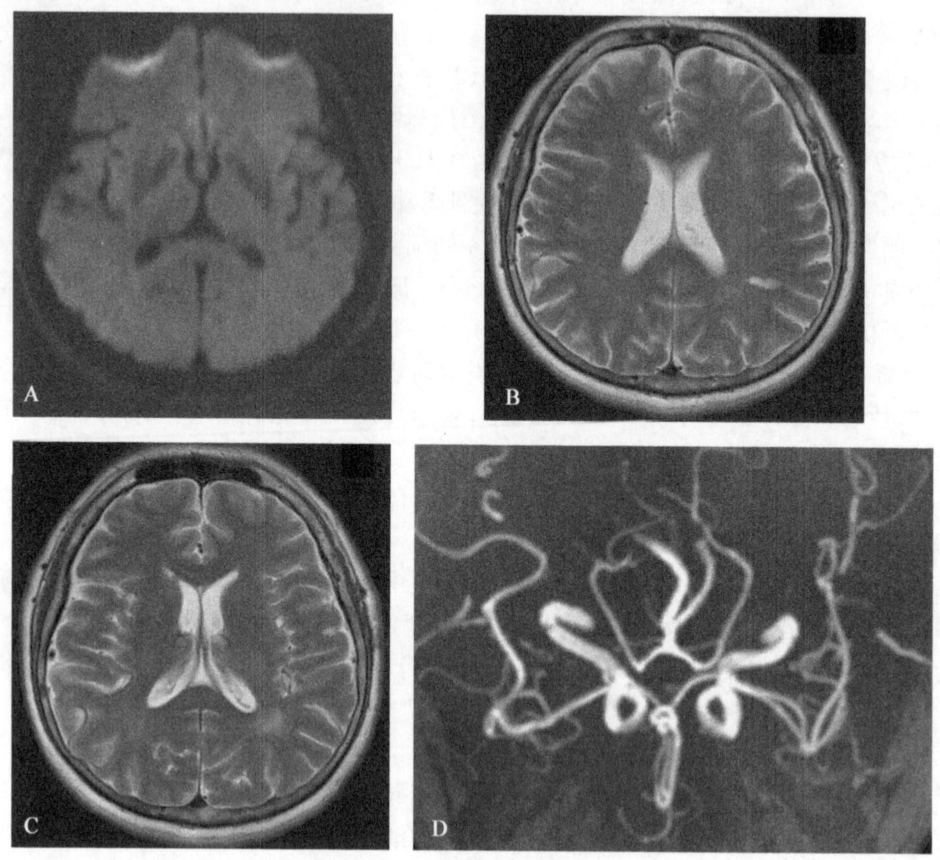

图 11-3　头部 MRI（案例二）

A. DWI 序列；B. T_1 序列；C. T_2 序列；D. MRA

2) 颈部血管超声：双侧颈动脉走行正常、多发斑块形成，右侧颈总动脉分叉-颈内动脉起始处狭窄率为 50%~69%，远段血流通畅；左侧颈动脉局部管腔未见明显狭窄，血流通畅；双侧椎动脉走行正常，左侧椎动脉未见明显狭窄，血流完全反向，PSV 67 cm/s；左侧锁骨下动脉起始段重度狭窄、闭塞可能，Ⅲ期盗血可能；右侧锁骨下动脉起始处斑块形成；左侧桡动脉 PSV 38 cm/s，频谱较圆钝；右侧流速及频谱形态正常范围，PSV 56 cm/s。

3) TCD：右侧颈内动脉颅外段、颈外动脉血流速度偏快；左侧锁骨下动脉重度狭窄或闭塞合并盗血(Ⅲ期)；右侧锁骨下动脉狭窄不除外；双侧颞窗信号欠佳，未探及左侧大脑中动脉、大脑前动脉、大脑后动脉血流信号；BA 血流速度增快。

4) DSA：颈动脉系统，右颈总动脉至右颈内动脉 C_1 段有斑块形成，狭窄程度 50%，狭窄长度 10 mm，前向血流 2b 级，右颈内动脉颅内段显影良好，未见明显狭窄，右侧大脑中动脉、大脑前动脉显影良好，未见明显狭窄。左颈内动脉起始段有斑块形成，左颈外动脉枕动脉通过肌支向左侧椎动脉 V_3、V_4 段代偿，通过肌支与颈升动脉沟通向同侧锁骨下动脉区域代偿；左颈内动脉颅内段显影良好，未见明显狭窄，左大脑中动脉、大脑前动脉显影良好，未见明显异常。椎-基底动脉系统，右锁骨下动脉起始段轻度狭窄，右椎动脉优势，右椎动脉造影提示通过左椎动脉向左侧锁骨下动脉远端供血，BA 显影良好，未见明显狭窄。右侧大脑后动脉稍纤细。主动脉弓及弓上血管，Ⅱ型弓，弓上无名动脉、左颈总动脉显影良好，未见明显狭窄，左侧锁骨下动脉起始段重度狭窄，狭窄程度 90%，狭窄长度约 15 mm，前向血流 2b 级。右椎动脉优势（图 11－4）。

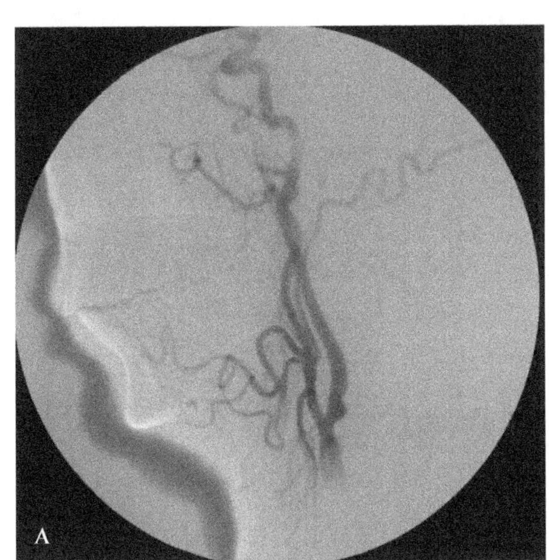

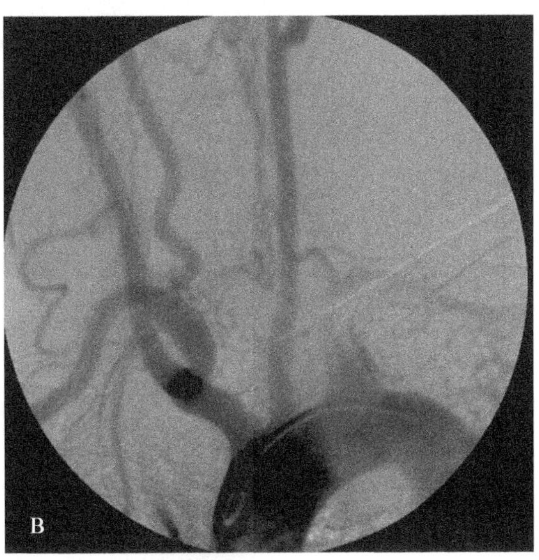

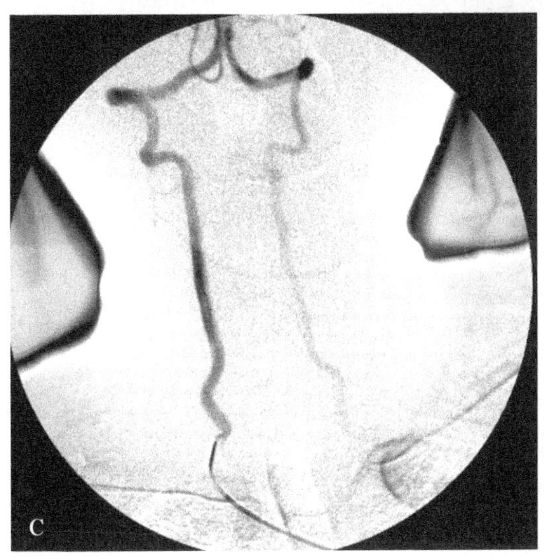

图 11－4　DSA

A．主动脉造影可见左侧锁骨下动脉严重狭窄；B．右侧颈动脉造影可见颈内动脉起始处有斑块形成，狭窄程度 50%；C．右侧椎动脉造影提示通过左椎动脉向左侧锁骨下动脉远端供血

3．诊断和治疗　　患者中年男性，发作性头晕、伴双下肢无力，症状持续数秒至数分钟后完全缓解，症状刻板发作，恢复后未遗留局灶性神经功能缺损症状，故诊断 TIA。患者入院

后完善相关化验检查及血管评估，给予阿司匹林、氯吡格雷双联抗血小板聚集，阿托伐他汀降脂、稳定斑块及改善循环治疗，症状有所改善，但头晕仍有发作。患者行 DSA 显示左侧锁骨下动脉起始段重度狭窄，狭窄程度 90%，狭窄长度约 15 mm，左椎动脉向左侧锁骨下动脉远端供血，考虑患者症状与狭窄有关。介入科会诊评估后建议患者行血管内治疗。获得家属知情同意，在局麻下行经皮左锁骨下动脉支架置入术。术后患者每日服用阿司匹林 100 mg+氯吡格雷 75 mg 双联抗血小板聚集，阿托伐他汀 20 mg 每晚 1 次调脂、稳定斑块治疗。患者症状改善，神经科查体未见明显阳性体征，随访 1 年未出现症状复发。

4. 分析　结合患者病史辅助检查，TIA 诊断明确。结合患者双侧血压不等、左侧脉搏减弱、锁骨下动脉听诊区杂音等体征，且影像学检查示左侧锁骨下动脉重度狭窄合并Ⅲ期盗血，故考虑患者发病机制为锁骨下动脉盗血导致后循环低灌注/栓子清除率下降。患者既往有长期大量吸烟史、高脂血症、高同型半胱氨酸血症等动脉粥样硬化性危险因素。颈部血管超声提示颈动脉、锁骨下动脉斑块形成、狭窄，无证据支持血管炎等其他病因，故病因考虑为动脉粥样硬化。患者入院后完善相关化验检查及血管评估，给予阿司匹林、氯吡格雷双联抗血小板聚集，阿托伐他汀降脂、稳定斑块及改善循环治疗，患者症状有所改善但仍有症状发作。行 DSA 显示左侧锁骨下动脉起始段重度狭窄，综合考虑患者左侧锁骨下动脉狭窄严重、左椎动脉血液逆流，存在盗血，症状与狭窄有关，符合介入治疗的适应证，故行经皮左锁骨下动脉支架置入术，术后无不适，未出现相关症状。患者颈动脉狭窄，非责任血管，且狭窄率不高，继续药物保守治疗观察随访。

（鞠　奕）

本章参考文献

蔡慧敏，陈明月，张宁，等，2013. 老年人短暂性脑缺血发作与非惊厥性癫痫的鉴别诊断. 中华老年心脑血管病杂志，15(10)：1062，1063.

短暂性脑缺血发作中国专家共识组，2011. 短暂性脑缺血发作的中国专家共识更新版(2011 年). 中华内科杂志，50(6)：530－533.

短暂性脑缺血发作中国专家共识组，2014. 短暂性脑缺血发作与轻型卒中抗血小板治疗中国专家共识(2014 年). 中华医学杂志，94(27)：2092－2096.

国家卫生计生委脑卒中防治工程委员会，脑卒中防治系列指导规范编审委员会，2016. 中国短暂性脑缺血发作早期诊治指导规范. 国家卫生计生委脑卒中防治工程委员会.

刘英秀，2013. 肢体抖动性短暂性脑缺血发作临床分析. 中国现代医学杂志，15(5)：90，91.

中华耳鼻咽喉头颈外科杂志编辑委员会，2017. 梅尼埃病诊断和治疗指南(2017). 中华耳鼻咽喉头颈外科杂志，52(3)：167－172.

中华医学会神经病学分会，中华医学会神经病学分会脑血管病学组，2015. 中国缺血性脑卒中和短暂性脑缺血发作二级预防指南 2014. 中华神经科杂志，48(4)：258－273.

Easton J D, Saver J L, Albers G W, et al., 2009. Definition and evaluation of transient ischemic attack：a scientific statement for healthcare professionals from the American Heart Association/American Stroke Association Stroke Council; Council on Cardiovascular Surgery and Anesthesia; Council on Cardiovascular Radiology and Intervention; Council on Cardiovascular Nursing; and the Interdisciplinary

Council on Peripheral Vascular Disease. The American Academy of Neurology affirms the value of this statement as an educational tool for neurologists. Stroke, 40(6): 2276-2293.

Giles M F, Rothwell P M, 2007. Risk of stroke early after transient ischaemic attack: a systematic review and meta-analysis. Lancet Neurol, 6(12): 1063-1072.

Headache Classification Committee of the International Headache Society (IHS), 2013. The International Classification of Headache Disorders, 3rd edition (beta version). Cephalalgia, 33(9): 629-808.

Wang Y, Zhao X, Jiang Y, et al., 2015. Prevalence, knowledge, and treatment of transient ischemic attacks in China. Neurology, 84(23): 2354-2361.

Wu C M, Mclaughlin K, Lorenzetti D L, et al., 2007. Early risk of stroke after transient ischemic attack: a systematic review and meta-analysis. Archives of Internal Medicine, 167(22): 2417-2422.

Yaghi S, Rostanski S K, Boehme A K, et al., 2016. Imaging Parameters and Recurrent Cerebrovascular Events in Patients With Minor Stroke or Transient Ischemic Attack. JAMA Neurology, 73(5): 572-578.

Zaidat O O, Werz M A, Landis D M, et al., 1999. Orthostatic limb shaking from carotid hypoperfusion. Neurology, 53(3): 650, 651.

第三篇

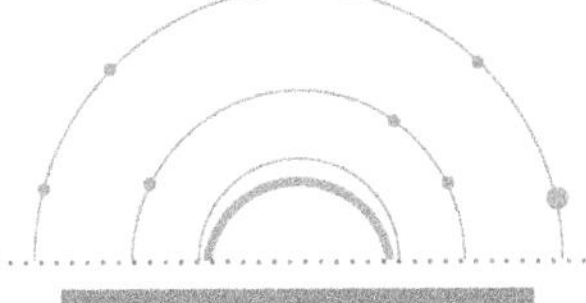

慢性前庭综合征

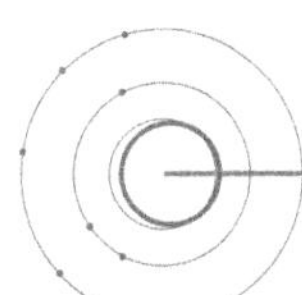

第十二章 双侧前庭病

第一节 概　述

一、定义

双侧前庭病(bilateral vestibulopathy,BVP),又称双侧前庭功能低下、双侧前庭功能丧失或双侧前庭功能衰竭,是由双侧内耳平衡器官或传导通路受损导致的一种慢性前庭综合征。其主要临床特征包括头部运动时出现视震荡,行走时出现步态不稳,在黑暗环境中或地面不平与头动时不稳症状加重,具有空间记忆和定向障碍。

1941 年,Walter Dandy 报道双侧前庭神经切除术后的 MD 患者在活动中出现视震荡和姿势不稳、视剥夺后症状加重、静止时症状消失,并将这组病症命名为 Dandy 综合征。1965 年,Bender 发现运动诱发的视震荡是双侧前庭功能低下的常见症状。1989 年,Balon 等提出特发性 BVP 概念,患者表现为姿势不稳和视震荡,在黑暗处加重,不伴听力丧失和其他神经系统症状。

二、流行病学

BVP 发病率占平衡障碍患者的 4%~7%,青年到老年均有发病。2008 年有研究推测其在美国成年人中发病率为 28/100 000。继发性 BVP 的平均发病年龄为 50~60 岁。

三、病因及发病机制

(一) 病因

BPV 可分为原发性和继发性。原发性 BVP 主要指那些病因不明的 BVP,约占 BVP 患者的一半,病因确定的(24%)和病因可能明确的(25%)接近一半。在可确定的病因中,最常见的 4 大病因: 老化,神经耳毒性,非神经耳毒性,伴 BVP 的其他疾病。

1. 老化　健康人的前庭毛细胞会随着年龄增高逐步减少或衰退。研究发现,80 岁时丧失 30%~50%的前庭毛细胞和前庭神经纤维。对于健康人来说,如果不发生其他疾病,30%~50%的前庭功能损失对日常生活不会引起显著的影响。如果同时发生了其他内耳疾病或者视觉和深感觉障碍,则会加重平衡障碍。因此双侧前庭功能丧失在老年人中更常见。

2. 神经耳毒性　损害前庭的药物: ① 氨基糖苷类抗生素,为临床最常见的耳毒性抗生素,其中以链霉素、庆大霉素、新霉素、妥布霉素对前庭的损害较重,庆大霉素是造成双侧前庭功能丧失的最常见病因,占 10%~20%,远高于其他病因;② 大环内酯类抗生素;③ 多肽类抗生素;④ 袢利尿剂;⑤ 水杨酸类解热镇痛药;⑥ 抗疟药;⑦ 抗肿瘤药;⑧ β 受体拮抗剂;⑨ 其他,如乙醇、一氧化碳、汞、铅、砷等。

3. 非神经耳毒性　其病因多见于下列情况。① 双侧 MD:在 BVP 的病因中占 7%~15%;② 脑膜炎:约占双侧前庭功能丧失病因的 5%,脑膜炎的病理过程可通过前庭和耳蜗导水管累及迷路,导致前庭功能障碍;③ 双侧 VN:其导致的 BVP 占 4%~5%;④ 双侧前庭神经鞘瘤或听神经瘤:Ⅱ型神经纤维瘤病可发生在双侧,不过比较罕见,肿瘤占 BVP 病因的 1%~2%;⑤ 内耳自身免疫性疾病(autoimmune inner ear disease,AIED):通常造成听力和前庭功能损害,亚急性波动性双侧感音神经性聋可在数日、数周至数月内较快发展,半数患者同时有前庭症状,由 AIED 导致的 BVP 不到 1%。其他如周围神经病、神经梅毒、神经结节病、先天性畸形、头部创伤、血管病变等也可导致 BVP。头部创伤引起的鞭击损害综合征(whiplash injury syndrome)可以造成双侧前庭损害。

4. 伴 BVP 的其他疾病　某些类型的小脑退行性变可同时伴有双侧前庭功能减弱或障碍。小脑退行性变伴周围神经病时称作小脑共济失调-神经病-前庭无反射综合征(cerebellar ataxia-neuropathy-vestibular areflexia syndrome,CANVAS),其发病率略低于 1%。多系统病变,进行性前庭退行性变(家族性前庭病)等也可导致双侧前庭功能丧失。

儿童 BVP 的原因有先天颅底畸形、胚胎期病毒感染和细菌性脑膜炎等。

(二) 发病机制

BVP 的发病机制为双侧周围前庭传入冲动障碍或丧失,引起 VOR,VSR,定向、导航和空间记忆缺陷:① 由于 VOR 增益降低,头在加速运动中视觉影像不能稳定在视网膜上,引发视震荡和动态视敏度(dynamic visual acuity,DVA)下降;② 由于 VSR 不充分,站立及运动过程中会有平衡障碍,尤其在不平整地面行走时本体觉被干扰,以及在黑暗中行走视觉被剥夺的情况下,平衡三联中视觉或本体觉不能有效替代严重受损的双侧前庭功能,平衡障碍更严重;③ 在视觉和本体觉缺失的情况下,BVP 患者会失去地球重力感觉,空间定向力丧失;④ 由于前庭输入的慢性损失而导致海马的结构和功能改变,学习记忆、空间定向和操作速度等功能降低。

四、问卷和病史采集

BVP 的病史采集包括病程的演变、感染史、用药史、治疗史及曾经的眩晕发作病史、听功能、职业等。详细的病史采集有助于找到病因,可以为治疗及延缓病程提供指导。

五、检查

前庭功能评估在 BVP 的诊断和治疗中居重要位置,不可缺少。患者应该在治疗和干预前进行必要的前庭功能评估以监测病程变化。BVP 患者的前庭功能评估有两种方式:床旁前庭功能检查和实验室前庭功能检查,缺一不可,这样才能完整全面地评估 BVP 患者的前庭功能状态。但是目前还没有制订双侧前庭功能丧失的统一标准。

(一) 床旁检查

典型的 BVP 患者可通过床旁三联法在短时间内快速诊断,包括床旁头脉冲试验、DVA、海绵垫 Romberg 试验。

1. 床旁头脉冲试验　　是检查高频 VOR 功能的简单测试法。Bárány 学会的 BVP 诊断标准中，对前庭功能的评估要求使用 vHIT；可能 BVP 的诊断标准包含了床旁头脉冲试验检查，床旁头脉冲试验可为 vHIT 检查提供线索。

2. DVA　　用于检查患者头部运动时识别物体的能力。检查者在水平面或垂直面快速摇动患者头部（摇动幅度为 10°~15°，频率为 2 Hz）的同时用 E 字表检测患者的视力。与静态视力对比，动态视力下降提示 VOR 障碍，视力下降幅度≥0.2 LogMAR 属于病理性，说明可能有视震荡存在。

3. Romberg 试验　　让受试者站在地面上，双脚并拢，睁眼时无摇晃，闭眼时有明显摇晃，或者闭眼站在海绵垫上有明显摇晃，提示为病理性，说明患者前庭脊髓通路受损。BVP 患者 Romberg 试验为阳性。Romberg 试验是诊断 BVP 的补充试验。

3. 检眼镜检查　　1~2 Hz 水平摇头情况下，用检眼镜观察视盘。VOR 正常时视盘稳定不随头动而动。BVP 患者，视盘随头动而动。

4. 摇头试验　　若出现摇头后眼震，提示非对称性双侧前庭损害，两侧之间存在一定的张力不平衡。若不能诱发眼震说明两侧间已经没有张力不平衡。

5. 视-眼动功能检查　　扫视或跟踪的异常有助于鉴别诊断，特别是伴小脑损害的 BVP。

（二）实验室检查

前庭功能丧失分为三种类型：高频前庭功能丧失、低频前庭功能丧失和混合性前庭功能丧失。由于各种前庭功能评估手段的检查范围有局限性，常需要结合几种评估方法才能全面评估双侧前庭功能丧失程度。

1. 温度试验　　温度试验是用于检测外半规管低频（0~0.01 Hz）部分功能，远远低于头部自然运动频率。4 次冷热刺激，诱发眼震的慢相速度均<20(°)/s，提示可能存在 BVP。每侧耳温度试验反应之和<6(°)/s 被认为是诊断 BVP 的安全指标。温度试验是诊断 BVP 的必要检查项目之一。

2. 转椅试验　　检查低中频 VOR。转椅试验最大的缺点是当加速度低于 1 000(°)/s^2 时，确定单侧前庭功能下降的敏感性低于 vHIT 和温度试验。但当患者不能做 vHIT 或温度试验时，正弦摆动转椅是诊断 BVP 的替代手段及必要检查项目之一。

3. vHIT 检查　　vHIT 采用传感器和高速视频摄像头同时记录头部和眼球运动，相较于床旁试验能够进一步地精确定量评估 VOR，记录肉眼难以察觉的扫视（隐性扫视）。vHIT 可检测 2.0~2.5 Hz 范围内双侧 6 个半规管功能状况，可以分别检测两侧的损失程度。

4. 高频转椅检查　　可以检测 2.0~2.5 Hz 的外半规管前庭功能丧失程度。有转颈禁忌的患者可通过高频转椅检测，但造价昂贵。

5. DVA 检查　　可以揭示患者动态条件下的视敏度。BVP 患者运动过程中，视网膜图像不稳定，所以视敏度下降。DVA 能帮助诊断 BVP，是诊断 BVP 的补充检查项目。

6. VEMP 检查　　VEMP 是评估耳石器官功能的主要手段。cVEMP 检测球囊功能，oVEMP 检测椭圆囊功能。VEMP 主要通过声刺激进行检测，不产生内淋巴流体动力学刺激，因此在判断耳石器官功能丧失程度上有一定的局限性。

7. SOT 检查　可提示 BVP 患者前庭-脊髓反射通路受损情况，提供平衡三联中视觉、本体觉和前庭觉在维持平衡中发挥作用的比重，确定前庭功能是否异常及判断异常程度，可客观定量检测，但不能定侧。

8. 视-眼动功能定量检测　扫视或跟踪的异常有助于鉴别诊断，特别是伴有小脑损害的 BVP 综合征。

综合所有检查结果，才能全面判断双侧前庭功能的丧失程度。BVP 患者的前庭功能检查除了对疾病诊断具有重要意义外，还能为有针对性地制订个体化前庭康复训练方案和治疗后的疗效评估提供依据。

六、诊断和鉴别诊断

BVP 的诊断包括两个方面：原发疾病的诊断和 BVP 的诊断。原发疾病的诊断主要依靠病史，尤其是秉承的演变、感染史、用药史、治疗史及曾经的眩晕发作病史、听功能、职业等。

2017 年 Bárány 学会发表了 BVP 诊断标准的共识。

1. BVP 的诊断标准

（1）具有以下症状的慢性前庭综合征。

1）行走或站立时出现不稳，并且至少有以下 2）或 3）之一。

2）行走或头部与身体快速移动过程中出现运动诱发的视觉混乱或视震荡。

3）黑暗环境或不平整表面时不稳症状加重。

（2）静止状态下坐位或平躺无症状。

（3）用以下检查方法可记录到双侧 VOR 功能减弱或丧失。

1）vHIT 或者磁场巩膜线圈法可记录到双侧水平 VOR 增益<0.6。

2）温度试验反应减弱［每一侧温度试验眼震高峰慢相角速度<6(°)/s］。

3）正弦摆动转椅试验［0.1 Hz，v_{max} = 50(°)/s］双侧水平增益<0.1 且相位提前>68°（时间常数<5 s）。

（4）不能用其他疾病解释。

2. 可能 BVP 的诊断标准

（1）具有以下症状的慢性前庭综合征。

1）行走或站立时出现不稳，并且至少有以下 2）或 3）之一。

2）行走或头部与身体快速移动过程中出现运动诱发的视觉混乱或视震荡。

3）黑暗环境或不平整表面时不稳症状加重。

（2）静止状态下坐位或平躺无症状。

（3）床旁头脉冲试验提示双侧水平通路病变。

（4）不能用其他疾病解释。

3. 鉴别诊断　BVP 的鉴别诊断主要有两方面：一方面，了解容易引起 BVP 的病因很重要；另一方面，学会鉴别引起视震荡和姿势步态不稳的其他前庭疾病或非前庭疾病。

BVP 需要与以下情况相鉴别：① 不伴 BVP 的小脑性共济失调；② 下视眼震综合征；③ 功能性头晕，PPPD；④ 单侧前庭缺陷；⑤ 中毒导致前庭功能低下；⑥ 前庭抑制剂导致的前庭功能低下;⑦ 直立性震颤;⑧ 视觉异常(视震荡为主);⑨ 周围神经病;⑩ 运动障碍疾病,帕金森病、非典型帕金森综合征和多系统萎缩;⑪ 正常颅压脑积水导致的中枢性步态异常、额叶步态异常疾病、下身帕金森病、皮质下血管性脑病或 MS 等。

第二节 内科治疗

BVP 的治疗首先要明确病因,积极治疗原发病。如果能及时治疗病因,可以控制 BVP 早期的发展。例如,使用有效药物控制炎症和感染,使用免疫制剂控制自身免疫性疾病发展,早期监控及时停用神经耳毒性药物,可能恢复部分前庭功能。BVP 发作之后一般在 6 个月内可产生外周性前庭恢复功能,6 个月后恢复基本停止,继续恢复的可能性较低。

早期诊断,早期预防进行性前庭功能丧失,严密观察和监测 BVP 的发展。注意患者是否具有 BVP 的病因及可能演变成 BVP 的倾向性。注意单侧前庭疾病是否有向双侧发展的倾向性。要关注那些临床表现为一侧的单侧前庭疾病却出现双侧前庭功能都降低的患者,在疾病早期阶段采取措施积极治疗,减少前庭功能继续丧失的趋向,保存和改善尚存的前庭功能,这是 BVP 诊治的重要环节。BVP 会对患者生活质量造成巨大影响,因此要早期诊断、早期防治,但通常确诊还是相对较晚,已经到了双侧前庭功能丧失的程度。

避免使用前庭抑制类药物(如抗组胺类药物、三环类抗抑郁药、苯二氮䓬类药物等)。慢性 BVP 患者的双侧前庭功能障碍,使用此类药物可抑制前庭代偿机制,导致长期前庭功能障碍。

患者宣教:多数 BVP 患者确诊较晚,虽然症状不严重,却可致生活质量严重下降,通过告知患者 BVP 的症状、病因、机制、临床表现及预后,使他们了解疾病类型、可能原因、应对措施、注意事项、长期预后等,以减轻压力,督促积极参与康复,从而提高生活质量。

第三节 前庭康复

不同于单侧前庭损害患者,BVP 患者一般不能自行前庭代偿,显著影响日常活动和生活质量。前庭康复治疗是获得临床症状改善或恢复的必要手段和希望,积极锻炼可促进中枢代偿,通过视觉系统和本体觉系统替代缺失的前庭功能,可取得良好效果。有研究表明,和同龄人相比,BVP 患者的视觉和本体觉中枢皮质被激活的区域更大。

一、基线评估

BVP 患者进行前庭康复前,应进行基线评估。评估方法参见前文前庭功能实验室检查部分提到的检查方法,此外还应补充静态、动态平衡仪检查。具体方法可参看视频 0－1～视频 0－17。

二、前庭康复方案

1. BVP 前庭康复原则　① 由于 BVP 患者双侧前庭功能减弱,严重影响生活质量,且有跌倒风险,前庭康复需尽早开始。② 前庭康复训练应由简到繁、由慢到快,由小角度到大角度,康复期间通常不用前庭抑制剂,但可根据需要选用促进前庭代偿的药物。③ 由于 BVP 患者双侧前庭功能减弱或丧失,所以其前庭康复方案以替代性前庭康复为主。④ 要耐心向患者和家属讲解前庭康复的意义,使其认识到前庭康复不是一般的体育锻炼,而是经过专业化设计的治疗方案。让患者和家属都理解,提高他们的依从性和配合度。家属也要参与其中,给患者鼓励和保护患者免受损伤。因此,康复师或医师要结合视频给患者和家属讲解每一项训练的要点和意义,使患者和家属能够准确地掌握康复训练方法,并能坚持每日按要求训练。

2. BVP 前庭康复方案　BVP 患者的前庭功能受损,主要表现为双侧前庭功能减弱或丧失,大部分患者会出现平衡障碍,尤其在黑暗环境或不平整地面。BVP 患者的前庭康复方案以替代性前庭康复和防跌倒康复为主。

(1) 替代性前庭康复:由于 BVP 患者双侧前庭功能受损,因此其前庭康复以该方案为主,其机制主要是通过视反射锻炼实现前庭康复。由于视眼动通路与前庭眼动通路共享脑干的某些结构,所以两系统之间有交互反应机制。双侧前庭外周受损后,反复进行视眼动训练有助于补偿低下的前庭眼动增益,使滞后的眼速能跟上头速,保持清晰的动态视力。康复治疗方法同第二章"突发性耳聋伴眩晕的替代性前庭康复"。

(2) 防跌倒康复:BVP 患者跌倒风险较高,防跌倒康复至关重要。康复治疗方法同第二章"突发性耳聋伴眩晕的防跌倒康复"。

3. BVP 前庭康复效果评估　BVP 患者经过 4~6 周系统前庭康复后,应到医院进行效果评估,包括病史询问、眩晕量表填写和前庭功能评价,与基线评估资料进行对照,最好包括动态平衡仪的评价,根据评价结果可对前庭康复方案进行调整。

第四节　疗效评估

一、平衡能力评估

评估 BVP 患者的前庭康复疗效,可通过以下检查或方法进行。

1. SOT 试验　可通过对比前庭康复前后的 SOT 试验综合得分来评估其疗效。

2. DVA 检查　可以揭示患者动态条件下的视敏度。DVA 的提高预示着患者视震荡好转。

二、BVP 对日常生活的影响评估

从轻到重,划分为 5 级。

0 分,活动不受影响。

1 分,轻度受影响,可进行大部分活动。

2 分,中度受影响,活动需付出巨大努力。

3 分,日常活动受限,无法工作,必须在家休息。

4 分,活动严重受限,整日卧床或无法进行绝大多数活动。

第五节　案例分享

一、案例一：BVP

1. 病史　患者，女，65岁，发作性眩晕20⁺年，发作时天旋地转，伴恶心、呕吐，持续时间30 min～2 h不等。7个月前开始持续性头晕，非旋转性，无恶心、呕吐，伴步态不稳，无头痛病史。有高血压病史，规律服药，血压控制可，无糖尿病，有高脂血症病史。

2. 检查

（1）床旁检查：耳镜检查未见异常。音叉试验粗测左耳听力下降，WT示居中。无自发性眼震。Romberg试验（+），Tandem站立试验（+），Fukuda原地踏步试验不配合。

（2）实验室检查：无自发性眼震；凝视性眼震（-）；扫视试验、跟踪试验、OKN均正常；温度试验示双侧前庭功能减退［RC+RW＝0（°）/s，LC+LW＝0（°）/s］（图12－1）；vHIT提示双侧半规管高频VOR增益降低（图12－2）；SHIMP（头脉冲抑制模型）提示双侧外半规管无补偿性扫视波（图12－3）；SOT综合得分为36分，提示使用视觉、前庭觉保持平衡能力较差（图12－4）；DVA检查提示双侧水平轴、垂直轴、旋转轴动态视觉降低（图12－5～图12－7）。

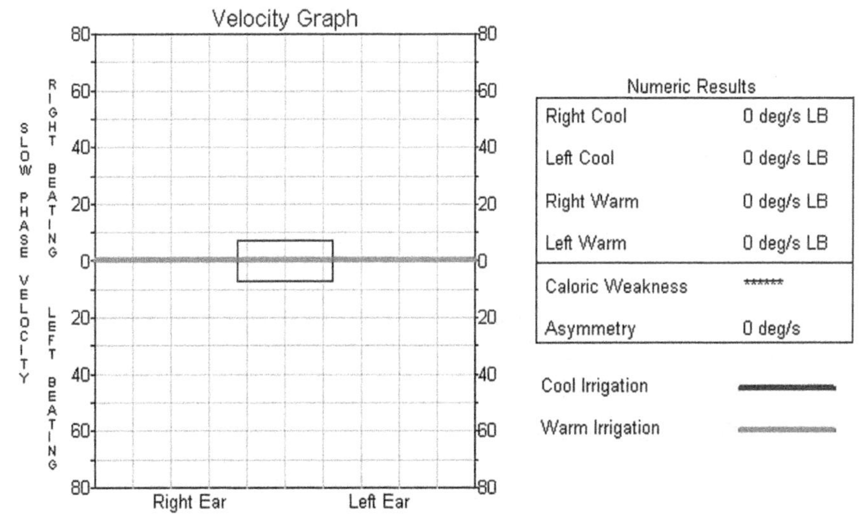

图12－1　温度试验示双侧前庭功能减退

（3）听功能检查：声导抗测试，双耳鼓室压图均为A型；纯音听阈测试，左耳中高频听力略下降，右耳高频听力下降；VEMP，双侧均未引出oVEMP、cVEMP。

3. 诊断和治疗　诊断为BVP。予以激素（甲泼尼龙）治疗6日，营养神经和改善微循环（单唾液四己糖神经节苷脂钠注射液、银杏叶提取物注射液）治疗2周。给患者和家属观看并讲解前庭康复视频，嘱其每日2次替代性前庭康复和防跌倒康复。

4. 疗效　2周后患者自觉头晕、步态不稳症状好转，但拒绝复查。

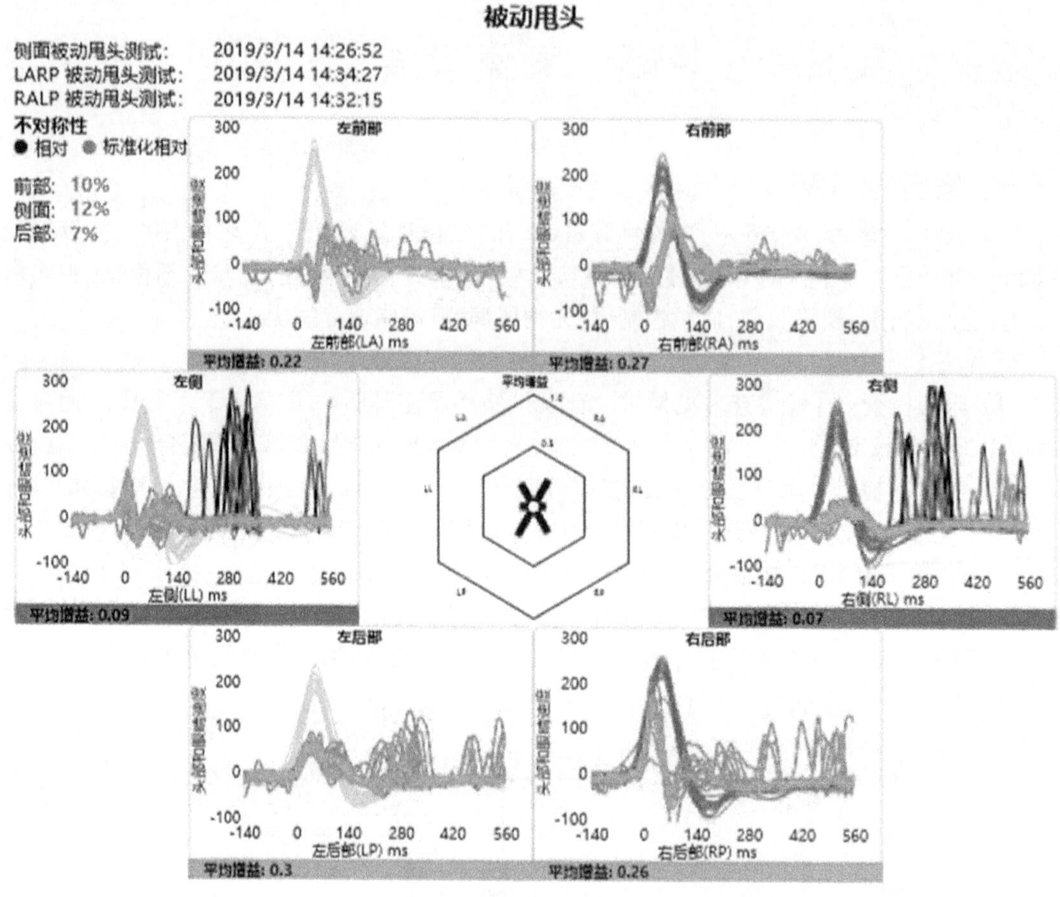

图 12－2　vHIT 示双侧半规管高频 VOR 增益降低

二、案例二：BVP

1. 病史　　患者，女，35 岁。发作性眩晕 1^+年，行走时视物晃动伴不稳感、夜间行走踩棉花感 8^+个月。无高血压、高血脂、糖尿病病史。

2. 检查

（1）床旁检查：耳镜检查未见异常。音叉试验粗测双耳听力基本正常；RT，左耳（+），右耳（+）；WT，偏左。Romberg 试验（+），Tandem 站立试验（+），Dix－Hallpike 试验（－）。无自发性眼震。视眼动功能正常。

（2）实验室检查：无自发性眼震；凝视性眼震（－）；扫视试验、跟踪试验、OKN 均正常；温度试验示双侧前庭功能减退［RC+RW＝3. 4（°）/s，LC+LW＝4. 7（°）/s］（图 12－8）；VAT 提示水平通路增益降低，相移严重滞后（图 12－9）；vHIT 提示双侧半规管高频 VOR 增益降低（图 12－10）；SOT 综合得分为 48 分，提示使用视觉、前庭觉保持平衡能力较差（图 12－11）；DVA 检查提示双侧水平轴动态视觉降低（图 12－12）。

3. 诊断和治疗　　诊断为 BVP。未用药，给患者和家属观看并讲解前庭康复视频 0－2 和视频 0－3，嘱其每日 2 次替代性前庭康复和防跌倒康复。

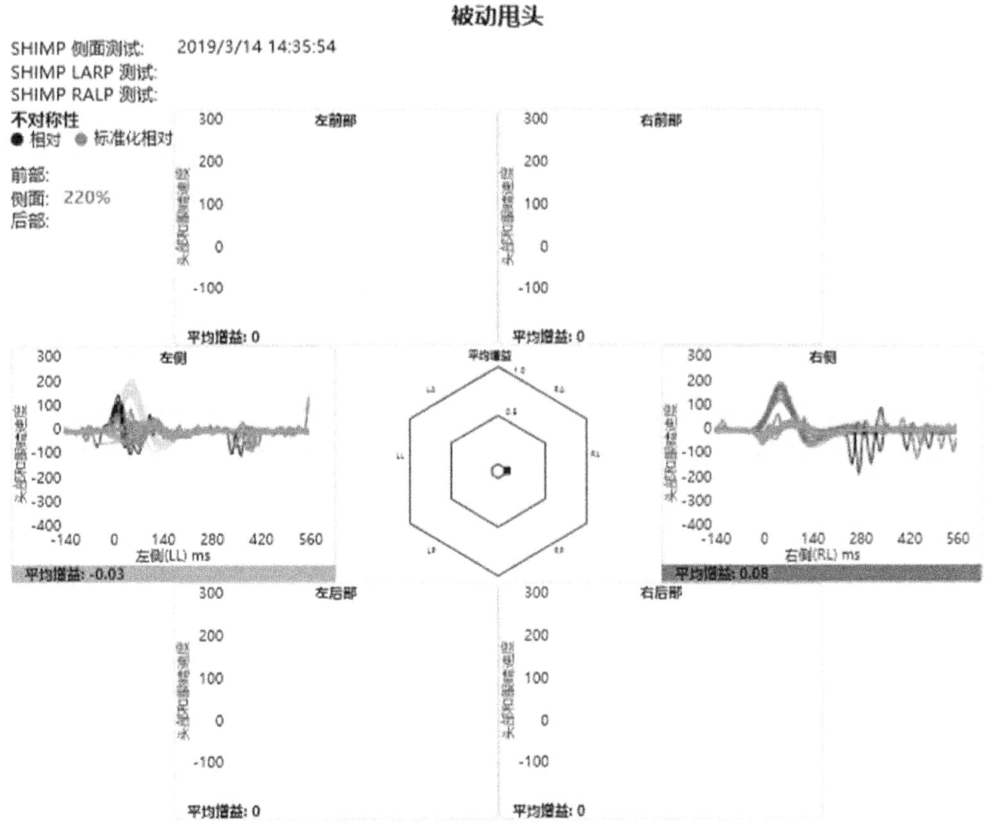

图 12－3　SHIMP 示双侧外半规管无反补偿性扫视波

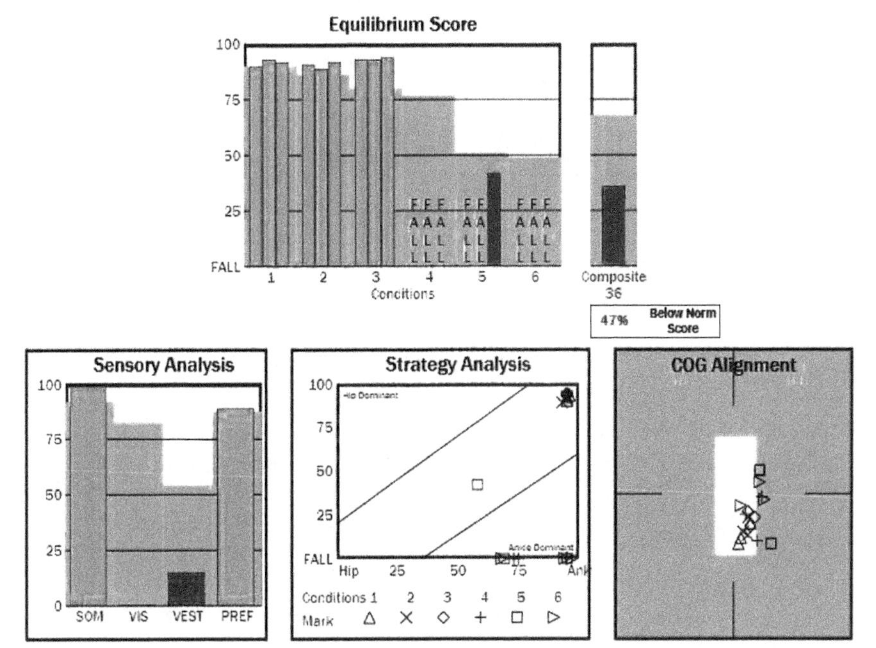

图 12－4　SOT 示使用视觉、前庭觉保持平衡能力较差

Dynamic Visual Acuity Test (Horizontal)

Perception Time: 30 msec
Optotype Display Interval: 40 - 75 msec

Head Movement: 85 deg/sec Horizontal
Testing Distance: 5.0 feet

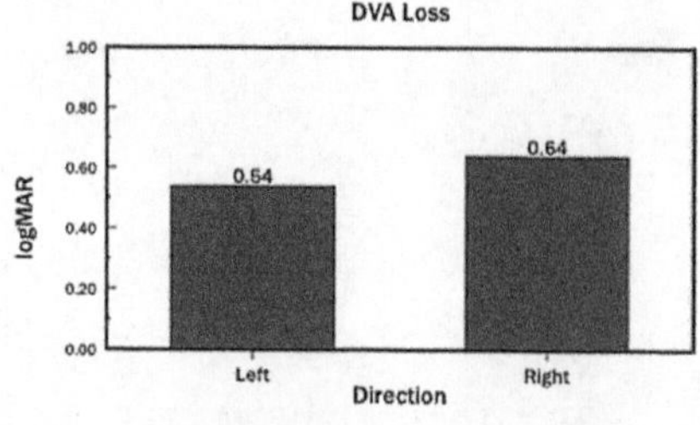

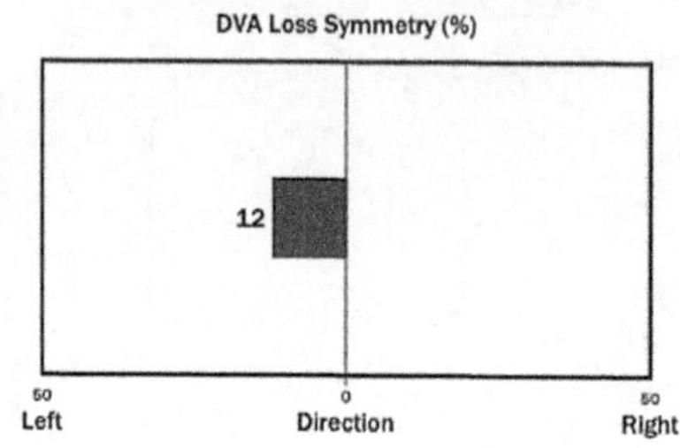

	Left Direction	Static	Right Direction
Snellen Fraction:	20/87	20/25	20/110
logMAR:	0.64	0.10	0.74
Average Achieved Velocity(deg/sec):	101	0	101

图 12-5　DVA 示双侧水平轴动态视觉降低

Dynamic Visual Acuity Test (Vertical)

Perception Time: 30 msec
Optotype Display Interval: 40 - 75 msec

Head Movement: 60 deg/sec Vertical
Testing Distance: 5.0 feet

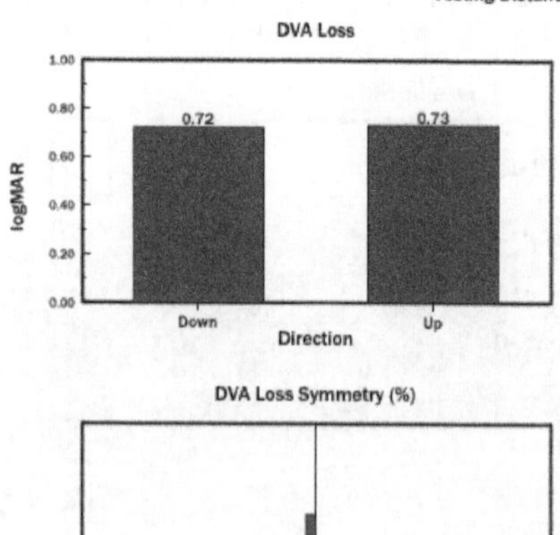

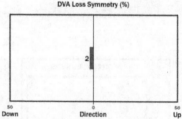

	Down Direction	Static	Up Direction
Snellen Fraction:	20/132	20/25	20/135
logMAR:	0.82	0.10	0.83
Average Achieved Velocity(deg/sec):	74	0	74

图 12-6　DVA 示双侧垂直轴动态视觉降低

Dynamic Visual Acuity Test (Roll)

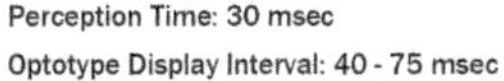

Perception Time: 30 msec

Optotype Display Interval: 40 - 75 msec

Head Movement: 40 deg/sec Roll

Testing Distance: 5.0 feet

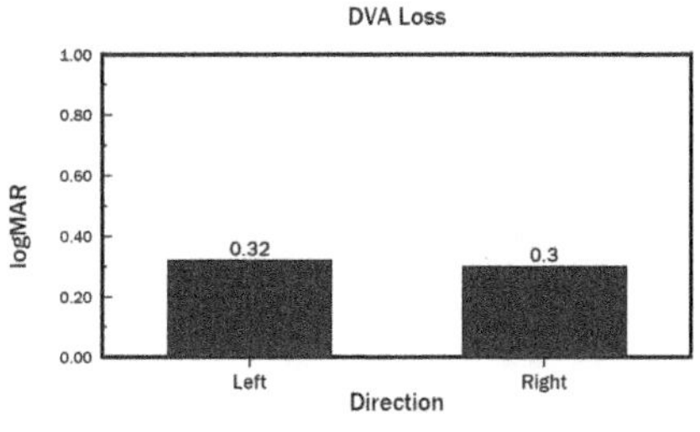

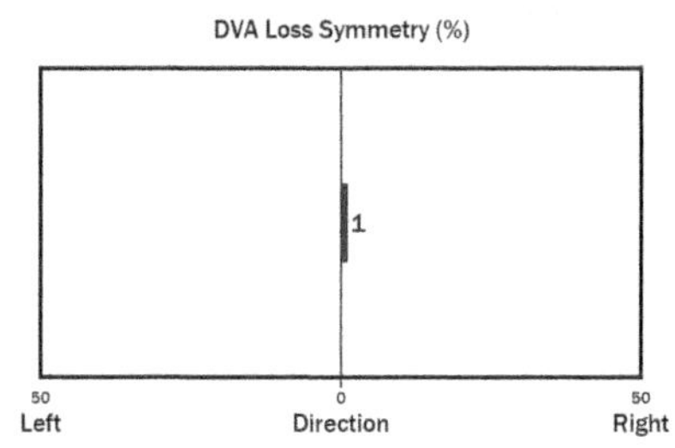

	Left Direction	Static	Right Direction
Snellen Fraction:	20/53	20/25	20/50
logMAR:	0.42	0.10	0.40
Average Achieved Velocity(deg/sec):	58	0	52

图 12－7　DVA 示双侧旋转轴动态视觉降低

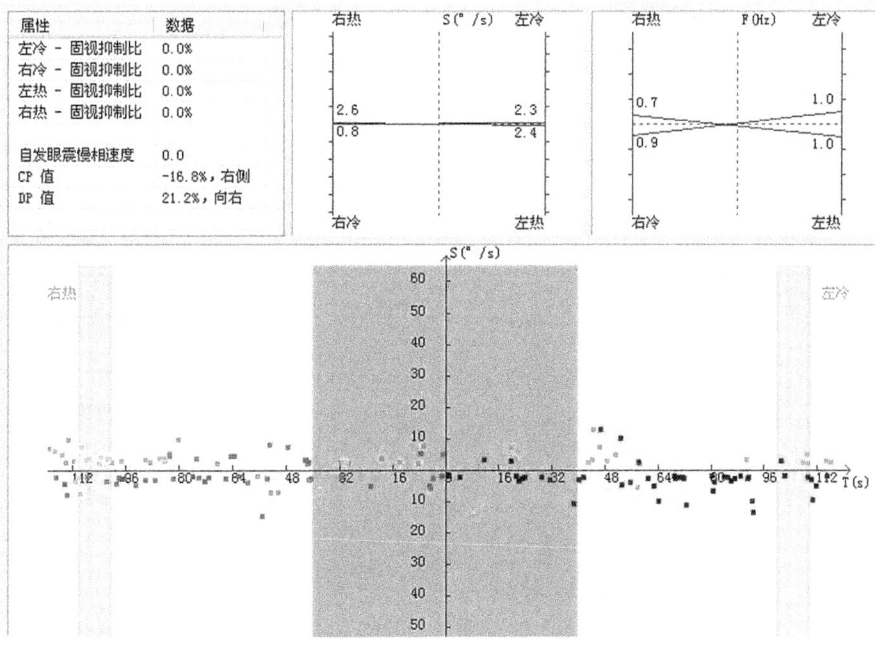

图 12－8　温度试验提示双侧前庭功能减退

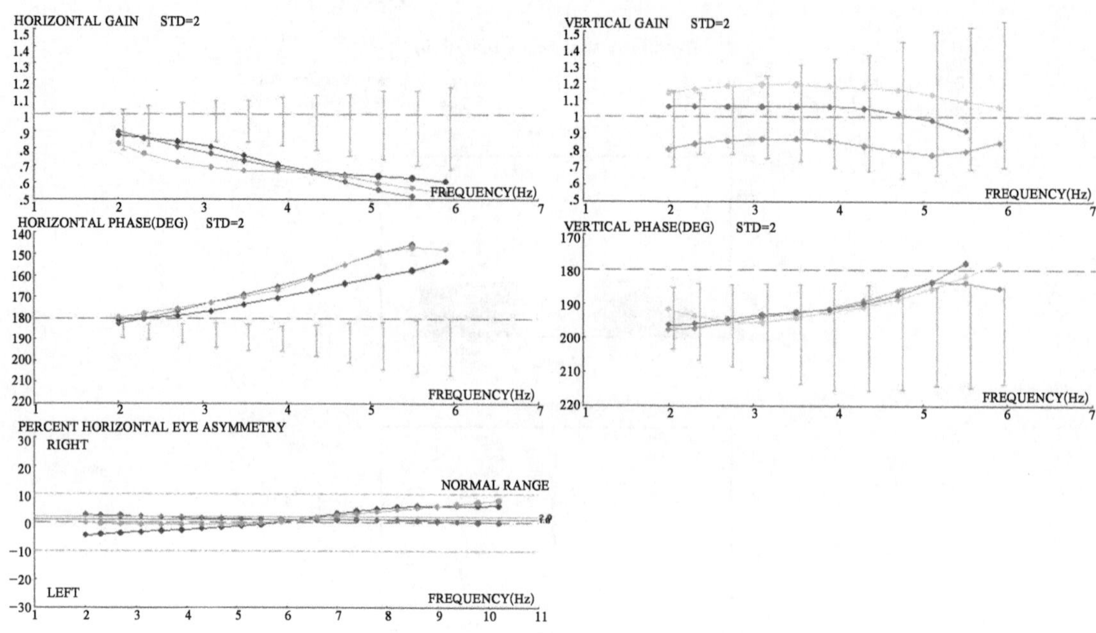

图 12－9　VAT 示水平通路增益降低，相移严重滞后

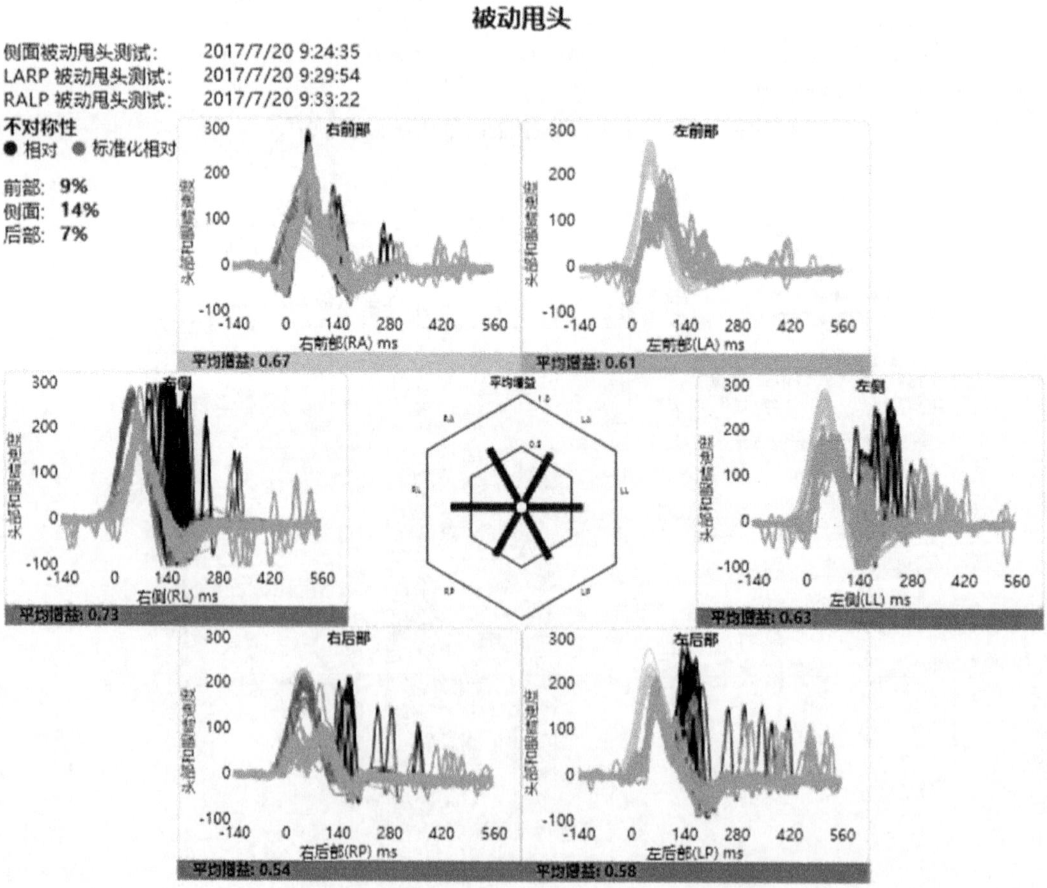

被动甩头

侧面被动甩头测试:　2017/7/20 9:24:35
LARP 被动甩头测试:　2017/7/20 9:29:54
RALP 被动甩头测试:　2017/7/20 9:33:22

不对称性
● 相对 ● 标准化相对

前部: **9%**
侧面: **14%**
后部: **7%**

右前部　右前部(RA) ms　平均增益: 0.67
左前部　左前部(LA) ms　平均增益: 0.61
右侧　右侧(RL) ms　平均增益: 0.73
平均增益
左侧　左侧(LL) ms　平均增益: 0.63
右后部　右后部(RP) ms　平均增益: 0.54
左后部　左后部(LP) ms　平均增益: 0.58

图 12－10　vHIT 提示双侧半规管高频 VOR 增益降低

Sensory Organization Test

(Sway Referenced Gain: 1.0)

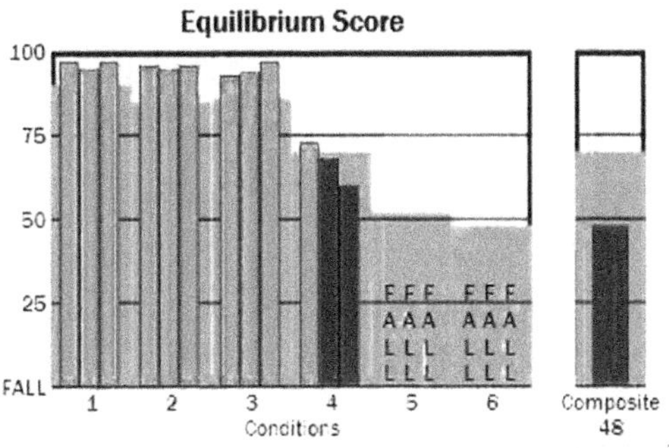

31%　Below Norm Score

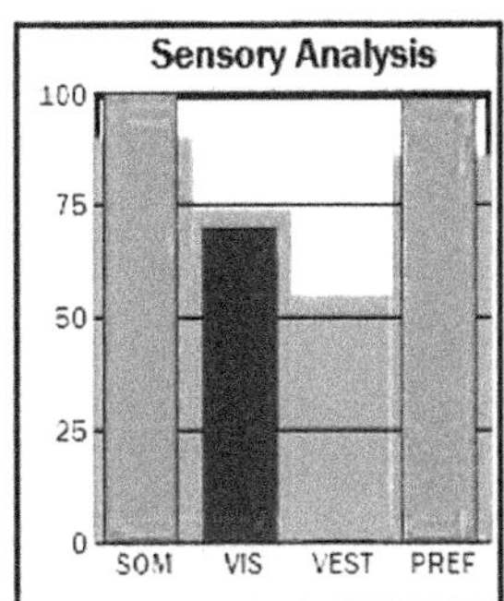

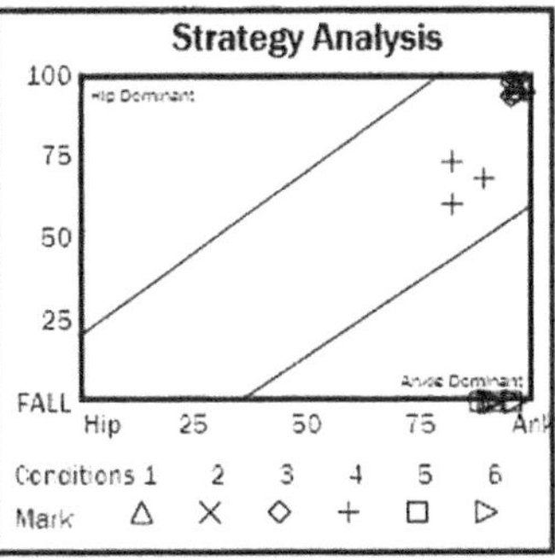

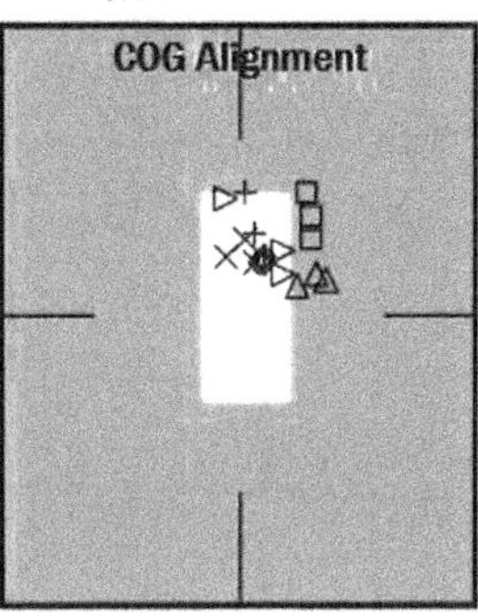

图 12－11　SOT 提示使用视觉、前庭觉保持平衡能力差

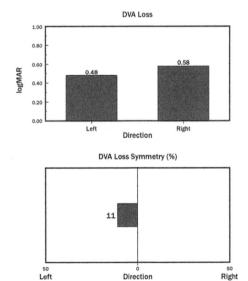

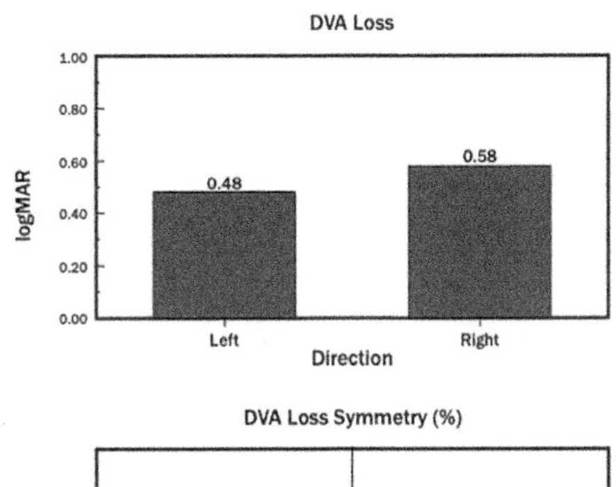

	Left Direction	Static	Right Direction
Snellen Fraction:	20/40	20/13	20/50
logMAR:	0.30	-0.18	0.40
Average Achieved Velocity(deg/sec):	128	0	116

图 12－12　DVA 提示双侧水平轴动态视觉降低

4. 疗效　2周后患者自觉头晕、步态不稳症状好转。

三、案例三：BVP（用链霉素后）

1. 病史　患者，男，65岁，眩晕伴走路不稳3⁺个月。患者9岁时患腮腺炎后听力下降，19岁患淋巴结核后用链霉素治疗，导致双耳听力再次下降。40多岁时出现走路不稳症状。无高血压、高血脂、糖尿病病史。痛风20年，长期口服药物。

2. 检查

（1）床旁检查：耳镜检查未见异常。音叉试验粗测双耳听力基本正常；RT，左耳（+），右耳（+）；WT：居中。Romberg试验（+），Tandem站立试验（+），Dix－Hallpike试验（－）。无自发性眼震。视眼动功能正常。

（2）实验室检查：无自发性眼震；凝视性眼震（－）；扫视试验、跟踪试验、OKN均正常；温度试验示双侧前庭功能减退［RC+RW＝0（°）/s，LC+LW＝0（°）/s］（图12－13）；vHIT示双侧半规管高频VOR增益降低（图12－14）；SOT综合得分为48分，提示使用视觉、前庭觉保持平衡能力较差（图12－15）。

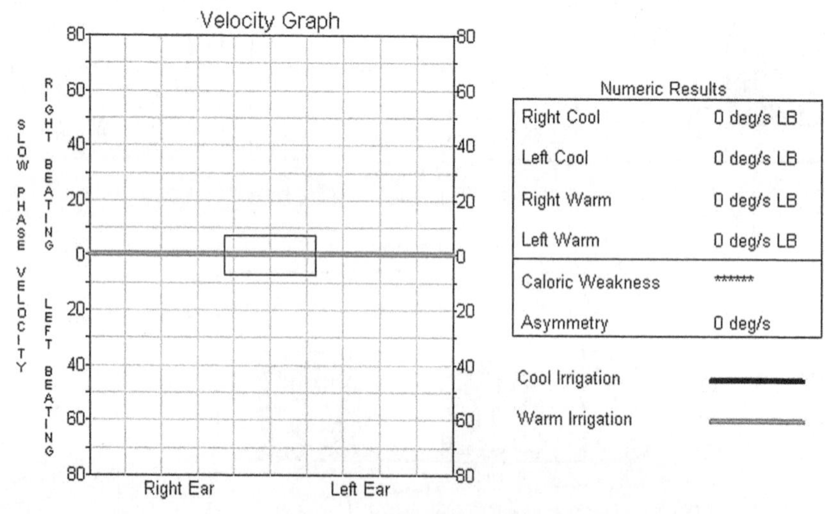

图12－13　温度试验示双侧前庭功能减弱（用链霉素后）

3. 诊断和治疗　诊断为BVP。口服舍曲林、乌灵胶囊，给患者和家属观看并讲解前庭康复视频12－2和视频12－3，嘱其每日2次替代性前庭康复和防跌倒康复。

4. 疗效　3个半月后复诊。复查前庭功能，温度试验示双侧前庭功能减退［RC+RW＝0（°）/s，LC+LW＝0（°）/s］（图12－16）；vHIT示双侧半规管高频VOR增益降低（图12－17）；复查SOT综合得分为47分，提示使用视觉、前庭觉保持平衡能力较差（图12－18）。虽然客观检查结果改善不明显，但患者自我感觉头晕、步态不稳症状明显好转，眩晕基本消失，偶有不适，不影响生活。

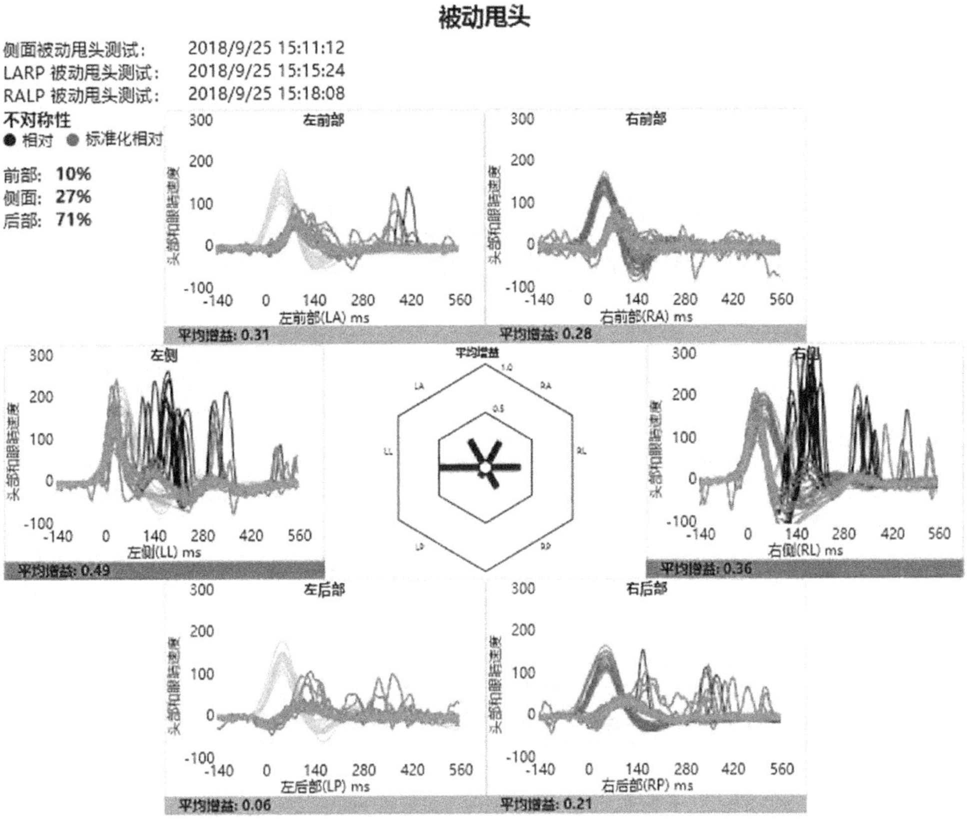

被动甩头
侧面被动甩头测试：　2018/9/25 15:11:12
LARP 被动甩头测试：　2018/9/25 15:15:24
RALP 被动甩头测试：　2018/9/25 15:18:08
不对称性
● 相对 ● 标准化相对
前部：10%
侧面：27%
后部：71%
左前部
右前部
左侧
右侧
左后部
右后部
头部和眼睛速度
左前部(LA) ms
右前部(RA) ms
左侧(LL) ms
右侧(RL) ms
左后部(LP) ms
右后部(RP) ms
平均增益：0.31
平均增益：0.28
平均增益：0.49
平均增益：0.36
平均增益：0.06
平均增益：0.21
平均增益

图 12－14　vHIT 示双侧半规管高频 VOR 增益降低（用链霉素后）

Sensory Organization Test
(Sway Referenced Gain: 1.0)
Equilibrium Score
Conditions
Composite
48
29%
Below Norm Score
FALL
Sensory Analysis
SOM
VIS
VEST
PREF
Strategy Analysis
Hip Dominant
Ankle Dominant
Hip
Conditions 1 2 3 4 5 6
Mark
COG Alignment

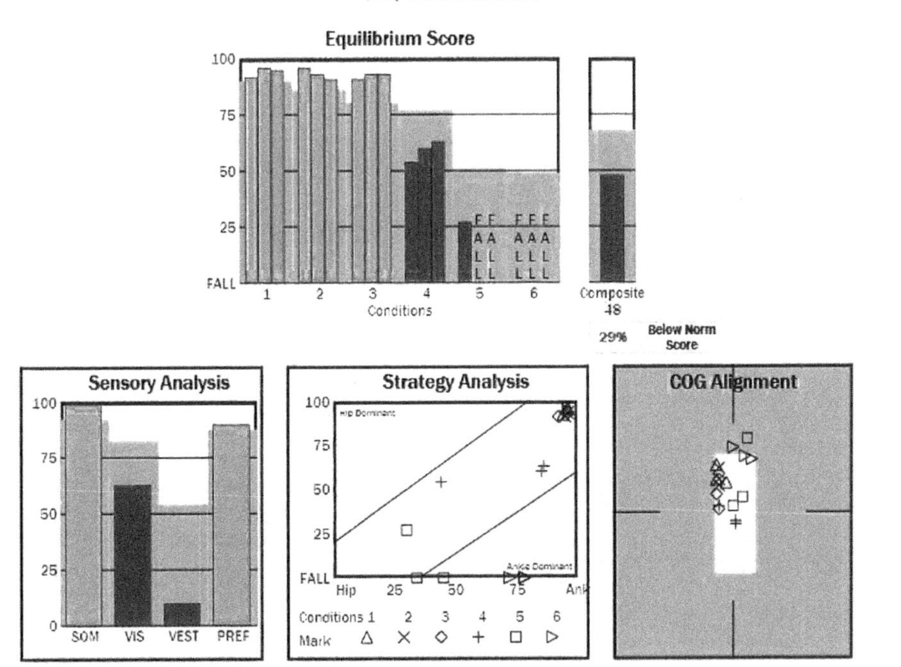

图 12－15　SOT 提示使用视觉、前庭觉保持平衡能力差（用链霉素后）

Velocity Graph
SLOW PHASE VELOCITY
RIGHT BEATING
LEFT BEATING
80
60
40
20
0
20
40
60
80
Right Ear
Left Ear
Numeric Results
Right Cool 0 deg/s LB
Left Cool 0 deg/s LB
Right Warm 1 deg/s LB
Left Warm 1 deg/s LB
Caloric Weakness ******
Asymmetry 1 deg/s
Cool Irrigation
Warm Irrigation

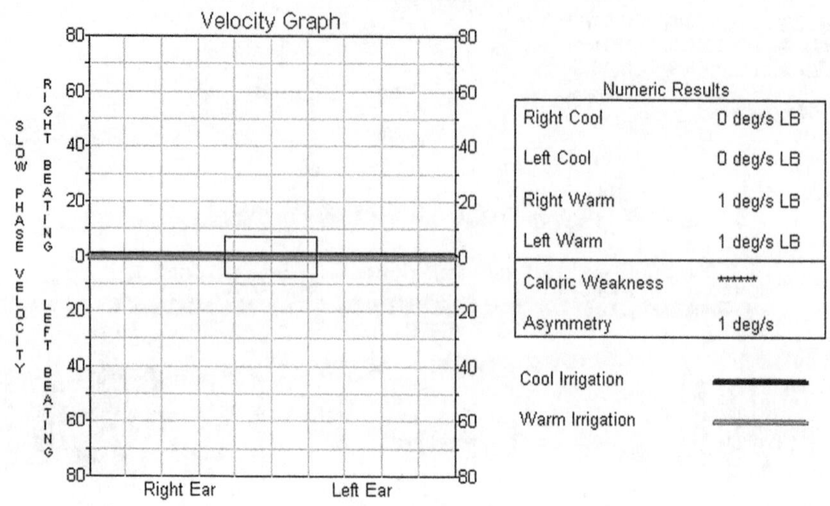

图 12－16　复查温度试验示双侧前庭功能减弱

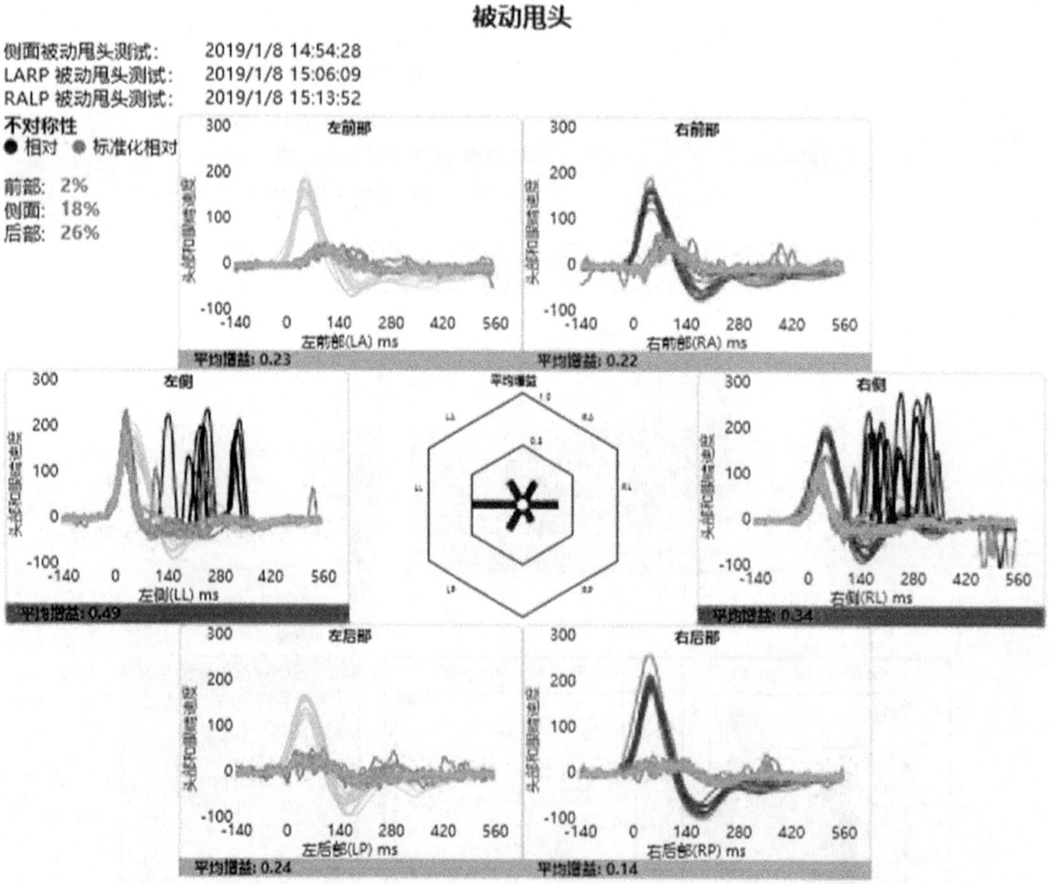

被动甩头
侧面被动甩头测试: 2019/1/8 14:54:28
LARP 被动甩头测试: 2019/1/8 15:06:09
RALP 被动甩头测试: 2019/1/8 15:13:52
不对称性
● 相对 ● 标准化相对
前部: 2%
侧面: 18%
后部: 26%
左前部
左前部(LA) ms
平均增益: 0.23
右前部
右前部(RA) ms
平均增益: 0.22
左侧
左侧(LL) ms
平均增益: 0.49
平均增益
右侧
右侧(RL) ms
平均增益: 0.34
左后部
左后部(LP) ms
平均增益: 0.24
右后部
右后部(RP) ms
平均增益: 0.14
头部和眼睛速度
300
200
100
0
-100
-140
0
140
280
420
560

图 12－17　复查 vHIT 示双侧半规管高频 VOR 增益降低

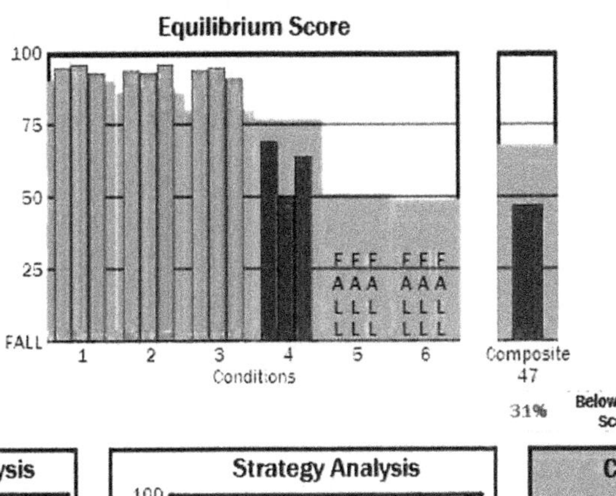

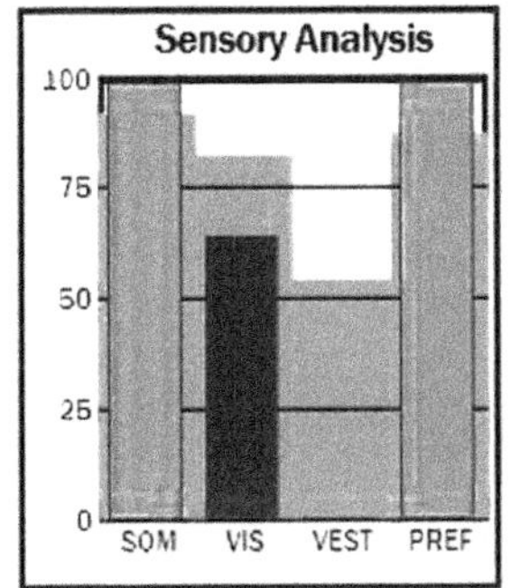

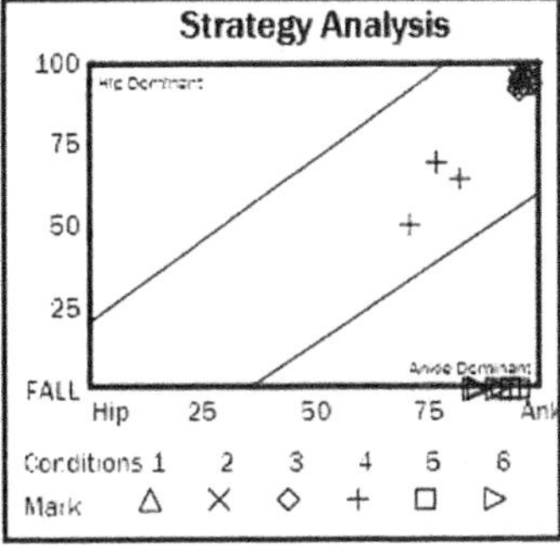

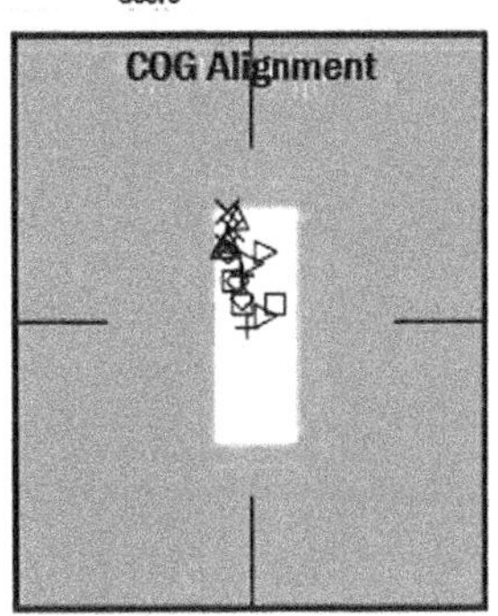

图 12－18　复查 SOT 提示使用视觉、前庭觉保持平衡能力差

（翟丽红　金占国）

本章参考文献

黄瑞，毕国荣，2017. 双侧前庭病. 临床耳鼻咽喉头颈外科杂志，31(24)：1937－1939.

李远军，徐先荣，2017. 前庭康复的研究进展. 临床耳鼻咽喉头颈外科杂志，31(16)：890－894.

林颖，高林溪，李琳，等，2018. 双侧前庭病的病因及前庭功能评估. 临床耳鼻咽喉头颈外科杂志，32(5)：379－382.

区永康，陈玲，杨海弟，等，2011. 外周性双侧前庭病的听－前庭功能与诊断. 中华耳科学杂志，9(4)：394－397.

孙博，石丽亚，彭新，等，2016. 双侧前庭病 4 例. 武警医学，27(12)：1256，1257.

田军茹，2015. 眩晕诊治. 北京：人民卫生出版社.

Jahn K, Saul A K, Elstner M, et al., 2018. Vestibular rehabilibitation therapy and Nintendo Wii balance board training both improve postural contral in bilateral vestibulopathy. Journal of Neurology, 265(Suppl 1): 70－73.

Moon M, Chang S O, Kim M B, 2017. Diverse clinical and laboratory manifestations of bilateral vestibulopathy. Laryngoscope, 127(1): E42－E49.

Strupp M, Kim J S, Murofushi T, et al., 2017. Bilateral vestibulopathy: diagnostic criteria Consensus document of the Classification Committee of the Bárány Society. Journal of Vestibular Research,

27(4): 177 - 189.

Wester J L, Ishiyama A, Ishiyama G, 2017. Recurrent vestibular migraine vertigo attacks associated with the development of profound bilateral vestibulopathy: a case series. Otology & Neurotology, 38(8): 1145 - 1148.

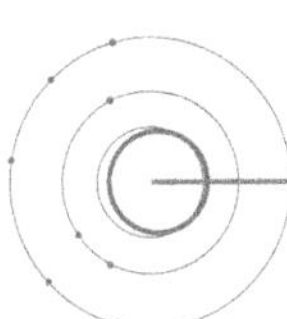

第十三章 持续性姿势-知觉性头晕

第一节 概 述

一、流行病学

持续性姿势-知觉性头晕(persistent postural-perception dizziness,PPPD)是临床上较常见的慢性头晕形式,也是中年慢性头晕患者最常见的原因之一。它是涉及神经科、耳鼻咽喉科、精神心理科等多学科的疾病,在 2015 年被列入 WHO 国际疾病分类第十一次 beta 草案中。PPPD 占门诊头晕患者的 10.6%,在国外三级神经耳科学中心,PPPD 是头晕的第二大常见诊断,30%~50%的头晕患者可能发生 PPPD。青春期至成年后期均可发病,多见于 45~55 岁的女性,常伴有 VM,且大部分为女性(65%~70%),是男性的两倍。

二、病因及发病机制

(一) 假说

PPPD 的病理生理机制:① 经典和操作性条件反射建立假说(classical and operant conditioning)认为 PPPD 常由急性前庭功能障碍相关疾病(如 VN)诱发,而发作早期的前庭功能障碍是一种特别强的非条件刺激,刺激产生伴有高度焦虑的强烈生理反应,后者增强了条件反射的形成过程。这就触发了一个强化的姿势控制挑战意识,增强了姿势反射的超敏反应,从而促起了 PPPD 症状的产生。② 再适应失败假说(failure of readaptation)认为在早期的急性前庭功能障碍疾病中,为了充分利用检测精确信息的潜能,机体需抑制来自受损感觉系统的传入,并偏向于利用未受损的感觉系统。同时还需采取高风险姿势控制策略,且对周围环境刺激采取更高级别的警惕性,以提高其稳定性。PPPD 开始于急性过程,这就需要患者迅速适应对其安全移动能力的急性威胁,而最初的高风险姿势控制策略不能快速恢复正常,这种再适应的失败就导致了 PPPD 的临床症状。③ 焦虑相关的神经质和内向型人格特征与 PPPD 联系密切,正常人大脑的前庭及焦虑处理机制有重合。尤其在顶叶前庭皮质、后岛、前岛、额叶下回、海马及前扣带皮质,在受到前庭刺激后,大脑的这些区域活动性及连接性的改变就是 PPPD 的神经病学基础。近期一项功能性 MR 研究证实了正常人中神经质和内向型的性格特征与皮质和皮质下前庭区域的反应性增加,以及受到声音诱发的前庭刺激后的前庭和焦虑系统联系增加有关,即 PPPD 患者在急性前庭事件期间,高度焦虑及其相关的性格特点维持了高风险姿势控制策略(包括踝关节紧张及视觉依赖)。

(二) 类型

1. 精神因素　大多数(93%) PPPD 原发于精神因素,其中焦虑症是最常见的精神疾病,包括急性焦虑障碍和广泛性焦虑障碍。过度焦虑、强迫型人格或惊恐发作的患者可出现类似前庭障碍的头晕症状。PPPD 的病理生理学机制与人类自身的威胁反应系统及焦虑气质有关。

2. 器质性疾病　研究发现,PPPD 经常发生在患有神经耳科疾病(如 VN 或 BPPV)、神经系统疾病(如偏头痛、脑震荡后综合征)或其他全身性疾病(如心律失常)的患者。前庭系统及神经系统可通过边缘系统的活动影响焦虑程度。前庭神经核与脑干区域、交感神经、副交感神经及边缘系统的一些区域之间存在直接联系,来自前庭的平衡控制信息和其他平衡信息经过共同的上行通路到达中枢神经系统后进行整合分析,而前庭的平衡控制信息对于形成条件性味觉厌恶和焦虑起关键作用。此通路可解释为何前庭疾病与精神障碍常伴随存在。

3. 自主神经功能紊乱　研究证明,PPPD 患者至少有 80%伴一种自主神经功能紊乱症状,表现为直立性低血压、体位性心动过速综合征及轻度心率增快伴舒张压下降等。自主神经功能紊乱包括交感神经功能下降和交感神经过度兴奋。交感神经功能紊乱引起 PPPD 的机制可能是无论交感神经功能下降还是过度兴奋均会导致中枢神经系统低灌注,从而引起交感肾上腺素能系统失衡,最终导致头晕出现。

4. 混合因素　上述多种因素交互影响产生。

三、病史采集

1. 现病史

(1) 主要症状:首先,需要了解患者是眩晕还是头晕;其次,还需要关注患者有无视觉症状,如视物晃动、视物模糊、视倾斜等;再次,是否影响到姿势平衡,如站立不稳、走路偏斜等;最后,是否具有运动敏感性,即患者本身运动或周围视野范围内物体运动时症状是否加重。PPPD 多为无视物旋转的头晕,伴平衡不稳,复杂的视觉环境下或运动后症状加重。

(2) 起病的快慢程度:是骤然起病还是缓慢发病。

(3) 症状持续的时间:PPPD 持续时间较长,一般 3 个月或以上,症状在大多数天数中都有。

(4) 发作类型:包括单次发病、反复多次发病、持续发病状态。PPPD 多为 3 个月或以上的持续发病状态。

(5) 诱发因素:如睡眠障碍、饮食习惯、劳累、情绪激动、月经、外伤、感染、体位改变、声音或视觉、屏气动作、密闭的环境及某些内科基础疾病等。PPPD 的诱发因素多见于视觉刺激、躯体运动、睡眠障碍、焦虑及惊恐发作、心律失常、前庭相关疾病急性发作后、轻度脑损伤等。

(6) 伴随症状:主要包括听觉症状和神经系统的症状,如听力下降、耳鸣、耳闷胀感、复视、视觉先兆、吞咽困难、构音障碍、感觉运动障碍、共济失调、意识障碍等。

2. 既往史　主要询问与头晕密切相关的既往病史,如有无高血压、糖尿病、高脂血症病史,有无心脑血管疾病发作史及心理障碍性疾病史。

3. 药物史　需了解目前是否正在服用有眩晕或头晕副作用的药物,常见的药物有耳毒性药物（如氨基糖苷类抗生素、顺铂等化疗药物）、中枢性镇静抑制类药物（如抗癫痫、抗焦虑、抗组胺类药物）、抗高血压药物（如钙通道阻滞剂、交感神经受体拮抗剂等）、抗抑郁药物等。酒精中毒也会引起眩晕或头晕症状。

4. 家族史　PPPD与某些眩晕疾病相关，易在眩晕发作后诱发。有些眩晕疾病有家族史倾向，如MD、BPPV、VM、耳硬化症、家族性发作性共济失调、自身免疫性疾病、神经退行性疾病、焦虑或抑郁性疾病等，需仔细询问。

四、诊断和鉴别诊断

1. 诊断　PPPD是慢性前庭障碍性疾病，诊断标准可以依据2015年WHO专家达成的共识国际疾病分类第十一次beta草案，需满足以下5条标准。

（1）一种或多种头晕、不稳或非旋转性眩晕等症状存在，持续3个月或以上时间。症状在大多数天数中都有，有的患者几乎每日均有症状。可能会持续很长时间（数小时），但不必持续一整天，且程度上会有波动。

（2）持续性症状没有特定的激发因素，但以下3个因素会使症状加重：① 直立姿势；② 无特定方向和位置的主动或被动运动；③ 暴露于移动的视觉刺激或复杂的视觉模式环境中。

（3）这种疾病是由引起眩晕、不稳、头晕或平衡障碍的急性、发作性与慢性前庭综合征，以及其他的神经与内科疾病或心理困扰而引起的。① 当促发因素是急性或发作性疾病，症状缓解后满足（1）的标准，一般在早期是间歇性症状，然后固化成一个持久的过程。② 当促发因素是慢性综合征时，症状可能是缓慢发展，并逐渐加重。

（4）症状导致明显的痛苦或功能障碍。

（5）症状不能由另一种疾病更好地解释。

2. 鉴别诊断

（1）急性眩晕发作后的慢性后遗症：VN、卒中等急性眩晕疾病发作后，可能会遗留慢性反应，也可能会诱发PPPD。如果患者描述在直立姿势、自身运动和暴露于视觉运动刺激时易引起持续性头晕（无眩晕）和站立不稳，体格检查和实验室检查都提示代偿完全，表明是PPPD。相反，头部运动引起眩晕或站立不稳持续发作而无持续性头晕，检查结果提示代偿不完全，则不支持PPPD的诊断。持续性头晕、运动敏感加上头动诱发的眩晕症状和不完全代偿的检查结果，则提示PPPD和未代偿状态共存。

（2）发作性眩晕的反复发作：VM、MD和BPPV等发作性眩晕疾病可继发PPPD，但这些疾病的眩晕症状与PPPD持续性、波动性非旋转性眩晕及不稳感不同。当PPPD与这些疾病共存时，应依靠每种疾病的特征性症状做出正确诊断。

（3）慢性眩晕的持续表现：某些慢性病是PPPD的促发因素，如焦虑和抑郁症、脑震荡后综合征、自主神经紊乱和心脏病等。这些慢性病本身也可以引起持续性头晕、不稳感等类似PPPD的症状。如果动作刺激没有明显的症状加重，则提示这些疾病可能是单独存在的，而未合并PPPD。最终鉴别需要根据PPPD诊断标准原则、关键的临床病史、体格检查和实验室检查等结果。

（4）其他慢性前庭综合征：包括BVP，神经退行性疾病（下跳性眼震综合征和其他小脑疾病等）和晕船综合征（mal de debarquement syndrome，MdDS）等。BVP与PPPD最明显的区别是病史、体格检查和实验室检查有特征性发现，如有的 BVP 患者会有振动幻视，检查发现双侧床旁头脉冲试验阳性，温度试验、转椅试验、vHIT 异常；而 PPPD 除了自身的典型症状外，无振动幻视，上述检查一般均正常。帕金森病、小脑变性、双侧外周神经病、直立性震颤等神经退行性变会引起姿势和步态不稳，表现为头晕或站立、走路时不稳等。它们和 PPPD 的区别是这些疾病在复杂或移动的视觉刺激环境中症状无明显加重。MdDS 是由于乘船、飞机或汽车等诱发的持续性不稳感，持续至少数小时以上，而在主动运动时（如开车）症状会特征性减轻，运动停止后症状加重。这正好和 PPPD 相反。目前有报道 MdDS 也可以在无诱因的情况下自发出现，这些患者绝大部分有偏头痛或焦虑状态，与 PPPD 的诱发因素相同。这两种疾病最大的不同是前庭康复或 5-羟色胺能抗抑郁药对 PPPD 的治疗效果非常好而对 MdDS 的治疗效果一般。

（5）经常服用的处方药或非处方药的副作用相鉴别：某些药物可能会诱发头晕、不稳等症状，特别是使用新药或更换用药剂量时，需仔细询问病史进行鉴别。

第二节　内科治疗

一、生活治疗及患者教育

对患者进行疾病的宣传教育，让患者保持乐观舒畅的心情，避免情绪波动；多食富含营养而清淡的食物；生活规律，不能过度劳累，睡眠充足，避免熬夜；适当运动，避免长期卧床。

二、神经精神类药物治疗

首选选择性 5-羟色胺再摄取抑制药（selective serotonin reuptake inhibitor，SSRI），其是焦虑障碍的一线治疗药物，主要包括盐酸氟西汀、盐酸舍曲林、盐酸帕罗西汀、氢溴酸西酞普兰、草酸艾司西酞普兰、马来酸氟伏沙明等。SSRI 药物治疗必须遵循逐渐加量的原则，过于激进的治疗会导致症状加重，从而促使患者过早地终止治疗，成功的药物治疗需要至少 8~12 周。多项前瞻性研究显示 SSRI 能有效改善 PPPD 的头晕症状，有研究显示总体有效率为 68%，同时伴随症状（焦虑或抑郁）也能得到相应改善。大多数患者对 SSRI 有良好的耐受性，但少数患者会出现药物副作用（恶心、睡眠障碍、性功能障碍等）。

三、心理行为干预治疗

认知行为治疗（cognitive behavior therapy，CBT）及生物反馈行为治疗技术属于心理行为干预治疗，包括心理教育、行为试验、暴露刺激环境和注意力重新聚焦等。它通过改变患者的思维和行为来改变其不良认知，从而消除患者的不良情绪和行为。

大多数 PPPD 患者伴有焦虑症状，由神经耳科疾病相关的急性前庭障碍引发的焦虑症状最为常见，但多数患者认为自己只存在躯体疾病，否认其症状来自精神因素。心理治疗对于病史较长的 PPPD 患者几乎无作用，但如果早期应用可能会降低发展为 PPPD 的概率，所以心理治疗是成功治疗 PPPD 非常关键的一步。临床医生应该对患者解释清楚心理疾病为什么能引起和怎样引起躯体症状，尽量消除患者急躁、恐惧、焦虑的情绪。

生物反馈理论源自学习理论，通过学习获得行为并维持行为，达到获得一些积极或者避免一些消极的结果。生物反馈具有双向性，可根据身体情况和需要，来提高或降低紧张度。人们需要适当的压力来保持一定程度的紧张，才能有一定的效率和需求。太低不行，但是过度紧张特别是长时间过度紧张，就会走向反面。生物信号反馈技术强调，通过学习和体验，认识和学会控制那些过去不能通过主观意识/意志来控制的心理/生理变化。根据生物信号反馈仪这面镜子提供的信息，决定下一步的干预措施。通过学习和调节，再作用于信息源，以达到最好的释放压力、调节情绪的目的。

第三节 前庭康复

一、基线评估

在进行前庭康复治疗之前需要进行全面的基线评估。基线评估非常重要，其目的如下。

（1）根据基线评估，分析前庭损害类型和识别前庭功能状态，建立前庭康复诊断。这对于选择适当的前庭康复方法，建立有针对性的前庭康复方案举足轻重。前庭康复方法和方案的选择直接影响前庭康复的结果。

（2）根据基线评估，提出前庭康复的量化指标，建立本阶段康复治疗要达到的现实性目标。防止预期值高于客观性指标而对前庭康复效果产生的负面影响。临床经常会遇到一些混合了各种因素的慢性疾病患者，长期形成的问题需要分阶段逐步解决，急于求成反而影响效果。

（3）根据基线评估，提供前庭康复前前庭功能的基本状态，建立前庭康复治疗再评估的对比依据。针对前庭康复前后指标的对比来评估效果。对于效果不理想者或未达到预期者，可根据数据指标，追踪分析可能的原因，防止可能的诊断误差，及时调整前庭康复方案，提高前庭康复效果。

根据病史、体格检查、辅助检查，行前庭康复前基线评估：通过主观量表、量化体征、VAT－Motion Trak，进行功能障碍分析，判断损害的性质是毁损性还是非毁损性；损害系统是前庭觉、视觉还是深感觉；损害部位是外周性、中枢性还是混合性；损害程度是完全性还是不完全性；损害是单侧还是双侧；结合患者主观感觉判断症状是重度、中度还是轻度；以及对前庭康复训练的配合程度是积极还是消极；对代偿或替代潜能的有或无，如果有，代偿是完全性还是不完全性。并对原发疾病进行评估，单一疾病或一种以上疾病，急慢性或进展性疾病及有无合并症等，从而为前庭康复方案的制订奠定基础。

单纯外周性——基础前庭康复；中枢主导性——复合前庭康复、认知康复；合并性——基础+复合前庭康复；PPPD——结合 CBT/S(N)SRI、基础-复合前庭康复。

定期根据上述方法对前庭康复效果进行评估，决定是否需要调整前庭康复方案，或进行巩固性前庭康复，需对风险因素再次评估、对病情再次诊断，进行预防性前庭康复治疗。

前庭康复前基线评估方法可参看视频 0－1～视频 0－17。

二、前庭康复方案

PPPD 患者的前庭康复治疗主要为凝视功能锻炼及平衡功能再训练,60%~80%的患者能通过锻炼减轻症状严重程度、增加日常生活能力、减少焦虑和抑郁。越早开始前庭康复,效果越好。根据患者具体情况选择训练内容如下。

1. 前庭适应性训练　注视模式有两种:一种是患者手持小视靶练习,视靶是静止的,受试者来回移动头部的同时视线保持在视靶上;另一种是视靶和头向相反的方向运动,同时受试者始终注视着视靶,每个练习做满 1 min,然后可将时间逐渐延长至 2 min。具体方法可参看视频 0-18。

2. 静态和动态平衡训练　在睁眼和闭眼的状态下从坐位到站位,适应后并转身。具体方法可参看视频 0-22~视频 0-30。

3. 替代性训练　让患者在有或没有视觉角度下练习,或让他们站在泡沫材料上以改变本体觉进行练习,改变或除去某些感觉可促使患者利用剩余的感觉。具体方法可参看视频 0-20、视频 0-43。

4. 功能性活动相关的训练　屋内行走,先睁眼后闭眼进行练习,走廊上训练,上下台阶,弯腰拾物等。根据患者情况,制订个体化训练计划,循序渐进。

锻炼应从低强度开始,逐渐增加难度,否则患者的症状非但不能减轻反而会加重,且练习开始阶段太激进的患者易因产生挫败感而放弃治疗。

三、前庭康复后随访

评估指标有以下几种。根据随访结果决定是否需要调整前庭康复治疗方案。

1. BBS 评分　观察患者在限定的时间或距离内完成坐到站、无支撑坐位、无支撑站位、无支撑站站到坐、床-椅转移、闭眼站立、并脚站立、手臂前伸、弯腰拾物、转头向后看、原地转圈、双脚交替踏凳、前后脚直线站立和单脚站立共 14 个项目的活动。每个项目的评分为 0~4 分,0 分代表无法完成动作,4 分代表可正常完成动作。总分最高为 56 分,分数越高,表示平衡能力越好。

2. 计时平衡试验　记录眩晕患者在睁眼和闭眼时踵趾位和单脚站立维持平衡不跌倒的时间(睁眼和闭眼踵趾位和单脚站立 4 项时间总和)。

3. 功能性伸手试验　让受检者站立向前或向侧方伸出上肢,要求受检者向前或向侧方尽可能伸手,伸手的长度用码尺测量,作为受检者稳定性极限的测量。<15. 24 cm 受检者有跌倒的高度危险性,可在患者整个康复过程中监测患者病情的变化。

4. Fukuda 原地踏步试验　记录患者向前行进距离、身体旋转的度数和方向,评估患者踏步平衡。在踏步 50 次结束时正常人向前行进少于 50 cm,旋转少于 30°。

第四节　案 例 分 享

一、案例一:PPPD

1. 病史　患者,男,57 岁,主诉持续性头晕半年余。患者 2017 年 1 月开始无明显诱因出现头晕，头部昏沉感，无发热、出虚汗、恶心、呕吐，无头痛、耳鸣、耳胀，无视物成双、饮水呛咳，无意识丧失、肢体抽搐，无心慌、胸闷等。经过止晕治疗后（具体不详）头晕症状好转，但是仍有头部昏沉感。自述走路时感觉身体倾斜、走路不稳、头晕加重，但家人观察其走路正常；看书、写字及到嘈杂环境（如超市）与起床穿衣服时症状明显加重，不运动时症状较轻。后经过住院治疗，以“脑供血不足”治疗，改善脑循环、营养神经后，症状稍有改善，随后再次出现上述症状。为求进一步诊治就诊于我院眩晕门诊。自发病以来患者精神差，睡眠差，饮食及大、小便正常。既往有高血压病史，长期服用苯磺酸氨氯地平片。

2. 检查　血、尿、便常规未见异常，生化全套未见明显异常，手感八项、甲功七项、头部MRI、脑血管MRI检查未见明显异常，前庭功能检查未见异常，纯音听阈测试正常。DHI：48分。HADS：11分。简明SF－36量表，SF－1：60分，SF－2：25分，SF－3：74分，SF－4：35分，SF－5：20分，SF－6：62.5分，SF－7：0分，SF－8：28分。精神检查：意识正常，认知、思维缓慢，定向力稍差，注意力低下；情感、疲劳感、活力减退，称“感到自己整个人已经垮了，常感力不从心，每天都是阴天”，意志消沉。

3. 诊断和治疗　诊断为PPPD与原发性高血压。治疗方法如下。

（1）认知行为-生物反馈治疗：由专业心理医师完成，主要内容包括获取患者的信任，鼓励患者倾诉，使患者暴露并检查导致自己疾病的社会原因，如家庭、工作、社会人际交往等。使患者对疾病的发生、发展、治疗有正确的认识。心理医师通过向患者释放一些积极的信号来实施心理干预，通过调整认知来改变已形成的病态心理防卫机制。生物反馈治疗每周在医院治疗2次，每次0.5 h。

（2）草酸艾司西酞普兰：2 mg/d起始，渐至5 mg/d。1周后疗效评价发现症状改善不明显，剂量加到10 mg/d，第三周症状改善。第八周疗效评价症状减轻但仍有头晕，剂量加到15 mg/d。第十二周疗效评价症状明显改善，但未完全治愈，剂量加到20 mg/d。症状消失后维持用药半年后逐渐减量。

（3）前庭康复训练：① 注视前方一个目标，头部做上下左右摇头动作，由慢及快，然后闭眼设想前方一个目标，重复上述动作；② 头右（左）转45°，注视前方一个目标，做上下点头运动，由慢及快，然后闭眼重复上述动作；③ 注视前方一目标，向前走10～15步，头部同时做上下左右运动，然后闭眼，设想一目标，重复上述动作。首次训练时在医生指导下完成，以后患者自己在家训练，共进行6周，每日3次，每次10 min。

（4）自体训练：全身放松，平躺于床上，头脑中排除一切杂念，思想完全集中在“我慢慢地呼吸”这句话上，然后，集中在“我彻底放松了，我完全镇静了”。目的是最大限度地减少中枢神经系统肌肉紧张的程度。做这个练习时，必须有充分的时间来控制包括面部肌肉在内的身体的各个部分，每日2次，每次10 min左右。

二、案例二：PPPD

1. 病史　患者，女，29岁，自幼儿园起反复发作眩晕，每年发作1～2次，每次出现数小时到数日。发作时无耳闷、耳鸣及听力下降，无头痛及畏光、畏声。近3年出现持续头晕不稳感，时轻时重，直立时或在超市等人流量大的地方头晕加重。目前影响部分工作和生活，不敢去超市和逛街。

2. 检查

（1）床旁检查：耳科专科查体无异常，无自发性眼震，其他脑神经检查无异常，肌力、感觉和协调性无明显异常，床旁头脉冲试验(-)，Romberg 试验(-)，步态无异常。

(2) 实验室检查：纯音听阈测试：听阈左 15 dB sHL，右 15 dB sHL。VNG：扫视试验、视追踪试验、视动试验、凝视试验无异常，无自发性眼震及位置性眼震。温度试验：双耳反应对称，无异常。动静态平衡台：本体觉、视觉、前庭觉无明显异常，但存在视觉过度依赖，平衡总分低于正常值。VEMP 检查：cVEMP 及 oVEMP 均存在，阈值及反应幅值无明显异常。

(3) 影像学检查：MRI 示内听道、脑干及其他脑区无异常。问卷调查结果，DHI：42 分、HADS：11 分。

3. 诊断和治疗　诊断为 PPPD。治疗方案如下。

(1) 生活治疗及患者教育：保持乐观舒畅的心情，避免情绪波动；多食富含营养而清淡的食物；生活规律，不能过度劳累，睡眠充足，避免熬夜；适当运动。

(2) 前庭康复训练

最初方案：1 个月。

摇头固视：头动速度逐渐加快，最终达 2 Hz/s。

站立平衡训练：先双脚，后单脚，之后站在厚枕头或海绵垫上，逐渐增加难度。

【第一个月评估】

症状明显好转，但仍无法去人流量大的环境，平衡台客观检查仍有视觉过度依赖但较前好转。DHI：36 分、HADS：9 分。

第一次方案调整：第二个月站在厚枕头或海绵垫上做摇头固视训练。在棋盘图案背景下做摇头固视训练。站在厚枕头或海绵垫上做棋盘背景摇头固视训练。定期去街道、广场、超市等人流量大的环境走动，从每次 5 min 开始，逐渐延长时间。

【第二个月评估】

前 2 周在人流量大的环境半小时以上仍有症状；DHI：18 分、HADS：8 分。后 2 周生活工作环境无明显异常，平衡台客观检查视觉过度依赖基本恢复至正常范围；DHI：8 分、HADS：6 分。

第二次方案调整：第三到六个月棋盘图案背景下做摇头固视训练。单脚及站在厚枕头或海绵垫上平衡训练。定期去人流量大的环境走动。

【半年后评估】

生活工作恢复常态化，客观检查无异常；DHI：2 分、HADS：2 分。

维持性训练：棋盘图案背景下做摇头固视训练，定期去人流量大的环境走动。

(3) 治疗效果：2 周后患者症状减轻，每日傍晚后仍有较为明显的症状。1 个月后患者症状基本消失，但仍不敢去人流量大的环境。6 周后无头晕不稳症状，在人流量大的环境半小时以上仍有症状。2 个月后正常生活工作无明显异常。随访半年，偶有劳累或睡眠不佳后在超市中有不适感，平躺休息、调整睡眠后即可恢复正常。

(刘红巾　王　璟　曹鹏禹)

本章参考文献

陈胜茹，朱创，宋英利，等，2017. 慢性主观性头晕的诊疗现状. 实用医药杂志，34(10)：943-945.

丁韶光，卢伟，2017. 持续性姿势-知觉性头晕. 中华耳科学杂志，15(1)：122－126.

龚涛，2014. 头晕的诊断流程. 中华全科医师杂志，13(12)：961－964.

李远军，徐先荣，2017. 前庭康复的研究进展. 临床耳鼻咽喉头颈外科杂志，31(20)：1612－1616.

刘叶，刘红巾，2017. 生物反馈-认知行为联合前庭康复训练治疗慢性主观性头晕的疗效研究. 中华行为医学与脑科学杂志，26(2)：139－142.

田军茹，2015. 眩晕诊治. 北京：人民卫生出版社：323－329.

阎志慧，陈春富，2017. 持续性姿势-知觉性头晕的研究进展. 中华医学杂志，97(14)：1118－1120.

袁天懿，曹效平，查曹兵，2017. 慢性主观性头晕的发病机制及治疗进展. 医药导报，36(9)：1015－1020.

Bittar R S M, Von Söhsten Lins E M D, 2015. Clinical characteristics of patients with persistent postural-perceptual dizziness. Brazilian Journal of Otorhinolaryngol, 81(3): 276－282.

Bittar R S M, Oiticica J, Bottino M A, et al., 2013, Population epidemiological study on the prevalence of dizziness in the city of São Paulo. Brazilian Journal of Otorhinolaryngol, 79(6): 688－698.

Dieterich M, Staab J P, 2017. Functional dizziness: from phobic postural vertigo and chronic subjective dizziness to persistent postural-perceptual dizziness. Current Opinion in Neurology, 30(1): 107－113.

Dieterich M, Staab J P, Brandt T, 2016. Functional (psychogenic) dizziness. Handbook of Clinical Neurology, 139: 447－468.

Mahoney A E J, Edelman S, Cremer P D, 2013. Cognitive behavior therapy for chronic subjective dizziness: longer-term gains and predictors of disability. American Journal of Otolaryngol, 34(2): 115－120.

Staab J P, Eckhardt-Henn A, Horii A, et al., 2017. Diagnostic criteria for persistent postural-perceptual dizziness (PPPD): consensus document of the committee for the Classification of Vestibular Disorders of the Bárány Society. Journal of Vestibular Research, 27(4): 191－208.

Strupp M, Kim J S, Murofushi T, et al., 2017. Bilateral vestibulopathy: diagnostic criteria consensus document of the Classification Committee of the Bárány Society. Journal of Vestibular Research, 27(4): 177－189.

Söhsten E, Bittar R S, Staab J P, 2016. Posturographic profile of patients with persistent postural-perceptual dizziness on the sensory organization test. Journal of Vestibular Research, 26(3): 319－326.

Thompson K J, Goetting J C, Staab J P, et al., 2015. Retrospective review and telephone follow-up to evaluate a physical therapy protocol for treating persistent postural-perceptual dizziness: a pilot study. Journal of Vestibular Research, 25(2): 97－103.

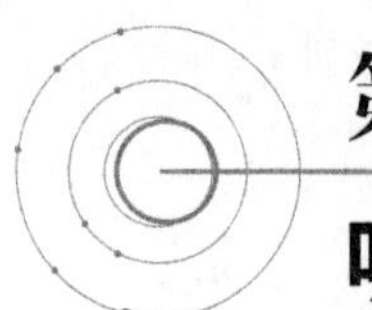

第十四章 听神经瘤

第一节 概　　述

一、定义与流行病学

听神经瘤(acoustic neuroma,AN)是发生于桥小脑角区的最常见肿瘤,属良性肿瘤,其发生率占桥小脑角肿瘤的第一位(80%~90%),占颅内肿瘤的第三位(8%~10%),常见于中年人,发病年龄多在30~60岁,男女比例为1∶2,大部分起源于位于内耳前庭神经中央和周围髓磷交界处前庭神经节区的前庭神经鞘膜雪旺氏细胞,其中起源于前庭上神经最为常见,前庭下神经为其次,蜗神经起源者少见。一般而言,肿瘤起初是在内听道口周围和中枢髓鞘连接处沿前庭神经增生,可往内听道生长,也可以从内听道往桥小脑角扩展并压迫脑干进而危及生命。

二、病因及发病机制

听神经瘤发病的原因比较复杂,主要有以下几种情况:① 遗传因素,主要是抑癌基因(NF2)的缺失,导致雪旺氏细胞过度增生;② 机械性损伤,主要与长时间的噪声刺激有关;③ 继发于其他相关疾病,如炎症;④ 电离辐射;⑤ 其他未知的因素。据文献报道,听神经瘤有以下5种生长方式:进行性增大、稳定增大、顿挫生长、静止和缩小。其中增大为听神经瘤的主要生长方式,静止和缩小仅占小部分。

三、分型

1. 按照单发或多发分型　可分为散发性听神经瘤(neurofibromatosis type 1,NF1)和神经纤维瘤病Ⅱ型(neurofibromatosis type 2,NF2)。① NF1:无家族史和遗传性,肿瘤为单侧孤立性,约占听神经瘤的95%,多见于成人;② NF2:为常染色体显性遗传性疾病,多表现为双侧听神经瘤,仅2%的NF2患者发生单侧听神经瘤或并发脊髓神经纤维瘤,且以伴多发性脑膜瘤、颅内肿瘤、视神经胶质瘤和脊柱肿瘤为多见,约占听神经瘤的5%,发病年龄较早,青少年和儿童期即可出现症状。

2. 按照影像学分型　可分为实性听神经瘤与囊性听神经瘤。① 实性听神经瘤:影像学表现为实体肿瘤,占听神经瘤的52%~96%(平均80%)。② 囊性听神经瘤:为听神经瘤的特殊类型,占4%~48%(平均20%)。其具有以下特点:生长快速(直径每年增加2~6 mm);容易压迫、粘连周围脑神经和脑干,产生脑水肿和相关神经症状;生物学行为难以预测。其病因目前不明,影像学上既可表现为中央型厚壁囊肿,即中央型囊性听神经瘤;亦可表现为周围型薄壁单个或多个小囊肿，即周围型囊性听神经瘤。

3. 按照组织病理学分型　听神经瘤外观呈灰红色，圆形、卵圆形或分叶状，大小不一，有完整包膜。组织上可分为 Antoni－A 型、Antoni－B 型及 Antoni－AB 型。① Antoni－A 型：肿瘤组织镜下呈致密纤维状，由密集、成束的梭形或卵圆形细胞交织在一起，呈漩涡状或栅栏状；② Antoni－B 型：镜下呈稀疏网眼状，为退变型，细胞胞质稀少，易有黏液变性，细胞间液体较多，细胞间质内有黏液和酸性黏多糖，相互交接成疏松网状结构；③ Antoni－AB 型：同一瘤体同时表现为以上两种病理类型。

4. 按肿瘤侵袭范围分级　目前存在多种分级方式，可根据掌握程度进行选择。推荐 Koos 分级（表 14－1）及 2001 年日本听神经瘤多学科共识会议提出的分级方法（表 14－2）。

表 14－1　Koos 分级

分　级	肿瘤直径与位置特点
1	肿瘤局限于内听道
2	肿瘤侵犯小脑脑桥角，直径≤2 cm
3	肿瘤占据小脑脑桥角池，不伴有脑干移位，直径≤3 cm
4	巨大肿瘤，直径>3 cm，伴有脑干移位

表 14－2　2001 年日本听神经瘤多学科共识会议提出的分级方法

分　级	肿　瘤　范　围
小型听神经瘤	内听道以外 1～10 mm
中型听神经瘤	内听道以外 11～20 mm
稍大型听神经瘤	内听道以外 21～30 mm
大型听神经瘤	内听道以外 31～40 mm
巨大型听神经	内听道以外>40 mm

四、临床表现

听神经瘤临床表现较为复杂，其临床症状并不完全一样，症状可轻可重，这主要与肿瘤的起始部位、生长速度、发展方向、肿瘤大小、血供情况及是否囊变等诸多因素有关。听神经瘤的临床症状演变过程可归纳如下。

1. 听力下降　为听神经瘤最常见的临床表现，约占 95%，为蜗神经受压损伤或耳蜗血供受累所致。其主要表现为单侧或非对称性渐进性听力下降，多先累及高频听力，但也可表现为突发性听力下降，其可能为肿瘤累及内耳滋养血管所致。

2. 耳鸣　约占 70%，以高频音为主，顽固性耳鸣在听力完全丧失后仍可存在。

3. 眩晕　可反复发作，大多为非真性旋转性眩晕，而以步态不稳和平衡失调为主，多出现在听神经瘤生长的早期，为前庭神经或迷路血供受累所致，症状可随前庭功能代偿而逐渐减轻或消失。

4. 面部疼痛或感觉减退　为肿瘤生长压迫三叉神经所致，体检时可发现角膜反射减弱或消失，面部疼痛、感觉减退。

5. 步态不稳、共济失调、辨距不良　为小脑脚及小脑半球受压所致，通常出现在瘤体较大的听神经瘤患者中。

6. 颅高压表现　肿瘤生长可导致脑脊液循环通路闭塞，引起脑室系统扩张，从而产生头痛、恶心、呕吐、视盘水肿等颅内压增高症状。

7. 面神经麻痹　听神经瘤患者较少出现面神经麻痹，特殊情况下因肿瘤推移、压迫面神经而出现不同程度的周围性面神经麻痹及同侧舌前 2/3 味觉减退或消失。少数听神经瘤患者由于内听道口相对狭窄，可在早期出现面神经麻痹，偶伴面肌痉挛。

8. 声音嘶哑、吞咽困难、饮水呛咳　为后组脑神经受累所致，可出现在肿瘤生长晚期，体检可发现同侧舌后 1/3 味觉减退或消失、软腭麻痹、同侧咽反射消失及声带麻痹。

9. 偏瘫、躯体感觉减退　不常见。若肿瘤增大向内侧直接挤压脑干，可引起脑干内传导束功能障碍，出现对侧肢体不同程度的偏瘫、浅感觉减退；若肿瘤推挤脑干使之受压于对侧小脑幕裂孔边缘，则可出现患侧或双侧偏瘫、感觉减退。

五、问卷和病史采集

听神经瘤患者在不同阶段会有不同的表现，所以要对眩晕、头晕、前庭-视觉症状和姿势症状等均进行完整询问，为诊断和鉴别诊断提供依据。

六、辅助检查

1. 听功能检查

(1) 纯音听阈测试：病变初期。纯音听阈测试双耳正常或病变侧呈高频陡降型感音神经性聋，部分病例 2 kHz 以下在正常范围，高频下降明显。如病变继续发展，患者出现只闻其声不明其意的现象，此时患者诉听觉有困难而纯音听阈测试尚可，这种现象提示蜗后病变。随后，患侧的听力进行性下降，呈平坦曲线，甚至出现极重度聋或全聋。病变严重者，脑干可能受到损害，对侧耳的听阈也提高。少数患者出现突发性中、重度感音神经性聋，可能因肿瘤压迫迷路动脉所致。纯音听阈测试虽不能检出听神经瘤，但为手术治疗是否保存听力提供信息，声导抗及 ABR 检查结果也需结合纯音听阈测试进行分析。

(2) 言语测听：约 70%患者语言识别率明显下降，下降率多在 30%左右。

(3) 声导抗测听：可出现镫骨肌反射阈升高或消失，潜伏期延长，常有病理性衰减。镫骨肌反射衰减试验阳性常提示蜗后病变。

(4) ABR：听神经瘤患者的 ABR 可出现以下变化。

1) 患侧Ⅴ波潜伏期延长或消失：与Ⅰ波、Ⅲ波潜伏期延长有关。患侧Ⅰ~Ⅲ波的波-波间期差>2.5 ms 为异常；患侧Ⅰ~Ⅴ波的波-波间期差>4.5 ms 为异常。根据潜伏期延长时间的长短可初估肿瘤的大小，凡是较大的肿瘤和听神经受到较大侵犯时，神经传导速度就受到较大的影响。有报道，内听道内的听神经瘤 98%显示Ⅴ波消失或变形。如果只引出Ⅰ波，其余各波消失，提示包括听神经瘤在内的小脑脑桥占位病变。

2) 双耳Ⅴ波潜伏期差：>0.4 ms 为异常。有报道，蜗后病变Ⅴ波潜伏期耳间差增大可达 90%~100%，而耳蜗病变仅 6%~12%。

3) 双耳Ⅰ~Ⅴ波的波-波间期差：>0.4 ms 为异常。

4) 若肿瘤大，使脑干受压，对侧耳可出现Ⅴ波潜伏期、Ⅲ~Ⅴ波及Ⅰ~Ⅴ波间期延长、Ⅴ波振幅降低等，对蜗后病变的诊断可达 97%。一侧耳全聋时，做对侧检查，也会发现 ABR 不正常。有学者发现肿瘤直径<2.5 cm 而对侧 ABR 异常的现象，认为同样大小的肿瘤可引起

不同程度的局部缺血，缺血达一定程度即可导致对侧 ABR 异常。

5）诱发性耳声发射（evoked otoacoustic emission，EOAE）：如果 EOAE 正常引出，表明外耳毛细胞功能正常。EOAE 与 ABR 同时应用，对鉴别耳蜗与蜗后病变有重要意义。

2. 前庭功能检查　自发性眼震是听神经瘤较常见的体征，初期为水平型自发性眼震，快相向健侧，继而向患侧，最后发展成两侧，且可出现垂直或斜型眼震。80%有位置性眼震和自发性倾倒现象。

（1）眼震电图检查：记录前庭上神经和半规管功能，已在临床广泛应用。早期位于内听道内的听神经瘤，眼震电图检查 30%~50%无特征，仅有患侧半规管试验反应减弱或位置性眼震；当肿瘤浸润小脑脑桥角进而挤压脑干和小脑时，眼震电图检查可出现明显中枢体征，如视跟踪异常、视测距障碍和 OKN 不对称或紊乱，有明显的双侧不对称的水平凝视性眼震。眼震电图对听神经瘤的诊断有一定帮助，但必须结合临床和其他检查进行综合分析判断。术前眼震电图检查对估计肿瘤大小、肿瘤与小脑和脑桥的关系及选择手术径路有一定帮助。

（2）冷热试验：患侧前庭功能低下或完全消失。对无明显耳蜗症状的要进一步检查，排除蜗后病变。关于此项检查对听神经瘤的阳性率，各报告有差异，认为与肿瘤大小有关：小肿瘤阳性率约为 50%，中等大小的肿瘤约为 78%，大肿瘤约为 93%。由此可见，肿瘤的大小与前庭功能障碍的程度成正比，即肿瘤越大，前庭功能障碍越严重。有学者提出，冷热试验可诊断早期听神经瘤的发生部位：用 5 ℃冷水，在 20 s 内注入外耳道内进行测试，结果表明，该反应正常和轻度低下者均为前庭下神经发生的肿瘤，而发生于前庭上神经和前庭神经主干的肿瘤，反应为高度低下甚至完全丧失。但亦有人认为引起半规管麻痹的原因很多，冷热试验只刺激外半规管，对听神经瘤的诊断价值不大。

（3）VEMP：联合 cVEMP 和 oVEMP 共同诊断可以提高听神经瘤的检出率，还可以诊断听神经瘤的来源。听神经瘤患者 VEMP 可表现：① 患侧 VEMP 未引出；② 患侧潜伏期延长；③ 潜伏期延长同时振幅低。

（4）影像学检查：包括颞骨 CT、内听道及小脑脑桥角增强 MRI。由于颅后窝 CT 检查有较明显的伪影，有时会影响对小脑脑桥角区的观察，故推荐 MRI 为首选方法，包括平扫和增强检查。诊断时应与脑膜瘤、表皮样囊肿、面神经瘤、三叉神经鞘瘤、后组脑神经鞘瘤等鉴别。听神经瘤 CT 检查可见小脑脑桥角区域等密度或低密度团块影。瘤体内一般无钙化，形态大多为圆形、椭圆形，少数不规则。骨窗可显示内听道正常或不对称性扩大。增强扫描可见肿瘤实体部分明显强化，而囊性部分无明显强化。

（5）面神经功能检查：包括肌电学检查和非肌电学检查。目前常用的面神经功能试验主要是其肌电学检查部分。肿瘤源性面瘫患者的肌电图可见纤颤电位和多相电位，表明有变性和再生同时发生。当肿瘤生长相当缓慢时，肌纤维有足够时间被神经再生新芽重新支配，其速度与视神经支配的速度相似，故可不出现纤颤电位，而且运动单元较大，随意运动所受干扰不明显。患侧肌电图试验应与健侧对比，以发现两侧的微小差异。

七、诊断和鉴别诊断

（一）临床诊断

由于听神经瘤的临床表现多样，使得诊断比较困难。根据患者的临床表现及影像学检查，可以将患者分为三类风险人群。① 只有有限的临床症状，包括单纯眩晕，病史中有过单侧听力下降及耳鸣或对称性的听力下降。这一组患者听神经瘤的发病风险只有 5%,需做 ABR 以除外异常,如有异常则需做增强 MRI 以证明有无听神经瘤的存在。② 出现突发性感音神经性聋,但没有持续性的单侧耳鸣。这组患者有中度的发病危险,发病率在 5%~30%。这组患者首先需做增强 MRI 扫描以除外听神经瘤。③ 患者存在单侧非对称性感音神经性聋、耳鸣、言语识别能力下降。这组患者具有高度的听神经瘤发病风险,其发病率高于 30%。应首先做增强 MRI 以排除听神经瘤,MRI 阴性时则需定期查 ABR 以监测是否有听神经瘤发生。

对于 NF2 的诊断,应行详细的全身检查(神经学和神经眼科学等检查),还需行头部、全脊柱增强 MRI 检查。诊断标准(Manchester 诊断标准):符合以下 4 项描述中的任何一项,即可诊断为 NF2。

(1) 双侧听神经瘤。

(2) NF2 家族史,加以下条件。单侧听神经瘤或以下任意两项:脑膜瘤、胶质瘤、神经纤维瘤、鞘膜瘤、晶体后囊下混浊。

(3) 单侧听神经瘤,加以下任意两项:脑膜瘤、胶质瘤、神经纤维瘤、鞘膜瘤、晶状体后部包膜下混浊。

(4) 多发性脑膜瘤(两个及以上),加以下条件。单侧听神经瘤或以下任意两项:胶质瘤、神经纤维瘤、鞘膜瘤、白内障。

NF2 按轻重程度可分为重型(Wishart 型)和轻型(Gardner 型)。前者发病年龄常<25 岁,多发生 3 个以上肿瘤,预后差,很少生存至 50 岁;后者在 25 岁以后发病,病程进展缓慢,多以双侧听神经瘤为主,可生存至 50 岁以上。

(二) 鉴别诊断

80%的小脑脑桥角肿瘤为听神经瘤,其他还有脑膜瘤、三叉神经鞘瘤、上皮样囊肿等。影像学主要依据内听道是否有肿瘤存在而与其他肿瘤鉴别。但应注意约有 5%的听神经瘤(Ⅳ型)位于内听道外。此外,肿瘤的血供程度、听觉功能状况、受累脑神经的不同,也是鉴别诊断的重要依据。

第二节　治　　疗

听神经瘤处理策略包括随访观察、手术治疗和立体定向放疗,其选择取决于肿瘤分期、位置、生长速度、是否囊性变、患侧及对侧听力水平、患者年龄、全身状况和期望值等。

一、随访观察

对于Ⅰ~Ⅱ期听神经瘤,以随访观察、非手术治疗为主。

二、非手术治疗

1. 观察　　由于听神经瘤生长缓慢,部分患者可以先行观察。对于那些年老体弱的患者,在肿瘤较小且未显著生长时,观察是一种明智的选择;而对于年轻患者,这种方法存在争议,即便肿瘤没有明显的生长,仍存在影响其有用听力的巨大风险。另外,增大的肿瘤也使显微切除的危险增大。由于没有好的监测肿瘤生长的方法，在观察期间需定期查 MRI，因此会产生一定的医疗费用。

2. 立体定向放疗　　放疗的目的在于防止较小的肿瘤或次全切除术后的肿瘤增大。具体方法有普通放疗和立体定向放疗。其指征：① 肿瘤直径<2 cm；② 听力丧失或增大的肿瘤发生在唯一有听力的耳；③ 老年患者或严重的全身疾病，使手术的危险性显著增加；④ 在次全切除术后肿瘤残留或有复发。

三、手术治疗

手术治疗的指征：① 确诊为听神经瘤，且肿瘤>2 cm；② 症状进行性加重，患者要求手术治疗；③ 正在观察中的患者，发现肿瘤增大；④ 放疗引起的肿胀反应消退后，肿瘤有扩展。听神经瘤的手术治疗通常有三种径路：① 颅中窝径路；② 枕下径路；③ 迷路径路。前两种径路可以保存听力，而后一种进路则完全破坏患侧耳听力。

四、术后康复

由于听神经瘤位置解剖关系复杂，手术时间长，难度大，术后并发症多，术后可引起面瘫、听力减退、言语不清或失语、吞咽困难、平衡障碍等症状，严重影响患者的生活质量，而恰当的康复护理可以最大限度地提高患者的生活质量。

1. 听功能障碍康复　　听神经瘤患者术后在听力康复前重新检测听功能，包括必查项和选查项，并进行治疗前后的对比。根据听功能基线评估结果，可为患者提出选配助听器或人工耳蜗植入的建议。

2. 面神经功能障碍康复　　面神经的康复训练首先要防止面部肌群萎缩及变形。可采取按摩及针灸的方法给予肌群良性刺激，保证局部血运畅通，避免受凉及机械损害，同时应用营养神经药物等方法协助治疗。口角歪斜者，术后 1 周可按摩患侧面部，指导患者做张口、鼓腮、吹气等动作训练。面部感觉消失者，进食时要防止烫伤，患侧面部禁止冷、热敷，禁涂擦刺激性药品。对于部分因面瘫无法正常咀嚼的患者，给予质软易吞的食物，进食后漱口或刷牙以防口腔溃疡及蛀牙。对于眼睑闭合不良的患者，注意保护眼球，指导患者进行睁眼、闭眼动作训练，做眼眶周围及上下睑软组织按摩，被动活动眼轮匝肌每日 6~8 次，每次活动 15~25 min，促进眼轮匝肌功能的康复。轻者给予氯霉素眼药水滴注或四环素眼药膏敷于眼角膜表面，并覆盖清洁纱布，切忌暴露眼角膜。重者涂四环素眼药膏后用蝶形胶布牵拉使上下眼睑闭合。

3. 吞咽障碍的康复训练　　术后短时间内吞咽障碍严重者进行鼻饲饮食，以免误咽食物致呼吸道感染，待吞咽功能稍恢复后进行吞咽功能训练。首先练习舌肌动作，并进行咳嗽训练，在进食之前首先让患者逐渐适应坐位进食，进食时身体坐直，头颈稍向前屈以提高吞咽肌功能，将口腔、咽腔清洁后再进行吞咽动作的练习。可用冰块刺激口腔、舌根及咽部以提高吞咽肌的反射功能，每次吞咽时有意识地屏住呼吸，在完成吞咽后轻轻地咳嗽，有助于保持呼吸道清洁。在吞咽功能训练中始终注意口咽腔清洁，每次进餐前后进行口咽清洁护理。

4. 构音障碍的康复训练　　对构音障碍患者进行言语功能的康复训练，训练口唇张开、闭合、双唇噘起，再做龇牙等反复交替运动。舌的伸、缩及伸缩交替训练，舌上举及两侧运动。下颌运动包括下颌下提和上抬动作，再进行鼻咽腔闭锁功能训练、呼吸发音训练和口形发音训练等，这些基本动作较熟练后再进行语言功能的康复训练，多与患者对话，促使其主动说、讲、配合阅读等。

5. 共济失调的功能训练　对共济失调、运动笨拙的患者,鼓励患者尽量多做日常生活中的功能活动,如持碗、持筷进餐、穿衣、脱衣、刷牙、洗脸、梳头、排尿、排便及化妆等动作,以逐渐达到熟练程度。

第三节　前庭康复

听神经瘤伴眩晕患者或术后伴眩晕患者应尽早开始前庭康复,有助于眩晕症状缓解和平衡功能恢复。

一、基线评估

前庭康复前要进行前庭功能基线评估,明确患者前庭功能受损的程度和类型,做出前庭诊断,根据前庭诊断的结果选择前庭康复方案。具体前庭功能基线评估方法可参看视频0-1~视频0-17。

二、前庭康复方案

听神经瘤患者的前庭功能受损,主要表现为外周性前庭功能异常,多数情况为单侧外周性前庭功能受损,双侧听神经瘤的患者可能出现双侧外周性前庭功能受损,病情严重或老年患者,或手术后的患者可能出现平衡障碍。因此,听神经瘤患者可从以下前庭康复方案中进行选择。

1. 前庭外周康复　当患者基线评估显示单侧外周性前庭功能受损时,可选择该方案,其机制主要是通过前庭代偿实现康复。前庭康复治疗方法同第二章"突发性耳聋性眩晕的前庭外周康复"。

2. 替代性前庭康复　当患者基线评估显示双侧前庭功能受损时,可选择该方案,其机制主要是通过视反射特点实现康复,即视眼动通路与前庭眼动通路共享脑干的某些结构。因此,两系统间有交互反应机制。双侧外周性前庭功能受损后,反复进行视眼动训练有助于补偿低下的前庭眼动增益,使滞后的眼速能跟上头速,保持清晰的动态视力。前庭康复治疗方法同第二章"突发性耳聋伴眩晕的替代性前庭康复"。

3. 防跌倒康复　当患者基线评估显示前庭本体觉异常时,有跌倒风险,可选择该方案。前庭康复治疗方法同第二章"突发性耳聋伴眩晕的防跌倒康复"。

第四节　案例分享

一、案例一:右耳听神经瘤

1. 病史　患者,男,83岁,2011年右耳听力下降,2012年出现走路不稳、头晕昏沉,症状逐渐加重,曾以脑萎缩治疗,效果欠佳。为进一步诊治2016年来我院就诊。否认头痛,但有高血压症状。

2. 检查

（1）床旁检查：耳镜检查未见异常；音叉试验粗测右耳听力下降，WT 偏左，未见自发性眼震。

（2）前庭功能检查：温度试验示右侧外半规管轻瘫（CP：91%，右侧 DP：35%向左）。视动试验提示视跟踪Ⅲ型曲线；SVV 检查示偏右 2.9°。VAT 提示水平通路外周性前庭功能损害，传导严重滞后，双侧不对称，右侧功能较弱，垂直通路未见异常。动态平衡检查提示视觉、前庭觉异常，重心偏左。VEMP 双侧均未引出。

（3）听功能检查：声导抗示双耳鼓室压图均为 A 型。纯音听阈测试，左耳听力中低频正常，4 kHz 和 8 kHz 气导听阈为 40 dB HL 和 80 dB HL，右耳感音神经性聋，气导听阈 0.25 kHz、0.5 kHz、1 kHz、2 kHz、4 kHz、8 kHz 分别为 50 dB HL、60 dB HL、75 dB HL、55 dB HL、65 dB HL、80 dB HL。ABR 示左耳在 100 dB HL 下引出Ⅰ波、Ⅲ波、Ⅴ波，Ⅴ波消失阈为 50 dB nHL，右耳未记录到波形（图 14－1）。

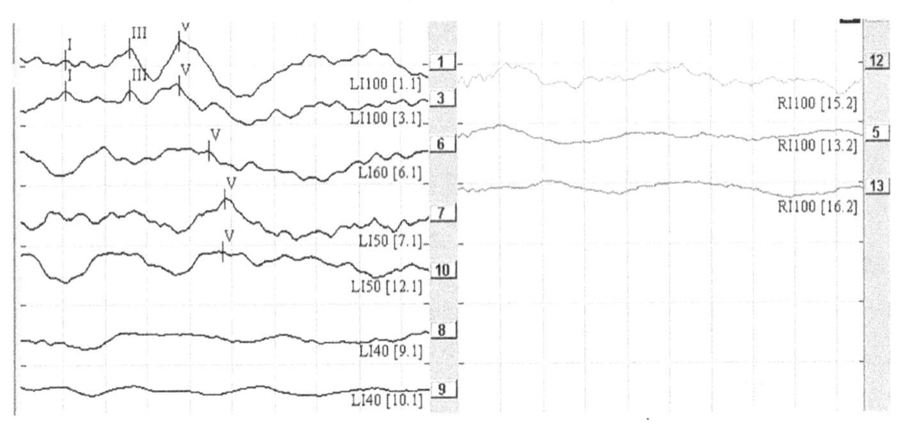

图 14－1　ABR 示右耳异常

（4）内听道 MR：右侧内听道扩大，右桥内听道-小脑角区可见 1.3 cm×1.8 cm 的不规则等 T_1 等 T_2 信号，边界清，左侧内听道未见异常扩张（图 14－2）。

3. 诊断和治疗　诊断为右耳听神经瘤，患者 2016 年 8 月 26 日于我院放疗科进行头部伽马刀治疗，术后患者无不适，给予甘露醇注射液 250 mL 静脉滴注，每日 1 次；地塞米松磷酸钠注射液 5 mg 入小壶，每日 1 次；建议术后 9~12 个月复查 MR，以及嘱其回家每日 2 次前庭外周康复和防跌倒康复。

4. 分析　听神经瘤患者早期多以听力下降为主，但也有步态不稳、共济失调、辨距不良。其为小脑脚及小脑半球受压所致，通常出现在瘤体较大的听神经瘤患者，而该患者曾被误诊为“脑萎缩”。故对每个患者问诊、病史采集一定要细致，而对于突发性感音神经性聋的患者，建议做 MRI 检查，除了蜗后病变，还可能发现其他颅内病变。

二、案例二：右耳听神经瘤

1. 病史　患者，男，67 岁，2015 年无明显诱因发作眩晕，为视物旋转，无耳鸣及听力下降，否认头痛、高血压、糖尿病、冠心病等病史。

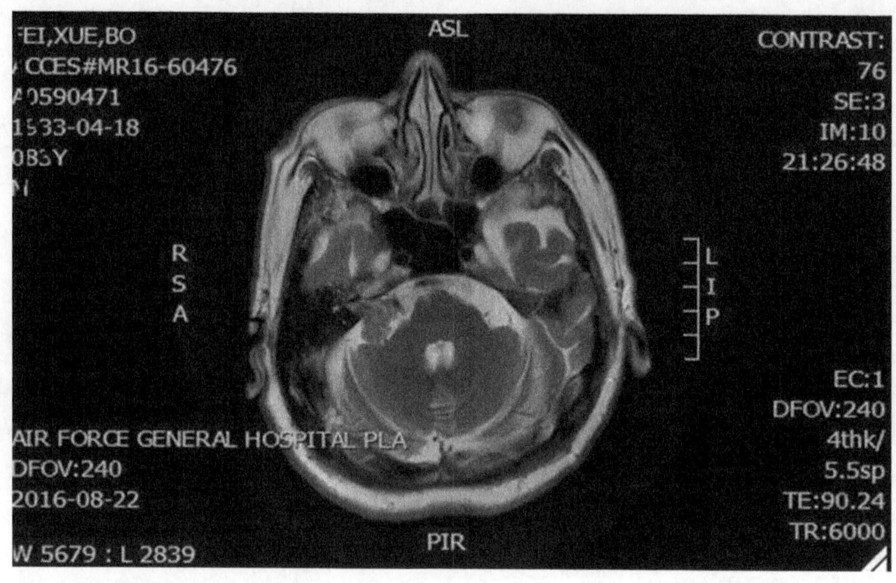

图 14－2　内听道 MR（1.3 cm×1.8 cm 不规则等 T_1 等 T_2 信号）

2. 检查

（1）床旁检查：耳镜检查未见异常；音叉试验粗测双耳听力基本正常，WT 居中，未见自发性眼震。

（2）前庭功能检查：温度试验示右侧外半规管功能减弱。VAT 提示水平通路外周性前庭功能损害，传导严重滞后，垂直通路未见异常。动态平衡检查提示视觉、前庭觉异常。VEMP 双侧均未引出。

（3）听功能检查：声导抗示双耳鼓室压图均为 A 型。纯音听阈测试提示双耳听力中低频正常，2 kHz、4 kHz 和 8 kHz 气导听阈左耳为 40 dB HL、45 dB HL 和 60 dB HL，右耳为 30 dB HL、40 dB HL、55 dB HL。ABR 示左耳在 100 dB HL 下引出Ⅰ、Ⅲ、Ⅴ波，Ⅴ波消失阈为 40 dB nHL，右耳未记录到波形（图 14－3）。

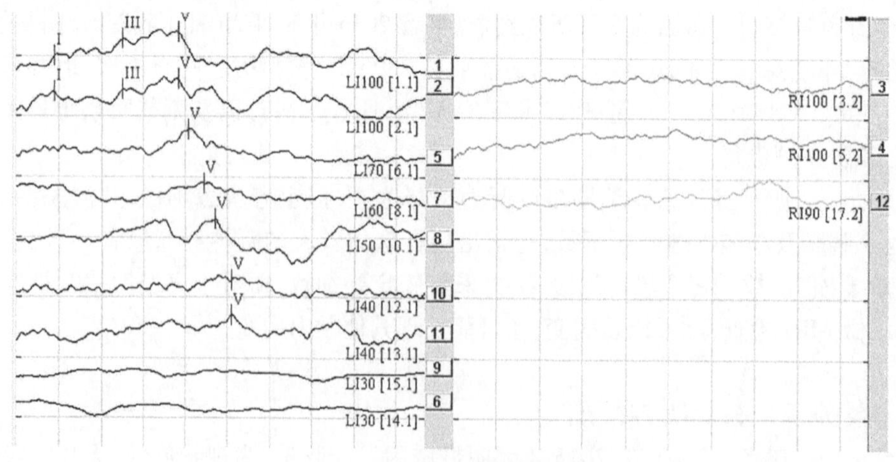

图 14－3　ABR 提示右耳异常

(4) 内听道 MR：右侧内听道扩大，右桥内听道-小脑角区可见 8 mm×5 mm T_2 信号，边界尚清，左侧内听道未见异常扩张(图 14-4)。

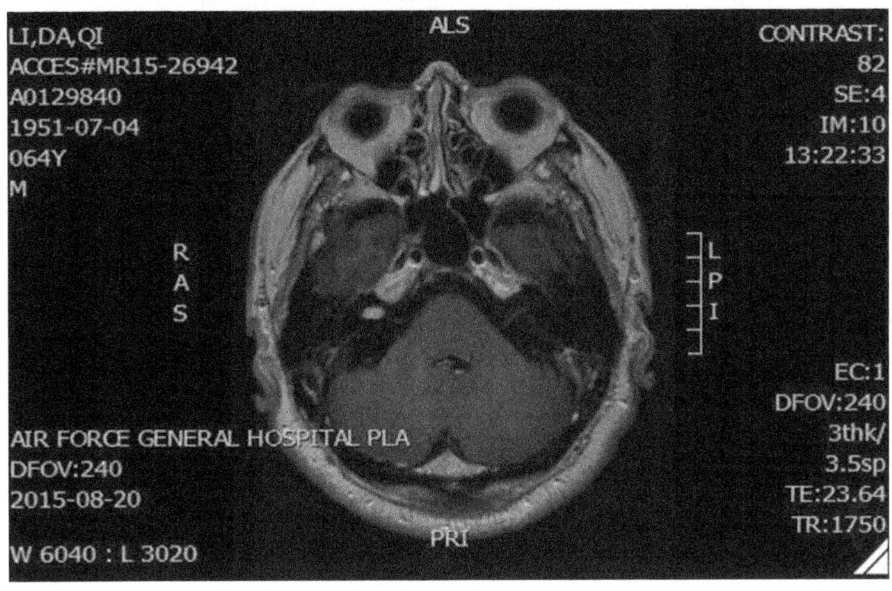

图 14-4　内听道 MR (8 mm×5 mm T_2 信号)

3. 诊断和治疗　　诊断为右耳听神经瘤，患者拒绝行放疗，予以扩血管、改善微循环(前列地尔+桂哌齐特+天麻素)及对症治疗，以及嘱其回家每日 2 次前庭外周康复和防跌倒康复。

4. 分析　　听神经瘤临床表现较为复杂，其临床症状并不完全一样，症状可轻可重，这主要与肿瘤的起始部位、生长速度、发展方向、肿瘤大小、血供情况及是否囊变等诸多因素有关，虽然早期多以听力下降为主，表现为眩晕者不多，随着肿瘤增大，也可能成为突出症状。由于 MRI 及增强影像诊断技术的应用，可以早期发现直径<1 cm 的听神经瘤。因此在诊断过程中，必要时需做 MRI 平扫及增强检查，以免误诊。

(章梦蝶　薛军辉)

本章参考文献

覃仕英，王西玲，张永琴，等，2004. 大型听神经瘤术后并发症的预防及护理. 现代护理，10(2)：139.

夏寅，龚树生，2010. 听神经瘤手术治疗策略. 中国医学文摘：耳鼻咽喉科学，(1)：17-19.

Evans D G, Huson S M, Donnai D, et al., 1992. A clinical study of type 2 neurofibromatosis. The Quarterly Journal of Medicine, 84(304): 603-618.

Gutmann D H, Aylsworth A, Carey J C, et al., 1997. The diagnostic evaluation and multidisciplinary management of neurofibromatosis 1 and neumfibromatosis 2. JAMA, 278(1): 51-57.

Jones S E. Baguley D M, Moffat D A, 2007. Are facial nerve outcomes worse following surgery for cysticvestibular schwannoma? Skull Base, 17(5): 281-284.

Kanzaki J, Tos M, Sanna M, et al., 2003. New and modified reporting systems from the consensus meeting on systenrs for reporting results in vestibular schwannoma. Otology & Neurotology, 24(4): 642-648.

Koos W T, Spetzler R F. Bock F W, et al., 1976. Microsurgery of cerebell-opontine angle tumors//Koos W T, Bock F W, Spetzler R F. Clinical microsurgery. Stuttgart: George Thieme: 91-112.

Manzari L, Tedesco A, Burgess A, et al., 2010. Ocular vestibular-evoked myogenic potentials to bone-conducted vibration in superior vestibular neuritis show utricular function. Otolaryngol — Head Neck Surgery, 143(2): 274-280.

Piccirillo E, Wiet M R, Flanagan S, et al., 2009. Cystic vestibular schwammma: classification, management, and facial nerve outcomes. Otology & Neurotology, 30(6): 826-834.

Sinha S, Sharma B S, 2008. Cystic acoustic neuromas: surgical outcome in a series of 58 patients. Journal of Clinical Neuroscience, 15(5): 511-515.

Von Brevern M, Schmidt T, Schönfeld U, et al., 2006. Utricular dysfunction in patients with benign paroxysmal positional vertigo. Otology & Neurotology, 27(1): 92-96.

Welgampola M S, Colebatch J G, 2005. Characteristics and clinical applications of vestibular-evoked myogenic potentials. Neurology, 64(10): 1682-1688.

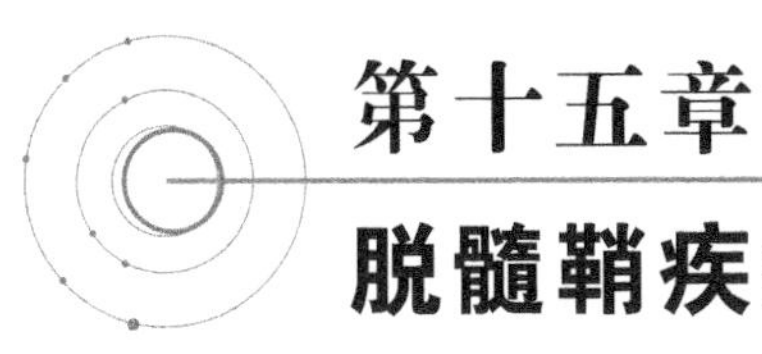

第十五章 脱髓鞘疾病

第一节 概 述

脱髓鞘疾病是一组以神经系统髓鞘破坏、崩解和脱失为主要表现的疾病，主要包括多发性硬化（multiple sclerosis，MS）、视神经脊髓炎谱系疾病（neuromyelitis optica spectrum disorders，NMOSD）和吉兰-巴雷综合征（Guillain-Barre syndrome，GBS）等，当这些疾病累及脑干和脑神经时可能会出现眩晕症状。

一、多发性硬化

（一）流行病学

MS 是一种以中枢神经系统白质炎症性脱髓鞘病变为主要特点的免疫介导性疾病。MS 的发病率随纬度增加而增加，离赤道愈远发病率愈高，西方人群患病率高于东方。MS 发病年龄为 10～60 岁，约 2/3 在 20～40 岁发病。女性患 MS 较男性高 2～3 倍。MS 有明显家族倾向，约 15% MS 患者有一亲属患病。

（二）临床表现

MS 病变的空间多发性和时间多发性构成其症状、体征及临床经过的主要特点，MS 通常以急性发作开始，随之为症状缓解期。MS 根据病程可分为 4 种类型：① 复发缓解型 MS，疾病表现为明显的复发和缓解过程，每次发作后均基本恢复，不留或仅留下轻微后遗症，80%～85%MS 患者最初为本类型；② 继发进展型 MS，约 50%的复发缓解型 MS 患者在患病 10～15 年后疾病不再复发、缓解，呈缓慢进行性加重过程；③ 原发进展型 MS，病程>1 年，疾病呈缓慢进行性加重，无缓解、复发过程，约 10%的 MS 患者表现为本类型；④ 进展复发型 MS，疾病最初呈缓慢进行性加重，病程中偶尔出现较明显的复发及部分缓解过程，约 5%的 MS 患者表现为本类型。

MS 的临床症状和体征复杂多样、千变万化，累及脑干可出现眩晕症状。国外文献报道 MS 患者眩晕发生率可达 50%，眩晕多为急性起病，通常呈间歇性发作。眩晕还是部分 MS 患者的首发症状，McAlpine 等报道 MS 以眩晕为首发症状者占 5%。

（三）诊断和鉴别诊断

1. 诊断　推荐使用 2010 年 McDonald MS 诊断标准（表 15－1）。

2. 鉴别诊断　对于早期的 MS，尤其应注意与其他临床及影像学上同样具有时间多发和空间多发特点的疾病进行鉴别，如其他炎性脱髓鞘病、脑血管病、感染性疾病、结缔组织病、肉芽肿性疾病、肿瘤、遗传代谢性疾病和功能性疾病等。

表 15－1　2010 年 McDonald MS 诊断标准

临床表现	诊断 MS 所需附加资料
≥2 次发作[a]；有≥2 个以上客观临床证据的病变或者存在 1 个客观临床证据的病变同时伴有既往发作[b]，合理的病史证据	无[c]
有 2 次发作[a]；具有≥1 个病变的客观临床证据	具有以下证明病变空间多发证据：在中枢神经系统的 4 个 MS 典型区域（脑室周围、近皮质、幕下或脊髓）中至少有 2 个区域有≥1 个 T_2WI 病变；或者等待以后涉及中枢神经系统不同部位病变的临床发作[a]
有 1 次发作[a]；具有≥2 个病变的客观临床证据	具有以下证明病变时间多发证据：在任何时间同时存在无症状的钆增强的与非增强的病变；或者在随后的 MRI 检查可见新的 T_2WI 和（或）全钆增强病变（1 个或多个），不考虑参考基线 MRI 的时间性；或者等待第二次临床发作[a]
有 1 次发作[a]；存在 1 个病变的客观临床证据（临床孤立综合征）	同时证明病变空间（同前）和时间（同前）的多发证据
提示 MS 的隐匿的神经功能障进展（原发进展型 MS）	疾病进展 1 年（回顾性或前瞻性确定）同时具有下列 3 项标准的 2 项[d]：① 脑病变的空间多发证据：根据 MS 特征性的病变区域（脑室周围、近皮质或幕下）内≥1 个 T_2WI 病变；② 脊髓病变的空间多发证据：根据脊髓≥2 个 T_2WI 病变；③ 脑脊液阳性［等电聚焦电泳显示寡克隆区带和（或）IgG 指数增高］

a 发作（复发、恶化）指在排除发热或感染的前提下，由患者描述或客观观察到的当时或既往的至少持续 24 h 的典型的中枢神经系统急性炎性脱髓鞘事件，发作要同时具有客观神经系统检查的医学记录，应该除外那些缺乏合理的、客观的神经系统检查和医学记录的事件。

b 基于 2 次具有客观神经系统检查阳性的发作做出的临床诊断是最可靠的。在缺乏客观的神经系统检查阳性的情况下，既往 1 次发作中的合理历史证据可以包括支持既往的炎性脱髓鞘事件及相关临床症状与其演变特征等证据；然而，至少有 1 次发作必须有客观发现证据支持。

c 不需要额外的检查。

d 钆增强病变并不是必需的；脑干或脊髓病变引起的相关症候应该被排除在典型症状性病变之外（除外视神经脊髓炎可能）。

（四）治疗

MS 的治疗分为急性期治疗和疾病缓解期的修正治疗。

1. 急性期治疗

（1）治疗目标：MS 的急性期治疗以减轻恶化期症状、缩短病程、改善残疾程度和防治并发症为主要目标。

（2）适应证：不是所有复发均需处理，有客观神经缺损证据的功能残疾症状方需治疗。

（3）主要药物及用法

1）类固醇激素（一线治疗药物）：能促进急性发病的 MS 患者神经功能恢复，但延长类固醇激素用药对神经功能恢复无长期获益。临床常用 2 种方案：① 病情较轻者从 1 g/d 开始，静脉滴注 3～4 h，共 3～5 日，如果临床神经功能缺损明显恢复可直接停用，如果疾病仍进展则转为阶梯减量方法。② 病情严重者从 1 g/d 开始，静脉滴注 3～4 h，共 3～5 日，此后剂量阶梯依次减半，每个剂量用 2～3 日，至 120 mg 以下，可改为口服 60～80 mg，每日 1 次，每个剂量 2～3 日，继续阶梯依次减半，直至减停，原则上总疗程不超过 3～4 周。若在减量的过程中病情明确再次加重或出现新的体征和（或）出现新的 MRI 病变，可再次使用甲泼尼龙冲击治疗或改用二线治疗。

2）血浆置换（二线治疗药物）：急性重症或对激素治疗无效者可于起病 2～3 周内应用 5～7 日的血浆置换。

3）大剂量 IVIg（静脉注射用免疫球蛋白）：缺乏有效证据，仅作为一种可选择的治疗手段，用于妊娠或哺乳期妇女不能应用类固醇激素的成人患者或对激素治疗无效的儿童患者。推荐用法为：静脉滴注 0.4g/（kg·d），连续用 5 日为 1 个疗程，5 日后，如果没有疗效，则不建议患者再用，如果有疗效但疗效不是特别满意，可继续每周用 1 日，连用 3~4 周。

（4）注意鉴别假复发：假复发是指在感染或其他导致体温升高的状态、压力或疲劳下出现神经系统异常症状，但查体无新体征，影像学检查无客观病灶的现象。典型假复发症状一般持续<24 h。

2. 缓解期治疗

（1）治疗目标：MS 为终身性疾病，其缓解期治疗以控制疾病进展为主要目标，推荐使用疾病修正治疗（disease modifying therapy，DMT）。

（2）主要药物及用法：① 一线治疗药物（β-干扰素）：注射用重组人干扰素 β-1b，推荐剂量为 250 μg，皮下注射，隔日 1 次；起始剂量为 62.5 μg，皮下注射，隔日 1 次，以后每注射 2 次后，增加 62.5 μg，直至推荐剂量。重组人干扰素 β1a 注射液，推荐剂量为 44 μg，皮下注射，每周 3 次；起始剂量为 22 μg，皮下注射，每周 3 次，2 周后可加量至推荐剂量。② 二线治疗药物：那他珠单抗，300 mg，静脉滴注，每个月 1 次；芬戈莫德，0.5 mg，口服，每日 1 次。③ 三线治疗药物：米托蒽醌，8~12 mg/m^2，静脉注射，每 3 个月 1 次，终身总累积剂量限制在<104 mg/m^2，疗程不宜超过 2 年；环磷酰胺，400 mg/2 周，静脉滴注，6~12 次巩固治疗，总剂量不超过 10 g。

（3）MS 治疗策略：临床上对复发缓解型 MS 首选一线治疗药物，对于一线治疗药物疗效不理想的复发缓解型 MS 和伴有复发过程的继发进展型 MS 及进展复发型 MS 可采用二线治疗药物，二线治疗药物仍无效者，可选用三线治疗药物。对原发进展型 MS 目前尚无有效治疗。

（4）治疗评价：患者在接受正规 DMT 过程中，疾病出现频繁复发或病情恶化（>3 次/年），EDSS（扩展残疾评分量表）评分在 1 年内增加 1 分以上或颅内活动病变数量较前明显增加，界定为治疗无效或失败。评价治疗失败的最短治疗时间为 6~12 个月。

二、视神经脊髓炎

（一）流行病学

视神经脊髓炎（neuromyelitis optica，NMO）是一种免疫介导的以视神经和脊髓受累为主的中枢神经系统炎性脱髓鞘疾病。NMO 的病因主要与 AQP4-IgG（水通道蛋白 4 抗体）相关，是不同于 MS 的独立疾病实体。传统概念的 NMO 被认为病变仅局限于视神经和脊髓，深入研究发现 NMO 的临床特征更为广泛，包括一些非视神经和脊髓表现。2007 年 Wingerchuk 等把上述疾病统一命名为 NMOSD。NMOSD 在非白种人群和女性高发，首次发病平均年龄为 39 岁。NMOSD 常与一些自身免疫性疾病，如干燥综合征、系统性红斑狼疮、桥本甲状腺炎等发生共病现象。NMOSD 为高复发、高致残性疾病，90%以上患者为多时相病程。

（二）临床表现

NMO 临床上多以严重的视神经炎（optic neurtitis，ON）和纵向延伸的长节段横贯性脊髓炎（longitudinally extensive tansverse myelitis，LETM）为特征表现，而 NMOSD 可有 6 组核心临

床症候：① ON；② LETM；③ 延髓最后区综合征；④ 脑干及第四脑室周边症候；⑤ 下丘脑症候；⑥ 大脑半球白质或胼胝体症候。其中第 3 组和第 4 组临床症候可出现眩晕症状。延髓最后区综合征：部分 NMOSD 病例在疾病的某一阶段或是首次发作中突出表现为顽固性呃逆、眩晕、恶心、呕吐等与影像学对应的延髓最后区受累症候及体征，部分病例可与脊髓病变相连续，亦可无任何症候。脑干及第四脑室周边症候：眩晕、复视、共济失调等。

（三）诊断和鉴别诊断

1. 诊断　NMOSD 的诊断原则：以病史、核心临床症候及影像学特征为诊断基本依据，以 AQP4 - IgG 作为诊断分层，并参考其他亚临床及免疫学证据做出诊断，还需排除其他疾病可能。

目前最新的 NMOSD 诊断标准为 2015 年国际 NMO 诊断小组（International panel for NMO diagnosis，IPND）所制定的（表 15 - 2）。

表 15 - 2　成人 NMOSD 诊断标准（IPND，2015）

AQP4 - IgG 阳性的 NMOSD 诊断标准
（1）至少 1 项核心临床特征
（2）用可靠的方法检测 AQP4 - IgG 阳性（推荐 CBA 法）
（3）排除其他诊断

AQP4 - IgG 阴性或 AQP4 - IgG 未知状态的 NMOSD 诊断标准
（1）在 1 次或多次临床发作中，至少 2 项核心临床特征并满足下列全部条件：① 至少 1 项临床核心特征为 ON、急性 LETM 或延髓最后区综合征；② 空间多发（2 个或以上不同的临床核心特征）；③ 满足 MRI 附加条件
（2）用可靠的方法检测 AQP4 - IgG 阴性或未检测
（3）排除其他诊断

核心临床特征
（1）ON
（2）急性脊髓炎
（3）最后区综合征，无其他原因能解释的发作性呃逆、恶心、呕吐
（4）其他脑干综合征
（5）症状性发作性睡病、间脑综合征，脑 MRI 有 NMOSD 特征性间脑病变
（6）大脑综合征伴有 NMOSD 特征性大脑病变

AQP4 - IgG 阴性或未知状态下 NMOSD 的 MRI 附加条件
（1）急性 ON：脑 MRI 有下列之一表现：① 脑 MRI 正常或仅有非特异性白质病变；② 视神经长 T_2 信号或 T_1 增强信号>1/2 视神经长度，或病变累及视交叉
（2）急性脊髓炎：长脊髓病变>3 个连续椎体节段，或有脊髓炎病史的患者相应脊髓萎缩>3 个连续椎体节段
（3）最后区综合征：延髓背侧/最后区病变
（4）急性脑干综合征：脑干室管膜周围病变

注：NMOSD，视神经脊髓炎谱系疾病；AQP4 - IgG，水通道蛋白 4 抗体；ON，视神经炎；LETM，长节段横贯性脊髓炎。

2. 鉴别诊断　对于早期 NMOSD 或临床、影像学特征表现不典型的病例，应该充分进行实验室及其他相关检查。注意与其他可能疾病相鉴别，主要包括：① 其他炎性脱髓鞘病：MS、急性播散性脑脊髓炎、假瘤型脱髓鞘等；② 系统性疾病：系统性红斑狼疮、白塞病、干燥综合征、结节病、系统性血管炎等；③ 血管性疾病；④ 感染性疾病；⑤ 代谢中毒性疾病；⑥ 遗传性疾病；⑦ 肿瘤及副肿瘤相关疾病；⑧ 其他：颅底畸形、脊髓压迫症等。

（四）治疗

NMOSD 的治疗也分为急性期治疗和缓解期治疗。

1. 急性期治疗　NMOSD 的急性期治疗以减轻急性期症状、缩短病程、改善残疾程度

和防治并发症为目标。适用于有客观神经功能缺损证据的发作期或复发期患者的治疗。

（1）类固醇激素：大剂量甲泼尼龙冲击治疗能加速病情缓解，具体用法如下：甲泼尼龙 1 g 静脉滴注，每日 1 次，共 3 日；500 mg 静脉滴注，每日 1 次，共 3 日；240 mg 静脉滴注，每日 1 次，共 3 日；120 mg 静脉滴注，每日 1 次，共 3 日。醋酸泼尼松 60 mg 口服，每日 1 次，共 7 日；50 mg 口服，每日 1 次，共 7 日；顺序递减至中等剂量 30~40 mg/d 时，依据序贯治疗免疫抑制剂作用时效快慢与之相衔接，逐步放缓减量速度，如每 2 周递减 5 mg，至 10~15 mg 口服，每日 1 次，长期维持。部分 NMOSD 患者对激素有一定依赖性，在减量过程中病情再次加重，对激素依赖性患者，激素减量过程要慢，可每 1~2 周减 5~10 mg，至维持量（5~15 mg/d），与免疫抑制剂长期联合使用。

（2）血浆置换：部分重症 NMOSD 患者尤其是 ON 或老年患者对大剂量甲泼尼龙冲击疗法反应差，用血浆置换治疗可能有效，对 AQP4－IgG 阳性或阴性 NMOSD 患者均有一定疗效，特别是早期应用。建议置换 5~7 次，每次用血浆 1~2 L。

（3）IVIg：对大剂量甲泼尼龙冲击疗法反应差的患者，可选用 IVIg 治疗。免疫球蛋白用量为 0.4 g/（kg·d），静脉滴注，连续 5 日为 1 个疗程。

（4）激素联合免疫抑制剂：在激素冲击治疗效果不佳时，因经济情况不允许行 IVIg 或血浆置换治疗者，可以联用环磷酰胺治疗。

2. *缓解期治疗*　NMOSD 的缓解期治疗以预防复发、减少神经功能障碍累积为目标。适用于 AQP4－IgG 阳性的 NMOSD 及 AQP4－IgG 阴性的复发型 NMOSD 的早期预防治疗。临床上应该谨慎评估，目前尚无有效手段区分单时相与多时相 NMOSD；反之，将单时相 AQP4－IgG 阴性的 NMOSD 进行过度免疫干预也是不必要的。一线治疗药物包括硫唑嘌呤、吗替麦考酚酯、甲氨蝶呤、利妥昔单抗等；二线治疗药物包括环磷酰胺、他克莫司、米托蒽醌。定期使用 IVIg 也可用于 NMOSD 预防治疗，特别适用于不宜应用免疫抑制剂者，如儿童及妊娠期患者。

（1）硫唑嘌呤：能减少 NMOSD 的复发和减缓神经功能障碍进展。推荐用法：按体重 2~3 mg/（kg·d）单用或联合口服醋酸泼尼松［按体重 0.75 mg/（kg·d）］，通常在硫唑嘌呤起效以后（4~5 个月）将醋酸泼尼松渐减量至小剂量长期维持。

（2）吗替麦考酚酯：能减少 NMOSD 的复发和减缓神经功能障碍进展。推荐用法：1.0~1.5 g/d，口服。

（3）利妥昔单抗：是一种针对 B 细胞表面 CD20 的单克隆抗体，临床试验结果显示 B 细胞消减治疗能减少 NMOSD 的复发和减缓神经功能障碍进展。推荐用法：按体表面积 375 mg/m^2 静脉滴注，每周 1 次，连用 4 周；或 1 000 mg 静脉滴注，共用 2 次（间隔 2 周）。国内治疗经验表明，中等或小剂量应用对预防 NMOSD 仍有效，且副作用小，花费相对较少。用法：单次 500 mg 静脉滴注，6~12 个月后重复应用；或 100 mg 静脉滴注，1 次/周，连用 4 周，6~12 个月后重复应用。

（4）环磷酰胺：对减少 NMOSD 复发和减缓神经功能障碍进展有一定疗效，可用于其他治疗无效者。推荐用法：600 mg 静脉滴注，每 2 周 1 次，连续 5 个月；或 600 mg 静脉滴注，每个月 1 次，共 12 个月。年总负荷剂量不超过 10~15 g。

（5）米托蒽醌：临床试验表明米托蒽醌能减少 NMOSD 复发，对于反复发作而其他方法治疗效果不佳者可选用。推荐方法：按体表面积 10~12 mg/m^2 静脉滴注，每个月 1 次，共

3 个月,后每 3 个月 1 次,再用 3 次,总量不超过 100 mg/m^2。

三、吉兰-巴雷综合征

(一) 流行病学

GBS 是 1916 年由 Guillain Barré 等提出的一组具有高度异质性的急性自身免疫性周围神经疾病,在欧洲的发病率是(1.2~1.9)/10 万,在中国成年人的发病率为 0.66/10 万。发病率随着年龄增长而增加。即使经过积极治疗,仍有 20%的残疾率和 5%的死亡率。

(二) 临床表现

1. 经典型 GBS　核心临床表现以双下肢或上肢对称性迟缓性肌无力为主,病程发展呈单相性。最常见的首发症状是肢端运动障碍伴轻度感觉异常,并逐渐呈对称性、上升性发展。少数患者病初呈非对称性,且在数日内症状逐渐加重。病情多在 4 周内达到高峰,80%患者可在 2 周内达到高峰,97%则在 4 周内达到高峰。经典型 GBS 分为两种亚型,分别为急性炎性脱髓鞘性多发神经根神经病(acute inflammatory demyelinating polyneuropathies, AIDP)和急性运动轴索性神经病(acute motor axonal neuropathy, AMAN)。

2. 变异型 GBS　包括急性运动感觉轴索性神经病(acute motor-sensory axonal neuropathy, AMSAN)、急性泛自主神经病和急性感觉神经病(acute sensory neuropathy, ASN)、颈-咽-臂型、Miller Fisher 综合征(Miller Fisher syndrome, MFS)、Bickerstaff 脑干脑炎(Bickerstaff brain stem encephalitis, BBE)。其中 MFS 以眼外肌麻痹、共济失调和腱反射降低为主要临床特点,可出现眩晕症状,本文主要介绍此型的诊断。

(三) 诊断和鉴别诊断

1. 诊断标准

(1) 急性起病,病情在数日内或数周内达到高峰。

(2) 临床上以眼外肌瘫痪、共济失调和腱反射降低为主要症状,肢体肌力正常或轻度减退。

(3) 脑脊液出现细胞-蛋白分离。

(4) 病程呈自限性。

2. 鉴别诊断　需要鉴别的疾病包括急性眼外肌麻痹、脑干梗死、脑干出血、NMO、MS、重症肌无力等。

(四) 治疗

1. IVIg　推荐有条件者尽早应用。方法:人血免疫球蛋白 0.4 g/(kg·d),每日 1 次,静脉滴注,连续 3~5 日。

2. 血浆置换　推荐有条件者尽早应用。方法:每次血浆交换量为 30~50 mL/kg,在 1~2 周内进行 3~5 次。

3. 类固醇激素　国外的多项临床试验结果均显示单独应用类固醇激素治疗 GBS 无明确疗效,类固醇激素和 IVIg 联合治疗与单独应用 IVIg 治疗的效果也无显著差异。因此,国内外的 GBS 指南均不推荐应用类固醇激素治疗 GBS。

4. 一般不推荐血浆置换和 IVIg 联合应用　少数患者在 1 个疗程的 PE 或 IVIg 治疗后,病情仍然无好转或仍在进展,或恢复过程中再次加重者,可以延长治疗时间或增加 1 个疗程。各种类型的 GBS 均可以用 PE 或 IVIg 治疗，并且有临床有效的报道。

第二节　前庭康复

对于脱髓鞘疾病伴眩晕患者，在药物治疗同时可以进行前庭康复，加速眩晕症状缓解和平衡功能恢复。

一、基线评估

在前庭康复前，首先要进行前庭功能基线评估，准确评估患者的前庭功能状态，做出前庭诊断，根据前庭诊断的结果制订前庭康复方案和前庭康复方法。基线评估的内容：详细采集眩晕病史，明确可能的病因及诱发和缓解因素；主要的症状特点、严重程度和持续时间；细致的眩晕查体，包括肌力、协调性、平衡能力等；以及全面的前庭功能检查和评估等。前庭康复前基线评估方法可参看视频 0－1～视频 0－17。

二、 前庭康复策略

脱髓鞘疾病患者主要表现为前庭中枢神经系统功能损害，而且多是双侧前庭功能受损。因此，VRT 方案采用前庭中枢康复和替代性前庭康复。同时进行 VSR 方法，包括肌张力康复、重心变换康复和步态功能康复及平衡协调康复等。一般来说，前庭康复应该遵循尽早进行、由简到繁、由慢到快、由小角度到大角度的原则。

三、 前庭康复方案

1. 前庭中枢康复　　当前庭基线评估显示中枢性前庭功能受损时，可选择该方案，其机制主要是通过前庭代偿实现康复。前庭康复治疗方法同第四章“脑卒中的前庭中枢康复”。

2. 替代性前庭康复　　当患者基线评估显示双侧前庭功能受损时，可选择该方案，其机制主要是通过视反射特点实现康复。双侧外周性前庭功能受损后，反复进行视眼动训练有助于补偿低下的前庭眼动增益，使滞后的眼速能跟上头速，保持清晰的动态视力。前庭康复治疗方法同第二章“突发性耳聋伴眩晕的替代性前庭康复”。

3. 防跌倒康复　　当患者基线评估显示前庭本体觉异常时，有跌倒风险，可选择该方案。前庭康复治疗方法同第二章“突发性耳聋伴眩晕的防跌倒康复”。

第三节　案例分享

一、案例一：有“眩晕”症状的中枢神经系统脱髓鞘疾病

1. 病史　　患者，男，28 岁，职员，因持续性眩晕 20⁺ 日入院。患者于 20 日前无明显诱因突发眩晕，开始为阵发性发作，每次持续 5～10 min，缓解后仍有头晕感，伴身体失平衡感，在当地医院按“椎–基底动脉供血不足”治疗后无好转，症状进行性加重，头晕转变为持续性，活动

时加重，行走失衡，伴恶心、呕吐，无头痛、畏声及畏光，无耳鸣、听力下降，无意识丧失。大小便正常。既往体健。

2. 检查

（1）床旁检查：神志清楚，言语流利，双眼可见垂直性眼震，余脑神经正常，脑膜刺激征(-)，四肢肌力正常，四肢肌张力正常，四肢反射活跃，双侧病理征(-)，双手轮替试验正常，双侧指鼻试验正常，双侧跟膝胫试验稳准，Romberg 试验(-)。四肢及躯干深浅感觉正常。

（2）实验室检查：前庭功能检查示无自发性眼震；温度试验示右侧外半规管功能减弱；SVV 检查未见异常。

（3）影像学检查：头部 MR（图 15-1）示双侧半卵圆中心、双侧脑室周围、双侧颞叶及右侧脑干多发异常信号，考虑脱髓鞘病变可能性大。

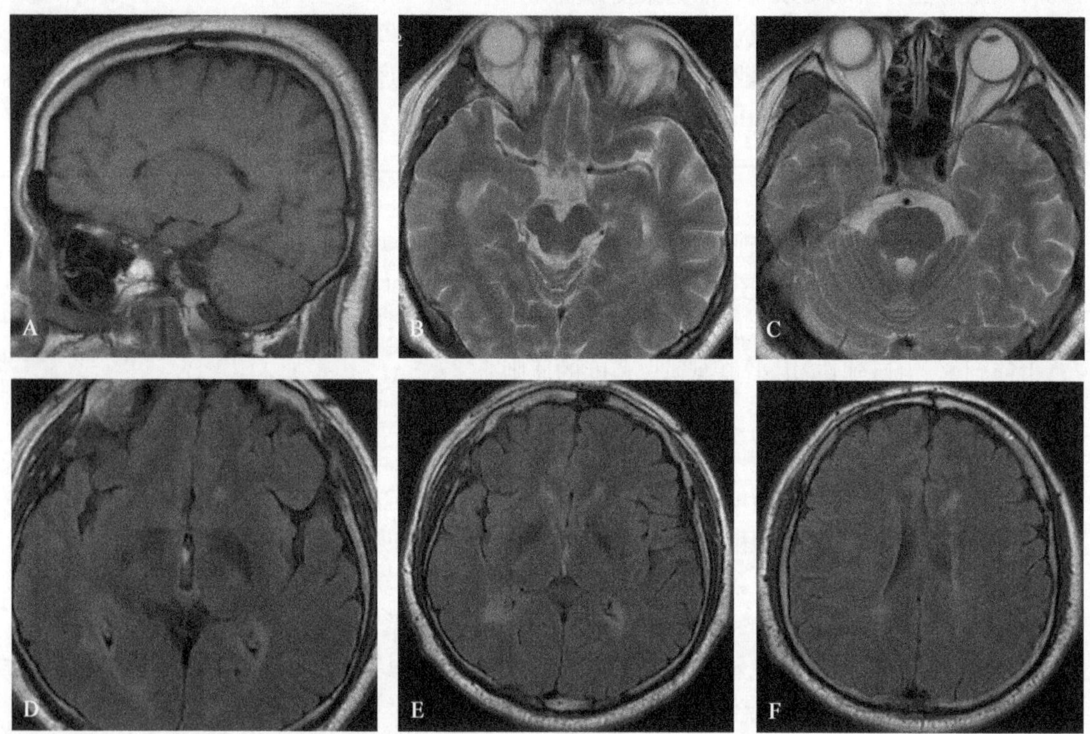

图 15-1　一例表现为“眩晕”的中枢神经系统脱髓鞘疾病的头部 MR

A. T_1WI 像低信号病灶；B、C. T_2WI 像高信号病灶；D~F. FLAIR 像高信号病灶

3. 诊断和治疗　　诊断为中枢神经系统脱髓鞘疾病，MS 可能性大。患者因自身工作原因，拒绝腰穿及增强 MR 扫描等进一步检查及治疗。

4. 分析

（1）本例患者以“眩晕”起病，在当地诊断为“椎-基底动脉供血不足”，但患者青年起病、无心脑血管危险因素，不支持该病，如果入院后能行脑血管评估则可为明确诊断提供有力依据。

（2）该患者在我院门诊以“VN”收入眩晕中心，但患者发病前无感冒病史，且病程较长均不支持该病。

(3) 患者颅内病灶符合空间多发特点，但临床发作仅有1次，因患者不同意行MR增强检查，需动态随访观察证实临床上时间多发，因此诊断上并不能完全确诊，仅考虑为MS可能性大。

(4) 首先，对于年轻的眩晕患者，如果无心脑血管危险因素，不应滥用“椎-基底动脉供血不足”诊断；其次，即使前庭功能检查异常，如果诊断耳源性眩晕的临床证据不充分时，应考虑进一步排查神经系统脱髓鞘疾病可能性。

二、案例二：有“眩晕”症状的NMOSD

1. 病史　患者，女，53岁，农民，因间断性眩晕、视物重影、恶心2^{+}周，明显加重伴步态不稳1日入院。患者于2周前出现眩晕、视物重影，呈间断阵发性发作，伴恶心，无头痛、呕吐，在当地医院按“脑梗死”治疗，视物重影消失，眩晕无改善。1日前患者头晕、恶心明显加重，同时出现步态不稳。既往2015年初出现左手麻木无力，当地医院诊断为“腔隙性脑梗死”，治疗后未遗留后遗症。2015年12月出现视物重影、头晕、流涎，当地医院诊断为“脑梗死”，治疗后症状消失。2016年11月因“右侧肢体麻木无力、右手抽搐、痉挛”就诊，颈椎MRI（图15-2）示第1颈椎对应脊髓内异常信号，给予激素、神经营养等药物治疗，临床症状缓解。

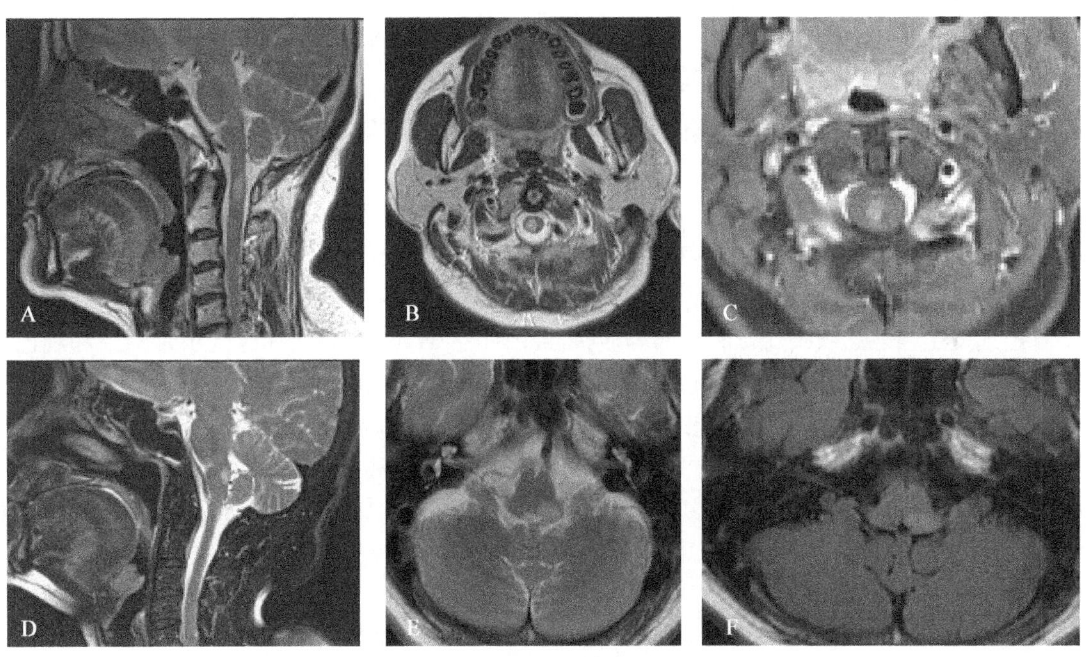

图15-2　一例表现为“眩晕”的NMOSD的头部和颈椎MR

A~C. 患者2016年11月的MRI检查，A和B为T_2WI像，显示第1颈椎脊髓内高信号病灶，C为T_1WI增强像，显示病灶强化；D~F. 为患者2017年4月的MRI检查，D和E为T_2WI像，F为FLAIR像，均显示延髓最后区和左边背外侧高信号病灶

2. 检查

(1) 床旁检查：神志清楚，言语流利，粗测视力下降，双侧视野正常、双侧视盘无水肿，双侧瞳孔等大等圆，左约2.5 mm，右约2.5 mm，对光反应灵敏，眼球居中，向各方向运动充分，无眼震，双侧鼻唇沟对称，伸舌居中，颈软，四肢肌力、肌张力正常，四肢反射活跃，双侧病理征

(-),双手轮替试验正常,双侧指鼻试验正常,左侧跟膝胫试验欠稳准,右侧跟膝胫试验稳准,Romberg 试验(+),站立、走路时左偏。四肢及躯干深浅感觉正常。

(2) 实验室检查: 脑脊液生化、常规正常,寡克隆(-),IgG 合成率正常,AQP4-IgG(+)。前庭功能检查: 无自发性眼震,变位试验(+),温度试验(气)示双侧外半规管功能未见异常。

(3) 影像学检查: 头部和颈椎 MR+增强(图 15-2)示延髓左侧半异常信号为新发,考虑脱髓鞘病变。颈部动脉和颅内动脉 MRA 未见异常。

3. 诊断和治疗　诊断为 NMOSD(延髓最后区综合征和急性脑干综合征)。给予甲泼尼龙冲击治疗,患者神经系统症状、体征缓解,激素逐渐减量并小剂量维持及给予免疫抑制剂预防复发。

4. 分析

(1) 本例患者曾经反复出现神经系统受损表现而被当地医院多次诊断为"脑梗死",但患者无心脑血管危险因素,病灶也不符合脑梗死特点和血管分布,因此不支持该诊断。

(2) 本例患者曾被神经外科考虑为室管膜瘤,但经激素治疗后患者临床症状缓解,可排除该病。

(3) 本例患者有"眩晕"表现,前庭功能的变位试验为阳性,曾被诊断为位置性眩晕并给予复位治疗,但复位治疗后患者症状未缓解,且影像学显示脑干受累,因此更应考虑为中枢性眩晕。

(4) 本例患者反复发作,病灶可累及脊髓、延髓、脑干等部位,出现 NMOSD 的延髓最后区和脑干的核心症状,AQP4-IgG 阳性,因此诊断为 NMOSD。

(5) 目前医务工作者对 NMOSD 仍缺乏充分认识,对于"眩晕"表现的中年女性患者,应注意考虑本病。

三、案例三: 有"眩晕"症状的 GBS

1. 病史　患者,女,56 岁,干部,因四肢麻木无力伴视物成双 4 日入院。患者入院前 11 日出现发热、咳嗽、咳痰、咽痛、流涕等症状,最高体温 37.3 ℃,在当地医院予喜炎平和利巴韦林静脉滴注治疗 3 日,并自行口服甘草片,上述症状明显好转。4 日前晨起后自觉双手麻木,第 2 日双脚也出现麻木,伴有漂浮感(眩晕),走路不稳似踩棉花感觉,视物成双,并有颈部发紧感,再次到医院就诊,行血尿便常规、生化等检查未见异常,头部 CT 和 MRI 未见明显异常,肺 CT 示右肺继发肺结核、纤维化钙化,未予治疗。1 日前因出现"四肢乏力,双手持物笨拙,刷牙右手无力等症状"来我院就诊。年轻时患肺结核,已治愈。2006 年因右肾占位病变行右肾切除,术后病理为良性肿瘤。

2. 检查

(1) 床旁检查: 神清语利,问答合理,认知功能正常,双侧瞳孔等大等圆,直径 2.5 mm,对光反射存在,双眼球位置居中,水平运动时双眼内收受限并伴有复视,余脑神经未见异常,脑膜刺激征(-),四肢肌力 5 级,肌张力轻度降低,四肢腱反射消失,病理反射未引出,双侧指鼻和跟膝胫试验欠稳准,Romberg 征(+),步基宽,不能走直线,四肢套样痛觉过敏,深感觉无明显异常。

(2) 实验室检查: 血尿便常规、生化、甲状腺功能、肿瘤标志物、感染八项等均正常。入院后当日脑脊液化验结果示氯测定 117 mmol/L、糖测定 3.8 mmol/L、蛋白测定 402 mg/L、白细胞计数 0 个。入院后第 12 日复查脑脊液示氯测定 112 mmol/L、糖测定 2.7 mmol/L、蛋白测定 883 mg/L、白细胞计数 5×10^6/L。神经电生理示运动神经未见特征性改变,感觉神经波幅减低,双尺神经、双腓肠神经传导速速减慢,F 波未见特征性改变;刺激双胫神经,双侧 P40 潜伏期延长;刺激双正中神经,右侧 N13 潜伏期延长。

3. 诊断和治疗　　诊断为急性 GBS(MFS 型)。给予免疫球蛋白静脉注射治疗[0.4g/(kg·d)],连用 5 日,并辅以维生素 B_1 和甲钴胺注射液肌内注射,每日 1 次,患者四肢麻木无力、眩晕、复视等症状明显好转。

4. 分析

(1) MFS 是 GBS 的最常见变异型,主要表现为"眼外肌瘫痪""共济失调"和"腱反射降低"三主征,还可伴有四肢麻木无力及眩晕等症状,因此患者出现眩晕并伴有上述三主征时应考虑该病。

(2) GBS 的脑脊液特点为细胞-蛋白分离,即脑脊液细胞数正常而蛋白升高,但该现象一般出现于发病后的 2~3 周,即病情达到高峰后。本案例发病后 4 日脑脊液正常,16 日后出现细胞-蛋白分离,符合这一规律,提示诊断该病要把握腰穿的时机。

(陈大伟　王小成)

本章参考文献

蒋雨平,王坚,蒋雯巍,2014. 新编神经疾病学. 上海:上海科学普及出版社:247-273.

王维治,王化冰,2005. 多发性硬化引起的眩晕. 中国现代神经疾病杂,5(5):318.

中国免疫学会神经免疫学分会,中华医学会神经病学分会神经免疫学组,中国医师协会神经内科分会神经免疫专业委员会,2016. 中国视神经脊髓炎谱系疾病诊断与治疗指南. 中国神经免疫学和神经病学杂志,23(3):155-166.

中华医学会神经病学分会神经肌肉病学组,中华医学会神经病学分会肌电图及临床神经电生理学组,中华医学会神经病学分会神经免疫学组,2010. 中国吉兰-巴雷综合征诊治指南. 中华神经科杂志,43(8):583-586.

中华医学会神经病学分会神经免疫学组,中国免疫学会神经免疫分会,2015. 多发性硬化诊断和治疗中国专家共识(2014 版). 中华神经科杂志,48(5):362-367.

Hyun J W, Jeong I H, Joung A, et al., 2016. Evaluation of the 2015 diagnostic criteria for neuromyelitis optica spectrum disorder. Neurology, 86(19):1772-1779.

Lo Y L, 2007. Clinical and immunological spectrum of the Miller Fisher syndrome. Muscle Nerve, 36(5):615-627.

Mealy M A, Wingerchuk D M, Greenberg B M, et al., 2012. Epidemiology of neuromyelitis optica in the United States: a multicenter analysis. Archives of Neurology, 69(9):1176-1180.

Overell J R, Willison H J, 2005. Recent developments in Miller Fisher syndrome and related disorders. Current Opinion in Neurology, 18(5):562-566.

Polman C H, Reingold S C, Banwell B, et al., 2011. Diagnostic criteria for multiple sclerosis: 2010 revisions to the McDonald criteria. Annals of Neurology, 69(2):292-302.

Willison H J, Jacobs B C, Van Doorn P A, 2016. Guillain-Barré syndrome. Lancet, 388(10045):717-727.

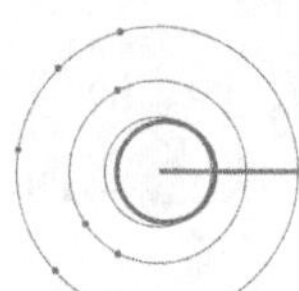

第十六章 药物中毒性眩晕

第一节 概 述

一、定义

药物中毒性眩晕(drug toxic vertigo)是由于药物所致的前庭和耳蜗损害而引起的眩晕。应用或接触某些治疗性药物或化学物质后,其毒性反应可引起第Ⅷ对脑神经的损害,这类药物称耳毒性药物。根据对前庭神经和耳蜗神经损伤轻重的不同而临床表现各异。如果以损伤耳蜗神经为主,主要表现为耳聋、耳鸣等听觉功能障碍;如果以损伤前庭神经为主,主要表现为眩晕和平衡失调等前庭功能障碍。药物性耳中毒分为急性和慢性两种,急性者在用药当日或数日后即出现症状。大多数为慢性中毒,常在用药后 2~4 周内发生,即使停药,症状仍逐日严重,数日后可达高峰,如继续用药,则症状发展更快,此期可历经数年。

二、流行病学

药物中毒性眩晕的发生与用药量和疗程长短有关,成人多见。20 世纪 40 年代前主要的耳毒性药物为水杨酸类和奎宁类药物,其前庭损害不严重且多可恢复;20 世纪 40 年代中期以后,链霉素、庆大霉素等氨基糖苷类抗生素、利尿药和顺铂等抗肿瘤化疗药物等广泛应用于临床,它们的耳毒性使药物中毒性前庭和耳蜗损伤的发生率大大增加,药物中毒性眩晕的发生率也显著上升。

目前已知的耳毒性药物有近百种,常用者有氨基糖苷类抗生素、大环内酯类抗生素、抗肿瘤药、解热镇痛抗炎药、抗疟药、袢利尿剂、抗肝素化制剂和铊化物制剂等,其中氨基糖苷类抗生素的耳毒性在临床上最为常见,以硫酸盐链霉素中毒最为严重,在国内约占前庭性损害的 12%。所有糖苷类抗生素均有耳毒性,但不同糖苷类抗生素引起的毒性不同,前庭毒性的发生率依次为卡那霉素(4.7%)>链霉素(3.6%)>西索米星(2.9%)>庆大霉素(1.2%)>妥布霉素(0.4%);耳蜗毒性的发生率依次为卡那霉素(1.6%)>阿米卡星(1.5%)>西索米星(1.4%)>庆大霉素(0.5%)>妥布霉素(0.4%)。造成的耳聋是不可逆的,并能影响子宫内的胎儿,特别是与呋塞米、依他尼酸、布美他尼或顺铂等其他耳毒性药物同用时风险更大。抗肿瘤药顺铂如果一次大剂量给药,不可逆性耳聋的发生率为 25%~91%,亦可出现眩晕症状。

三、病因及发病机制

耳毒性药物引起眩晕的机制,按其分类有所不同(表 16-1)。

（一）氨基糖苷类抗生素

氨基糖苷类抗生素是一类高效、光谱的抗生素，尤其适用于革兰阴性菌引起的感染的治疗，主要包括链霉素、卡那霉素、新霉素、妥布霉素、庆大霉素和阿米卡星等。氨基糖苷类抗生素耳毒性包括前庭功能障碍和耳蜗听神经损伤。

氨基糖苷类抗生素造成耳毒性的机制可能是：① 药物在内耳中的蓄积作用，全身或局部给药后药物均可到达内淋巴，药物在内耳淋巴中浓度过高，可损伤螺旋器内、外毛细胞的能量产生和应用，引起细胞膜 Na^+-K^+-ATP 酶功能障碍，造成耳蜗和前庭毛细胞损伤；② 兴奋性毒性反应，氨基糖苷类抗生素具有聚胺的特性，可以激活内、外耳毛细胞传入神经突触内的N-甲基-D-天门冬氨酸（N-methyl-D-aspartic，NMDA）受体，进而加强兴奋性神经递质谷氨酸的传递作用，导致兴奋毒性损伤；③ 过氧化损伤，氨基糖苷类抗生素可诱导耳蜗组织产生活性氧物质，并下调多种抗氧化酶的基因水平，进而诱发耳毒性的级联反应；④ 遗传易感性，分子遗传学研究发现线粒体 *12SrRNA* 基因区发生 *A1555G* 突变的家系对氨基糖苷类抗生素非常敏感；⑤ 损害血-迷路屏障，有人认为在内耳存在与血-脑屏障功能相似的血-迷路屏障，可阻止毒性物质进入内耳，耳毒性药物可损害此屏障功能，使高浓度的耳毒性药物蓄积于内淋巴中，从而损害内耳毛细胞。

（二）抗肿瘤药

抗肿瘤药分为直接细胞毒类和非直接细胞毒类两大类。传统的细胞毒类抗肿瘤药对肿瘤细胞缺乏足够的选择性，在杀伤肿瘤细胞的同时，对正常的组织细胞包括内耳系统也产生不同程度的损伤作用。最常见的耳毒性抗肿瘤药物有顺铂、卡铂、长春新碱、氮芥、硝基咪唑、环磷酰胺、博来霉素、氟尿嘧啶和甲氨蝶呤等。这类药物快速大剂量静脉注射时会产生耳毒性，可出现不可逆的高频听力丧失和眩晕、耳鸣等，且与用量和用药时间呈正相关。耳毒性易感性的个体差异明显，受多种因素影响，主要损伤内耳的感觉上皮，且具有累计效应。

顺铂为二价铂同一个氯原子和两个氨基结合成的金属配合物，通过破坏 DNA 的结构和功能发挥抗肿瘤的作用，属于细胞周期非特异性抗肿瘤药物，具有抗肿瘤谱广等特点。对头颈肿瘤、泌尿系肿瘤、卵巢肿瘤和肺癌有较好疗效，对耳、肾和骨髓有毒性反应。卡铂为第二代铂类配合物，作用机制类似顺铂，但抗肿瘤活性较强，毒性较低。

（三）解热镇痛抗炎药

解热镇痛抗炎药主要包括水杨酸类、苯胺类、吲哚类、杂环芳基乙酸类、芳基丙酸类等。其具有解热、镇痛、抗炎和抗风湿作用，此类药物的主要作用机制是抑制花生四烯酸环氧酶，从而抑制二十碳烯酸衍生物的合成。大多数此类药物可产生神经系统不良反应，长期大量使用可引起耳鸣、眩晕、平衡失调和高频听力损伤，初期症状多为可逆性，可在停药后 24～48 h 消退。耳毒性反应的机制可能与引起供给内耳血供的血管收缩影响血液循环、干扰毛细胞内酶的活性和代谢有关。

（四）抗疟药

有耳毒性的抗疟药主要有氯喹、奎宁和乙胺嘧啶。氯喹和奎宁都是通过抑制血红素聚合酶活性而致血红素在疟原虫体内堆积从而杀灭疟原虫，同时可以通过同 DNA 形成复合物抑制 DNA 复制、RNA 转录和蛋白质的合成。乙胺嘧啶通过阻碍核酸的合成抑制疟原虫的繁殖。长期使用这些抗疟药可致迷路缺血、缺氧而出现耳鸣、听力减退和眩晕，可为暂时性，剂量大时可为永久性。对内耳的损害部位主要在螺旋神经节而非感受上皮，听力损伤主要表现为低频区听力减退。

（五）袢利尿药

袢利尿药的利尿作用快速而强大，通过与髓袢升支粗段 $K^+-Na^+-2Cl^-$ 同向转运体可逆性结合，抑制其转运能力，减少 NaCl 的重吸收，降低肾的稀释功能，同时降低髓质间隙渗透压，减弱肾的浓缩功能。其主要包括呋塞米、布美他尼、托拉塞米和依他尼酸等。耳毒性是这类药物最严重的毒性反应之一，与剂量相关。大剂量静脉给药可导致耳聋、耳鸣和眩晕或出现暂时性耳聋等。这可能与内耳淋巴电解质成分改变和损伤耳蜗毛细胞有关。肾功能不全者或与氨基糖苷类抗生素联合使用者，可加重耳毒性症状，呈永久性。

（六）其他耳毒性药物

红霉素等大环内酯类抗生素，多黏菌素、万古霉素等多肽类抗生素，吲哚洛尔、普萘洛尔等β受体拮抗剂，乙醇、一氧化碳、汞、铅、砷、苯、激素类和避孕药等也有一定的耳毒性。

表 16－1　耳毒性药物的种类和损伤机制

种　类	药　　物	损伤机制和特点
氨基糖苷类抗生素	链霉素、卡那霉素、新霉素、妥布霉素、庆大霉素和阿米卡星等	损伤内耳的能量产生和应用；兴奋性毒性反应；过氧化损伤；遗传易感性；损害血-迷路屏障
抗肿瘤药	顺铂、卡铂、长春新碱、氮芥、硝基咪唑、环磷酰胺、博来霉素、氟尿嘧啶和甲氨蝶呤等	非特异性细胞毒性损伤内耳的感觉上皮
解热镇痛抗炎药	水杨酸类、苯胺类、吲哚类、杂环芳基乙酸类、芳基丙酸类等	导致供给内耳血供的血管收缩影响血液循环，干扰毛细胞内酶的活性和代谢
抗疟药	氯喹、奎宁和乙胺嘧啶	可致迷路缺血、缺氧，内耳的损害部位主要在螺旋神经节而非感受上皮，听力损伤主要表现为低频区听力减退
袢利尿药	呋塞米、布美他尼、托拉塞米和依他尼酸等	改变内耳淋巴电解质成分和损伤耳蜗毛细胞
其他耳毒性药物	红霉素等大环内酯类抗生素，多黏菌素、万古霉素等多肽类抗生素，吲哚洛尔、普萘洛尔等β受体拮抗剂，乙醇、一氧化碳、汞、铅、砷、苯、激素类和避孕药等	通过不同机制损伤内耳的结构、功能和能量代谢

四、病史采集

详细细致的病史采集，对于确诊耳中毒、判断病情严重程度和制订治疗方案至关重要。

应该详细询问所用药物的剂量、品牌、疗程，日剂量越大、用药时间越长，中毒的可能性越大、程度更严重。

应详细询问用药途径，口服、肌内注射、静脉注射、局部外用、体腔或椎管注射、鼓室给药等途径均可产生耳毒性，但静脉给药和鼓室给药使得内耳药物浓度较高，毒性反应较重。

应详细询问有无药物过敏史和药物中毒家族史。有些患者有家族倾向或个体差异，即使小剂量、短疗程、常规途径使用药物，也可能早期出现前庭耳毒性反应。有些药物的耳毒性与过敏反应相关。

应详细询问有无两种或两种以上耳毒性药物联合使用，或耳毒性药物与其他药物联合使用，其均可增强前庭耳毒性。

应详细询问有无泌尿系统疾病或肾功能不全。药物大多经过肾代谢，如果患者肾功能不全，药物由肾排出发生障碍，导致血清或内耳淋巴中药物浓度增高，药物蓄积可增加耳毒性。

应确认患者的年龄，婴幼儿和老年人对耳毒性药物更为敏感，可能与体内酶系统发育不全或功能低下，血浆蛋白结合药物能力弱，肾小球滤过率较低，导致药物浓度增高，半衰期延长有关。

应详细询问患者的工作情况和工作环境。在工作环境长期接触毒性化学物质可导致慢性耳毒性损伤，或者短期接触、暴露于大量、高浓度毒性化学物质，可导致内耳急性毒性反应。

应详细询问患者的生活史，在日常生活中长期或短时间大量食用、接触毒性食物、化学物质、农药等，可导致内耳慢性或急性毒性反应。

此外，还要了解患者有无内耳疾病或疾病史及其他因素，有听神经疾病、内耳疾病或病史者，暴露于高强度噪声、振动环境，处于发热、脱水、饥饿状态，患糖尿病和败血症等，可使血药浓度增高，加重耳中毒反应。

五、诊断和鉴别诊断

（一）临床表现

1. 有耳毒性药物使用病史　患者有长期或者近期短时间使用耳毒性药物的病史，尤其是有氨基糖苷类抗生素、大环内酯类抗生素、抗肿瘤药、解热镇痛抗炎药、抗疟药、袢利尿剂（呋塞米、依他尼酸）、抗肝素化制剂和铊化物制剂等耳毒性药物使用史，其中氨基糖苷类抗生素导致的耳毒性在临床上最常见。应该通过病史采集明确使用药物的剂量、总量、用药途径等。应该明确患者有无药物耳毒性反应既往史，有无药物过敏史及药物耳毒性反应家族史。

2. 前庭症状　一般多在用耳毒性药物（如氨基糖苷类抗生素等）当日，用药后数日甚至数月后出现眩晕、平衡失调和步态蹒跚，甚至伴有恶心、呕吐等症状和体征，可在用药期间出现，也可在停药后出现。由于迷路淋巴内的药物浓度较血浆内维持时间长，因而停药后症状仍可加重或开始出现。全身用药多导致双侧前庭功能低下或丧失，患者主要表现为振动幻视、漂浮感、步态非常不稳，必须靠支撑物才能站立，闭眼或在暗处时症状会更加明显。患者在机体或头部活动时出现视物模糊、物体摇晃、步态不稳、头晕等症状，活动停止后症状立即缓解或消失，故患者常使头保持正直、少动或不动，行立起坐和翻身、躺倒时尽量缓慢，减缓头位和体位活动的速度和幅度以减轻症状和不适反应。单耳局部使用药物导致的单侧急性前庭功能损伤，可出现明显的眩晕，睁眼时视物旋转，闭眼时感觉自身旋转，走路向一侧偏斜，可伴有恶心、呕吐和摔倒，须卧床闭眼休息。前庭功能低下或丧失，一般经过一段时间的前庭代偿、前庭锻炼和前庭康复后，前庭功能可逐渐恢复平衡，眩晕、步态不稳、平衡失调、头晕可逐渐消失。少数患者尤其是老年患者，前庭功能长期不能代偿，步态不稳可长期持续存在。

3. 耳蜗症状　其可与前庭症状同时出现，或先出现耳蜗中毒症状，早期表现为双耳或单耳高频听力损失，即对 4 000～8 000 Hz 的听力损失，但对低中频（语言频率）即 125～2 000 Hz 影响不大，故无自觉听力障碍。随着病情进展，频率波及范围扩展，耳聋程度加重，出现自觉听力下降，可发生在用药期，或停药数周与数月后，随时间的延长而加重，有明显的延迟作用。晚期表现为全频程的听力丧失甚至全聋，个别易感者可发生于用药早期。耳聋多为双侧，双耳对称，也可见双耳不对称，多为不可逆性。患者在出现听力损失的同时可伴耳鸣，随着病程发展耳鸣可逐渐缓解或消退，部分患者耳鸣长时间存在。

4. 前庭功能检查　全身用药导致的双耳毒性反应表现为双侧前庭功能低下或丧失，损伤频率多为全频或多频损伤。视觉眼动反射系统功能大致正常，扫视试验、平稳跟踪试验和 OKN 结果在正常范围。因为多为双耳对称性损伤，所以固视和非固视时均观察不到自发性眼震，摇头试验观察不到 HSN。前庭眼动系统功能低下或丧失时，温度试验表现为双耳半规管反应减退或丧失，vHIT 检查表现为双耳 6 个半规管高频区功能均减退，VAT 表现为水平和垂直检测均呈低增益、低相位。左右乳突振动试验多无法诱发眼震。如果双耳前庭功能不对称减退，双侧前庭功能检查结果可不对称。

局部单侧用药导致的单耳毒性反应主要表现为中毒耳前庭功能低下，损伤频率多为全频或多频损伤，另一耳前庭功能正常。视觉眼动反射系统功能大致正常，扫视试验、平稳跟踪试验和 OKN 结果在正常范围。可引出自发性眼震，摇头试验诱发出向健侧减退性眼震。患侧前庭眼动系统功能低下或丧失时，温度试验表现为患耳半规管反应减退或丧失，vHIT 检查表现为患耳 3 个半规管高频区功能均减退，VAT 表现为患耳水平和垂直检测均呈低增益、低相位。SVV/SVH 检查结果异常提示椭圆囊功能异常。

5. 听觉功能检查　纯音听阈测试多显示双侧对称性感音神经性聋，早期主要表现为 4 000 Hz 以上高频听阈升高，以后逐渐向低频扩展，呈下降型听力曲线。纯音听阈测试检查、声导抗测听可有重振现象。OAE 早期双耳高频无法引出反应，后期无法引出范围扩大，向低频扩展。ABR 提示双侧骨导和气导阈值均升高，潜伏期和波间期延长。如果双耳损伤程度不对称，则听觉功能检测结果显示为不对称性感音神经性聋。如果是局部用药导致的单耳毒性反应，则听觉功能检测结果表现为患耳单耳感音神经性聋。

（二）诊断依据

（1）正在使用耳毒性药物或发病前有使用耳毒性药物病史与毒性化学物质、农药接触史。

（2）急性或潜伏一段时间后出现头晕、走路不稳、平衡失调等症状，动头或活动时加重，部分患者可有明显的眩晕发作，并伴恶心、呕吐等；可同时伴耳鸣、耳聋。

（3）前庭功能检查显示双侧或单侧前庭功能减退或丧失，听觉功能早期表现为双侧或单侧高频区感音神经性聋，后期可向低频区扩展。两侧前庭功能和听觉功能损害程度可不对称。

第二节　内科治疗和预防

临床上药物中毒性眩晕应以预防为主，尽量不用或少用有毒性药物，必须应用时可每周进行前庭功能和听觉功能检查以做监护，一旦发现功能损害，应及时停药。由于缺少特异性的拮抗药，内科治疗主要为对症治疗和支持疗法。

一、内科治疗

（一）病因治疗

一旦发现药物中毒，若治疗原发病情许可，应及时停药，改用无耳毒性药物治疗。部分患者药物中毒时先出现耳蜗症状后出现前庭症状，若已出现耳蜗症状也应立即停药。

（二）急性期治疗

进行卫生宣教，缓解紧张和恐惧情绪，使患者心态平和，积极配合治疗。有焦虑和抑郁等症状的患者应行心理治疗，需要时予药物治疗。眩晕症状严重者，可短期（72 h 内）使用前庭抑制剂和镇吐药（见下文），同时补充水和电解质，维持水电解质平衡。

（三）药物治疗

1. *营养神经药* 可使用或合用维生素 A、维生素 B_1、维生素 B_6、维生素 B_{12}、谷维素、ATP、辅酶 A、辅酶 Q10、甲钴胺、胞磷胆碱等药物静脉滴注、肌内注射或口服。

2. *改善内耳血液循环药物* 银杏叶提取物制剂应用于临床治疗眩晕、突发性耳聋和耳鸣，有较好的疗效，其有效成分为银杏黄酮苷、隐形内酯和白果内酯。研究证实其具有调节血管张力，抑制血管壁通透性，抑制血小板活化因子和改善血液流变作用；可通过清除自由基缓解脑组织和神经元的缺血、缺氧损害，从而改善代谢功能。

倍他司汀为组胺衍生物，有强烈血管扩张作用，改善脑、小脑、脑干和内耳微循环，增加脑内血流量；可调整内耳毛细胞的通透性，促进内耳淋巴的循环，消除内耳水肿；可抑制组胺释放，产生抗过敏作用。其控制外周性眩晕效果较好。

氟桂利嗪为选择性钙通道阻滞剂，可阻滞在缺氧条件下 Ca^{2+} 跨膜进入细胞内；可抑制血管收缩，降低血管阻力，降低血管通透性，减轻膜迷路积水，增加耳蜗内辐射小动脉血流量，改善内耳微循环。对中枢及周围性眩晕均有效，但应在控制症状后及时停药。

3. *前庭抑制剂和镇吐药* 前庭抑制剂包括苯海拉明、茶苯海明等抗组胺类药物，阿托品和东莨菪碱等抗胆碱类药物，异丙嗪和氯丙嗪等吩噻嗪类药物与地西泮、劳拉西泮等镇静类药物等。前庭抑制剂具有前庭抑制、镇静和止吐作用。急性眩晕、恶心、呕吐的患者，可应用前庭抑制和镇静作用较强的药物，而症状轻到中度的患者则应该使用前庭抑制和镇静作用较弱的药物，可使用氟桂利嗪、美克洛嗪、东莨菪碱、甲哌氯丙嗪等药物。待眩晕症状缓解后，及时停用前庭抑制剂，以免因前庭抑制导致长期前庭功能低下，从而影响前庭康复和前庭平衡，出现长期平衡障碍、头晕等症状。

4. *耳毒性药物拮抗药物* 部分耳毒性药物有特异性的拮抗药物，如亚硒酸钠和硫代硫酸钠可拮抗顺铂的耳毒性，脑神经生长因子可通过抑制参与细胞凋亡的酶拮抗庆大霉素对内耳的毒性反应，N-甲基-D-天门冬氨酸受体拮抗剂可拮抗氨基糖苷类抗生素对内耳的毒性反应。

（四）高压氧治疗和紫外线辐射充氧自血回输疗法

通过高压氧舱治疗，可提高血氧浓度、改善内耳供血，促进内耳感觉细胞的修复。紫外线辐射充氧自血回输疗法有提高血氧饱和度、增加组织供氧、改善微循环等作用。

（五）腹膜透析或血液透析

腹膜透析或血液透析有助于清除体内蓄积的毒性药物，促进毒性药物的排出。

二、预防

中毒引起的耳蜗和前庭损伤大部分是不可逆的，而且治疗难度大，特别是耳聋和耳鸣症状难以治愈。平衡障碍主要依靠机体本身代偿,眩晕和平衡障碍症状大部分患者可以缓解和消失,但部分患者可代偿不全或失代偿,导致长期平衡失调和定向障碍。因此,耳中毒反应的预防至关重要。

(1) 合理、慎重选用耳毒性药物,不能滥用耳毒性药物。严格控制药物的每日剂量、总量和疗程。

(2) 选用治疗有效且对内耳损害小的途径给药。鼓膜穿孔和乳突根治术后禁用耳毒性药物滴耳。持续在同一部位注射可影响药物的吸收,应经常更换注射部位。注射药液浓度一般为 200~250 mg/mL,不宜超过 500 mg/mL。

(3) 家族中有药物中毒易感人群者,要慎重使用耳毒性药物。有耳毒性药物过敏史者应禁用。最近使用耳毒性药物者,应注意防止蓄积中毒。

(4) 儿童肾功能尚未发育完善,老年人肾功能减退,药物从肾脏代谢减慢,容易导致血药浓度偏高而耳毒性药物蓄积,发生耳中毒,故不宜应用主要从肾脏排泄的药物。

(5) 耳毒性药物可通过胎盘进入胎儿,造成胎儿耳中毒,因此妊娠期妇女禁用耳毒性药物。

(6) 患耳感染、听力下降、发热、脱水、败血症、肾功能不全、暴露于噪声环境的患者,应慎重使用或减量使用耳毒性药物。

(7) 联合使用或短时间内先后使用耳毒性药物可使耳毒性加重,应慎重。

(8) 注意用药期间和用药后检测

1) 密切监测耳中毒症状:耳中毒早期的主要症状为头痛、头晕、耳鸣、耳胀感、耳聋、眩晕、走路不稳、平衡失调等,并监测恶心、呕吐、血尿、蛋白尿、尿量减少等肾毒性反应。

2) 前庭功能监测:疑有前庭功能损害,如眩晕、头晕、走路不稳、共济失调等,应进行前庭功能检查明确前庭功能状态。

3) 听觉功能监测:疑有听觉功能损害,如听力下降、耳鸣、耳胀闷感、声音分辨力差等,应进行听觉功能检测明确听觉功能状态。在用药前、用药过程中及长期用药后定期进行听力检测。没有仪器时,可做言语测试或秒表测试,即用简单易懂的词语或表声来测试听力。

4) 测定血药浓度监测和肌酐清除率。在用药过程中可进行血药浓度检测,指导临床用药,不能测定血药浓度时,应该根据血清肌酐清除率调整剂量。

(9) 使用保护内耳的药物。在使用耳毒性药物的同时,可使用一些对内耳有保护作用的药物。如维生素类药物、氨基酸类、ATP、辅酶 A、细胞色素 C、核苷酸、软骨素、葡萄糖醛酸、水解肝素等。

(10) 药物耳毒性反应可能有迟发反应,停药后发生耳聋、耳鸣或耳部满胀感者应引起高度注意。

第三节 前庭康复

局部或全身应用药物可导致单侧或双侧前庭功能低下或丧失。前庭功能障碍表现为视觉稳定性差、眩晕、平衡障碍等。当患者病情稳定,眩晕不适症状缓解即应进行前庭康复训练，促进前庭代偿，加速症状的缓解和消失。大量的随机研究表明前庭康复治疗比药物治疗和一般通用性活动效果更显著，结合药物治疗可显著加快患者的前庭康复进程。

一、基线评估

前庭康复的效果与很多因素有关，前庭康复的诊断和适当的前庭康复方法均是其中的重要因素。因此，前庭康复治疗前的基线评估非常重要，需要根据前庭康复诊断提供的信息选择适当的康复方法。药物中毒性眩晕患者前庭康复前基线评估内容：详细采集眩病史，明确使用药物的种类、剂量、疗程和给药途径，主要的症状特点、严重程度和持续时间；细致的眩晕查体，包括肌力、协调性、平衡能力等；以及全面的前庭功能检查和评估。通过前庭康复基线评估确定药物中毒后患者的前庭功能损害的状态：损害性质是损毁性的还是非损毁性的；涉及哪些感觉系统及各个感觉系统的损伤程度；损害程度是完全性还是不完全性；是双侧损害还是单侧损害，双侧损害是否对称；患者的情绪状态如何；患者的主观感觉及对生活的影响程度；同时还要了解原发病治疗情况，是否有其他合并症等。通过分析以上采集的信息和检测的结果，就可以做出准确的前庭康复前基线评估，建立康复诊断，并以此为依据制订适当的前庭康复方案。根据基线评估，提出前庭康复的量化指标，建立本阶段前庭康复治疗的现实性目标，并作为前庭康复治疗再评估的对比依据。前庭康复前基线评估方法可参看视频 0－1～视频 0－17。

二、前庭康复方案

前庭康复由两大部分组成，VRT 和 BRT。前庭康复要循序渐进，逐渐增大训练量和训练难度。

（一）前庭眼反射康复

VRT 主要通过头眼协调性固视机制进行康复，提高视觉稳定性，康复方法主要为前庭外周康复和替代性前庭康复等。

1. 前庭外周康复　　药物中毒导致单侧不完全性外周性前庭功能损害时，前庭外周康复通常效果较好。如果是双侧损害且程度严重，单靠外周性康复效果有限，还需要结合其他前庭康复方法，如替代性前庭康复等。

前庭康复方法包括摇头固视、交替固视、分离固视和反向固视（参见第六章“嵴帽病”的相关内容）等。4 种前庭康复方法可以在以下几种难度条件下由易到难进行训练，先从患者可以接受和适应的难度开始。① 坐位训练；② 站位训练：设定两脚间距，逐渐由宽变窄；③ 海绵垫上站位训练：设定两脚间距，逐渐由宽变窄；④ 视靶变化训练：由远距离逐步到近距离；⑤ 行走训练：由慢速开始，逐步增加行走的速度及头动的速度和频率；⑥ 先进行水平方向训练，再进行垂直方向训练。具体方法可参看视频 0－18。

2. 替代性前庭康复　　药物中毒导致的完全性前庭功能丧失的患者，由于缺乏残存的前庭功能，单纯的前庭外周康复效果有限，需要结合替代性前庭康复。其主要通过视眼动系统、颈反射系统、高级知觉和认知功能来进行 VOR 的替代康复。前庭康复方法包括反射性扫视、COR、记忆 VOR 和记忆扫视。先易后难的训练步骤：由坐位到站位训练，远视靶和近视靶相间使用,逐步加快速度。具体方法可参看视频 0-20。

(二) 前庭脊髓反射康复

BRT 主要是进行步态平衡训练,主要涉及躯体和下肢的康复治疗,可提高机体的稳定性和平衡能力,前庭康复方法同第八章"上半规管裂的前庭脊髓反射康复"。

三、前庭康复后随访

耳毒性前庭功能受损的康复治疗,所需时间较长,特别是双侧受损者,一般 6 周或更长时间为一个周期,然后进行前庭康复后再评估和随访。前庭康复后随访和再评估的内容与前庭康复前基线评估的内容相同。通过随访和再评估评价前庭康复的效果,根据效果决定是否继续前庭康复及对前庭康复治疗方案进行调整。

第四节 案例分享

1. 病史　患者,男,65 岁,主因眩晕伴走路不稳 3 个月于 2018 年 9 月 25 日就诊。3 个月前出现眩晕伴走路不稳,外院前庭功能检查显示:温度试验结果为双侧外半规管功能减低。9 岁时患腮腺炎后出现听力下降,19 岁患淋巴结核时用链霉素治疗后听力下降加重,30~40 岁出现走路不稳症状。有结核病、药物中毒病史,患痛风 20 年,长期口服治疗痛风的药物。

2. 检查　2018 年 9 月 25 日前庭功能检查:温度试验示双侧外半规管功能减退(图 16-1);vHIT 示双侧外、上、后半规管低增益(图 16-2);SOT 得分为 48 分,SOT4、SOT5、SOT6 表现较差,提示使用视觉、前庭觉保持平衡能力异常(图 16-3)。

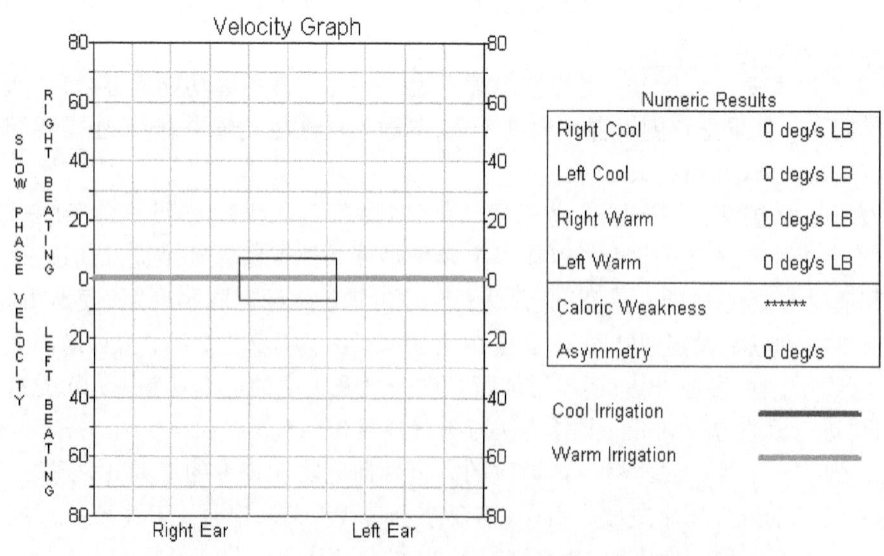

图 16-1　前庭康复前温度试验示双侧外半规管功能减退

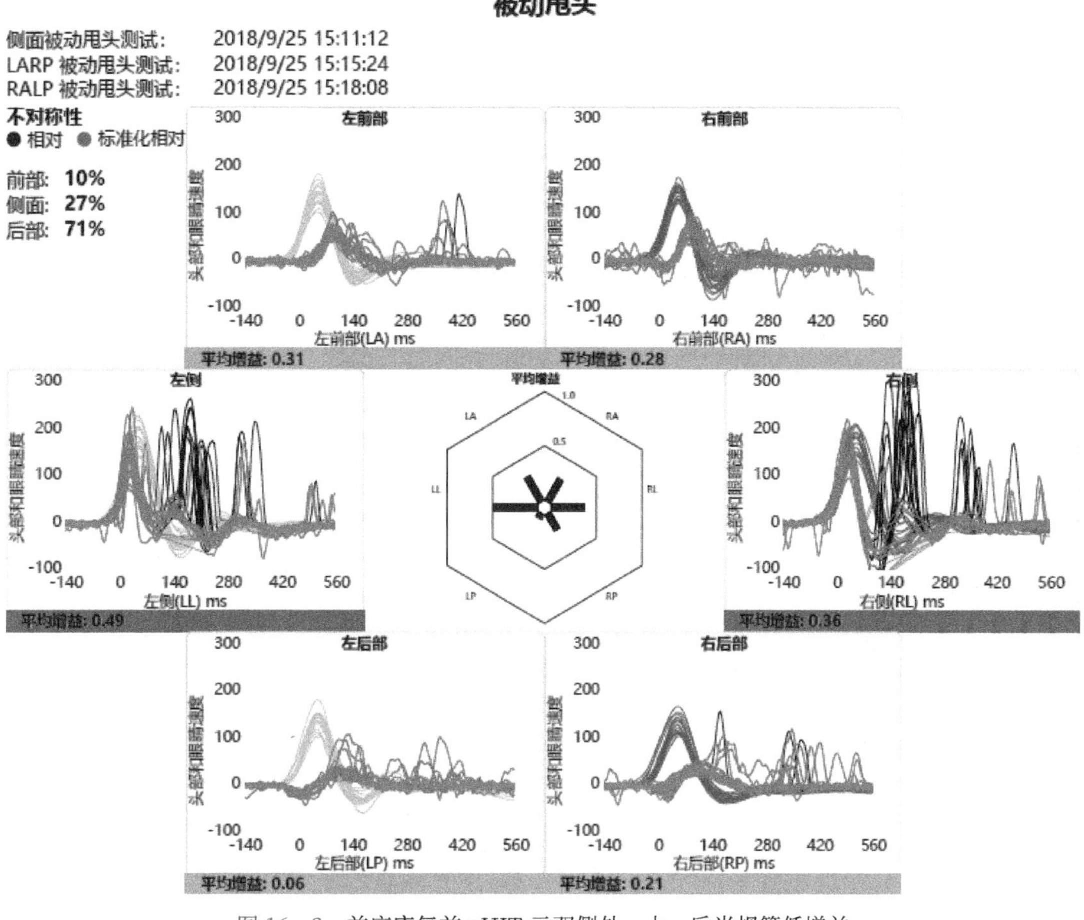

图 16－2　前庭康复前 vHIT 示双侧外、上、后半规管低增益

3. 诊断和治疗　　诊断为双侧前庭功能减退(用链霉素后),痛风。给予舍曲林、倍他司汀、补肾益脑丸、乌灵胶囊口服,同时进行前庭康复。4 周后复诊,经过以上治疗,患者眩晕及步态不稳症状有缓解,继续予舍曲林和倍他司汀治疗。2 个月后复诊,眩晕及步态不稳症状好转 70%~80%,已服药 3 月余,行走平稳,眩晕基本消失,偶有不适感,不影响生活。复查前庭功能:温度试验示双侧外半规管功能减退(图 16－4);vHIT 示双侧外、上、后半规管低增益(图 16－5);SOT 得分为 47 分,SOT4、SOT5、SOT6 表现较差,提示使用视觉、前庭觉保持平衡能力异常(图 16－6)。给予倍他司汀减 6 mg,每日 3 次,舍曲林用量同前。继续前庭功能康复锻炼,增加转身练习+直线行走练习+闭眼踏步练习。2 个月后复诊,眩晕及步态不稳症状基本稳定,继续前庭康复+舍曲林和倍他司汀口服治疗。

4. 分析　　患者患腮腺炎后出现听力下降,患结核使用链霉素治疗后双侧听力下降进一步加重,并出现走路不稳和眩晕等平衡障碍症状,前庭功能检查显示双侧全频前庭功能减退。根据病史、临床表现和前庭功能检查结果,判断为药物中毒导致双侧前庭功能减退。给予营养神经、改善微循环和对症药物治疗,结合前庭康复,患者前庭症状明显缓解,平衡功能显著改善。

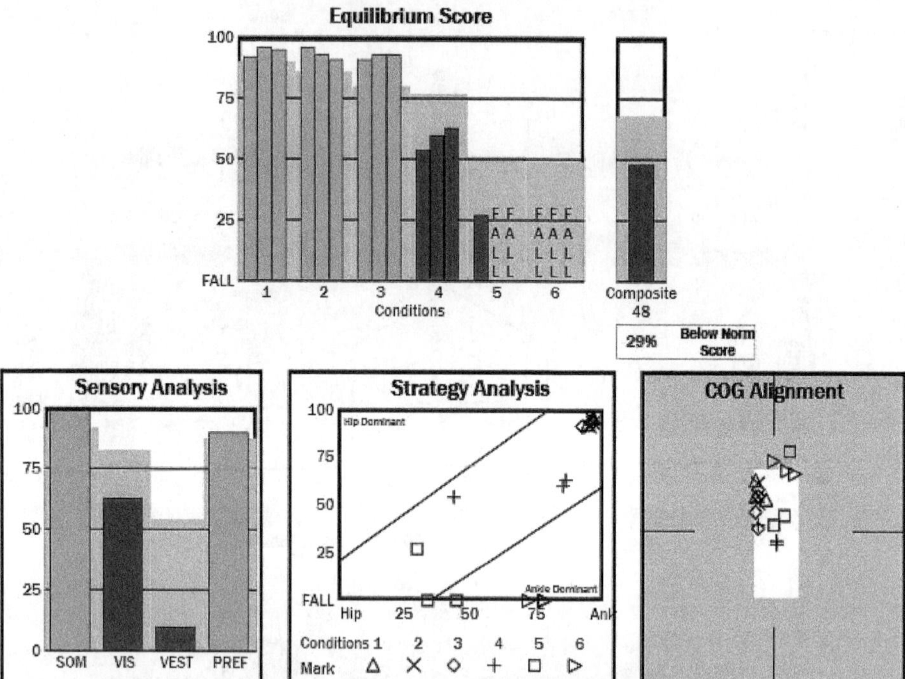

图 16－3　前庭康复前 SOT 提示使用视觉、前庭觉保持平衡能力异常

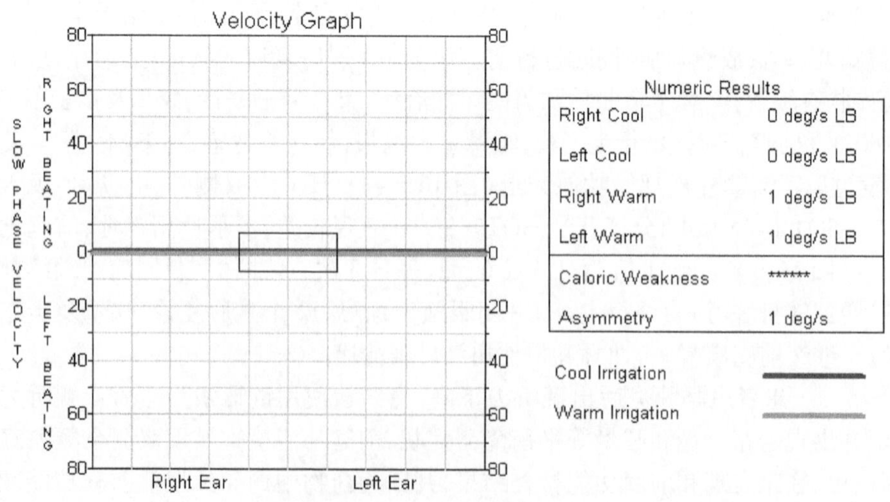

图 16－4　前庭康复后温度试验示双侧外半规管功能减退

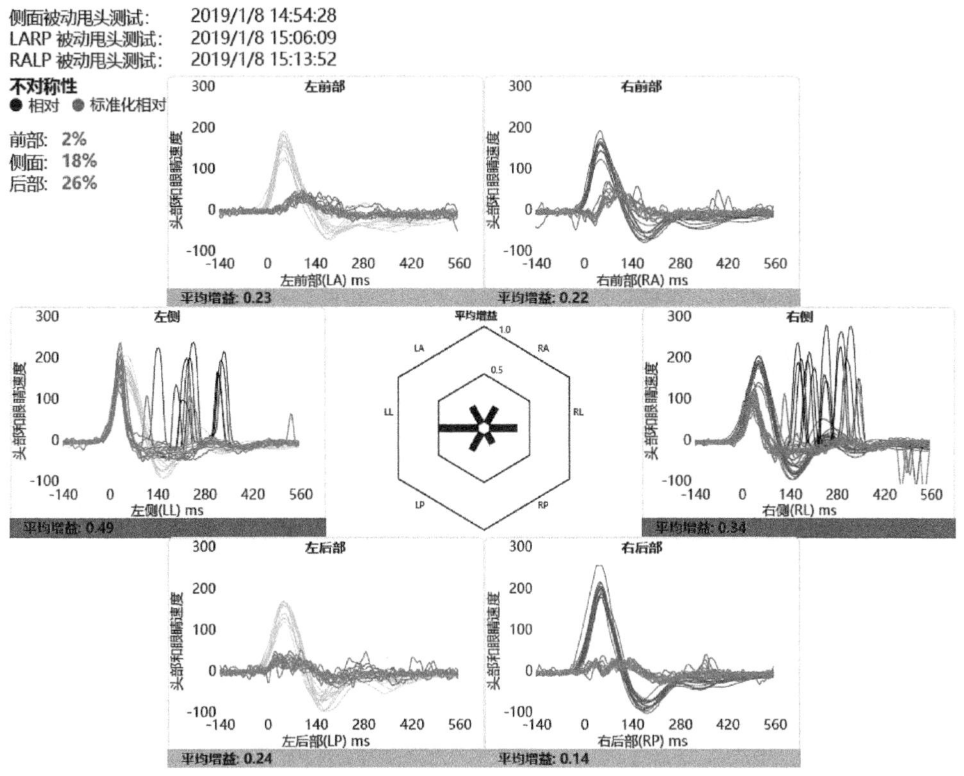

图 16－5　前庭康复后 vHIT 示双侧外、上、后半规管低增益

Sensory Organization Test
(Sway Referenced Gain: 1.0)

Equilibrium Score

Conditions 1 2 3 4 5 6 — FALL

Composite 47

31% Below Norm Score

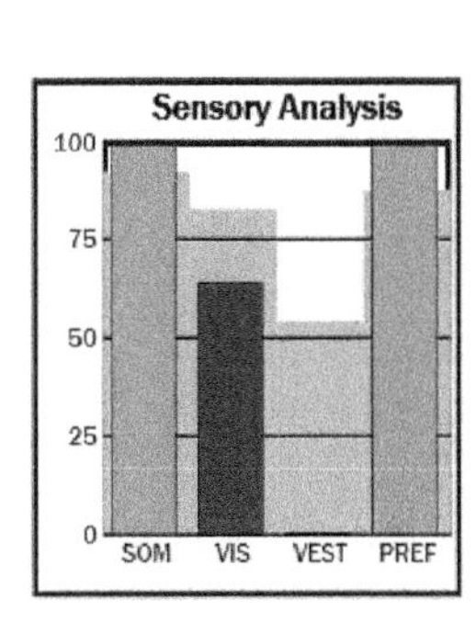

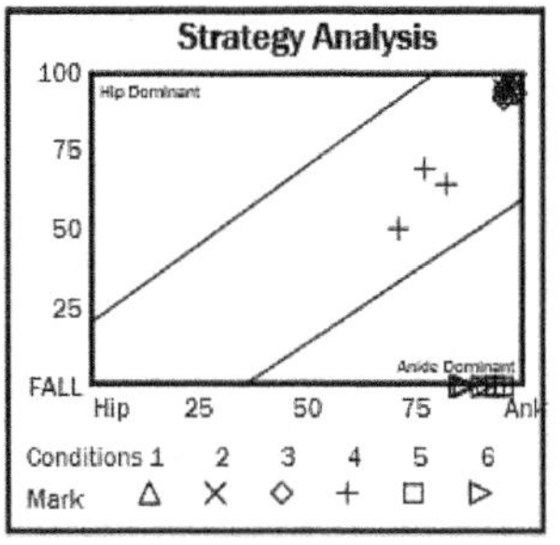

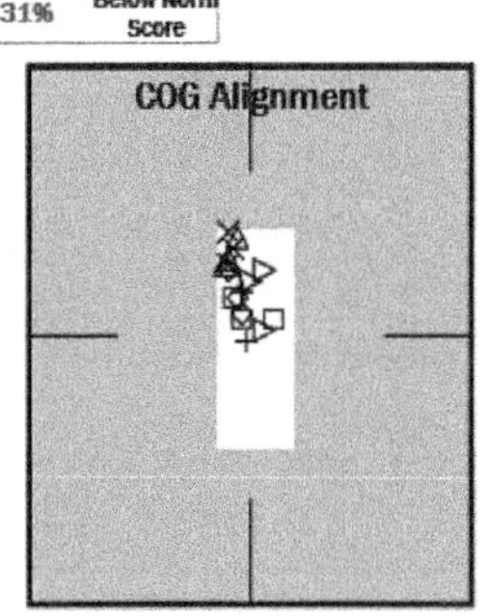

图 16－6　前庭康复后 SOT 提示使用视觉、前庭觉保持平衡能力异常

（王小成　徐先荣　朱兵可　郭长江）

本章参考文献

郭玉芬,1999. 常用耳毒性药物临床使用规范. 北京：华夏出版社.

普朗斯坦,伦珀特,2012. 眩晕和头晕：实用入门手册. 赵钢,韩军,夏峰,译. 北京：华夏出版社.

粟秀初,黄如训,2005. 眩晕. 西安：第四军医大学出版社.

田军茹,2015. 眩晕诊治. 北京：人民卫生出版社.

杨世杰,2010. 药理学. 2 版. 北京：人民卫生出版社.

于立身,2013. 前庭功能检查技术. 西安：第四军医大学出版社.

张素珍,2010. 眩晕症的诊断和治疗. 北京：人民军医出版社.

第四篇

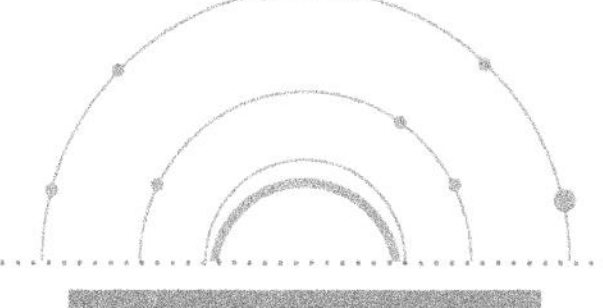

其他前庭综合征

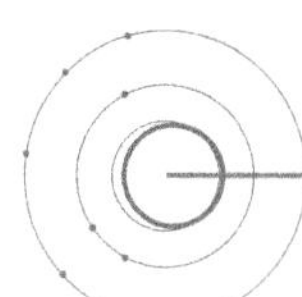

第十七章 全身系统疾病眩晕、头晕

第一节 Hunt 综合征

一、定义

Hunt 综合征是因面神经膝神经节受到疱疹病毒感染所引起的一组特殊症状，主要表现为一侧耳部剧痛、耳部疱疹，可出现同侧周围性面瘫，伴有听力和平衡障碍，故又称膝神经节综合征。1903 年 Korner 首次报道面瘫合并带状疱疹等症状，后来 Ramsay Hunt 在 1907 年发表文章对该疾病进行报道，并对该疾病的临床表现和病理改变做了详细描述，故又称 Ramsay Hunt 综合征。

二、流行病学

Hunt 综合征发病率为 0. 005%，冬春季发病率较高，在各种脑神经受损概率中，以面神经受损概率最高为 93. 8%，耳蜗神经 62. 9%，前庭神经 43. 8%，三叉神经 15. 2%，舌咽神经 3. 8%，迷走神经 2. 4%。多脑神经受累导致的多发性脑神经炎占所有 Hunt 综合征患者的 1. 8%。

三、病因及发病机制

患者先前感染水痘带状疱疹病毒后，水痘带状疱疹病毒会潜伏于感觉神经节或邻近淋巴结，当遇到受凉、疲劳及机体的抵抗力下降等诱因时，病毒再次被激活并引起神经炎，可在角质细胞上形成疱疹样分布的囊泡。病毒可侵犯多个神经节，包括面神经膝神经节、三叉神经半月神经节、螺旋神经节及前庭神经节，神经节在受到激活病毒侵袭后会出现相应神经功能受损的临床表现。

四、临床症状

1. 前驱症状　在其他典型症状出现之前，患者往往会出现全身不适、低热、头痛、食欲不振等非特异性的病毒感染症状。

2. 耳郭疱疹　由带状疱疹病毒感染耳周神经引起，耳郭（以耳甲腔为重）、耳道口、耳道及耳后皮肤出现疱疹，进而局部皮肤充血、肿胀、糜烂及出现水疱。大多数疱疹出现于面瘫之前。脓疱结痂，于 2~3 周脱落。疱疹出现的部位与传入神经纤维分布有关，可沿耳郭及耳道的面神经感觉神经纤维的分布出现，亦可分布于第Ⅴ、Ⅸ、Ⅹ对脑神经的纤维分布区域或颈神经的分支分布区域，故疱疹可出现于口腔、颊黏膜、软腭、扁桃体、舌根、喉部及颈部，并伴这些部位的烧灼样疼痛，可放射至咽部及面部。

3. 面瘫　Hunt 综合征的面瘫发生率为 4.5%～9.0%。起病时可能为部分性面神经麻痹，表现为核下性面瘫，按面神经受侵犯部位不同，表现有所差异。若侵犯鼓索神经则舌前 2/3 味觉丧失，侵犯镫骨肌支则表现为听觉过敏，侵犯膝神经节则表现为泪腺分泌减少，在数日或 2～3 周迅速发展为完全性面瘫，高峰期为 10～14 日。

4. 听力及前庭功能障碍　侵犯听神经时会出现轻中度感音神经性聋，主要是 1 kHz 以上的高频听力下降，伴有耳鸣、听觉过敏。前庭症状主要为发作性轻中度眩晕、平衡障碍、走路姿势不稳，有部分患者的前庭症状早于面瘫发生，可出现偏向健侧的眼震。

5. 脑神经受累的其他症状　合并脑神经症状的患者较贝尔麻痹者多，伴有第Ⅴ、Ⅵ、Ⅸ、Ⅹ、Ⅺ、Ⅻ对脑神经症状。若三叉神经眼支受累（占 10%～15%的患者），则出现眼色素膜炎、角结膜炎、ON、青光眼等表现。受累区域皮肤表面及深部感觉减退或缺失。面神经受累除面瘫外，还可引起泪液减少、流涎减少、味觉丧失、鼻塞等症状。第Ⅹ对脑神经受累则出现声嘶、软腭麻痹。

不同患者的 Hunt 综合征症状多样，临床变异较多，以上症状常先后出现或不出现，主要与病毒侵袭神经分布有关。根据症状主要分为三类：单纯的耳郭带状疱疹、Hunt 综合征+面瘫，以及 Hunt 综合征+面瘫+耳蜗前庭症状同时出现。

五、检查

水痘带状疱疹病毒抗体或皮肤、血液单核细胞与中耳液中的水痘带状疱疹病毒 DNA 检测有 4 倍以上的上升。外耳道液、泪液、脑脊液和血液的单核细胞中病毒抗体被认为是诊断的金标准，但在临床实际工作中很少进行这项检查。

前庭功能检查：国内有研究者针对 Hunt 综合征引起的眩晕症状进行了相关研究，对 26 例 Hunt 综合征病例进行了高频 vHIT、中频摇头试验、低频冷热试验检查，结果发现 Hunt 综合征伴眩晕的患者半规管损伤多呈现为多频或近乎全频性损伤，具有传导阻滞神经损伤的特点。研究者认为 vHIT 可以作为 Hunt 综合征伴眩晕患者前庭功能评定的有效检查方法。

六、诊断和鉴别诊断

（一）临床诊断

当患者机体免疫力低下，发病前 1～2 周有上呼吸道感染史，出现剧烈耳痛及耳部和耳周疱疹，应当高度警惕面神经麻痹的发生。如果发生同侧面瘫，并且在 2～3 周内逐渐加重，同时伴有听力减退和眩晕或不平衡感，Hunt 综合征的诊断即可成立。此外，如怀疑 Hunt 综合征，可以检查血清水痘带状疱疹病毒抗体滴度和补体结合试验。使用更昔洛韦等抗病毒药物治疗有效，则进一步支持诊断。Hunt 综合征的诊断主要依靠症状及治疗效果进行确定，典型临床症状往往是先后出现。但是由于病毒侵袭的脑神经部位不同临床表现差异也比较大，因此极易误诊。

（二）鉴别诊断

1. 上呼吸道感染　通常在前驱症状期，表现出非特异性的病毒感染症状，极易被误诊为上呼吸道感染等疾病，但随着病程进展，病毒侵犯神经会表现出其他症状，依此可以与上呼吸道感染相鉴别。

2. 急性中耳炎　表现为疼痛剧烈，并伴耳闷感，头位前倾或偏向健侧时听力可暂时改善。但无耳周疱疹与其他脑神经受累症状。

3. 偏头痛　表现为耳颞部搏动性疼痛，持续数小时，无脑神经受累症状，也有患者会出现视觉等先兆症状。

4. 三叉神经痛　疼痛程度与Hunt综合征相似，若早期仅出现疼痛症状则极易被误诊为该病，但是三叉神经痛通常有较为明显的扳机点，不伴有其他脑神经受病毒侵袭的相关症状。

七、治疗

1. 类固醇激素　常用醋酸泼尼松和地塞米松等药物，可在急性期减轻面神经的炎性反应，从而减轻面神经因水肿而受到面神经骨管压迫、微循环障碍的程度。因此，类固醇激素为该病的主要治疗药物。

2. 抗病毒药物　可干扰疱疹病毒DNA聚合酶，抑制DNA复制，常用阿昔洛韦、更昔洛韦、泛昔洛韦或万乃洛韦，也可肌内注射聚肌胞或干扰素等药物。耳部疱疹用阿昔洛韦软膏涂抹局部，可控制局部病毒复制，促进疱疹结痂和脱落，促进局部病损皮肤的愈合。

3. 营养神经药物　可使用银杏叶提取物、甲钴胺等营养神经药物。

4. 改善面神经微循环的药物　采用扩张血管的药物可改善病灶周围微循环。

5. 止疼药　耳剧痛时可以适当应用止疼药，可口服吲哚美辛，如曲马多等药物。

6. 抗眩晕药　眩晕发作期间可使用茶苯海明、地西泮等药物缓解眩晕症状。

7. 抗感染药物　在疱疹局部破损处可以使用抗生素药膏预防感染。

八、前庭康复

如果第Ⅷ对脑神经受病毒侵袭，则可能出现恶心、呕吐、眩晕、眼震、耳鸣和听力下降等症状。据报道，约37%的Hunt综合征患者伴耳蜗前庭症状。眩晕是前庭神经被病毒感染的一种标志，当感染侵及第Ⅷ对脑神经时，前庭神经被侵袭的速率为耳蜗神经的3~4倍，因此患者常表现为听力受损和平衡功能障碍等症状。当疾病治疗结束后，仍然有相当一部分患者会残存眩晕症状。因此有必要对这一部分患者进行前庭功能康复训练。

（一）基线评估

在前庭康复前，首先要对前庭功能进行基线评估，准确评估患者的前庭功能状态，做出前庭诊断，根据前庭诊断的结果制订前庭康复方案和前庭康复方法。Hunt综合征患者前庭康复前基线评估方法可参看视频0－1~视频0－17。

（二）前庭康复方案

1. 前庭外周康复　当Hunt综合征患者表现为单侧外周性前庭功能受损时，可选择该方案，其机制主要是通过前庭代偿实现康复。前庭康复治疗方法同第二章“突发性耳聋伴眩晕的前庭外周康复”。

2. 替代性前庭康复　少数Hunt综合征患者由于双侧前庭神经受到病毒侵袭，表现为双侧外周性前庭功能受损，可选择该方案。其机制主要是通过视反射特点实现康复。双侧外周性前庭功能受损后，反复进行视眼动训练有助于补偿低下的前庭眼动增益，使滞后的眼速能跟上头速，保持清晰的动态视力。前庭康复治疗方法同第二章“突发性耳聋伴眩晕的替代性前庭康复”。

3. 防跌倒康复　当 Hunt 综合征患者基线评估显示前庭本体觉异常时，有跌倒风险，可选择该方案。前庭康复治疗方法同第二章“突发性耳聋伴眩晕的防跌倒康复”。

九、案例分享——Hunt 综合征伴前庭神经功能损伤

1. 病史　患者，男，35 岁，上呼吸道感染 2 日后出现左侧头顶、左耳周持续性刺痛。在当地医院检查耳内镜发现“鼓膜疱疹”。口服药物“倍他司汀、罗红霉素、利巴韦林”4 日后症状加重，出现左面部麻木、口角歪斜和额纹不对称等面瘫症状。以“耳部带状疱疹(左)”住院治疗 15 日后面部麻木感消失，面神经功能完全恢复。发病 2 个月以后开始逐渐出现左耳低频吹风样耳鸣，左耳闷胀感，伴发作性眩晕、视物晃动感，每次持续时间不等，数分钟至 2 h，无恶心、呕吐。发作间期持续头脑闷胀不适感。此症状发作 10 日后入院就诊。

2. 检查

(1) 床旁检查：耳科检查未见异常，无面瘫；音叉检查未见异常；视动检查正常，未见自发性眼震；vHIT 提示左侧三个半规管功能低下(图 17－1)；SN 诱发出轻微右向 1°眼震；Romberg 试验、Tandem 站立试验、Fukuda 原地踏步试验不能配合；变位试验阴性。

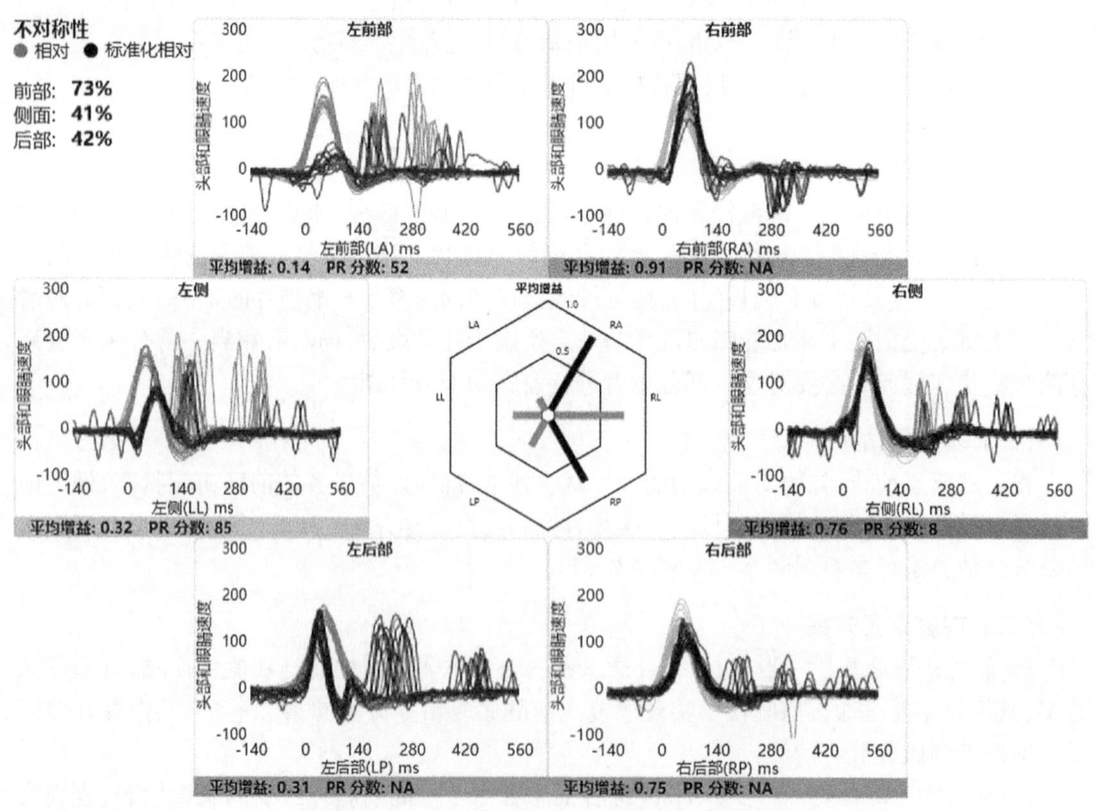

图 17－1　vHIT 提示左侧三个半规管功能低下

（2）实验室检查：纯音听阈测试提示左侧听力下降，35～50 dB HL 呈缓降型曲线，右侧听力正常（图 17－2）；ABR 提示左侧阈值 55 dB nHL，右侧 20 dB nHL；温度试验提示左侧外半规管功能减弱，CP：79%，DP：33%（图 17－3）；SVV 检查提示左偏 8.8°；oVEMP、cVEMP 均提示左侧未引出有效波形，右侧反应正常；动态平衡 SOT 检查综合得分为 48 分，提示患者使用视觉和前庭觉保持平衡能力差，以前庭觉更明显（图 17－4）。

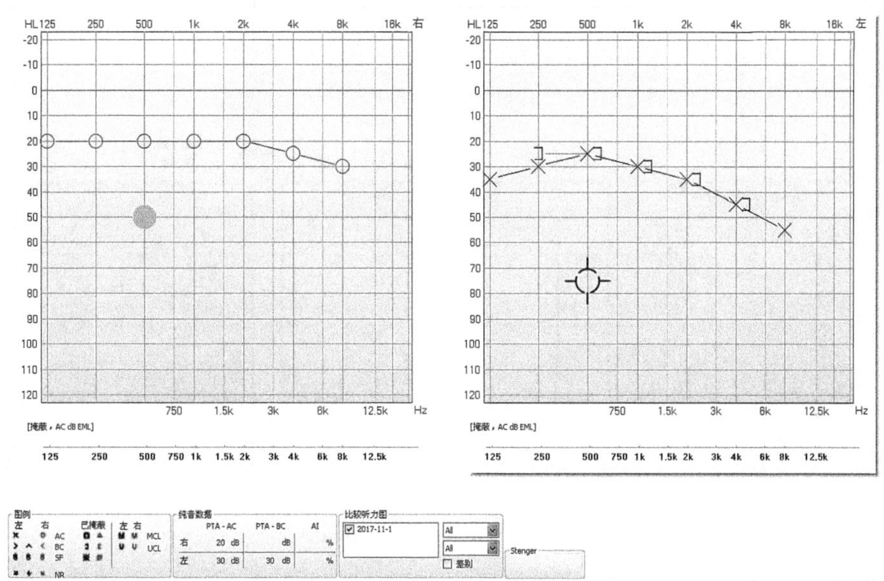

图 17－2　纯音听阈测试提示左侧听力下降

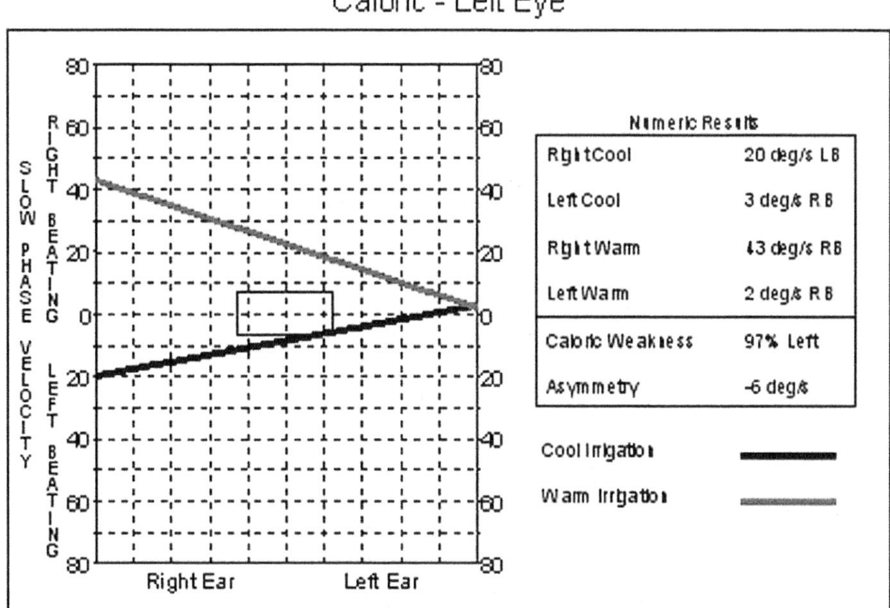

图 17－3　温度试验提示左侧外半规管功能减弱

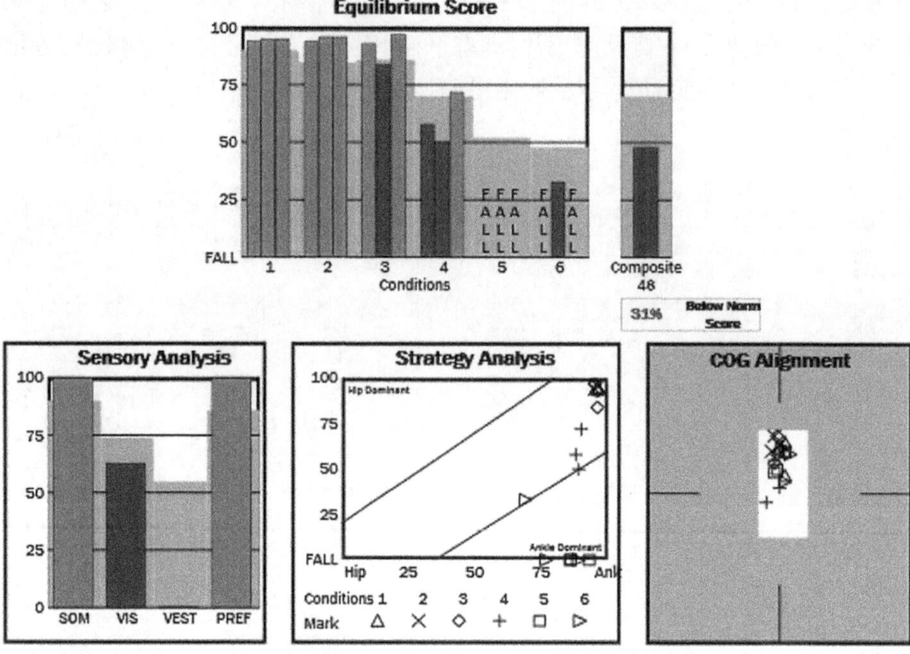

图 17-4 动态平衡 SOT 检查提示使用视觉和前庭觉保持平衡能力差

（3）影像学检查：头部 MR 检查未见异常。

3. 诊断和治疗　根据患者症状和体征，结合各项实验室检查考虑为 Hunt 综合征伴前庭神经功能损伤。在院期间给予类固醇激素、改善微循环药物、营养神经药物治疗，同时给予前庭外周康复治疗。治疗 10 日后患者症状有明显改善遂出院。经复查：纯音听阈测试无明显改善，温度试验提示左侧外半规管功能减弱，CP：78%，DP：27%。SVV 检查提示左偏 7.3°。oVEMP，cVEMP 均提示无显著变化。动态平衡 SOT 检查综合得分为 56 分，较入院时提高 8 分。

4. 分析　患者感冒后出现左侧头痛、耳痛症状，检查发现左侧鼓膜疱疹，随即出现左侧面瘫，发病 2 个月以后出现左耳鸣及听力下降，并出现视物晃动等眩晕症状，结合患者病毒感染史应考虑为左侧带状疱疹引起的前庭神经和耳蜗神经损伤。由于患者在初次发病时没有听力下降及眩晕症状，说明疾病初期病毒主要侵犯面神经，而且可能侵犯的是面神经颅外段，其周围主要是肌肉、脂肪等疏松柔软的软组织，局部压力有缓解的空间，所以水肿造成的神经压迫容易缓解。随后病毒逐渐侵犯耳蜗神经和前庭神经，由于耳蜗神经和前庭神经均走行于质地坚硬的狭窄的内听道骨缝中，局部水肿造成的压力不易缓解，形成不可逆的损伤。可以注意到此患者没有出现过类似 VN 的突然、严重且持续数日甚至长达数周的眩晕症状，仅表现为持续时间较短、症状轻微的阵发性视物晃动感，或者仅表现为头脑闷胀不适感，也没有典型的自发性眼震。可温度试验、VEMP、动态平衡等检查中发现前庭神经的损伤程度已经比较严重。这种症状、体征和实验室检查分离现象的原因，可以考虑在疾病早期病毒可能并没有侵犯前庭神经及耳蜗神经，或侵犯程度可能较轻微，未造成典型的急性临床表现，故容易被患者忽略。随后对前庭神经和耳蜗神经的损伤效应逐渐加重，前庭功能的损失经历较长时间地缓慢发展，一方面是损伤加重，但另一方面，外周和中枢代偿机制已经开始启动，平衡功能一边损失一边代偿，所以患者没有出现典型的急性前庭综合征症状。但是由于存在双侧前庭张力不平衡，所以在特殊的内在和外界环境刺激下容易诱发眩晕，但程度较轻。

（王　斌　王小成）

第二节　颈性眩晕

一、概述

颈性眩晕(cervical venigo)是因颈椎退变、损伤等颈源性因素造成颈椎内外紊乱而引起的以眩晕为主要症状的眩晕综合征，常见症状有眩晕、视物模糊、恶心、呕吐，重者可出现猝倒，但通常无意识障碍。早在 1926 年，交感神经受刺激椎动脉收缩而引起的眩晕、恶心、呕吐、视物模糊等一系列症状就被 Barre 和 Lieou 称为 Barre－Lieou 综合征。1949 年，Bartschi Rocharx 又在研究了眩晕与交感神经的联系后提出了“颈性眩晕”的概念，但迄今为止国内外对颈性眩晕的定义和病因尚有争议。

二、病因及病理生理

1. *椎动脉直接受压*　急、慢性外伤，炎症刺激，颈椎退行性变，颈椎间盘突出及周围组织对椎动脉的长期刺激、压迫影响大脑血供而导致眩晕等症状。

2. *交感神经刺激学说*　椎动脉周围存在交感神经丛、交感神经干及其交通支，神经反射弧受刺激引起椎动脉反射性的收缩导致椎-基底动脉供血不足而诱发眩晕等症状。

3. *软组织病变*　颈部肌群、颈椎间盘、颈椎韧带，特别是颈后三角软组织痉挛和无菌性炎症对椎动脉产生刺激而诱发眩晕。

4. *椎体失稳*　① 寰枢椎不稳，可对椎动脉第 3 段周围的交感神经丛构成机械刺激，激惹颈交感神经使椎动脉血管痉挛及血流障碍，造成前庭迷路缺血而产生眩晕。② 下颈段不稳使椎体随头颈活动而发生错位，导致椎-基底动脉缺血而诱发眩晕症状。

5. *内耳自主神经系统平衡失常*　交感神经沿内听动脉进入内耳分布各处，颈椎有异常改变时刺激交感神经使其兴奋性增高，内耳血管痉挛，导致其淋巴代谢障碍，诱发反复的眩晕。

6. *病变颈椎间盘内的神经组织*　颈椎病产生的眩晕可能是由于一种被称为鲁菲尼小体的本体感受器长入病变的颈椎间盘内引起。鲁菲尼小体长入病变的颈椎间盘内，患者感觉头晕、耳鸣、心慌气短、平衡障碍、步态不稳，犹如幽灵附体，因此就把这些致病的鲁菲尼小体比喻为“幽灵感受器”。同时，颈前路手术通过切除病变的颈椎间盘及“幽灵感受器”，能够明显缓解颈椎病伴随的眩晕症状，从另一个角度佐证了上述理论。

三、临床表现

1. *症状*　发作性眩晕，常合并有头痛、恶心、呕吐、胸闷、血压不稳，可出现面色苍白，出冷汗，一侧或双侧耳鸣、耳聋，还可伴颈肩上肢痛、四肢麻木、步态不稳等颈椎病症状。

2. 查体　颈部的屈伸及旋转活动会有不同程度受限，触诊：颈椎棘突、横突、枕外粗隆及风池穴等位置会有压痛，而且颈部的肌肉板硬，或者两侧肌肉的紧张度不对称，枢椎的棘突可能有偏歪，旋颈试验为阳性。

四、诊断和鉴别诊断

1. 诊断　颈性眩晕的临床表现除了发作性眩晕外，常合并头晕、头痛、恶心、胸闷、血压不稳，还可伴有颈肩上肢痛、四肢麻木、步态不稳等颈椎病症状。由于颈性眩晕发病机制不清楚，其伴随症状多但阳性体征少，且涉及范围广，缺少特异性的检查方法，在诊断上仍以排除法为主。颈性眩晕与常见眩晕疾病鉴别见表 17－1。

表 17－1　颈性眩晕与常见眩晕疾病鉴别表

	颈性眩晕	MD	耳石症	VN
发作间歇	不一定	有	有	无，持续发作
持续时间	无固定时间	20 min～12 h	不超过 1 min	24 h 以上
眼震	无	有，自发性	诱发性	有，自发性
耳鸣、耳聋	可伴有	有	一般无	无
与头部体位关系	无	有，头部旋转加重	特定体位	无
与颈部体位关系	有，颈部旋转加重	无	无	无
其他症状	头颈部疼痛、眼干等脑供血不足症状	不敢睁眼，平衡障碍	发作后有头重脚轻、漂浮感	有病毒感染或上呼吸道感染史

2. 辅助检查　影像学检查包括 X 线片、CT、MRI、MRA、CTA、TCD 等。

（1）X 线片：张口位 X 线片可发现寰枢椎脱位，动态 X 线片可以评估颈椎前屈后伸位的稳定性。正常人寰枢椎开口位 X 线片的齿状突轴线通过寰椎轴线。当寰椎双侧前脱位时，虽齿状突轴线通过寰椎轴线，但两侧寰枢关节突关节间隙变小或重叠。寰椎单侧前脱位时，开口位 X 线片主要特征表现为枢椎齿状突与寰椎两侧块间距不对称，或有脱位侧关节突关节间隙变窄。

（2）CT、MRI：可以发现颈椎的退行性变，诸如椎间盘退行性变、椎管狭窄、钩椎关节增生等变化。

（3）MRA、CTA：血管造影是有创检查，因此不能作为常规筛查手段，只有高度怀疑时才能应用。有些影像科的医生因惧怕医源性的椎动脉堵塞而拒绝为患者做头部转动位的 DSA。

（4）TCD：是通过超声多普勒效应检测颅内主要动脉的血流动力学的一种无创性脑血管检查，是目前检查脑血流的最主要手段。很多研究者报道颈性眩晕的发生与椎动脉血流改变有关。

五、治疗

1. 中医治疗

（1）手法：可放松颈部肌肉，解除颈肌痉挛，促进局部血液循环，改善脑缺血。配合整脊手法可恢复颈椎小关节错位，纠正椎动脉第 2 段的骨性通道，减轻对椎动脉刺激，改善眩晕症状。

（2）牵引治疗：脊柱牵引是治疗颈腰疾病的一种常用的手段，但少见单纯使用牵引治疗本病的报道。牵引治疗多应用于配合中药、手法、针灸等综合治疗方案中。因为颈椎间盘突出并非颈性眩晕的主要发病因素，而牵引治疗的机制为脊柱机械性拉长效应，以减轻椎间盘压力，缓解神经根、脊髓和血管等受压。因此，单纯牵引治疗颈性眩晕存在一定的局限性。

（3）针灸治疗：其治疗颈性眩晕的临床报道较多，疗效确切。针灸取穴一般以督脉、足太阳膀胱经、足少阳胆经、手少阳三焦经及颈夹脊穴、阿是穴为多，常用穴位有天柱、风池、大椎、百会等。

（4）穴位注射：是一种结合药物、针刺双重作用的疗法。其能直接发挥药物的治疗作用，且药物的吸收可增强穴位刺激效应强度，穴位吸收又放大了药物的治疗作用，减少了用药量，充分发挥了药物和穴位的协调作用。常用穴位注射药物有丹参、当归注射液。两者均为中药有效成分的提取物，具有扩张血管，降低血液黏稠度，改善微循环等功效。

（5）浮针治疗：是用一次性浮针针具，以局限性病痛为基准，沿病痛周围（而不是在病痛局部）进针，针尖对准病灶，针体沿浅筋膜前行的一种侵入性物理疗法。该疗法对颈性眩晕有立竿见影的效果。

（6）针刀治疗：一方面可直接松解颈部紧张的筋膜、肌肉，降低软组织内的压力，缓解其对椎动脉的压迫；另一方面可破坏颈椎的病理构架，重新恢复其平衡状态，达到治疗目的。

2. 西医治疗

（1）手术治疗：颈性眩晕手术治疗机制主要在于解除椎动脉、脊髓的机械性压迫，重建脊柱稳定性，减轻或消除交感神经刺激，恢复颈椎生理曲度和重建病变节段的稳定。颈性眩晕症状多数不是由单纯椎动脉受压引起的，而是由多种原因所致的交感神经刺激引起的。对于经 X 线片、CT、MRI 及椎动脉造影，明确骨性压迫为主要原发病因的，应根据压迫部位选择手术方式，这是取得良好疗效的关键。其术式主要有横突孔切开减压术、横突孔切开减压加椎间植骨融合术、钩椎关节切除加植骨融合术。

（2）药物治疗：近年来，有研究报道药物治疗颈性眩晕，取得了良好的效果。这些药物主要有前庭抑制剂、改善血液流变学药物和长效类固醇激素等。一般限制性应用前庭抑制剂，只用于控制急性症状，以避免抑制中枢前庭代偿。

（3）封闭治疗：如果病因清楚，部位明确，受刺激的椎动脉和伴行交感神经局部封闭有效。

（4）理疗：超短波、磁疗等对改善局部血流、缓解肌肉痉挛、改善临床症状有效。

六、康复

急性期以静为主，动为辅。慢性期以动为主，可做颈部力量训练，不宜做颈部的旋转运动。体操、太极拳、八段锦等运动也同样具有较好的效果，可以强化颈部肌肉和韧带。

1. 调整体态，定时休息，适度活动　长期伏案工作者及长时间持续低头手工操作者，其长时间低头将破坏颈椎生理曲度，导致颈椎生理曲度反张（反向弯曲），故工作中宜定时休息并进行适度抬头训练。纠正圆肩、驼背、颈前伸的异常姿态，改善颈椎承重，减少枕下肌群张力，可以有效改善眩晕。

2. 调整颈部运动模式，强化颈部肌肉和韧带　正确的颈伸运动为颈椎由下向上的逐节后伸运动，最后才是仰头。很多人低头时中下段颈椎先出现前屈，然后才是上段颈椎做后伸，结果上下相互限制，活动角度因关节突关节卡压在一起而受限并形成剪切力，导致无法完成正常仰头。常见于办公室白领、爱看电视的家庭主妇等人群。定期进行颈肩部肌肉拉伸训练，能有效增强颈椎生物力学结构的稳定性，有效预防并减轻颈椎病。

3. 呼吸训练　呼吸模式调整可以改变胸廓活动不足、膈肌运动受限的情况，从而改善呼吸、循环、自主神经系统。

4. 传统功法训练　八段锦、五禽戏、六字诀、易筋经等传统功法，能做到整体与局部结合，意念与身体结合，呼吸与动作结合，是非常好的锻炼方法。

七、案例分享——寰枢椎错位

1. 病史　患者，女，26 岁，博士，2016 年 2 月车祸致颈部外伤，当即出现头晕，无其他外伤，遂次日至当地医院就诊，颈椎 X 线片示无明显骨质异常，未经特殊处理。3 日后开始自觉眼球转动时疼痛，至眼科诊断为“干眼症”。后颈椎、肩部、胸椎、胸肋部相继出现疼痛，并曾出现气短乏力、周身游走疼痛、骶尾部发麻、反复低热等症状。经“调整胸椎”后，气短有所改善，但疼痛仍反复发作，多方求治，未见明显好转。受伤以来，患者体重明显减轻。

2. 检查　根据患者病情叙述，查看影像学资料，可见寰枢椎错位。触诊：通过触诊发现枕后肌群紧张，右侧寰枢椎间隙饱满且压痛明显，细查发现寰枢椎横突间因小肌肉紧张牵拉形成错缝；患者两肩收紧，肩背肌肉紧张，颈、胸椎椎体多处压痛，尤以第 2、7 颈椎椎体压痛明显，细查发现椎体后突，周围软组织略有肿胀，针对第 7 颈椎进行颈部牵引会发现胸椎椎体压痛减轻。

3. 诊断和治疗　诊断为寰枢椎错位。治疗步骤如下：① 松解右侧寰枢椎间隙处的小肌肉及枕后相关肌群；② 放松第 7 颈椎周围软组织；③ 寰枢椎复位，双手拇指定点卡位于寰枢椎两侧的椎弓根部，两手放于下颌部将头托起，令患者挺胸使牵引力落在第 2 颈椎椎体，将头侧向左边，用力将右边的寰枢椎间隙拉开时，右边拇指将错缝顺势推平；④ 复位完成后，将头转回中立位，仍用前法将头托起，令患者行臀走路训练，恢复脊椎两侧张力平衡；⑤ 恢复胸廓的平衡。治疗后患者的头晕、颈痛症状明显减轻。

4. 分析　患者外伤后导致寰枢椎错位而出现头晕和颈痛等症状，经手法复位和治疗后头晕、颈痛症状明显减轻。

（郭　伟　王小成）

第三节　高血压相关眩晕

一、概述

高血压是心脑血管疾病的首要危险因素，也是导致心、脑血管疾病死亡的主要原因之一。随着人民生活水平的提高及人口老龄化的加剧，我国高血压的发病率、患病率逐年上升。根据《中国高血压防治指南 2018 年修订版》，我国 18 岁以上居民高血压患病率从 2002 年的 18.8%上升到 2015 年的 27.9%，高血压患者的知晓率、治疗率和控制率分别为 51.6%、45.8%

和16.8%，整体仍处于较低水平。目前我国高血压现患人数推算2020年达2.7亿，高血压形成的社会经济负担日益加重，是我国慢性病防治的重点。

高血压可导致眩晕、头晕症状的发生，是中枢性及临床常见的外周性前庭疾病的危险因素。高血压导致或并发的前庭症状与疾病涉及心血管内科、神经内科、老年科、耳鼻喉科、眼科等多学科，是全身疾病相关性眩晕、头晕的难点。

二、高血压相关眩晕机制

（一）高血压引起眩晕

高血压的常见症状：眩晕、头痛、头晕、胸闷、心悸等。眩晕、头晕主要与血压升高有关，其引起脑血管痉挛或扩张，导致内耳前庭供血障碍、脑内前庭信息受损，进而影响脑内前庭信息对步态、姿势、运动、平衡、视觉、空间定位和空间记忆等。邱峰等对367例眩晕、头晕患者的调查显示原发性高血压（4.9%）位于病因第四位。徐先荣团队的资料显示，高血压相关眩晕位于该中心眩晕疾病谱的第六位，占3.24%（46/1419）。临床上由于血压升高引起的眩晕、头晕症状与高血压病程、血压水平及靶器官损害等因素相关，血压控制不理想或难治性高血压患者发生眩晕、头晕的风险增加。高血压常与其他眩晕危险因素（如糖尿病、吸烟、肥胖、老年等）合并存在，增加了发生眩晕、头晕的风险。

（二）高血压合并中枢性眩晕

高血压可直接引起广泛的脑小动脉硬化和主要动脉的粥样硬化，损害脑血流自动调节功能及侧支循环的建立，成为各种脑血管病的病理基础和根本原因。与高血压相关的中枢性眩晕主要以累及脑干或小脑的脑血管病为主，属血管源性眩晕。

通常情况下，中枢性眩晕往往伴随中枢神经系统损害的症状或体征，如偏瘫、偏身感觉障碍、构音障碍和病理征等，影像学检查常能证实并确定病变性质。也有部分患者仅表现为眩晕或头晕症状，无中枢神经系统损害的其他症状及体征，甚至在发病早期进行影像学检查也难以发现病灶，这类眩晕被称为孤立性眩晕。随着神经影像学的发展，脑干或小脑病变所致的孤立性眩晕越来越受重视。孤立性眩晕的发病部位一般位于小脑小结、前庭神经核和第Ⅷ脑神经入颅处等部位，患者以"孤立性眩晕"为表现，可伴眼震、恶心、呕吐及步态不稳，因不伴有局灶性神经功能缺损证据，极易被误诊为外周性前庭病变而延误治疗，需要临床高度警惕。

（三）高血压合并外周性眩晕

高血压与部分前庭外周性眩晕病变的发生相关，尤其是发病率占前庭外周性疾病第一位的BPPV。2017美国《BPPV临床实践指南》中指出：血管因素为BPPV发病的一个重要因素。高血压导致的微循环改变可影响内耳血供，在BPPV的发病及复发机制中有重要意义，已有许多研究证实了高血压与BPPV发病及复发的相关性。

（四）降压药物相关的眩晕、头晕

严格的降压治疗可能产生血流动力学性末梢低灌注，造成大脑神经组织易损区缺血性病变，导致头晕、眩晕、视物模糊和晕厥症状。有研究显示，约1/3的老年高血压患者可能发生直立性低血压，分析与老年高血压患者服药种类多、压力感受器敏感性降低、心功能不全、代谢紊乱的发生率增高有关。

三、诊断

（一）病史采集

1. 现病史　准确还原眩晕症状发作的场景，是视物旋转、倾斜感，还是自身不稳或头部昏沉感，是否与头位、颈位、体位及血压等有关；询问眩晕发作的方式、诱因、发作类型、持续时间，伴随症状和发作频率及血压升高的持续时间，初次发现或诊断高血压的时间，血压最高水平等，以明确血压波动与前庭症状的相关性。

2. 既往史　询问有无脑卒中、TIA、冠心病、心房颤动、糖尿病、高脂血症、肾脏疾病等病史及治疗情况。

3. 继发性高血压的线索　有无肾实质、肾血管、肾上腺疾病表现，有无肌无力、发作性软瘫、阵发性头痛、心悸、多汗、打鼾伴呼吸暂停等。

4. 药物史　有无服用可能引起眩晕、头晕副作用的药物，如已接受降压治疗，询问所服降压药物种类、剂量、效果及不良反应。可能引起眩晕、头晕副作用的药物包括神经耳毒性药物、中枢性镇静药、降压药、抗抑郁药、抗焦虑药等。

5. 生活方式　包括饮食偏好、烟酒嗜好、睡眠情况、文化程度、精神创伤史等。

6. 家族史　有无高血压、糖尿病、高脂血症、早发冠心病、脑血管病、肾脏疾病、偏头痛、MD 等家族史。

（二）体格检查

尽可能在发作期进行体格检查，捕捉可能的前庭及神经系统异常体征，提供诊断和鉴别诊断线索。

1. 全身性检查　正确测量血压（必要时测两臂血压及立、卧位血压）、脉搏、体重、身高、腰围、臀围，心肺及神经系统检查，听诊颈动脉、胸主动脉、腹部动脉和股动脉有无杂音等。

2. 视力及前庭功能检查　观察眼球位置、眼震、视力，行视跟踪试验、视扫视试验、床旁头脉冲试验、HINTS 床旁检查、听功能检查、Romberg 试验及加强 Romberg 试验，必要时行位置试验等。

（三）辅助检查

（1）实验室检查包括血常规、尿常规、电解质、肾功能、血糖、血脂、血尿酸、高敏 C 反应蛋白、尿微量白蛋白等。

（2）心电图、胸片、超声心动图、颈动脉超声、动态血压监测等。

（3）根据疑诊病因，选择 VNG、vHIT、纯音听阈测试、ABR、头部或内听道 MRI 等检查。

（4）眩晕评定量表及相关心理量表检查包括 DHI 和 HADS 等。

（四）诊断性评估

1. 高血压的诊断性评估

（1）确立高血压诊断，确定血压水平分级：目前我国采用的高血压定义为在未用抗高血压药的情况下，非同日 3 次测量，收缩压≥140 mmHg 和（或）舒张压≥90 mmHg。根据血压升高水平，将高血压分为 1 级［SBP 140～159 mmHg 和（或）DBP 90～99 mmHg］、2 级［SBP 160～179 mmHg 和（或）DBP 100～109 mmHg］和 3 级［SBP≥180 mmHg 和（或）DBP≥110 mmHg］。

（2）判断高血压原因，区分原发性高血压与继发性高血压：继发性高血压是指由某些确定的疾病或病因引起的血压升高。临床上遇到以下情况，应行相关检查以排除继发性高血压：① 中、重度血压升高的年轻患者；② 肢体脉搏搏动不对称性减弱或缺失；③ 腹部闻及粗糙的血管杂音；④ 近期有明显怕热、多汗、消瘦、血尿或蛋白尿；⑤ 降压药联合治疗效果差或治疗过程中血压明显升高；⑥ 急进性和恶性高血压患者。

（3）心脑血管风险分层：根据血压水平、心血管危险因素、靶器官损害、临床并发症进行心脑血管风险分层，有利于确定适合的降压目标，优化治疗方案（表 17－2）。

表 17－2　高血压患者心血管风险水平分层

其他心血管危险因素和疾病史	血　压			
	SBP 130～139 mmHg 和（或）DBP 85～89 mmHg	SBP 140～159 mmHg 和（或）DBP 90～99 mmHg	SBP 160～179 mmHg 和（或）DBP 100～109 mmHg	SBP≥180 mmHg 和（或）DBP≥110 mmHg
无		低危	中危	高危
1～2 个其他危险因素	低危	中危	中/高危	很高危
≥3 个其他危险因素，靶器官损害，或 CKD3 期，无并发症的糖尿病	中/高危	高危	高危	很高危
临床并发症，或 CKD≥4 期，有并发症的糖尿病	高/很高危	很高危	很高危	很高危

注：CKD，慢性肾脏疾病。

（4）影响预后的心脑血管危险因素：包括高血压；男性>55 岁、女性>65 岁；吸烟或被动吸烟；糖耐量受损；血脂异常；早发心血管病家族史；高同型半胱氨酸血症。

（5）相关靶器官损害：左心室肥厚；颈动脉内膜中层厚度≥0.9 mm 或动脉粥样斑块；估算的肾小球滤过率降低或血清肌酐轻度升高；微量白蛋白尿 30～300 mg/24 h 或白蛋白/肌酐≥30 mg/g（3.5 mg/mmol）。

（6）影响预后的伴发疾病：脑血管病（脑出血、缺血性脑卒中、TIA）；心脏疾病（心肌梗死史、心绞痛、冠脉血运重建史、慢性心力衰竭、心房颤动）；肾脏疾病（糖尿病肾病及肾功能受损）；外周血管疾病；视网膜病变；糖尿病。

2. 眩晕诊断应解决的关键问题

（1）眩晕是中枢性还是外周性：虽然前庭外周性眩晕发病率高于中枢性眩晕，但高血压患者出现眩晕症状时，中枢性眩晕的可能性大，尤其是血压控制不达标，合并其他心脑血管危险因素的患者。国内安升等对孤立性眩晕患者的临床特征及影像学特点进行分析，发现中枢性眩晕组患者高血压、脑梗死、TIA 的发生率显著高于外周性眩晕组。因此，近期突发眩晕的高血压患者，尤其是伴有多种脑血管病危险因素的患者，如果症状持续或反复发作，平衡障碍严重而眩晕相对轻微者，需高度警惕，应适时行影像学检查，必要时行脑脊液学检查，以早期识别中枢性病变导致的眩晕。

（2）心理精神状态的评估：精神心理因素在高血压和眩晕疾病的发生、发展和转归中存在复杂的交互作用，高血压的发生与人格特质和行为类型相关，负性情绪如焦虑、抑郁、惊恐等可促使血压升高，在应对眩晕的过程中也可能产生不适当的过度调节或恐惧性回避行为，不利于前庭代偿机制的产生。早期进行精神心理状态评估有助于全面评估患者的心身状况，对影响治疗、康复效果的心理、精神因素予以干预治疗。

四、内科治疗

（一）眩晕症状的处理

1. 针对眩晕病因治疗　病因明确者应针对导致前庭功能损害的病因进行治疗。如对于高血压合并 BPPV 患者应尽快控制血压达标并进行有效的复位治疗，有适应证的急性缺血性脑卒中在有效时间窗内进行溶栓治疗等。

2. 对症治疗　在疾病的急性期或早期，眩晕、呕吐症状严重或持续时间长可短暂应用前庭抑制剂和镇吐药进行对症治疗。由于前庭抑制剂可影响前庭代偿功能的早期建立，应限制性使用。

3. 盐酸倍他司汀　是组胺 H_3 受体拮抗剂，可增加内耳血供，加速前庭功能的恢复。

4. 心理治疗　可消除眩晕造成的恐惧、焦虑和抑郁症状，必要时使用抗抑郁、抗焦虑药物。

5. 前庭康复治疗　根据病情，适时开始前庭康复治疗。

（二）眩晕患者的血压管理

1.《中国高血压防治指南 2018 年修订版》提出的降压目标　一般患者的血压目标控制到 140/90 mmHg 以下，在可耐受条件下，伴糖尿病、蛋白尿的高危患者的血压控制在 130/80 mmHg 以下。

2. 降压药物治疗时机　低危、中危患者，在改善生活方式的基础上，血压仍≥140/90 mmHg 或高于目标血压，应启动药物治疗。高危和很高危患者，应及时启动降压药物治疗，对并存的危险因素和合并的临床疾病进行综合治疗。

3. 个体化选择药物　降压治疗的常用药物有以下五大类：CCB、血管紧张素转化酶抑制剂（angiotensin converting enzyme inhibitor，ACEI）、血管紧张素受体拮抗剂、利尿剂、β 受体拮抗剂。以上五大类降压药及固定复方制剂均可作为高血压初始或维持治疗的选择。应根据患者性别、年龄、血压升高程度、伴随的危险因素和靶器官损害的程度选择合理的降压药物，了解既往用药情况、危险分层及经济情况进行个体化治疗。推荐 1 日给药 1 次的长效降压药物，可减少血压波动、保护靶器官，降低心脑血管事件风险，提高依从性。

4. 心脑血管危险因素的管理　高血压是一种心血管综合征，各种心脑血管危险因素之间存在交互的影响作用，治疗中应加强生活方式管理，干预可纠正的危险因素，如抗血小板治疗、调脂治疗、降糖治疗等。

5. 高血压合并脑血管病患者的血压管理

（1）脑出血急性期：由于应激反应和颅内压升高，急性期血压往往明显升高，因降压治疗可能进一步减少脑组织血液灌注，加重脑缺血和脑水肿，所以原则上实施血压监控管理。只有在血压极度升高的情况下，才考虑在严密血压监测下进行降压治疗，降压治疗力求缓慢、平稳，将血压控制在理想范围内。

（2）缺血性卒中或 TIA：患者在数日内血压常自行下降，一般不需行高血压急症处理。如发病数日后收缩压≥140 mmHg 或舒张压≥90 mmHg，应启动降压治疗。由于低血流动力学原因导致的卒中或 TIA 患者，应权衡降压速度与幅度对患者耐受性及血流动力学影响。

6. 高龄、双侧颈动脉或颅内动脉严重狭窄患者的降压治疗　该治疗应谨慎，可选择血管紧张素Ⅱ受体拮抗剂、ACEI、长效 CCB 或利尿剂，注意从单种药物小剂量开始，根据患者耐受情况逐步增加剂量或联合用药。

五、前庭康复

（一）基线评估

对高血压合并眩晕、头晕患者进行前庭康复之前，应当进行基线评估。评估内容主要包括前庭损害评估、躯体平衡功能及跌倒风险评估、血压控制情况及心肺功能评估，根据评估结果选择适当前庭康复方法，并为前庭康复效果评价提供依据。前庭功能基线评估方法可参看视频 0－1～视频 0－17。

1. 前庭损害评估

（1）损害部位：分外周性、中枢性及混合性损害。

（2）损害性质：分毁损性前庭功能障碍和非毁损性前庭功能障碍。

（3）损害程度：分完全性和不完全性。

（4）代偿潜能：分完全代偿、不完全代偿和完全丧失。

2. 平衡功能评定　是基线评估中必须进行的评估项目，包括对坐位和站位的三级平衡能力的评估，主要评估患者能否独立坐立或站立、对他人的依赖程度及跌倒风险。

（1）一级平衡：在无外力作用下睁眼和闭眼时维持某种姿势稳定的过程。一级平衡者生活需要完全依赖他人，不可独自坐立或站立，存在严重的坠床或跌倒风险，评估时需记录平衡维持的时间。

（2）二级平衡：在无外力作用下从一种姿势调整到另外一种姿势的过程中保持身体平衡状态。二级平衡者维持平衡时间相对较短，不能承受任何的外力干扰，存在一定跌倒的风险，因此不可独立完成某种动作，必须在监护下完成部分日常活动。

（3）三级平衡：在外力的作用下身体重心发生改变时，能迅速调整重心和姿势并保持身体平衡的过程。坐位三级平衡者可独立完成床上的部分日常活动，站立三级平衡者可独立行走，跌倒风险相对较低。

（二）前庭康复方式

1. 主动式全身协调康复模式　适用于具有一定自身活动能力的患者，通过针对性头眼和全身协调性运动训练，强化和改善前庭功能，提高日常生活能力。

2. 被动式局部辅助康复模式　对前庭功能受到严重损害，自身活动受到较大限制，具有跌倒高风险、不能独立维持平衡的患者适合被动式局部辅助康复模式，待平衡功能及自身活动能力具备条件后，再考虑接受主动式全身协调康复模式的训练。

（三）前庭康复方案

1. VRT　主要通过头眼协调性固视机制进行前庭康复。其包括前庭外周康复、前庭中枢康复、替代性前庭康复、视觉强化性康复等。具体方法可参看视频 0－18～视频 0－21。

2. 防跌倒康复　主要由步态平衡训练构成，包括肌力、重心、步态、平衡协调训练、靶向移动训练和行走训练等，可重新建立前庭反射机制，提高前庭位置觉和视觉反应能力。其包括肌力康复、重心变换康复、平衡协调康复、步态功能康复等。具体方法可参看视频 0－22～视频 0－31、视频 0－41～视频 0－43。

(四) 前庭康复策略

1. 高血压合并中枢性眩晕

(1) 适应证：病情稳定后24~48 h即可开始。

(2) 禁忌证：病情不稳定或进一步加重，如高颅压、血压过高、神经系统症状进行性加重，或伴有严重的并发症，如严重感染、急性心肌梗死、酮症酸中毒、急性肾衰竭等。

(3) 前庭康复原则：应尽早开始，遵循个体化原则、循序渐进原则和全面原则。根据病情选择卧位训练、坐位训练、站位训练、视靶变化训练（视靶由远及近进行康复）和行走练习。先从患者可以接受和适应的难度开始，运动时应强调动静结合，量力而行，防止症状加重或心功能失代偿。

(4) 前庭康复方案：康复内容包括前庭中枢康复（视频0-19）、替代性前庭康复（视频0-20）、视觉强化性康复（视频0-21）及防跌倒康复（视频0-22~视频0-31、视频0-41~视频0-43）。

2. 高血压合并外周性眩晕

(1) 训练前根据患者病情确定训练强度，针对康复训练中出现的短暂身体不适和自主神经症状，给予准确的评价和耐心的解释宣教，向患者说明康复的意义和必要性，提高康复的依从性及效果。

(2) 严格掌握适应证、禁忌证，排除未控制的3级高血压、不稳定型心绞痛、训练中及恢复期出现运动高血压的患者。

(3) 前庭康复方案：前庭康复内容包括前庭外周康复（视频0-18）、替代性前庭康复（视频0-20）、视觉强化性康复（视频0-21）及防跌倒康复（视频0-22~视频0-31、视频0-41~视频0-43）。

(4) 在前庭康复训练过程中需仔细监测，给予必要的指导。当训练中或训练后出现下列情况时，应暂停训练，查明原因并予以处理：① 训练时出现心悸、胸痛、胸闷、呼吸困难、面色苍白、出冷汗等；② 运动时心率>130次/分或较静息时心率增加或减少30次/分；③ 运动时血压升高>200/110 mmHg，或收缩压升高>30 mmHg或下降>10 mmHg；④ 运动时心电图监测ST段下移≥0.1 mV或上升≥0.2 mV；⑤ 运动时或运动后出现频发室性早搏、短暂阵发性室性心动过速、Ⅱ度房室传导阻滞等严重心律失常等；⑥ 注意药物副作用，尤其是病情需要服用洋地黄类、β受体拮抗剂、血管扩张剂等药物时。

(五) 特殊职业人员诊治康复策略

稳定的心血管功能和前庭与平衡系统功能是飞行人员、潜水人员、运动员等特殊职业人员维持正常空间定向及平衡动能，保持良好职业效能的基础。近年来飞行人员中心血管危险因素已成为比较突出的问题，刘玉华等的研究表明，原发性高血压分别位于中国人民解放军空军特色医学中心（原中国人民解放军空军总医院）2006年11月到2010年11月住院飞行人员疾病谱及2006年11月到2009年11月年住院飞行人员飞行结论不合格疾病谱第一位，做好飞行人员高血压的防治及医学鉴定是保证飞行任务完成及飞行安全的重要措施。

罹患原发性高血压的飞行员在飞行环境中更易出现眩晕、头晕症状。由于供给内耳及前庭神经核的血管均为终末动脉，较难建立侧支循环。前庭神经核是脑干最大的神经核，位置较表浅，对缺氧尤为敏感。在飞行中暴露于正加速度（+Gz）或座舱遭遇缺氧时，极易导致椎-基底动脉系统供血不足，导致前庭神经核、迷路、小脑组织缺血缺氧，引起眩晕发作，严重影响飞行人员空间定向、视觉识别、自主神经功能稳定及肌肉协调能力等，危及飞行安全。在进行航空医学鉴定时应注意的问题：① 系统的听功能和前庭功能检查；② 重视颈椎和头部 MRI/CT 等影像学检查；③ 关注血压水平、危险因素、靶器官损害的控制情况，重视生活方式干预，充分考虑降压治疗对运动能力、抗荷耐力的影响；④ 根据原发病的治疗情况和对飞行的影响，以及眩晕是否消失和是否可能复发等综合考虑；⑤ 必要时行模拟试验，如低压舱内模拟缺氧和气压变换环境，或实际带飞观察。

六、案例分享——中枢性眩晕（高血压致脑梗死）

1. 病史　患者，女，72 岁，反复头昏、胸闷 10^+ 年，发作眩晕 1^+ 日入院。患者 10 年前劳累后出现头昏、胸闷，血压高（具体不详），经检查确诊为原发性高血压 2 级（高危）。规律服用降压药物治疗。1 日前无明显诱因突发眩晕，呈持续性，伴恶心、呕吐，无听力障碍。发病前无感冒等感染病史。既往有高脂血症、糖尿病病史。父母均患高血压。

2. 检查　原位注视有左向自发性伴有旋转成分眼震，向左侧注视时眼震振幅较大，向右侧注视时眼震方向向右。摇头及位置改变时眼震强度无变化。床旁头脉冲试验示右侧（+）。音叉试验示双耳听力大致正常。辅助检查：温度试验示右侧减弱（54%）；电测听正常；头部 MRI 示右侧前庭神经核部位梗死。

3. 诊断　脑梗死。

4. 分析　患者女性，年龄>65 岁，有高血压、糖尿病、高脂血症及高血压家族史等心脑血管危险因素。急性眩晕发作持续超过 24 h 属于急性前庭综合征。辅助检查提示右侧外周性前庭损害。需警惕脑血管病可能，及时行神经影像学检查。随着脑血管成像（CT/CTA、MRI/MRA、TCD、DSA 等）技术的发展，脑血管病的超急性期和急性期诊断水平明显提高。小脑、脑干梗死为引起中枢性眩晕最常见疾病，早期表现除眩晕、头晕外，常伴恶心、呕吐、眼震、共济失调、言语不利、饮水呛咳、肢体无力等，严重时可出现意识障碍。有高血压、糖尿病、高脂血症等心脑血管危险因素，应警惕急性脑血管病的可能。小脑、脑干出血起病更急，进展更快，病情凶险，症状体征往往在数分钟或数小时达到高峰，伴有严重的恶心、呕吐，甚至是喷射性呕吐，进而意识障碍。查体可有共济失调或脑神经损害表现，如同侧面瘫、外展神经麻痹、复视、吞咽困难等，应及时检查确诊。

（傅卫红　刘　蕊）

第四节　糖尿病相关眩晕、头晕

一、概述

随着人口老龄化的加剧和生活方式的变化，糖尿病患病率在世界范围内迅速增加。根据中华医学会糖尿病学分会 2017 年发布的《中国 2 型糖尿病防治指南》，我国 18 岁及以上人群糖尿病患病率从 1980 年的 0. 67%上升至 2013 年的 10. 4%。国际糖尿病联合会估计目前我国有糖尿病患者 1. 1 亿，是全球范围内糖尿病患者人数最多的国家，也是因糖尿病死亡人数最多的国家。糖尿病及相关并发症可导致视觉、本体觉、前庭功能障碍，损害平衡功能，引起包括头晕、眩晕、前庭-视觉症状及姿势症状，其诊治涉及内分泌科、心血管内科、神经内科、耳鼻喉科、眼科、老年科等多个学科，是全身疾病相关性眩晕、头晕诊治的难点，随着眩晕研究的深入，越来越受到临床的重视。

二、机制

糖尿病患者随病程进展会出现多种形式的进展性平衡功能受损，包括前庭功能障碍、深感觉障碍及各种感觉的整合中枢损害。同时，骨骼肌的力量、数量都会减少，均会导致平衡障碍及跌倒受伤的风险增加。糖尿病常和其他眩晕危险因素（如高血压、吸烟、肥胖、老年等）合并存在，进一步增加了发生眩晕或头晕的风险。

（一）糖尿病致前庭功能损害

糖尿病可导致全身多种组织器官的结构和功能障碍，引起多种临床症状及并发症。已有研究证实糖尿病对前庭功能有损害。Myers 等在糖尿病动物模型上发现前庭系统形态及结构的异常改变，为氧化应激导致椭圆囊和球囊组织中溶酶体及脂肪粒的增加。另一项研究发现糖尿病会导致糖尿病大鼠微血管终末器官前庭Ⅰ型毛细胞变性及病理改变。在生理变化研究中，Perez 等发现糖尿病大鼠前庭诱发电位潜伏期延长、振幅减低，阈值增高。在糖尿病患者前庭功能损害的临床研究中，糖尿病患者前庭功能损伤发生率高达 68.4%～79.0%，且更易导致双侧前庭功能损害。年龄、糖化血红蛋白是糖尿病前期前庭功能损害的可能危险因素。

目前认为糖尿病前庭功能损伤主要与糖尿病周围神经病变及内耳微血管病变、代谢和生化异常有关。前庭神经变性过程发生在前庭眼动通路相应的部位，继而导致糖尿病患者前庭反应异常。由于前庭感受终器的血液供应为单一的终末支，相对容易受损，在糖尿病早期就可诱发前庭功能障碍，表现为外周性前庭功能减退。随着病程延长，尤其伴其他器官或系统疾病后，前庭中枢系统的损害将进一步加重，并出现失代偿性中枢损害表现。因此，早期糖尿病患者前庭功能异常多表现为外周性，而随着病程及年龄的增长多表现为中枢性。

（二）糖尿病致视觉损害

研究表明糖尿病患者平衡功能障碍的出现可能与其视觉损伤有关。Sambit 等通过观察受试者在不同视敏度下的平衡功能发现，视觉在平衡评估及姿势调整过程中作用显著，从而进一步证实，糖尿病视觉损害参与了糖尿病患者平衡功能障碍的发生过程。李谨等通过 Smart－Equi test 动态姿势测试系统对 51 例糖尿病患者平衡控制能力进行评估。结果显示：糖尿病患者的视觉功能测试评分和运动控制测试（motor control test，MCT）评分低于对照组。糖尿病患者平衡障碍以视觉损害和运动控制能力下降为主要特征。

（三）糖尿病致本体觉损害

糖尿病患者本体觉缺失现象临床上很常见，目前普遍认为，糖尿病微血管病变、下肢血管病变和周围神经病变是引起患者平衡功能障碍的病理生理学基础，其中糖尿病周围神经病变导致患者本体觉减退，对平衡功能的影响机制包括神经感知功能下降、神经传导速度减慢、小腿肌力和耐力改变等。周围神经病变继发的本体觉缺失改变了脚和脚踝的运动和（或）感觉成分，影响患者站立和步行时的姿势稳定性，增加了摔倒风险。糖尿病周围神经病中糖尿病性视网膜病变损害了视觉系统在平衡中的作用，从而导致和加重姿势摆动和步态不稳定性。

(四) 低血糖导致头晕、眩晕

糖尿病患者发生低血糖反应往往以头晕、眩晕、姿势症状为主诉,在诊疗中应加以重视。容易引起低血糖反应的降糖药物包括胰岛素、磺脲类和非磺脲类胰岛素促泌剂及 GLP-1(胰高血糖素样肽-1)受体激动剂。糖尿病导致的自主神经病变可影响机体对低血糖的反馈调节能力,增加了发生严重低血糖的风险。同时,低血糖也可能诱发或加重患者自主神经功能障碍,形成恶性循环。

三、诊断

(一) 眩晕的诊断及评估

1. 病史采集　在眩晕的诊断中,病史远比辅助检查重要。临床医生在询问病史时,需要遵循结构性问询的方法,注意症状特点、病程的演变过程、神经系统症状、系统疾病和精神状态的采集,保持清晰的诊断思路和方向,适当引导患者,迅速识别和诊断疾病。在采集眩晕病史的同时,要详细采集糖尿病病史,包括发病时间、症状特点、血糖范围、治疗措施和效果等。

2. 体格检查

(1) 生命体征监测和意识状态评估:有助于外周性和中枢性眩晕的鉴别。

(2) 眼部检查(瞳孔和眼球运动):观察眼球位置、外周或中枢性眼震(如凝视性眼震、反跳性眼震、周期性交替性眼震等)、视力、DVA、视跟踪、视扫视等。

(3) 神经系统检查:脑神经检查、肌力和肌张力检查、病理反射和脑膜刺激征。

(4) 耳科检查:床旁头脉冲试验、HINTS 床旁检查、听功能检查、Romberg 试验及加强 Romberg 试验,必要时进行位置试验等。

3. 辅助检查

(1) 实验室检查:空腹血糖、随机血糖或 OGTT 后 2 h 血糖、糖化血红蛋白、尿常规(尿蛋白、尿糖、尿沉渣镜检)、电解质、肾功能、血脂、血尿酸、尿微量白蛋白测定等。

(2) VNG、vHIT:根据疑诊的病因,必要时选择纯音听阈测试、头部或内听道 MRI、ABR。

(3) 眩晕评定量表及相关心理量表检查:主要包括 DHI 和 HADS 等。

(二) 糖尿病的诊断及评估

1. 糖尿病的诊断　目前国际通用的诊断标准和分类是 WHO(1999 年)标准。糖尿病的糖代谢状态分类、诊断标准见表 17-3、表 17-4。

表 17-3　糖尿病的糖代谢状态分类 (WHO 1999 年)

糖代谢分类	静脉血浆葡萄糖/(mmol/L)	
	空腹血糖	糖负荷后 2 h 血糖
正常血糖	<6.1	<7.8
空腹血糖受损(IFG)	≥6.1,<7.0	<7.8
糖耐量异常(IGT)	<7.0	≥7.8,<11.1
糖尿病	≥7.0	≥11.1

注: IFG 和 IGT 统称为糖调节受损,也称糖尿病前期。

表 17-4 糖尿病的诊断标准

诊 断 标 准	静脉血浆葡萄糖/（mmol/L）
(1) 典型糖尿病症状(烦渴多饮、多尿、多食、不明原因的体重下降)加上随机血糖或加上	≥11.1
(2) 空腹血糖或加上	≥7.0
(3) 葡萄糖负荷后 2 h 血糖无典型糖尿病症状者,需改日复查确认	≥11.1

注：空腹状态指至少 8 h 没有进食热量;随机血糖指不考虑上次用餐时间,1 日中任意时间的血糖,不能用来诊断空腹血糖异常或糖耐量异常。

2. 糖尿病的分型　目前国内采用 WHO(1999 年)的糖尿病病因学分型体系,根据病因学证据将糖尿病分四大类,即 1 型糖尿病、2 型糖尿病、特殊类型糖尿病和妊娠期糖尿病。

（三）诊断性评估应解决的关键问题

1. 眩晕是中枢性还是外周性　区别眩晕疾病的中枢和外周性质是眩晕诊断路径的切入点和关键点,由于两者治疗原则和预后差别较大,且鉴别诊断有一定困难,尤其是部分小脑或脑干梗死,可导致类似外周性前庭病变的症状,一旦误诊,可能导致严重的临床后果。中枢性前庭病变患者多具有血管性危险因素。眼震方向特点、床旁头脉冲试验的结果可作为鉴别中枢性和周围性前庭病变的依据,但任一单项结果均不具备理想的敏感性和特异性。需综合考虑患者的血管危险因素、既往史及眼震特点和床旁头脉冲试验结果,结合神经影像学检查为鉴别中枢性和周围性前庭病变提供依据。

2. 糖尿病相关眩晕的心脑血管风险评估　糖尿病是最重要的心脑血管系统危险因素之一。与非糖尿病患者群相比,糖尿病患者发生心脑血管疾病的风险增加 2~4 倍。空腹血糖和餐后血糖升高,即使未达到糖尿病诊断标准,心、脑血管疾病的发生风险也显著增加。除糖调节异常外,高血压、血脂异常、吸烟等均为心血管系统的主要危险因素。当多种危险因素并存时,其对心脑血管系统的危害显著增加,降低糖尿病患者的心血管系统总体风险水平应成为防治糖尿病的主要目标。因此,对于糖尿病患者不仅需要科学合理地控制血糖,还应重视心脑血管风险评估,积极干预危险因素。

3. 心理精神量表的筛查评估　精神心理因素在糖尿病和眩晕及平衡功能障碍疾病的发生、发展和转归中存在复杂的交互作用。糖尿病患者在患病初期容易出现悲观失望的不良情绪,病程的迁延也容易使患者产生抑郁情绪,抑郁的产生又可能增加发生糖尿病并发症的可能性,随着并发症数量的增加,抑郁的可能性也越大,症状也越严重,使病情和治疗复杂化。在应对眩晕的过程中也可能产生不适当的过度调节、恐惧性回避行为等,会阻碍前庭代偿机制的建立。早期进行精神心理量表的筛查评估有助于全面评估患者的心身健康状况,对于存在焦虑、抑郁等心理疾病及疾病相关性精神紧张者应予以非药物或药物干预,重症患者请精神心理科医生协助诊治。

四、内科治疗

基于循证医学证据的糖尿病治疗策略应该是综合性的,包括降血糖、降血压、调节血脂、抗血小板、控制体重和改善生活方式等治疗措施。降糖治疗包括控制饮食、合理运动、血糖监测、糖尿病教育和应用降糖药物等综合性治疗措施。

（一）2 型糖尿病的综合控制目标

糖尿病治疗的近期目标是通过控制血糖和代谢紊乱来消除糖尿病症状和防止出现急性代谢并发症，糖尿病治疗的远期目标是通过良好的代谢控制达到预防慢性并发症、提高患者生活质量和延长寿命的目的。

（二）糖尿病的医学营养治疗

参考美国糖尿病学会（American Diabetes Association，ADA）2017 年的《美国糖尿病协会饮食指南》及《中国糖尿病医学营养治疗指南（2015）》的要求，确定糖尿病医学营养治疗的目标。

（1）维持健康体重，超重（肥胖）患者减重的目标是 3～6 个月减轻体重的 5%～10%。消瘦者应通过合理的营养计划达到并长期维持理想体重。

（2）供给营养均衡的膳食，满足患者对微量营养素的需求。

（3）达到并维持理想的血糖水平，降低 HbA1c 水平。

（4）减少心血管疾病的危险因素，包括控制血脂和血压。

建议糖尿病患者将饮食中饱和脂肪酸（如动物脂肪）摄入量控制在总热量的 7%以下，并且尽可能减少反式脂肪酸（如酥油、精炼植物油、反复煎炸食品等）的摄入。吸烟和大量饮酒可以加重糖代谢紊乱并增加心血管系统风险水平，因此建议糖尿病患者戒烟、戒酒。

（三）糖尿病的运动治疗

运动锻炼在糖尿病患者的综合管理中占重要地位。规律运动有助于控制血糖、减少心血管危险因素、减轻体重、提升幸福感，而且对糖尿病高危人群一级预防效果显著。

建议糖尿病患者坚持规律性的中等强度有氧运动（如快步行走、太极拳、自行车运动等），运动后其心率达到最大心率的 50%～70% 为宜。体重在正常范围者每日运动时间不少于 30 min，每周不少于 5 日。超重（肥胖）者需要增加运动量，每日运动时间不少于 1 h，每周不少于 5 日。若无禁忌证，应鼓励患者每周进行 2～3 次阻抗训练（如俯卧撑、仰卧起坐、下蹲运动、举哑铃等）。

（四）糖尿病的药物治疗

1．口服降糖药物

（1）生活方式干预是糖尿病治疗的基础，如果血糖控制不达标（HbA1c≥7.0%）则进入药物治疗。

（2）口服降糖药可分为以促进胰岛素分泌为主要作用的药物（磺脲类、格列奈类、二肽基肽酶-4 抑制剂）和通过其他机制降低血糖的药物［双胍类、TZDs、α-葡萄糖苷酶抑制剂、SGLT-2（钠-葡萄糖协同转运蛋白 2）抑制剂］。磺脲类和格列奈类直接刺激胰岛 B 细胞分泌胰岛素；二肽基肽酶-4 抑制剂通过减少体内 GLP-1（胰高血糖素样肽-1）的分解、增加 GLP-1 浓度从而促进胰岛 B 细胞分泌胰岛素；双胍类主要药理作用是减少肝脏葡萄糖的输出；TZDs（噻唑烷二酮类药物）的主要药理作用为改善胰岛素抵抗；α-葡萄糖苷酶抑制剂的主要药理作用为延缓碳水化合物在肠道内的消化吸收；SGLT-2 抑制剂的主要药理作用为通过减少肾小管对葡萄糖的重吸收来增加肾脏葡萄糖的排出。

（3）二甲双胍、α-葡萄糖苷酶抑制剂或胰岛素促泌剂可作为单药治疗的选择，其中二甲双胍是单药治疗的首选。

（4）在单药治疗疗效欠佳时，可开始二联治疗、三联治疗或胰岛素多次注射治疗。

2. GLP－1受体激动剂　通过激动GLP－1受体而发挥降糖作用。GLP－1受体激动剂以葡萄糖浓度依赖的方式促进胰岛素分泌、抑制胰高岛素分泌，并能延缓胃排空，通过中枢性的食欲抑制来减少进食量。GLP－1受体激动剂可有效降低血糖，并有显著降低体重和改善TG、血压的作用。

3. 胰岛素　胰岛素治疗是控制血糖的重要手段。2型糖尿病患者在生活方式和口服降糖药联合治疗的基础上，若血糖仍未达到控制目标，应尽早（3个月）开始胰岛素治疗。胰岛素起始治疗可以采用每日使用1～2次胰岛素。对于HbA1c≥9.0%或空腹血糖≥11.1 mmol/L同时伴明显高血糖症状的新诊断2型糖尿病患者，可考虑实施短期（2周至3个月）胰岛素强化治疗。胰岛素的多次注射可以采用每日2～4次或持续皮下注射胰岛素方法。

（五）心脑血管危险因素的综合干预

对多重危险因素的综合控制可显著降低糖尿病患者心脑血管病变和死亡发生的风险。因此，对糖尿病大血管病变的预防，需要全面评估和控制心血管疾病风险因素（高血糖、高血压和血脂紊乱），处理并存临床疾病，如抗血小板治疗、调脂治疗、降糖治疗和心律失常治疗等。

（六）糖尿病相关眩晕的治疗

对于眩晕发作持续数小时或频繁发作而出现剧烈反应并需要卧床休息者，一般可限制性应用前庭抑制剂，控制急性症状。目前临床上常用的前庭抑制剂主要分为抗组胺剂（异丙嗪、苯海拉明等）、抗胆碱能剂（东莨菪碱等）和苯二氮䓬类；镇吐药有甲氧氯普胺和氯丙嗪等。抑制剂不适合用于前庭功能永久损害的患者，头晕一般也不用前庭抑制剂，应积极进行前庭康复。心理治疗可消除眩晕造成的恐惧心理和焦虑、抑郁症状，需要时应使用帕罗西汀等抗抑郁、抗焦虑药物。

五、前庭康复

（一）基线评估

对糖尿病相关眩晕、头晕患者进行前庭康复之前，应当对前庭功能损害情况及原发疾病、合并疾病进行全面的基线评估，建立前庭康复诊断。评估内容主要包括前庭损害部位、性质、程度、躯体平衡功能、患者的情绪心理和对前庭康复训练的配合程度（积极、消极），以及替代潜能（有或无，完全性或不完全性）等，根据评估结果选择适当前庭康复方法，并为前庭康复疗效评价提供依据。前庭功能基线评估方法可参看视频0－1～视频0－17。

（二）前庭康复方案

有针对性的前庭康复治疗可显著提高前庭中枢代偿能力。

1. VRT　主要通过头眼协调性固视机制进行康复，包括前庭外周康复、前庭中枢康复、替代性前庭康复、视觉强化性康复等。

（1）前庭外周康复：适用于累及VOR初级反射弧的疾病损害。训练方法包括摇头固视、交替固视、分离固视、反向固视等，根据患者平衡功能和心肺功能情况，逐步增加难度条件，进行康复训练。具体方法可参看视频0－18。

（2）前庭中枢康复：器质性前庭疾病造成的中枢功能障碍主要表现为前庭功能亢进、前庭眼动调节功能异常或其他功能异常，可根据患者情况选择 VOR 抑制、反扫射、记忆 VOR、记忆扫视等前庭中枢康复方法，由易至难进行训练。具体方法可参看视频 0－19。

（3）替代性前庭康复：对于完全性前庭功能丧失的患者，单纯外周性前庭康复效果有限，需要通过视眼动系统、颈反射系统、高级知觉和认知功能来进行 VOR 替代性前庭康复。具体方法包括反射性扫视、COR、记忆 VOR、记忆扫视等。具体方法可参看视频 0－20。

（4）视觉强化性康复：视觉信息与其他感觉信息冲突可导致眩晕、头晕和不稳。可见于前庭系统、视觉-眼动系统器质性疾病，也可见于非器质性疾病。视觉强化性康复主要通过视觉背景提供视觉冲突，增强 VOR 反应和视-前庭交互反应能力，降低对运动和视觉刺激的敏感性。具体方法可参看视频 0－21。

2. BRT　主要由步态平衡训练构成，包括肌力、重心、步态、平衡协调训练、靶向移动训练和行走训练，可重新建立前庭反射，可提高前庭位置觉和视觉反应能力，提高姿势稳定性，预防跌倒。

（1）肌力强度康复：加强下肢乃至足部肌力强度，可增加下肢持重力度，增加活动稳定性。可根据患者情况选择五次起坐[先坐在椅子上，然后迅速站起，再慢慢坐下，再迅速站起；坐位单脚抬起（重症患者）或单脚站立（轻症患者，可从扶凳子到徒手），提跟抬趾（可从坐位到徒手，再到海绵垫上）]训练。具体方法可参看视频 0－22～视频 0－23。

（2）重心变换康复：患者双腿快速交替抬起；身体尽可能前倾、后仰和侧弯；正常行走，听到指令时突然转髋。具体方法可参看视频 0－25～视频 0－27。

（3）平衡协调康复：患者马步站立头眼随手移动；弓步站立双手一上一下传球或扑克牌；双脚跟脚尖行走。具体方法可参看视频 0－31、视频 0－41～视频 0－43。

（4）步态功能康复：从坐位站起计时走；脚跟脚尖成一条直线走；常速变速行走或转头摇头条件下行走。具体方法可参看视频 0－28～视频 0－30。

需要指出的是并非所有的前庭功能减退患者都可以从前庭康复训练中获益，前庭代偿只在体内一些生理机制完整的情况下才能达到最佳。不同患者的前庭功能损伤程度及代偿能力不同，这就需要先检查评估患者的前庭功能，然后根据具体情况制订个体化的前庭康复训练方案。

（三）注意事项

（1）前庭康复训练应在医师指导下进行。运动前要进行必要的评估，特别是心肺功能和运动功能的医学评估（如运动负荷试验等）。

（2）前庭康复训练内容要与患者的年龄、病情及身体承受能力相适应，并定期评估，适时调整训练计划。运动前后要加强血糖监测，训练量大时应建议患者临时调整饮食及药物治疗方案，以免发生低血糖。

（3）空腹血糖>16.7 mmol/L、反复低血糖或血糖波动较大、有急性代谢并发症、合并急性感染、增殖性视网膜病变、严重肾病、严重心脑血管疾病（不稳定性心绞痛、严重心律失常、一过性脑缺血发作）等情况禁忌训练，病情控制稳定后方可逐步恢复训练。

（4）前庭康复后随访。在糖尿病长期管理中，随访和健康教育非常重要。随访通常在前庭康复治疗后 4～6 周进行（有防跌倒康复的适当延长），根据评估结果决定是否调整前庭康复方案。

（四）特殊职业人员诊治前庭康复策略

近些年来军事飞行人员中代谢及心血管危险因素正成为比较突出的问题。飞行人员糖尿病常常隐匿发病，以2型糖尿病居多，容易漏诊，随病情发展可合并心血管等严重并发症，危及飞行安全。某部飞行人员代谢综合征的研究显示肥胖、高TG血症、低HDL血症、高血压及空腹血糖增高的患病率分别为53.47%、33.66%、4.79%、2.97%及2.64%。2006~2012年某医院飞行人员停飞数据库中，因糖尿病停飞占比2.17%，占所有停飞疾病谱的第十位。

糖尿病及相关并发症可导致视觉、本体觉、前庭功能障碍，引起包括头晕、眩晕、前庭-视觉症状及姿势症状，甚至可导致患者定向功能减弱、平衡功能失调。罹患糖尿病的飞行员在飞行环境中更易导致眩晕、头晕症状的出现，尤其是飞行中暴露于正加速度（+Gz）、过度转颈、座舱遭遇缺氧等情况下，会产生空间定向障碍、视觉识别障碍、躯体和四肢肌肉调节障碍、自主神经功能紊乱等，危及飞行安全。

飞行人员糖尿病医学鉴定：《中国人民解放军空军飞行人员体格检查标准》规定，糖尿病患者飞行不合格；轰炸机、运输机飞行人员糖尿病治愈后，全身情况良好者个别评定。*U. S. Air Force Medical Standards Directory (2014)* 规定，确诊为糖尿病需暂停飞行，在适当控制后，需重新评估是否特许飞行；应用胰岛素治疗的糖尿病患者飞行不合格。有学者认为：① 1型糖尿病飞行人员飞行不合格；② 2型糖尿病飞行人员无须药物治疗者，葡萄糖耐量试验恢复正常，体重降低，飞行合格；③ 2型糖尿病飞行人员需服药治疗时，飞行驾驶员必须在有两名以上飞行员的情况下飞行；④ 糖尿病飞行人员有酮症、心脑肾等并发症时飞行不合格。

对飞行人员进行评估和航空医学鉴定时应当全面考虑：① 根据原发病的治疗情况和对飞行的影响及眩晕是否消失和是否可能复发等因素综合考虑；② 全面检查，排除中枢及外周前庭系统的功能异常；③ 必要时行模拟飞行环境或实际带飞观察。

六、案例分享——糖尿病血管病变所致TIA

1. *病史*　患者，女，68岁，发现血糖升高20⁺年，反复眩晕半个月入院。患者20年前因口干、多饮等症状，于当地医院测血糖高于糖尿病诊断标准（具体数值不详），后先后服用双胍类、磺脲类降糖药物，2014年因血糖控制不佳，改用胰岛素降糖，目前使用门冬胰岛素早、中、晚6 U餐前皮下注射联合甘精胰岛素8 U（上午10:30）注射，血糖控制基本达标。半个月来患者无明显诱因多次眩晕发作，伴步态不稳、心悸、耳鸣、恶心，症状持续数分钟到数十分钟，未超过1 h，发作时周身时有麻木不适感，一般经卧床休息症状可好转。病程中无明显头痛、呕吐、胸闷、气短、视物模糊等表现，无昏迷、意识障碍，食纳尚可，睡眠欠佳，大小便未见异常。既往有突发性耳聋、糖尿病性视网膜病变史3年，现视物稍模糊。有高脂血症、腰椎间盘突出症病史。

2. *检查*　体格检查：体温36.5 ℃，脉搏76次/分，呼吸16次/分，血压130/80 mmHg。神志清，肥胖体型，全身皮肤未见黄染，未触及肿大淋巴结。头颅无畸形，无自发性眼震，眼球向右侧转动注视时有复视，水平扫视出现欠冲，水平跟踪呈齿轮状。双侧瞳孔等大等圆，对光反射灵敏。床旁头脉冲试验（-）。余心、肺、腹查体未见异常。四肢无活动障碍，肌力、肌张力正常，双下肢无水肿，生理反射存在，病理反射未引出。住院期间眩晕发作时出现上述症状及眼征，发作间歇期无上述眼征。辅助检查：头部MRI示，陈旧性多发性梗死灶，合并脑白质病变，未见新梗死灶。

3. 诊断　TIA。

4. 分析　① 老年女性，有糖尿病、糖尿病性视网膜病变、突发性耳聋、高脂血症病史。查体见肥胖体型。头部 MRI 示陈旧性多发性梗死灶，合并脑白质病变。表明该患者具有脑血管病的发病基础。② 自发性眩晕发作，多次反复发作，每次发作持续数分钟到数十分钟，未超过 1 h，眩晕发作与体位、头位改变无明显关系。③ 眩晕发作时查体有复视，水平扫视和跟踪异常，床旁头脉冲试验阴性说明病变未累及 VOR 反射弧，支持中枢性眩晕发作。眼征提示脑干和小脑病变。结合患者脑血管病危险因素，明确诊断：TIA（椎-基底动脉系统）。

（傅卫红　张　青　冯　青）

本章参考文献

安升，陈小剑，马海，2018. 不同类型孤立性眩晕患者的临床特征与影像学特点. 实用临床医药杂志，22（23）：6－9.

陈灏珠，2016. 实用心脏病学. 5 版. 上海：上海科学技术出版社：3.

陈伟伟，高润霖，刘力生，等，2018.《中国心血管病报告 2017》概要. 中国循环杂志，33（1）：1－8.

丁旭明，赵智，2009. 颈性眩晕的发病原因及治疗进展. 脊柱外科杂志，7（3）：176－179.

郭严，2007. 针刺治疗颈性眩晕 78 例. 陕西中医，28（8）：1063，1064.

胡翔，陆刚锋，白莹，等，2014. 中医手法治疗颈性眩晕的临床研究. 中国中医骨伤科杂志，22（3）：36－38.

姜益常，邵加龙，杨志国，等，2012. 针刀疗法治疗颈源性眩晕的临床疗效观察. 中医药信息杂志，29（1）：90－92.

郎晓光，刘红巾，2015. 飞行人员血管源性眩晕诊治研究进展. 解放军医学院学报，36（1）：9－11.

李谨，刘博，段金萍，等，2016. 糖尿病患者的前庭功能变化特点与分析. 中华耳科学杂志，14（4）：460－463.

李谨，辛玲玉，马肖钰，等，2019. 2 型糖尿病患者动态平衡障碍特点分析. 首都医科大学学报，40（2）：1－5.

李国武，张冲，2009. 浮针疗法治疗椎动脉型颈椎病的疗效分析. 西部医学，21（9）：1562，1563.

廖二元，莫朝辉，2012. 内分泌学. 2 版. 北京：人民卫生出版社.

刘红巾，黄美良，2017. 飞行人员常见病诊治及鉴定. 北京：人民卫生出版社.

刘雪冰，刘博，翟秀云，等，2015. 糖尿病患者前庭功能的变化特点. 中国耳鼻咽喉头颈外科，22（5）：236－238.

刘玉华，郑军，翟丽红，等，2011. 2007—2009 年军事飞行人员飞行不合格疾病谱分析. 军医进修学院学报，32（9）：883，884，889.

刘玉华，郑军，翟丽红，等，2012. 2007—2010 年度军事飞行人员住院疾病谱分析. 军医进修学院学报，33（12）：1224－1226.

吕肖玉，鞠奕，赵性泉，2016. 良性阵发性位置性眩晕临床特征与预后. 中国卒中杂志，11（12）：1023－1026.

孟岩，庄晓明，2019. 糖尿病前期患者前庭功能损伤及其影响因素分析. 首都医科大学学报，40（1）：11－15.

邱峰，威晓昆，2012. 神经内科门诊 367 例有眩晕主诉患者的病因分析. 中华内科杂志，51（5）：350－352.

田军茹,2015. 眩晕诊治. 北京：人民卫生出版社.
无锡市老龄工作委员会,无锡市康复医学会,2015. 实用老年康复指南. 北京：人民卫生出版社.
谢克恭,唐毓金,2009. 颈性眩晕病因及治疗研究进展. 右江医学,37(5)：602－605.
谢克恭,唐毓金,陆敏安,2008. 甘露醇地塞米松联合牵引治疗颈性眩晕 65 例临床分析. 右江医学,36(2)：178.
徐先荣,熊巍,2011. 飞行人员眩晕的航空医学鉴定. 军医进修学院学报,32(9)：879－882.
杨俊,周江军,赵敏,等,2013. 颈前路减压植骨融合内固定术治疗老年性眩晕的临床研究. 中国骨与关节损伤杂志,28(1)：46－47.
杨杰孚,许峰,2014. 心脏病药物治疗学. 北京：人民卫生出版社.
于新军,孙宝梅,2017. 良性阵发性位置性眩晕病因学研究. 北京医学,39(8)：770－773.
张涛,高延征,闫守月,等,2001. 椎动脉型颈椎病的术式选择. 骨与关节损伤杂志,16(1)：1,2.
《中国高血压防治指南》修订委员会,2019. 中国高血压防治指南 2018 年修订版. 心脑血管病防治,19(1)：1－44.
中国心血管病预防指南(2017)写作组,中华心血管病杂志编辑委员会,2018. 中国心血管病预防指南(2017). 中华心血管病杂志,46(1)：10－25.
中国医药教育协会眩晕专业委员会,中国医师协会急诊医师分会,2018. 眩晕急诊诊断与治疗专家共识. 中华急诊医学杂志,27(3)：248－253.
中华医学会神经病学分会,2018. 中国急性缺血性脑卒中诊治指南(2018). 中华神经科杂志,51(9)：666－682.
中华医学会神经病学分会,2019. 中国脑出血诊治指南(2019). 中华神经科杂志,52(12)：994－1005.
中华医学会神经病学分会,中华神经外科杂志编辑委员会,2017. 眩晕诊治多学科专家共识. 中华神经科杂志,50(11)：805－812.
中华医学会糖尿病学分会,2018. 中国 2 型糖尿病防治指南(2017). 中华糖尿病杂志,38(4)：292－344.
周和平,徐素珍,周涛,2003. 颈肩肌肉病损致眩晕的经颅多普勒表现. 中国医师杂志,5(4)：529,530.
朱祖福,张慧萍,孔玉,2016. 以眩晕失衡为主要表现的糖尿病神经病变 30 例分析. 中国实用神经疾病杂志,19(1)：108,109.
邹永英,曹少华,陆湖清,等,2012. 特定穴位注射当归注射液治疗颈性眩晕的临床研究. 中国医学创新,9(5)：104,105.
Bassøe Gjelsvik B E, Syre L,2017. Bobath 观念与神经康复. 2 版. 刘钦刚,江山,刘春龙,等,译. 西安：世界图书出版西安有限公司：11.
Bisdorff A R, Staab J P, Newman-Toker D E, 2019. 前庭疾病国际分类概述. 张欢,焉双梅,译. 神经损伤与功能重建. 14(2)：55－60.
Kaplan N M, Victor R G, 2012. 卡普兰临床高血压. 10 版. 张维忠,译. 北京：人民卫生出版社：9.
Lzzo J L, Sica D A, Black H R, 2011. 高血压手册. 4 版. 王文,高玖鸣,马丽媛,译. 北京：人民军医出版社：10.
Agrawal Y, Carey J P, Della Santina C C, et al. ,2013. Disorders of balance and vestibular function in US adults：data from the National Health and Nutrition Examination Survey, 2001－2004. Archives of Internal Medicine, 169(10)：938－944.
Bhattacharyya N, Gubbels S P, Schwartz S R, et al. , 2017. Clinical practice guideline：benign paroxysmal positional vertigo(Update). Otolaryngology Head and Neck Surgery, 156(3_suppl)：S1－S47.
Gawron W, Pospiech L, Orendorz K. et al. , 2002. Are there any disturbances in vestibular organ of children and young adults with Type I diabetes mellitus? Diabetologia, 45(5)：728－734.
Gilden D, Cohrs R J, Mahalingam R, et al. , 2010. Neurological disease produced by varicella zoster virus reactivation without rash. Current Topics in Microbiology and Immunology, 342：243－253.

Gravesande J, Richardson J, 2017. Identifying non-pharmacological risk factors for falling in older adults with type 2 diabetes mellitus: a systematic review. Disabil Rehabil, 39(15): 1459－1465.

Huang X, Liu B, Sun J, et al., 2016. Analysis and evaluation of the balance function in patients with type 2 diabetes. Lin Chung Er Bi Yan Hou Tou Jing Wai Ke Za Zhi, 30(1): 27－30.

IDF Diabetes Atlas Group, 2015. Update of mortality attributable to diabetes for the IDF Diabetes Atlas: Estimates for the year 2013. Diabetes Research and Clinical Practice, 109(3): 461－465.

Jáuregui-Renaud K, Aranda-Moreno C, Herrera-Rangel A, 2017. Utricular hypofunction in patients with type 2 diabetes mellitus. Acta Otorhinolaryngologica Italica, 37(5): 430－435.

Kim S H, Park S H, Kim H J, et al., 2015. Isolated central vestibular syndrome. Annals of the New York Academy of Sciences, 1343: 80－89.

Monsanto R D, Bittencourt A G, Bobato Neto N J, 2016. Treatment and prognosis of facial palsy on ramsay hunt syndrome: results based on a review of the literature. International Archives of Otorhinolaryngology, 20(4): 394－400.

Pop-Busui R, Boulton A J, Feldman E L, et al., 2017. Diabetic neuropathy: a position statement by the American Diabetes Association. Diabetes Care, 40(1): 136－154.

Yacovino D A, Hain T C, 2013. Clinical characteristics of cervicogenic-related dizziness and vertigo. Seminars in Neurology, 33(3): 244－255.

Yang L, Yang C, Zhang Z H, 2017. Mechanoreceptors in Diseased cervical intervertebral disc and vertigo. Spine(Phila Pa 1976), 42(8): 540－546.

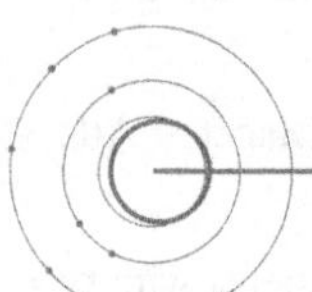

第十八章 儿童眩晕症

第一节 概 述

一、儿童眩晕症的诊疗特点

由于眩晕影响因素较多,且多以自身感受为主,因此在诊疗过程中要求患者必须神志清楚,能理解医生的问诊内容,且认知功能正常。然而,儿童患者因主诉能力欠缺或对晕的感觉理解错误、表述不清等,造成了诊疗的困难。用于成人的各项前庭功能检查技术也不全适用于儿童,且用于成人各类眩晕症治疗方案及后期管理的措施也不全适合于儿童。因此,儿童眩晕症的诊疗,对于医生、家长,极具挑战性。

二、流行病学

报道的眩晕确诊病例最小发病年龄 4 岁。不同性别儿童眩晕症发生情况见图 18-1。儿童眩晕症发病率为 15%~25%,发病率总体低于成人,但因为数据来自耳鼻咽喉科且缺乏来自儿科及其他相关学科的数据,因此发病率可能被低估。同时,儿童双耳重度以上感音神经性聋患者接受人工耳蜗植入手术的数量逐年增长,发现植入前及植入后前庭功能障碍的发生率均接近人工耳蜗植入人数的 50%,而此前的报道均未涉及此类人群。因此儿童眩晕症及前庭功能障碍患者的实际诊疗需求远远高于目前的预期。

三、病因分类

来自国内外各临床中心的报道均显示:发病率居首位的是儿童良性发作性眩晕(benign paroxysmal vertigo,BPV),其次为 VM 和分泌性中耳炎(secretory otitis media,SOM)。近年来,随着新生儿听力筛查及儿童听力诊断的普及与影像诊断技术的进步,发现内耳畸形(inner ear malformation,IEM)在儿童眩晕症中占有相当高的比例,而成人中高发的 BPPV 及 MD 在儿童患者中则相对少见。

四、诊断技术选择及诊疗流程

精准的眩晕诊断是有效治疗的前提。然而,用于成人的前庭功能诊断技术却难以用于各年龄段儿童。通常采用的儿童眩晕诊断方法有问卷、听力学诊断、无创无不适的前庭功能诊断技术、脑电图及影像学方法。需根据患儿年龄及临床症状进行适当选择。通常采用的流程如下。

1. 不能配合纯音听阈测试的测试者　在安静状态下行声导抗检测,结果提示 SOM 患

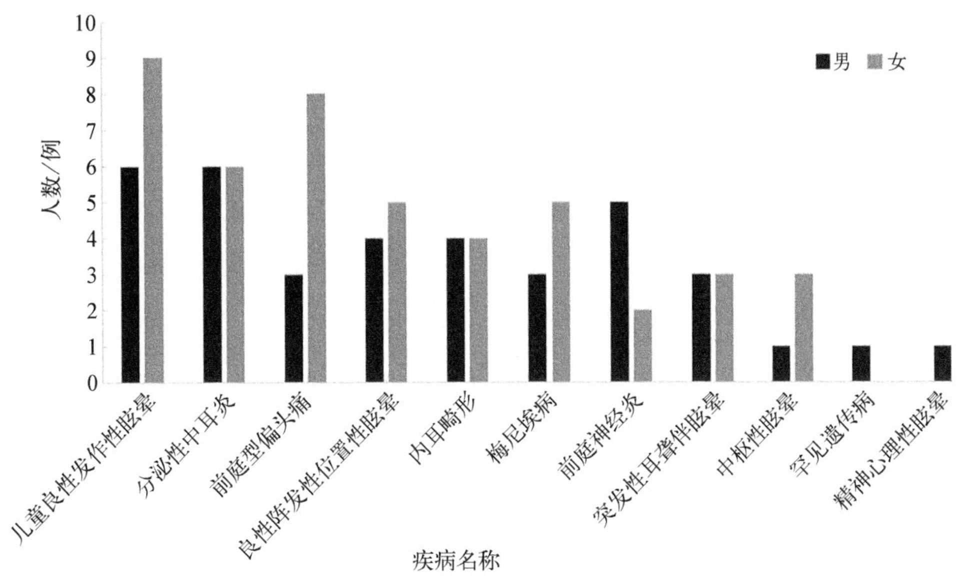

图 18－1　不同性别儿童眩晕症发生情况

者，积极治疗 SOM 同时随访观察，排除其他导致眩晕的疾病；结果提示中耳功能正常者，则通过增加 ABR、OAE、40 Hz 事件相关电位测试，进一步明确听力是否有损伤及损伤程度、性质；仍未能明确诊断者，根据患儿年龄及配合程度增加前庭功能测试：3 岁以上患儿增加转椅测试，4. 5~6. 0 岁患儿部分可选择变位试验及 SVV 检查。

2. 配合常规听功能检查者　≥6 岁患儿通常可以配合常规听力诊断，前庭功能诊断则依据诊疗需要增加视频眼震图、位置试验、床旁头脉冲试验、SVV 及 VEMP 等检查，≥12 岁患儿辅以 DHI 评估。

3. 影像学检查　对病史及听力检测结果提示内耳畸形者：行颞骨薄层 CT 扫描及四维重建。

4. 多学科会诊　对于按照上述规范流程仍未能确诊者，归为疑难病例，由眩晕症多学科会诊平台讨论，并经相关检查证实。对于适用于患儿的前庭功能诊断技术，适用的年龄范围见表 18－1。

表 18－1　82 例儿童眩晕症患儿前庭功能检查方法的应用情况

方　法	评估靶器官	应　用	
		年龄与配合情况	例数（年龄范围/岁）
VEMP 检查	耳石器、前庭神经	≥6 岁合作儿童	22(6. 0~17. 0)
冷热试验	外半规管、前庭神经	≥6 岁合作儿童	19(5. 5~16. 0)
SVV	椭圆囊	≥6 岁合作儿童	18(5. 0~15. 0)
vHIT	3 对 6 个半规管	≥6 岁合作儿童，颈部活动无受限	12(8. 0~17. 0)
位置试验	外、上、后半规管	≥6 岁合作儿童，颈部活动无受限	20(5. 0~16. 0)
视眼动功能检查	前庭中枢功能评估	≥6 岁合作儿童，能看见前方 1. 2 m 视靶	19(5. 5~16. 0)
DHI	眩晕综合影响	≥12 岁能理解量表内容且并合作的儿童	11(7. 0~17. 0)
转椅测试	外半规管	3~6 岁，家长怀抱执行，≥6 岁合作儿童	9(4. 5~16. 0)

最终能否顺利完成上述检查取决于：儿童的年龄、顺从性，家长的接受程度、性格特征，以及诊疗技术的效度、敏度和成本效益比。

5. *床旁检查* Romberg 试验、过指试验、闭眼行走、Fukuda 原地踏步试验、指鼻试验、跟膝胫试验可在家长的帮助下，在轻松友好的环境中试行，依据患儿配合的程度及注意力持续时间，尽量完成而不能勉强。

6. *感觉与运动系统筛查* 应对骨骼肌系统进行检查，以确定有无运动受限、疼痛、肌力下降、耐力受限，这些病变可影响维持平衡所需的姿势调整或活动策略的制订，这些检查也有助于鉴别诊断中枢神经系统正常而骨骼肌异常，或者中枢神经系统异常而骨骼肌正常的病变。

7. *其他* 儿童相关生长发育状态及小脑功能评估与脑电图评估。

第二节 内 科 治 疗

一、儿童良性发作性眩晕

BPV 临床表现特点为短暂的（秒到分，极少达数十分钟）旋转性眩晕发作，与体位和体位变动无关，常常伴有明显的自主神经症状，部分患儿甚至因为明显的自主神经症状如恶心、呕吐、面色苍白等就诊。有时伴随倾倒，不伴意识丧失，不伴听力障碍。偏头痛家族史阳性者>50%，患病率为 2.6%，高发年龄 2~4 岁，通常在 2~4 年内自发性缓解。目前小样本的高刺激率 ABR 研究结果提示发病期间与短暂血管痉挛有关，发作间歇期无任何异常发现。因为儿童用药的顺从性差，对于发作次数少的，发作期间可卧床休息，避免声刺激和光刺激。如果恶心、呕吐严重，适当对症及支持治疗。发作间歇期则主要是避免诱因。对于发作频繁，已经影响到正常生活及学习的，则需要进行预防性药物治疗。通常给予氟桂利嗪 2.5 mg，每日 1 次起始，持续 2~4 周，为了避免体重增加等不良反应，可以停药 1 周后根据眩晕控制情况停药或继续用药。

二、分泌性中耳炎

SOM 常见的主诉及临床表现：幼小儿童常有挠耳、站立困难、频繁摔跤、哭闹、表情恐惧、对声音反应迟钝等，稍大一些的儿童有听力下降、耳鸣及周围物体旋转等主诉。患儿常表现出行动笨拙、步态不稳等。耳镜检查可见鼓室积液，声导抗测试通常可见中耳高负压，鼓室图 B 型或 C 型，镫骨肌声反射引不出。排除其他引起眩晕的原因可以诊断为 SOM 导致眩晕。对于有严重恶心、呕吐等伴随症状者给予对症及支持治疗，SOM 的治疗参照相关治疗指南。

三、内耳畸形

内耳畸形的种类较多，分类标准虽然经历过几次修订但仍然未能覆盖临床所见的全部内耳畸形类型。伴前庭及半规管畸形时，无论耳蜗发育是否正常，均有平衡障碍的表现。若耳蜗及前庭均存在畸形，则有出生听力障碍。内耳畸形平衡障碍的表现有儿童粗大运动发育延迟（motor delay）、发作性眩晕或平衡不良，因前庭功能低下而导致姿势发育不良，伴或不伴出生听力障碍，通过儿童听力诊断和影像学诊断不难确诊。前庭功能诊断，则根据患儿的年龄进行选择。发作期应卧床休息及对症、支持治疗。对于畸形类型已经明确者，如前庭扩大及前庭导水管扩大、半规管裂等，则需要避免造成颅压及腹压增高的诱因。

随着人工耳蜗植入手术的广泛开展，双耳重度或极重度聋儿童的前庭功能障碍受到越来越多的关注。发现有50%的患儿术前存在前庭功能障碍，而前庭功能障碍的程度对术后生活质量的影响尚需进行更多的临床研究。

四、多发性硬化

MS为最常见的一种中枢神经脱髓鞘疾病，因为病变比较弥散，所以症状和体征也比较复杂。患儿的发病年龄在10岁以上。MS患儿发病年龄大多为13～18岁。首发症状为眩晕，伴与体位变化相关的眼震，但眼震方向多变，有时可见垂直性眼震。不伴听力障碍，早期亦无其他神经系统体征。病程后期可出现复视、共济失调等症状，借助脑电图、视频眼震图并最终结合头部MRI确诊为MS，视眼动反射检查表现为扫视欠冲，平稳跟踪曲线为Ⅲ型或Ⅳ型。对于发生在10岁以上儿童的不易解释的眩晕及垂直性眼震应考虑本病。视频眼震图可先于影像学诊断发现前庭中枢异常。足疗程的免疫抑制治疗可获得理想疗效。

五、尿素循环障碍

尽管导致儿童眩晕症的各种疾病中，绝大多数是不危及生命的，但是不容忽视的是，其中少数疾病的风险并不低于成人的中枢性眩晕，因此仍然需要时刻提高警惕。儿童时期发病的遗传性尿素循环障碍（urea cycle disorders，UCDs）会在极短的时间内因血氨升高导致肝损害及神经系统损害。发病之初患者的主诉是头晕、恶心、呕吐，很难通过初诊时的短暂病史采集及床旁体检快速鉴别，而且诊断的重要信息之一是眩晕的具体感受，是旋转性的眩晕还是广义的各种不适（dizziness），儿童患者很难理解并清楚地描述给医生。

UCDs的主要原因是先天性高氨血症，可导致严重的神经系统损害。人体内的氨基酸在分解代谢过程中会产生氨，氨主要通过尿素循环途径转化为尿素经肾排出。尿素循环的正常运转必须有六种酶的参与：*N*-乙酰基谷氨酸合成酶、氨甲酰磷酸合成酶、鸟氨酸氨甲酰基转移酶（ornithine carbamyl transferase，OTC）、精氨酰琥珀酸合成酶、精氨酰琥珀酸裂解酶和精氨酸酶。以上任何一种酶的缺陷均可造成尿素循环障碍。OTC缺陷是最常见类型，在人群中的发病率为1∶14 000，精氨酰琥珀酸合成酶缺陷次之。OTC缺陷为性遗传，常有家族史，其余类型为常染色体隐性遗传。氨对神经系统和肝均有很强的毒性。急性发作时表现为头晕、乏力、恶心、呕吐，继之肝功能及神经系统损伤。迟发型UCDs患者的临床症状多以消化系统症状（食欲的丧失、呕吐等）、神经系统（昏睡、倦怠、谵妄、痫性发作、睡眠障碍、震颤、共济失调、头痛等）和精神症状（行为异常、幻觉等）的不同组合为主要表现。高血氨对脑的毒性尚未完全明确，主要影响脑生化及能量代谢，引起结构异常及脑水肿。准确快速的诊断得益于严格的神经系统检查及电解质检测，短时间内捕捉到神经系统损害的各项体征，并监测到血氨及转氨酶的快速升高，必要时进行肝脏酶学或基因分析。

治疗原则：低蛋白饮食、药物降氨、血液透析、肝移植、基因疗法及社会保障服务。患者的预后取决于病型、诊断早晚和长期治疗效果三个方面。加强认识、早期诊断是治疗本病的关键。

六、儿童的精神心理性眩晕

与成人相比，儿童的精神心理性眩晕相对少见，然而诊断和干预则较成人更加困难，也很少能查及相关报道。一般有如下共同特点：① 均为留守儿童，一年中的大部分时间不能与父母团聚；② 年龄9～15岁，学习成绩及各项表现均不属于优秀之列；③ 既往有明确可查及的前庭性眩晕疾病病史，但经过治疗后已无发作性眩晕，并且前庭功能检查已正常；④ 家长的诊疗意愿比患儿本人强烈；⑤ 经精神心理科及儿科会诊，规范服用情绪稳定类药物及心理咨询随访后恢复正常生活和学习状态。

七、其他疾病

其他疾病如MD、VN、BPPV、VM等，按照本章上述流程进行诊断，干预措施按照各相关疾病的指南。

第三节　前 庭 康 复

因为儿童的神经系统处于生长发育之中，基于对常见疾病前庭康复过程的观察，通常其自然恢复较成人更快、更彻底。同时，目前用于指导成人前庭康复训练的各种方法，儿童则常常因其枯燥单调而难以长期坚持。因此，儿童前庭康复的策略和方法有必要进行严格选择。选择依据是经过规范的药物治疗和生活方式的指导。发作间歇期仍有平衡障碍表现，如步态不稳、频繁摔跤和哭闹等；客观的前庭功能检查显示仍然存在前庭功能损伤者。依据上述标准，需要进行前庭康复的疾病种类有VN、双耳重度或极重度聋助听器与人工耳蜗干预后、部分发作频繁的良性发作性眩晕。

训练方法可使用虚拟现实技术开展前庭康复训练。虚拟现实技术是用计算机生成一种模拟真实事物的虚拟环境，如行走、跑步等，并通过多种传感设备使用户"浸入"该环境中，实现用户与该虚拟环境直接进行自然交互的技术。目前主要用于儿童平衡协调训练，因为其虚拟情景容易使儿童投入其中而提高顺从性，达到预期的康复效果。

第四节　案 例 分 享

一、案例一：VN（右侧）

1. *病史*　　患儿，男，13岁，感冒2周后突发旋转性眩晕，伴严重的恶心、呕吐、出汗及步态不稳。发作时有快相向右的自发性眼震。严重的旋转性眩晕于第4日开始减轻，可下地行走，但是仍有漂浮感。无耳鸣及听力下降。发病第2日于当地医院就诊，查看就诊记录：耳镜检查、纯音听阈测试及声导抗测试均未见异常。可见自发性眼震，快相向右；闭眼站立不能，未发现神经系统其他阳性体征。对症及支持治疗后，于发病第4日症状减轻，转诊我院。

2. *检查*　　入院时检查：自发性眼震(－)，体位诱发试验(－)。闭眼可站立，但摇晃不定，闭眼原地踏步向右侧倾斜。视频眼震图、vHIT 及 oVEMP 和 cVEMP 检查提示右侧前庭上神经、前庭下神经均受损（图 18－2、图 18－3）。

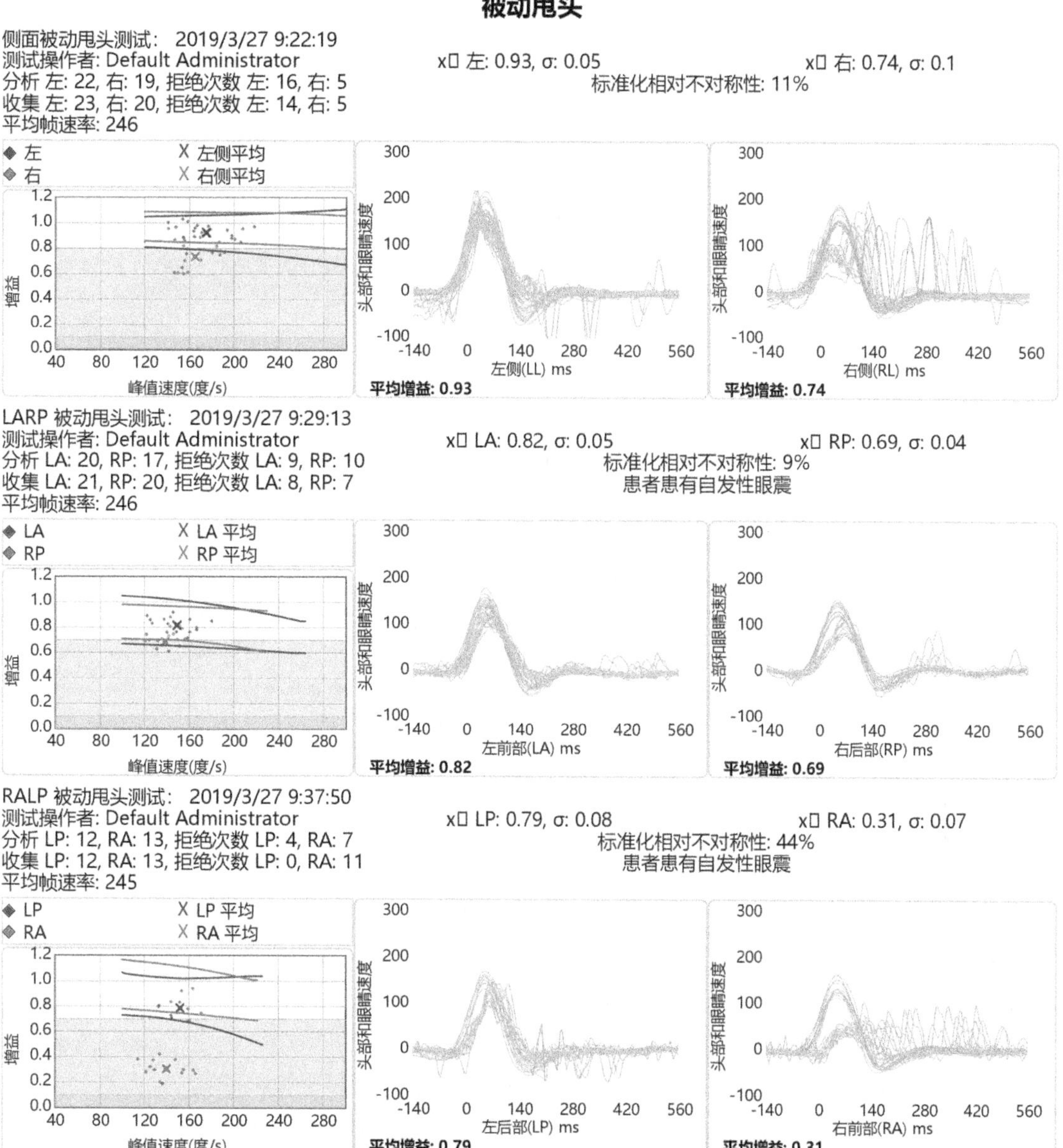

图 18－2　vHIT 提示右侧半规管全管受损

3. 诊断和治疗　　诊断为 VN（右侧）。口服类固醇激素和营养神经药物，并鼓励患儿尽早下床行走，逐步开展前庭康复训练。发病第 10 日时已能自由下床活动，照料自己生活，坐在病床上看书、写作业，但快速行走时有漂浮感、不稳感。于发病第 11 日出院。

出院 6 周后，发生与体位相关的眩晕，持续时间短暂。门诊复诊诊断为右侧后半规管 BPPV，手法复位治疗并继续前庭康复训练，患儿可正常生活及学习。出院 9 周后再次上呼吸道感染，患儿诉鼻塞、头痛、头昏沉感及不稳感加重，未出现旋转性眩晕，体位诱发试验阴性，

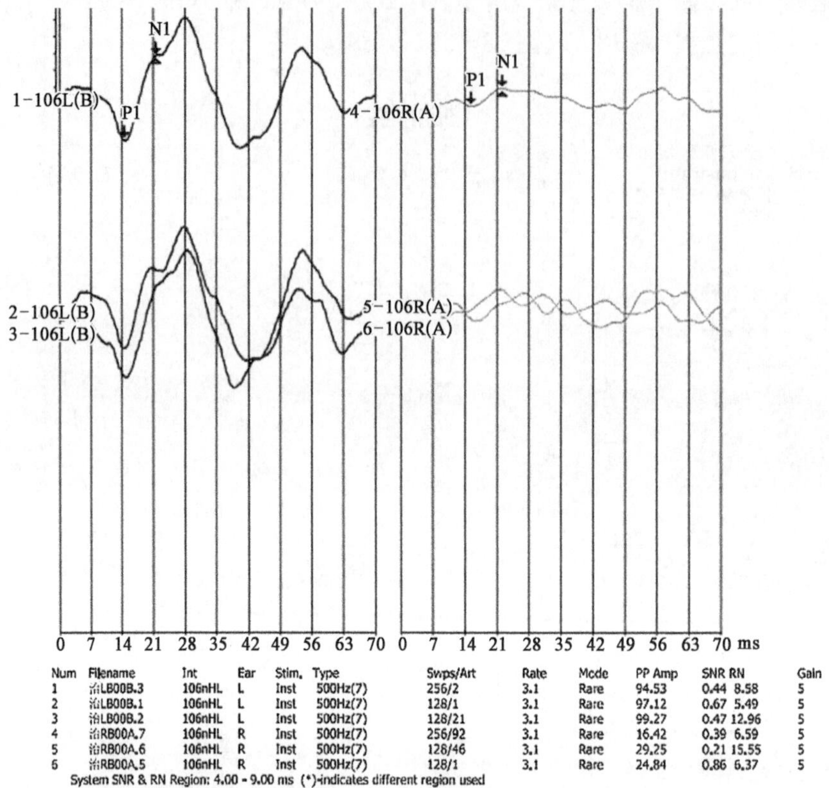

N1
1-106L(B)
P1
4-106R(A)
P1
N1
2-106L(B)
3-106L(B)
5-106R(A)
6-106R(A)
0 7 14 21 28 35 42 49 56 63 70
0 7 14 21 28 35 42 49 56 63 70 ms
Num Filename Int Ear Stim. Type Swps/Art Rate Mode PP Amp SNR RN Gain
1 治LB00B.3 106nHL L Inst 500Hz(7) 256/2 3.1 Rare 94.53 0.44 8.58 5
2 治LB00B.1 106nHL L Inst 500Hz(7) 128/1 3.1 Rare 97.12 0.67 5.49 5
3 治LB00B.2 106nHL L Inst 500Hz(7) 128/21 3.1 Rare 99.27 0.47 12.96 5
4 治RB00A.7 106nHL R Inst 500Hz(7) 256/92 3.1 Rare 16.42 0.39 6.59 5
5 治RB00A.6 106nHL R Inst 500Hz(7) 128/46 3.1 Rare 29.25 0.21 15.55 5
6 治RB00A.5 106nHL R Inst 500Hz(7) 128/1 3.1 Rare 24.84 0.86 6.37 5
System SNR & RN Region: 4.00 - 9.00 ms (*)-indicates different region used
1. 左侧cVEMP波形分化及重复性良好，右侧cVEMP波形分化及重复性欠佳；
2. 左侧P1潜伏期14.60ms，N1潜伏期21.80ms没P-N1波幅61.02μV；
3. 右侧P1潜伏期15.40ms，N1潜伏期22.20ms没P-N1波幅13.17μV；
4. 双侧波幅比（左:右）：4.63（右侧幅值下降）。

图 18-3　cVEMP 检查结果

按照上呼吸道感染给予药物治疗后鼻塞头痛消失，头昏好转。但此后患儿因头昏不稳感而经常请假缺课，并于多家医院就诊。于首次眩晕发作 9 个月后复查前庭功能，提示半规管及耳石器功能已恢复。但 DHI 评分仍然显示眩晕程度严重，得分 70 分。经儿科和精神心理科会诊，确认存在焦虑状态，并给予舍曲林 50 mg 每日 1 次，2 周后患儿状态明显好转。巩固治疗 1 个月后停药，患儿学习及生活恢复正常。

病程不同时期诊断依次为：VN（右侧），VN 继发 BPPV，慢性主观性眩晕。

4. 分析　VN 病变累及前庭上神经及前庭下神经，范围广，损伤程度重，因此康复过程长。患病期间并发 BPPV，虽然住院期间有告知可能继发 BPPV，仍然让患儿及家属感觉疾病未得到“根治”，产生焦虑及恐慌。后期再患急性上呼吸道感染，加重头昏，延缓了前庭康复进程，进一步加深“眩晕无法治愈”的错误认识，加重焦虑情绪。

二、案例二：UCDs

1. 病史　患者，男，15 岁，因反复头晕伴恶心、呕吐 1 日于 2013 年 7 月 24 日 16 时以“眩晕综合征”收入我院耳内科。患儿于入院前 1 日傍晚觉精神疲乏，19 时即入睡，次日 9 时被家属唤醒后出现头晕，为“晕车样”昏沉感，呕吐胃内容物多次，非喷射性，伴全身冷汗、双前臂麻木，呕吐后头晕可稍缓解，与体位变化无关，无发热、头痛，无视物模糊、晕厥，无视物旋转、耳鸣、耳闷、听力下降。否认药物及其他毒物误服史。2 个月前患者 11 岁弟弟头晕、呕吐 23 h 后死亡，当地医院诊断“急性播散性脑炎”。

2. 检查　入院体检：体温 37 ℃，脉搏 67 次/分，呼吸 16 次/分，血压 128/83 mmHg。脑神经检查未见明显异常，面部感觉双侧对称，四肢肌张力正常，肌力 5 级，双膝反射(+++)，双巴氏征(+)，跟膝胫试验(-)。辅助检查：血常规、血糖、血电解质、肾功能、凝血四项正常，肝炎病毒血清学标志(-)，自身抗体全套(-)。血氨 120. 47 μmol/L。胸片、心电图、腹部彩超、心脏彩超等未见明显异常。头部 CT 无异常。腰穿脑脊液压力为 70 mmH_2O。脑脊液常规未见异常。多次复查血常规、肝肾功能、心肌酶谱及血氨水平，患儿逐渐出现水电解质紊乱并呈现多器官功能衰竭，血氨逐渐升高，最高达 492. 3 μmol/L，经血液透析治疗后呈逐渐下降趋势(图 18－4~图 18－10)。

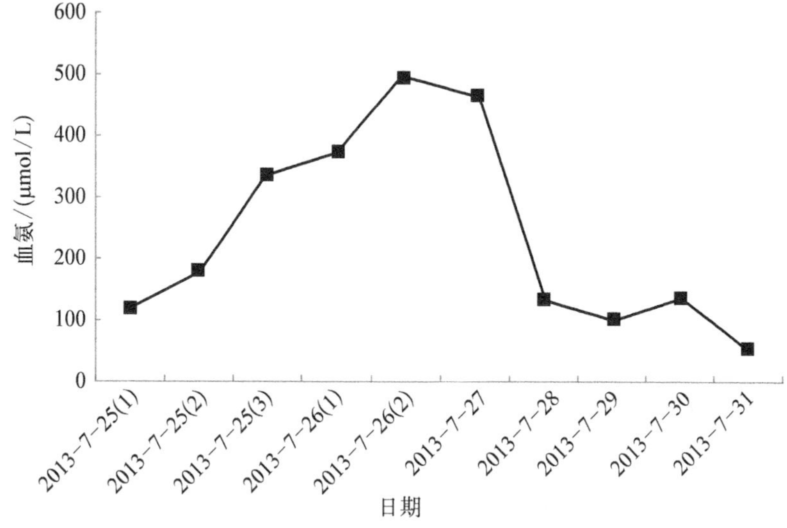

图 18－4　血氨变化趋势

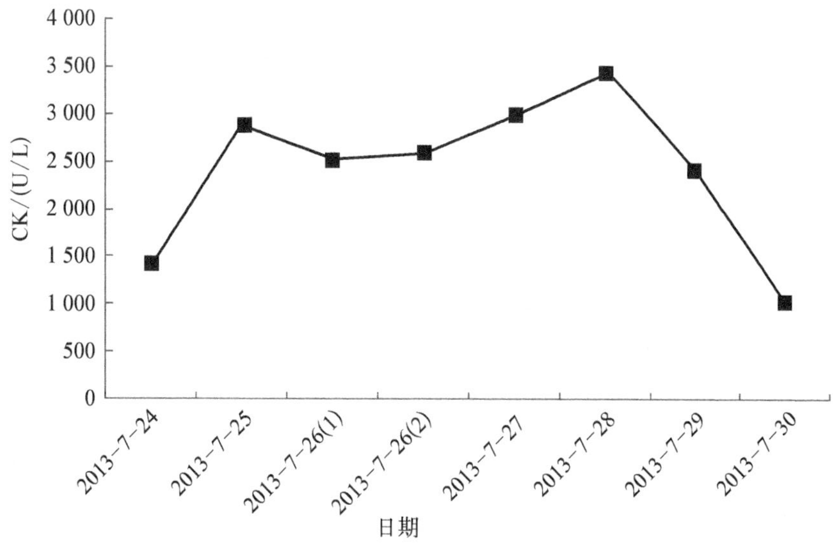

图 18－5　CK 变化趋势

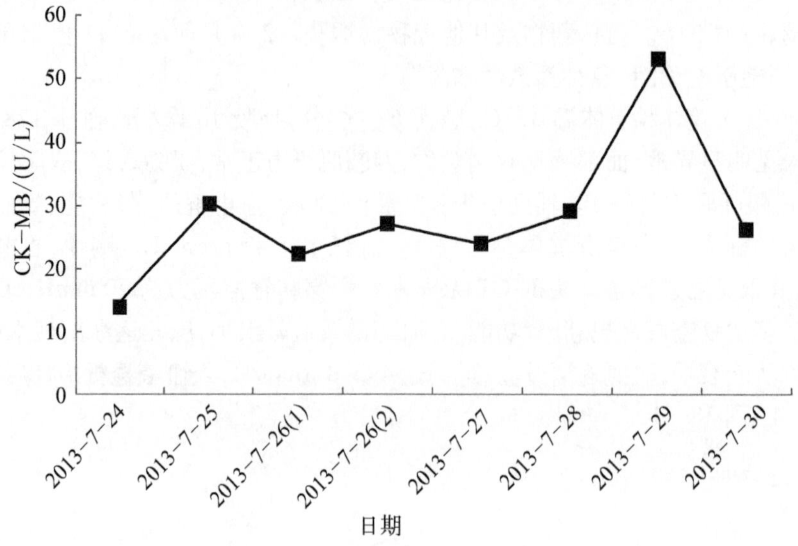

图 18－6　心功能指标 CK－MB 变化趋势

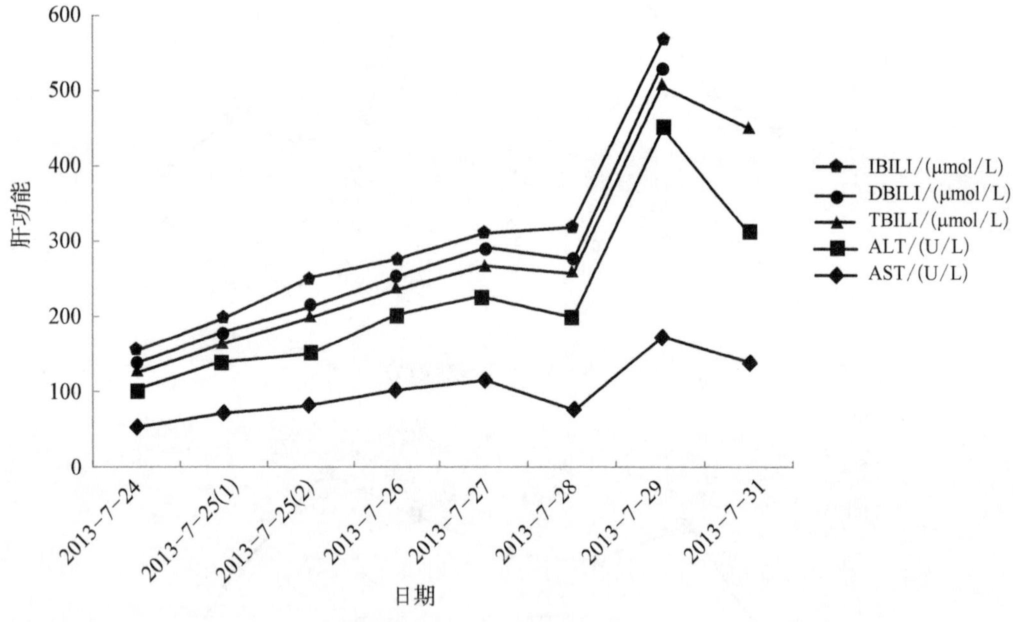

图 18－7　肝功能变化趋势

3. 诊断和治疗　　临床诊断：UCDs。治疗情况：运用护肝、醒脑药物，以及注射用头孢哌酮钠舒巴坦钠抗感染，同时予精氨酸、血液透析等对症综合治疗。病情转归：患儿入院当晚出现精神烦躁，持续加重并呈谵妄状态，次日凌晨出现持续性昏迷。经治疗患儿症状无改善，入院 2 日后患儿家属最终放弃治疗于 2013 年 7 月 31 日自动出院。

4. 分析　　UCDs 的主要原因是先天性高氨血症，可导致严重的神经系统损害。UCDs 按发病时间可分为新生儿期发病和迟发 UCDs 症状。迟发型 UCDs 患者可在多个年龄阶段出现，其起病多存在促发因素，至今已经报道的促发因素有丙戊酸、产后应激、短肠和肾脏疾病、高氮

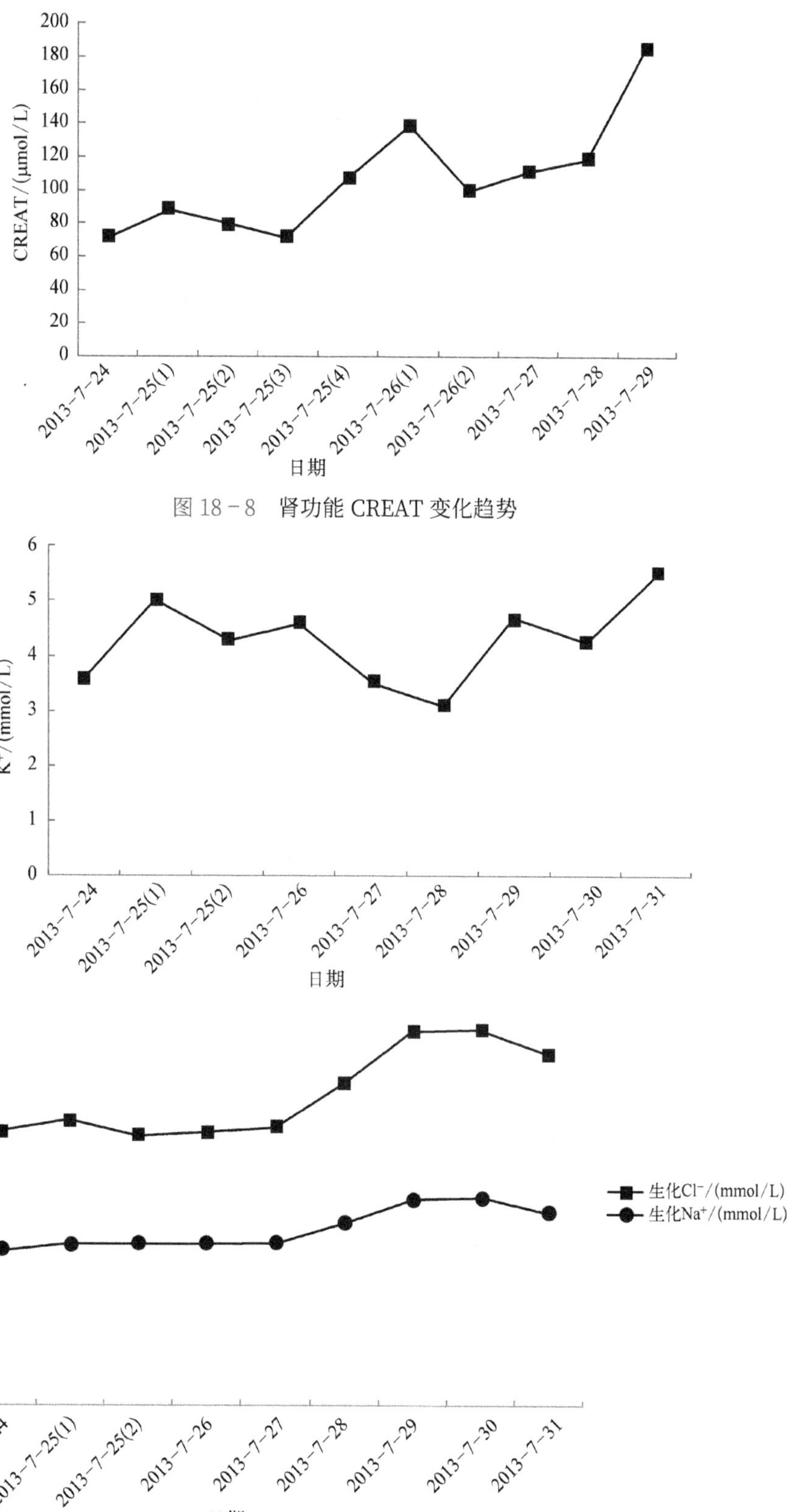

图 18-8　肾功能 CREAT 变化趋势

图 18-9　电解质变化趋势

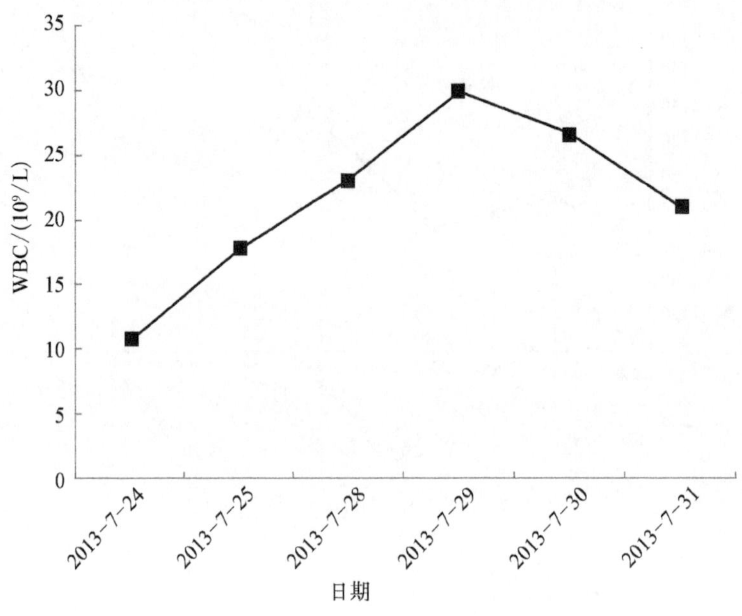

图 18-10　WBC 变化趋势

摄入的胃肠外营养、胃肠出血等。本文所报道的患儿暑期进食较多生鲜食物，推测其发作与此有关。因发病极速，患儿分不清头晕症状属于旋转性还是非旋转性，同时因伴有严重的恶心、呕吐等自主神经紊乱症状，早期神经系统未查及任何阳性体征，难以快速做出鉴别。得益于整个过程中对病情变化的密切关注和准确判断，在入院 2 日内明确诊断。但因严重的多器官功能损害，结局仍然令人惋惜，也时刻警醒临床医生对于儿童的眩晕、头晕诊疗需要倍加重视。

（曾祥丽）

本章参考文献

常艳宇，岑锦添，张姝琪，等，2015. 眼震视图在多发性硬化和视神经脊髓炎中的应用. 中国神经精神疾病杂志，41(10)：596-600.

郝虎，肖昕，2014. 尿素循环障碍及高氨血症的诊断与处理. 中国小儿急救医学，6(21)：354-357.

曾祥丽，岑锦添，梁茵菲，等，2018. 儿童眩晕症 82 例临床分析. 中华全科医师杂志，(2)：109-113.

曾祥丽，李鹏，孔庆聪，等，2011. 前庭及半规管轻度发育异常致眩晕的临床上特点. 中华医学杂志，91(46)：3250-3253.

曾祥丽，李鹏，李永奇，等，2011. 学龄前儿童眩晕的病因分析及诊断方法的合理选择. 中华耳科学杂志，9(4)：376-381.

周芸，曾祥丽，黄子真，等，2015. 以头晕为首发表现的遗传性尿素循环障碍特点分析. 中国耳鼻咽喉头颈外科. 22(5)：244-245.

Batu E D，Anlar B，Topcu M，et al.，2015. Vertigo in childhood：a retrospective series of 100 children. European Journal of Paediatric Neurology，19 (2)：226-232.

Brodsky J R，Cusick B A，Zhou G，2016. Evaluation and management of vestibular migraine in children：

Experience from a pediatric vestibular clinic. European Journal of Paediatric Neurology, 20 (1): 85 – 92.

Gioacchini F M, Alicandri-Ciufelli M, Kaleci S, et al. , 2014. Prevalence and diagnosis of vestibular disorders in children: a review. International Journal of Pediatric Otorhinolaryngology, 78 (5): 718 – 724.

Goto F, Suzuki N, Hara M, et al. ,2015. A retrospective series of 77 pediatric patients with vertigo at a national center for child health and development. Nihon Jibinkoka Gakkai Kaiho, 118 (7): 860 – 866.

Miyahara M, Hirayama M, Yuta A,et al. , 2009. Too young to talk of vertigo? Lancet,373(9662): 516.

Sommerfleck P A, González Macchi M E, Weinschelbaum R, et al. , 2016. Balance disorders in childhood Main etiologies according to age. Usefulness of the video head impulse test. International Journal of Pediatric Otorhinolaryngology, 87: 148 – 153.

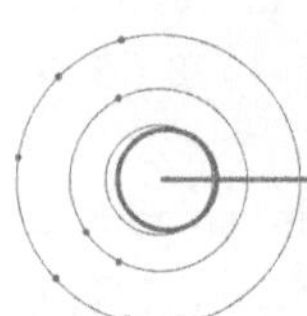

第十九章
老年眩晕、头晕

第一节　概　述

一、定义

眩晕指的是自身或环境的旋转、摆动感，是一种运动幻觉；头晕指的是自身不稳感；头昏指的是头脑不清晰感。

二、流行病学

眩晕、头晕是老年人的常见症状，其发病率随年龄增长而增加。据统计65岁以上人群约30%会出现眩晕，75~80岁男性约1/3、女性约2/3会有眩晕发作。统计表明老年患者中居前四位的病因依次是BPPV、慢性主观性头晕、后循环缺血、VM。眩晕、头晕可导致老年人姿势稳定性下降而跌倒，造成继发伤害，30%的社区老年人每年至少跌倒一次。

三、病因和诊断

1. 病因与分类　可导致老年人眩晕、头晕的疾病多达50余种，与全身各系统均有关系。根据临床表现、辅助检查、诊断、预后等不同可分为：① 中枢性眩晕，常见病因有血管源性、肿瘤、脑干或小脑感染、MS、颅颈交界区畸形、药物源性、其他中枢性眩晕（偏头痛性眩晕、癫痫性眩晕、外伤后眩晕）；② 外周性眩晕，包括无听力障碍的外周性眩晕（BPPV、VN等）和伴听力障碍的外周性眩晕（MD、迷路炎等）；③ 精神疾病相关性头晕；④ 其他全身疾病相关性头晕：常见病因有血液病（白血病、贫血等），内分泌疾病（包括低血糖、甲状腺功能减退或亢进等），心脏疾病、原发性高血压、低血压病，体液离子、酸碱平衡紊乱，眼部疾病（眼肌麻痹、眼球阵挛、双眼视力差别大等）；⑤ 原因不明性眩晕、头晕。

2. 诊断思路

（1）病史采集：询问眩晕、头晕的诱发因素、表现形式、伴随症状、持续时间及诱发因素，既往有无眩晕、头晕病史及具体表现，判断是否存在前庭相关基础疾病及与目前症状有无相关。关注老年患者合并疾病，如高血压、糖尿病等，询问用药情况及饮酒史等，以全面评估基础情况。对于存在跌倒史的老年患者除了应仔细询问眩晕、头晕情况外，还要关注有无周围神经病相关的感觉异常、踩棉感等，有无帕金森病相关的运动迟缓、肢体震颤等，有无小脑退行性变相关的共济失调，以及有无颈腰椎病、骨关节病，有无对跌倒的恐惧感等。

（2）体格检查：检查有无神经功能缺损体征，关注有无复视、口周及面部感觉减退、共济失调等。检查眼球位置、眼震及特点、平滑跟踪、扫视等。检查下肢痛觉、音叉振动觉、Romberg 征和小脑系统相关的体征。行双耳听功能检查、变位试验、床旁头脉冲试验等，初步区分前庭中枢性和外周性病变，明确有无 BPPV 等。姿势步态方面，进行睁、闭眼下的直线行走、后拉试验、行走同时计算等双重任务、单脚站立时间、行走速度等检查。此外，认知功能、精神心理相关评估、卧立位血压、视力及骨关节等情况对于判断头晕或平衡障碍的病因与加重因素也有帮助。

（3）辅助检查：纯音听阈测试、眼震电图、体感诱发电位、头部和颈椎的影像学检查均对病因诊断有提示作用。对于首次出现眩晕、头晕症状的老年患者，如果合并多重血管危险因素者或是症状反复出现但经详细神经耳科评估仍未发现明确病因者，需要完善头部 MRI，尽管大部分头晕、眩晕患者头部影像学检查并无特异性表现。如果发现神经功能缺损体征，扫视运动和平稳跟踪异常，水平方向变化性凝视性眼震、垂直性凝视性眼震、扭转性眼震等，也需要进行头部影像学评估。

（4）诊断流程：见图 19－1。

第二节　内科治疗

一、中枢性眩晕、头晕

1. 血管源性眩晕、头晕　　发病急骤，多是椎-基底动脉系统血管病变的结果。诊断及治疗均需遵照脑血管病诊治指南。

（1）椎-基底动脉系统 TIA：症状刻板样反复发作，表现为持续数分钟的眩晕、平衡障碍、多不伴耳鸣（脑干前庭系统缺血）、少数伴耳鸣（内听动脉缺血）。① 跌倒发作：转头或仰头时下肢突然失张力而跌倒，无意识丧失，可自行站起（脑干网状结构缺血）；② 短暂性全面性遗忘症：持续数分钟至数十分钟的记忆丧失，患者有自知力，谈话、书写及计算力正常（大脑后动脉颞支缺血累及颞叶内侧、海马）；③ 双眼视力障碍（双侧大脑后动脉距状支缺血累及枕叶视皮质）；④ 发作间期无神经系统损害体征。MRI－DWI 扫描无新鲜梗死病灶。超声、TCD、CTA、MRA 和 DSA 等检查可确定椎-基底动脉有无狭窄。

椎-基底动脉系统 TIA 的治疗目的是消除病因、减少及预防复发、防止发生脑梗死。

病因治疗：控制脑卒中危险因素，如动脉粥样硬化、高血压、糖尿病、心脏病及颈椎病，消除微栓子来源。戒烟限酒，停经后激素替代疗法。

药物治疗：① 抗血小板聚集药，减少微栓子和 TIA 的复发，常用药物有阿司匹林、氯吡格雷、双嘧达莫等；② 抗凝药物，常用药物有肝素、华法林等；③ 血管扩张药；④ 短期频发可用尿激酶；⑤ 脑保护治疗。

（2）小脑或脑干梗死：常为椎-基底动脉系统的大血管重度狭窄或闭塞，包括 PICA、椎动脉、BA 和 AICA，也可见于 BA 的深穿支病变。常见症状为眩晕、恶心、呕吐、眼震、延髓性麻痹、复视、面瘫、面部感觉障碍、共济失调和肌张力降低等，可有脑干受压及颅内压增高症状。MRI 扫描可证实脑组织梗死。

治疗原则：超早期治疗，溶栓及取栓治疗和综合性保护治疗。个体化治疗，根据患者年

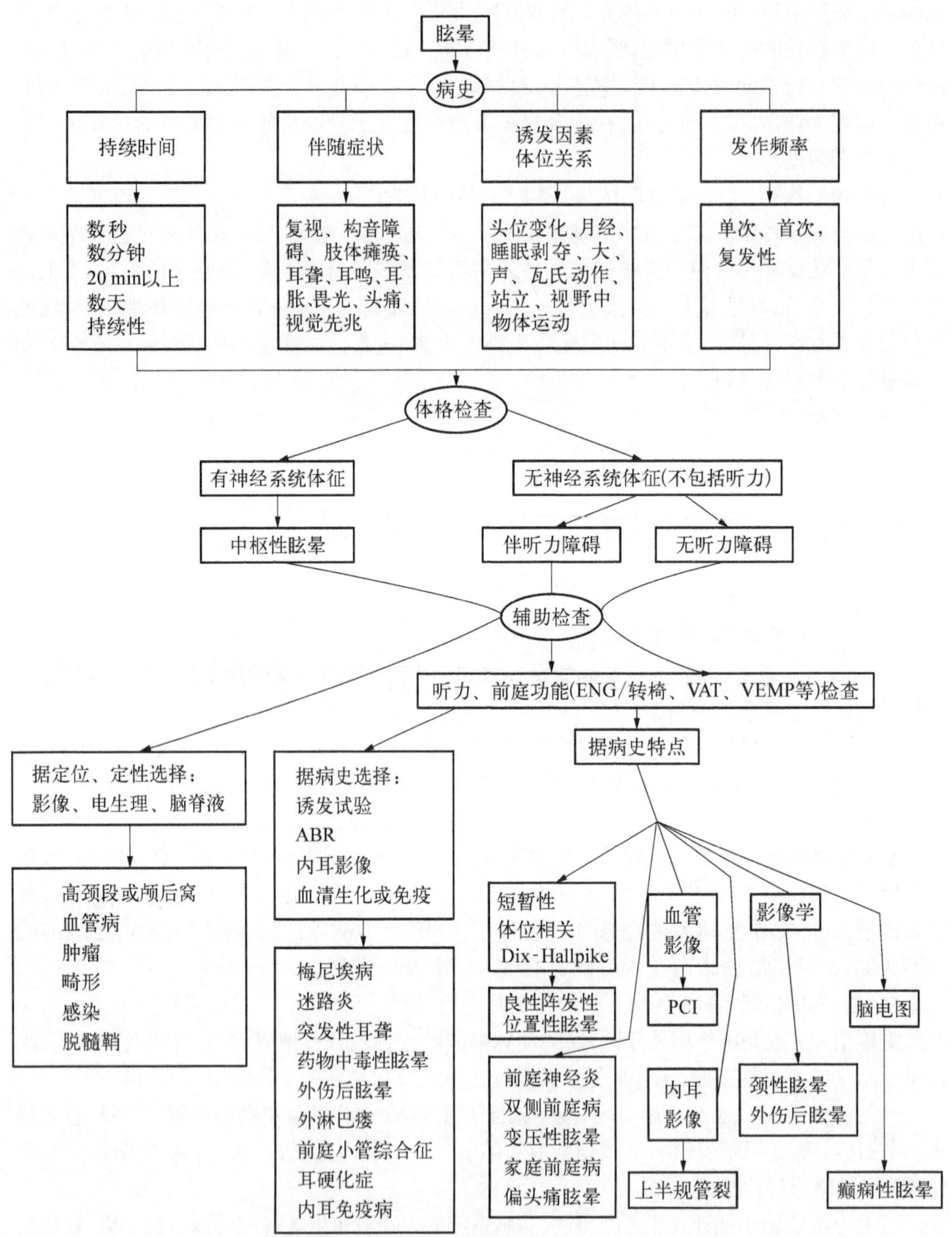

图 19-1　眩晕的诊断流程

VAT：前庭自旋转试验；VEMP：前庭诱发肌电位；PCI：后循环缺血

资料来源：中华医学会神经病学分会，中华神经科杂志编辑委员会，2010. 眩晕诊治专家共识. 中华神经科杂志，43(5)：369－374.

龄、基础疾病、病情程度采取适当的治疗和处理。整体化治疗,脑部作为身体的一部分,脑与心脏及其他器官功能相互影响,如脑心综合征、多脏器衰竭等。此外,对感染、脑卒中后焦虑或抑郁症应及时对症治疗,并对脑卒中的危险因素如高血压、糖尿病和心脏病等采取有效的预防性干预。

(3) 椎-基底动脉供血不足:其治疗也是以病因治疗为主。控制危险因素如动脉粥样硬化、高血压、糖尿病、心脏病及颈椎病,消除微栓子来源,戒烟限酒。如给予抗血小板药物和他汀类药物。

(4) 锁骨下动脉盗血综合征:临床表现为头晕、视力障碍或小脑性共济失调,或出现患侧上肢无力。查体见桡动脉搏动减弱,患侧收缩压较健侧下降 20 mmHg 以上。超声、TCD、CTA、MRA 和 DSA 可明确诊断。治疗方法为通过介入或手术重建锁骨下动脉的正常血流。

(5) 小脑或脑干出血:轻症表现为突发性头晕或眩晕,体检可见小脑性共济失调,大量出血的恢复期可出现头晕,需头部 CT 等影像学检查确诊。治疗以内科对症治疗为主,必要时需外科手术。

2. 肿瘤　　多是亚急性或慢性起病,出现症状和体征时影像学检查多能明确诊断。

小脑或脑干肿瘤:主要表现为小脑性共济失调、脑神经和交叉性锥体损害,有时合并眩晕或头晕发作。

桥小脑角肿瘤:主要表现为头晕发作,可有病侧面部感觉障碍和外展神经麻痹、面瘫、小脑性共济失调等体征。病理上常为脑膜瘤、听神经瘤和胆脂瘤。治疗主要是伽马刀和外科手术。

3. 脑干或小脑感染　　急性起病,伴有发热等全身炎症反应,常有上呼吸道感染或腹泻等前驱感染史。除小脑和脑干损害的临床表现外,有时可伴发眩晕。脑脊液学检查是主要的确诊依据。治疗根据病原学结果,分别应用抗病毒剂、抗生素或激素等。

4. MS　　60 岁前后发病较少。病灶累及小脑和脑干时可出现眩晕。症状表现没有特异性,可为位置性眩晕,病程可持续数日甚至数周。诊断和治疗可参考 NICE(National Institute for Clinical Excellence)标准。

5. 外伤后眩晕　　头部外伤后出现的一过性自身旋转感,有时为持久性的自身不稳感。① 颞骨骨折和内耳贯通伤,患者伤后恢复期,可能仅有自身不稳感和听力下降而无眩晕发作,以对症治疗为主,条件允许可尽早行前庭康复训练。② 迷路震荡(labyrinthine concussion),属于外周性眩晕,由振动波冲击后或内耳受到暴力所致,表现为持续数日、数周或更长时间的眩晕,常伴耳鸣和听力下降,眼震电图检查有位置性眼震,少数患者表现为半规管麻痹,颞骨和耳部影像学检查无异常,治疗主要是对症治疗和休息。

6. 癫痫性眩晕　　发作持续数秒或数十秒,发作与姿势改变无关。能产生眩晕性癫痫的部位包括左侧额中回、顶内沟、顶叶中后回、颞叶后上回、颞顶叶交界区等。临床上以眩晕为主或仅仅表现为眩晕的癫痫实属罕见,眩晕可是部分性癫痫,特别是颞叶癫痫的先兆症状。

诊断依据:① 眩晕发作时,脑电图上相应导联的异常放电;② 需除外其他原因。

治疗原则:按部分性癫痫发作用药。

7. 颈性眩晕　　参见第十七章第二节“颈性眩晕”。

8. 药物中毒性眩晕　　参见第十六章“药物中毒性眩晕”。

二、外周性眩晕

脑干前庭神经核以下前庭感受器和前庭神经病变导致的眩晕，可伴听力障碍和耳鸣等，一般不伴其他神经系统损害的症状和体征。

1. 不伴听力障碍的外周性眩晕

（1）BPPV 参见第五章“良性阵发性位置性眩晕”。

（2）VN 是由病毒感染前庭神经元或前庭神经所致，参见第一章“前庭神经炎”。

2. 伴听力障碍的外周性眩晕　MD 病理特征为内淋巴积水，参见第七章“梅尼埃病”。

三、精神疾病相关性头晕

患者通常伴有头脑不清晰感、自身不稳感，甚至有担心平衡障碍的恐怖感，出现入睡困难、易激惹等焦虑症状，也可有抑郁表现如易疲劳、兴趣下降、易醒等，常伴心悸、疼痛、食欲不振等躯体化症状。

诊断依据：全面问诊，一般可确诊。通过针对性辅助检查可排除器质性病变。

治疗原则：抗焦虑、抗抑郁和心理干预。

四、其他全身疾病相关性头晕

其他全身疾病相关性头晕主要表现为自身不稳感，当病变损伤前庭系统时可引发眩晕。常见的原发疾病有内分泌疾病（包括甲状腺功能减退或亢进、低血糖等），血液病（贫血），心脏疾病引发的射血减少，高血压，低血压，电解质、酸碱平衡紊乱，眼部疾病（眼球阵挛、眼肌麻痹、双眼视力差别显著等），治疗应针对原发病进行。

第三节　前 庭 康 复

老年人因为疾病或平衡系统退行性变导致前庭功能低下，表现为视觉稳定性差、眩晕、平衡障碍等。当患者病情稳定，眩晕不适症状缓解后可进行前庭康复训练，促进前庭代偿，加速症状的缓解和消失。结合药物等治疗可显著加快患者的康复进程。

一、基线评估

前庭康复的效果与很多因素有关，前庭康复的诊断和选择适当的前庭康复方法均是其中的重要因素。因此，前庭康复前基线评估非常重要，需要根据前庭康复诊断提供的信息选择适当的康复方法。

前庭康复前基线评估内容有详细采集眩晕病史，明确眩晕、头晕的特点、严重程度和持续时间；细致的眩晕查体，包括肌力、协调性、平衡能力等；以及全面的前庭功能检查和评估。通过前庭康复前基线评估确定老年患者的前庭功能损害的状态：损害性质是损毁性的还是非损毁性的；涉及哪些感觉系统及各个感觉系统的损伤程度；损害部位在中枢还是外周；损害程度是完全性还是不完全性；是双侧损害还是单侧损害，双侧损害是否对称；患者的情绪状态如何；患者的主观感觉及对生活的影响程度；同时还要了解原发病治疗情况，是否有其他合并症，以及有无伴发疾病和治疗情况等。

通过分析以上采集的信息和检测的结果，就可以做出准确的前庭康复前基线评估，建立前庭康复诊断，并以此为依据制订适当的前庭康复方案。根据基线评估，提出前庭康复的量化指标，建立本阶段前庭康复治疗的现实性目标，并作为前庭康复治疗再评估的对比依据。

前庭康复前基线评估方法可参看视频 0－1～视频 0－17。

二、前庭康复方案

前庭康复由两大部分组成，VRT 和 BRT。前庭康复要循序渐进，逐渐增大训练量和训练难度。

（一）前庭眼反射康复

VRT 主要通过头眼协调性固视机制进行前庭康复，提高视觉稳定性，前庭康复方法可分为前庭外周康复、前庭中枢康复、替代性前庭康复和视觉强化性康复等。

1. 前庭外周康复　疾病导致单侧不完全性外周性前庭功能损害时，前庭外周康复通常效果较好。如果是双侧性损害且程度严重，单靠前庭外周康复效果有限，还需要其他康复方法，如替代性前庭康复等。前庭康复方法同第八章“上半规管裂的前庭外周康复”。

2. 前庭中枢康复　部分老年患者眩晕、头晕为前庭中枢损伤所致，主要表现为前庭眼动调节功能异常或其他中枢性异常，可根进行前庭中枢康复。前庭康复方法包括 VOR 抑制、反扫视、记忆 VOR 和记忆扫视等。先易后难的训练步骤：由坐位到站位训练，远视靶和近视靶相间使用，逐步增加速度。具体方法可参看视频 0－19。

3. 替代性前庭康复　疾病导致的完全性前庭功能丧失的老年患者，由于缺乏残存的前庭功能，单纯的前庭外周康复效果有限，需要替代性前庭康复。其主要通过视眼动系统、颈反射系统、高级知觉和认知功能来进行 VOR 替代康复。前庭康复方法包括反射性扫视、COR、记忆 VOR 和记忆扫视。先易后难的训练步骤：由坐位到站位训练，远视靶和近视靶相间使用，逐步增加速度。具体方法可参看视频 0－20。

4. 视觉强化性康复　老年眩晕、头晕患者为双侧前庭系统损伤和中枢性损伤等，可出现振动幻视、头晕和对视觉刺激敏感等，可进行视觉强化训练。视觉强化性康复训练可通过视觉背景提供视觉冲突，增强 VOR 反应和视-前庭交互反应能力，降低对运动和视觉刺激的敏感性。具体方法可参看视频 0－21。

（二）前庭脊髓反射康复

BRT 主要是进行步态平衡训练，主要涉及躯体和下肢的康复治疗，可提高机体的稳定性和平衡能力，前庭康复方法同第八章“上半规管裂的前庭脊髓反射康复”。

三、注意事项

老年患者在前庭康复中要保证安全、防止血压剧烈波动的影响、预防跌倒并避免意外发生，这些是需要关注的重点。前庭康复中如需转动头部时，要注意患者有无颈部问题。起卧时注意扶住患者肩背。老年患者的前庭康复需要综合方案。通过对视觉、前庭功能和本体感受器的功能整合，在大脑中枢建立新的平衡，提高患者的视觉、前庭位置觉和本体觉对平衡的协调控制能力，调动中枢神经系统的代偿功能，恢复或改善前庭功能，从而使眩晕症状尽快消失并防止复发。

四、前庭康复后随访

前庭康复治疗后，一般4~6周为一个周期，应进行前庭康复后再评估和随访。前庭康复后随访和再评估的内容与前庭康复前基线评估的内容相同。通过随访和再评估评价前庭康复的效果，根据效果决定是否继续前庭康复及对前庭康复治疗方案进行调整。

第四节 案例分享

一、案例一：小脑蚓部软化灶（后遗症期）

1. 病史　患者，男，68岁，低头、抬头及转头时头晕、视物旋转感2年，发作时伴有恶心，严重时呕吐，每次发作持续数秒至2 min不等，平时有间断性头昏、头闷感。左耳耳鸣10余年，无听力下降。从未进行诊治，5日前症状发作较频繁，遂来我院。否认头痛病史，有原发性高血压20余年，否认糖尿病、冠心病等病史。

2. 检查

（1）床旁检查：神经系统及耳科常规查体无异常，无自发性眼震，未见HSN，Romberg试验(-)，Tandem站立试验(-)，Fukuda原地踏步试验(-)，位置试验检查时患者有瞬间头晕感，但未见明确眼震。

（2）前庭功能实验室检查：明环境下未见自发性眼震和凝视性眼震，暗环境下可见2°~3°右向自发性眼震，不同凝视方向可见1°~3°下跳性眼震，向下凝视时还伴有1.5°水平右向眼震。扫视试验、平稳跟踪试验和OKN检查未见异常。温度试验未见明显异常。

（3）影像学检查：头部MR检查提示小脑蚓部小软化灶，伴周围胶质增生，双侧额叶、顶叶、枕叶皮质下白质区多发缺血、腔梗灶，增龄性脑萎缩，血管成像可见右侧大脑前动脉A_1~A_2段血管纤细，A_1段局限性狭窄，余血管未见明显异常(图19-2)。

3. 诊断和治疗　诊断为小脑蚓部软化症(小动脉闭塞型脑梗死可能)。向患者讲解相关知识，建议低盐低脂饮食，适当进行锻炼，监测血压，定期复诊。给予口服尼麦角林、瑞舒伐他汀和阿司匹林。4周后门诊复诊。疗效评估：眩晕发作的严重程度及对日常生活的影响为1分，轻度受影响，可进行大部分活动。

4. 分析　该患者发作性眩晕，头位改变可诱发，不伴听力下降及耳闷胀感，无头痛，眩晕持续数秒至2 min。前庭功能检查发现暗环境下有自发性眼震和凝视性眼震，温度试验无异常，提示中枢前庭功能异常。头部MR可见小脑蚓部软化灶。结合患者多年原发性高血压病史，考虑为小脑蚓部软化症(小动脉闭塞型脑梗死可能)所致中枢性眩晕。给予患者教育，建议其改善生活方式，口服尼麦角林和脑血管病二级预防药物，并行前庭康复锻炼，1个月后患者症状明显改善。

二、案例二：急性脑干梗死

1. 病史　患者，男，71岁，眩晕、步态不稳1个月。患者入院前1个月无明显诱因突发眩晕、视物旋转，伴恶心，无呕吐，步态不稳且向右侧倾斜。发病时无耳鸣及听力下降。症状持续数小时后略有减轻，次日于当地医院就诊，行头部MRI检查提示右侧脑干急性梗死，给

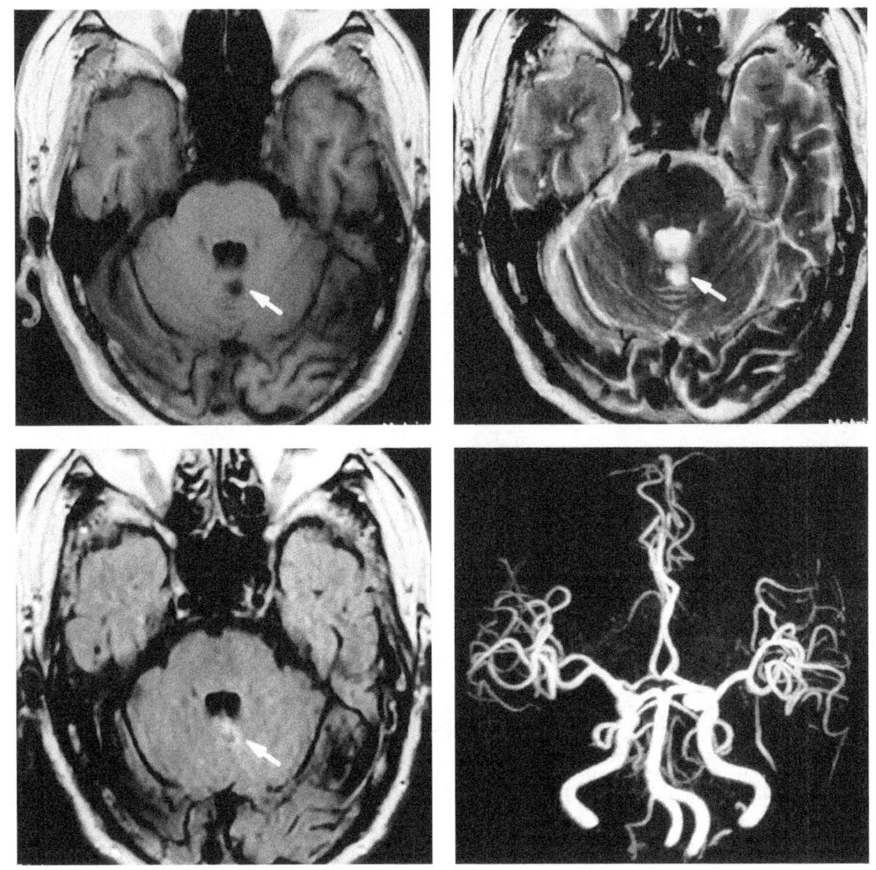

图 19－2　头部 MR 检查

白色箭头示小脑蚓部软化灶，右侧大脑前动脉 A_1 段局限性狭窄

予相应药物治疗后症状有所好转，但仍存在转头时头晕、不稳感，行走欠平稳。为求进一步诊治遂来我院。否认头痛病史，有糖尿病史 7 年，二甲双胍及胰岛素治疗，但血糖控制不佳。否认原发性高血压、冠心病等病史。

2. 检查

（1）床旁检查：神经系统常规查体可见右侧面部及左上肢痛觉减退、凝视性眼震，余无异常。神经耳科查体可见右侧床旁头脉冲试验（+），可见扫视；HSN 检查（+），可见左向水平眼震；Romberg 试验（－）；Tandem 站立试验（+），向右侧倾倒；Fukuda 原地踏步试验（+），向右侧偏转；位置试验（－）；平滑跟踪试验（+）；扫视试验（±）。

（2）前庭功能检查：明、暗环境下未见自发性眼震，明、暗环境下均可见凝视性眼震，扫视试验异常，平稳跟踪Ⅲ型，OKN 双侧减弱。温度试验提示右侧外半规管低频功能减弱，固视抑制失败。vHIT 提示 6 个半规管及其通路高频功能受损，右侧较左侧显著（图 19－3）。VEMP 检查：cVEMP 提示右侧 P_1 波潜伏期延长，可疑右侧球囊通路损害，oVEMP 提示双侧椭圆囊通路功能无明显异常（图 19－4）。

（3）影像学检查：头部 MR 检查提示右侧延髓背外侧及桥臂急性梗死灶，多发脑白质脱髓鞘改变，颅内大动脉轻度硬化表现，未见明显局限性狭窄（图 19－5）。颈部血管超声提示多发动脉粥样硬化斑块形成。

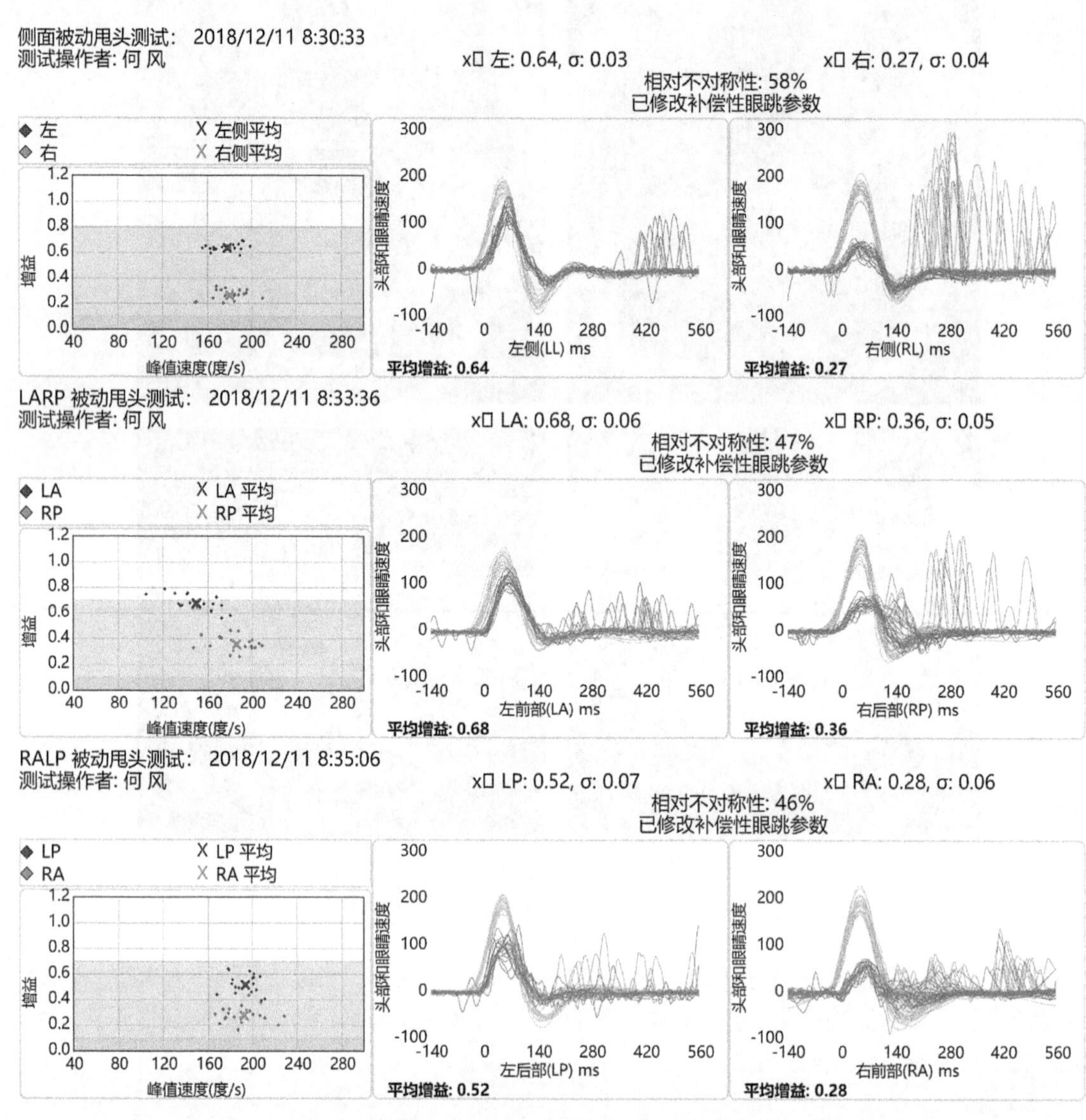

图 19－3 vHIT 提示双侧 6 个半规管及其通路高频功能受损，右侧较左侧显著

3. 诊断和治疗　诊断为急性脑干梗死(右侧延髓背外侧及桥臂)。向患者讲解相关知识,建议低盐低脂饮食,适当进行锻炼,监测血糖,定期复诊。给予口服甲磺酸倍他司汀、瑞舒伐他汀和阿司匹林。4 周后门诊复诊。疗效评估:眩晕发作的严重程度及对日常生活的影响为 3 分,日常活动受限,无法工作,必须在家休息。

4. 分析　该患者为急性眩晕起病,伴恶心、步态不稳,不伴听力下降及耳鸣,眩晕呈持续性,头部 MR 可见急性脑干梗死。前庭功能检查发现明、暗环境下无自发性眼震,明、暗环境下均可见凝视性眼震,扫视试验异常、平稳跟踪Ⅲ型、OKN 双侧减弱。温度试验提示右侧外半规管低频功能减弱,固视抑制失败。vHIT 提示双侧 6 个半规管及其通路高频功能受损,右侧较左侧显著。cVEMP 提示右侧 P_1 波潜伏期延长,可疑右侧球囊通路损害,oVEMP 提示双侧椭圆囊通路功能无明显异常。综合上述前庭功能检查同时可见外周性前庭功能损害和

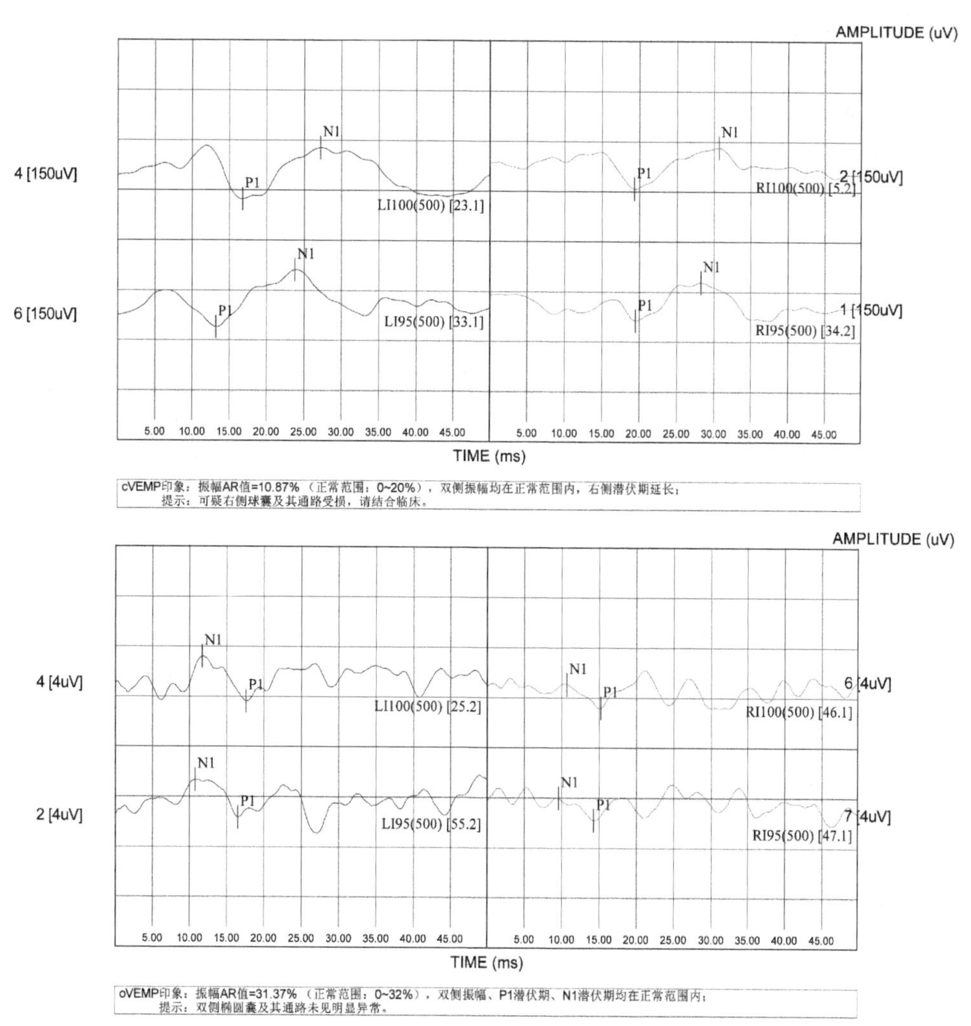

图 19－4　VEMP 检查

cVEMP 提示右侧 P_1 波潜伏期延长，可疑右侧球囊通路损害（上图）；oVEMP 提示双侧椭圆囊通路功能无明显异常（下图）

中枢性前庭功能损害，双侧前庭功能低下以右侧显著。考虑其左侧前庭功能低下可能为增龄性改变，而右侧病损为此次发病的原因，其右侧外周性前庭功能损害表现为右侧桥臂病灶累及右侧前庭神经核所致，而右侧中枢性前庭功能损害则是右侧延髓背外侧病灶累及右侧小脑下脚所致。患者多年糖尿病史，且血糖控制不佳。故诊断为急性脑干梗死（右侧延髓背外侧及桥臂），给予患者教育，建议其改善生活方式，予口服甲磺酸倍他司汀和脑血管病二级预防药物，并行前庭康复锻炼，1 个月后患者症状明显改善。

三、案例三：多系统萎缩

1. *病史*　患者，女，64 岁，主因头晕、发作性意识障碍 3 年，步态不稳 1 年入院。患者 3 年前劳累后突然出现意识丧失，无肢体抽搐及二便失禁，持续 1 min 左右自行缓解，醒后有头晕、全身乏力。约半年后再次出现类似症状发作，在当地卫生院测血压为 80/50 mmHg，未

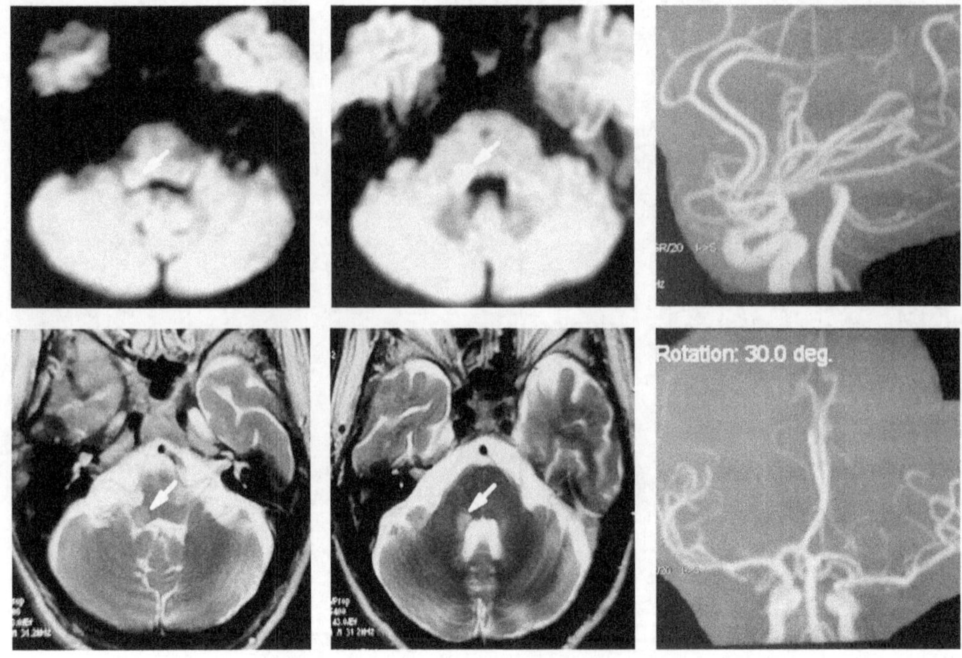

图 19－5 头部 MR 示右侧延髓背外侧及桥臂急性梗死灶（白色箭头）

行进一步诊治。1 年半前再次出现 1 min 左右的意识丧失发作，行头部 MR 检查提示脑白质脱髓鞘改变，小脑轻度萎缩，诊断“小脑萎缩、低血压（原发性直立性低血压?）”。此后患者有多次意识丧失发作，且头晕、步态不稳症状逐渐加重，遂来我院就诊。其母亲有“低血压”病史，具体不详。

2. 检查

（1）床旁检查：三位血压分别为卧位 142/80 mmHg，坐位 121/76 mmHg，立位 68/52 mmHg。指鼻试验、轮替试验及跟膝胫试验欠协调稳准，Romberg 征（+），余神经系统常规查体未见明显阳性体征。神经耳科检查未见自发性眼震及凝视性眼震，扫视试验未见异常，平滑跟踪试验可疑阳性，床旁头脉冲试验未见异常。

（2）前庭功能检查：明环境下未见自发性眼震及凝视性眼震，暗环境下可见自发性右向水平眼震，向右凝视可见右向眼震，扫视试验未见异常，平滑跟踪Ⅱ～Ⅲ型，OKN 双侧减弱，温度试验提示双侧外半规管低频功能减弱。vHIT 检查未见异常（图 19－6）。

（3）影像学检查：头部 MR 检查提示双侧额叶皮质下少许脱髓鞘改变，脑干、小脑萎缩，颅脑动脉未见明显异常（图 19－7）。

3. 诊断和治疗　诊断为多系统萎缩（小脑型）。向患者讲解相关知识，避免快速的体位变化，适当进行锻炼，避免摔跤。给予盐酸米多君改善血压。疗效评估：眩晕发作的严重程度及对日常生活的影响为 3 分，日常活动受限，无法工作，必须在家休息。

4. 分析　该患者为慢性前庭综合征，主要表现为发作性晕厥、持续性头晕及步态不稳。临床表现为自主神经功能衰竭和小脑性共济失调，结合影像学检查，诊断并不困难。本病属于神经退行性疾病，尚缺乏特异性治疗手段，盐酸米多君能在一定程度上改善低血压，但疾病的发展仍不能被阻止。

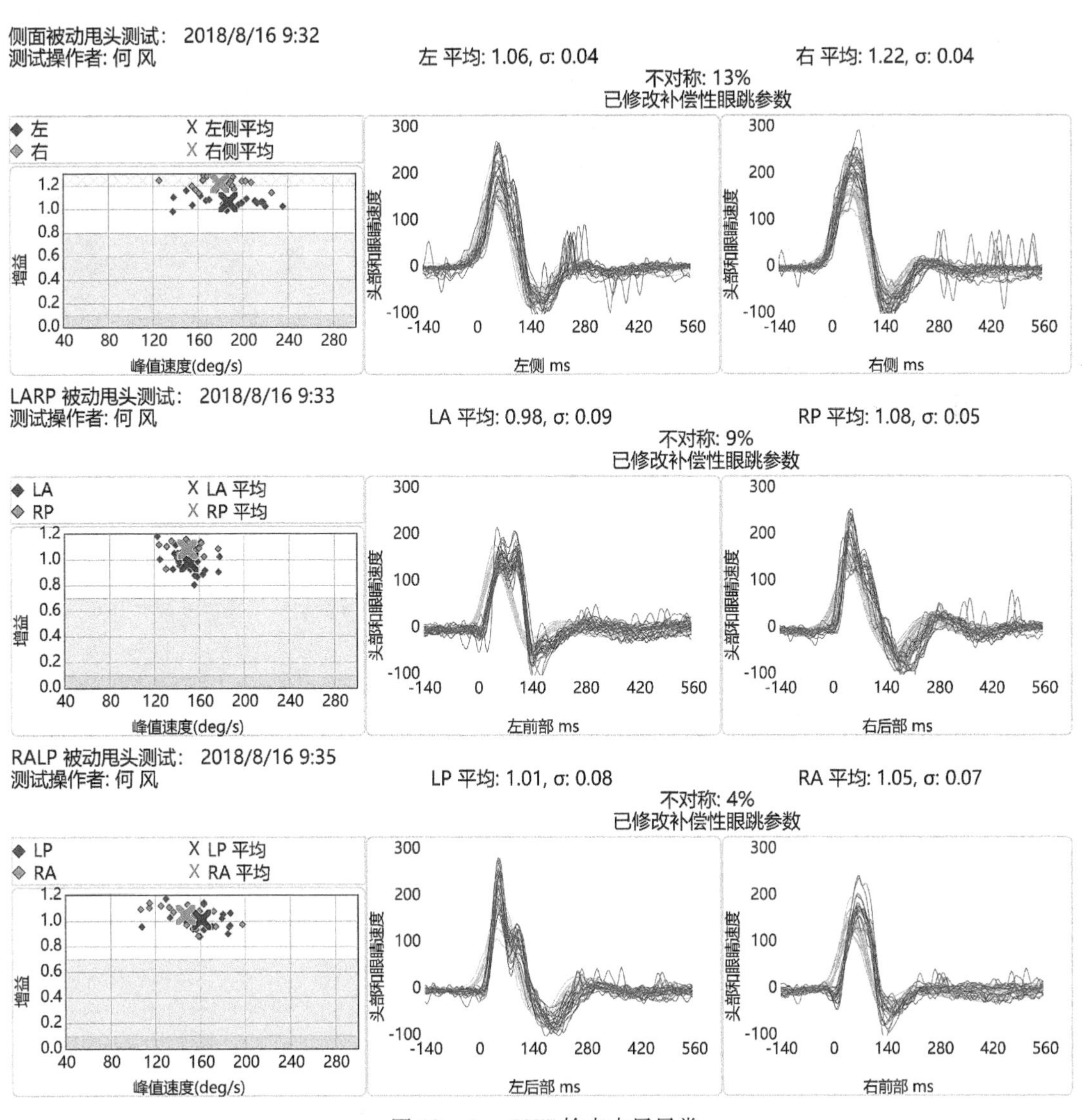

图 19-6 vHIT 检查未见异常

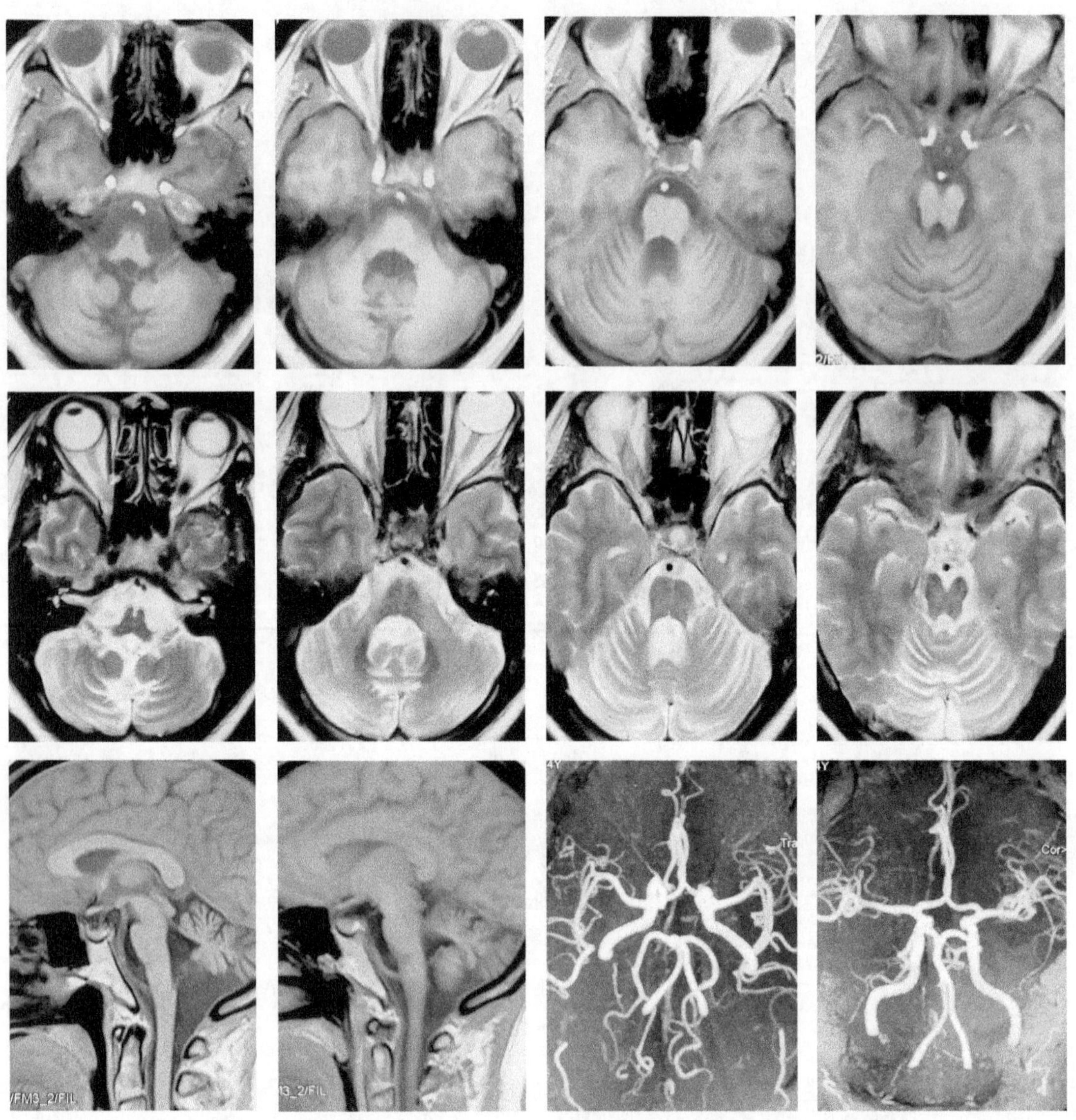

图 19－7　头部 MR 提示脑干、小脑萎缩，颅脑动脉未见明显异常

（迟丽屹　王小成　魏　东　张彦海）

本章参考文献

曹恩禄，韩广强，2007. 老年性眩晕病因及临床特点分析. 基层医学论坛，11(14)：669，670.

焦丽琴，元小冬，吴小英，等，2007. 前庭刺激对后循环血流的影响. 现代电生理学杂志，14(1)：9－11.

粟秀初，2005. 眩晕的临床诊断. 中国现代神经疾病杂志，5(5)：292－297.

粟秀初，孔繁元，黄如训，2003. 眩晕的临床诊断和治疗流程建议. 中国神经精神疾病杂志，29：314.

许如炜，范友强，吴迪，等，2018. 前庭功能康复结合本体觉训练对老年性后循环缺血性眩晕的疗效. 中国康复理论与实践,24(11):1333－1337.
王维治,2006. 神经病学. 1版. 北京:人民卫生出版社.
张连山,2001. 高级医师案头丛书——耳鼻咽喉科学. 北京:中国协和医科大学出版社.
赵国望,侯辰,白志强,等,2018. 眩晕专病门诊就诊老年患者病因分析. 中华老年医学杂志,37(6):650－652.
中华医学会神经病学分会脑血管病学组,急性缺血性脑卒中诊治指南撰写组,2010. 中国急性缺血性脑卒中诊治指南2010. 中华神经科杂志,43:146－153.
Adams H P Jr, Del Zoppo G, Alberta M J, et al., 2007. Guidelines for the early management of adults with ischemic stroke: a guideline from the American Heart Association/American Stroke Association Stroke Council, Clinical Cardiology Council, Cardiovascular Radiology and Intervention Council, and the Atherosclerotic Peripheral Vascular Disease and Quality of Care Outcomes in Research Interdisciplinary Working Groups: the American Academy of Neurology affirms the value of this guideline as an educational tool for neurologists. Circulation, 115: e478－e534.
Bhattacharyya N, Baugh R F, Orvidas L, et al., 2008. Clinical practice guideline: benign paroxysmal positional vertigo. Otlaryngology — Head Neck Surg, 139: S47－S81.
European Stroke Organisation (ESO) Executive Committee, ESO Writing Committee, 2008. Guidelines for management of ischaemic stroke and transient ischaemic attack 2008. Cerebrovascular Diseases, 25(5): 457－507.
Heidenreich K D, Beaudoin K, White J A, 2008. Cervicogenic dizziness as a cause of vertigo while swimming: an unusual case report. American Journal of Otolaryngology, 29(6): 429－431.
Huppert D, Strupp M, Theil D, et al., 2006. Low recurrence rate of vestibular neuritis: a long-term follow-up. Neurology, 67: 1870, 1871.
Johansson B H, 2006. Whiplash injuries can be visible h functional magnetic magnetic imaging. Pain Research & Management, 11(3): 197－199.
National Collaborating Centre for Chronic Conditions, 2004. Multiple sclerosis: National clinical guideline for diagnosis and management in primary and secondary care. London: Royal College of Physicians.
Ruckenstein M J, 2000. Vertigo and disequilibrium with associated hearing loss. Otolarynologic Clinics of North America, 33(3): 535－562.
Solomon D, 2000. Diagnosis and initinatig treatment for periphereal system disorder. Imbalance and dizziness with normal hearing. Otolarynologic Clinics of North America, 33: 563－577.
Wrisley D M, Sparto P J, Whimey S L, et al., 2000. Cervicogenic dizziness: a review of diagnosis and treatment. The Journal of Orthopaedic and Sports Physical Therapy, 30(12): 755－766.
Yardley L, 2000. Overview of psychologic effects of chronic dizziness and balance disorders. Otolarynologic Clininc of North America, 33: 603－615.

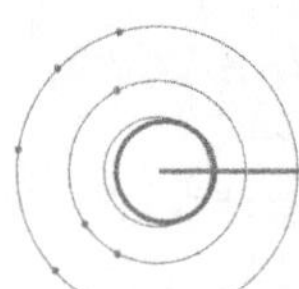

第二十章 特殊职业人群眩晕、头晕

第一节 晕动病

一、概述

（一）演变历史

晕动病是指因不能适应加速度、视觉和（或）本体觉的刺激而发生的头晕、眩晕、恶心、呕吐、面色苍白等一系列前庭自主神经反应的疾病，又称运动病、晕动症、动晕病。1881 年，J. A. 欧文提出了晕动病的概念。按诱发环境的不同，晕动病可分为空晕病（air sickness）、晕车病（car sickness）、晕船病（sea sickness）、航天病（space sickness）、晕地球病（space sickness on earth）、视性晕动病（cinerama sickness）及声音诱发的晕动病（auditory sickness）等。航天病是航天员在失重状态下体验到的晕动病，其发病率可达 15%~50%。1989 年，W. J. 奥克尔斯在自然杂志上提出"晕地球病"的概念，指出航天员长时间执行航天任务，对失重环境适应后再返回地球的重力环境时，会适应不良而出现晕动病的表现。坐车、乘船、乘飞机的普通人员经常发生晕动病者，可以在乘坐交通工具前用药物进行预防，发生晕动病后也可用药物进行治疗，但目前能够防治晕动病的药物基本都有中枢神经系统的副作用，因而驾驶员不能用这些药物进行预防，特别是飞行员和航天员在驾驶飞机或执行航天任务前不能应用这些影响认知功能的药物，以免危及航空航天飞行安全。由于各类晕动病的发病特点和治疗原则基本一致，对特殊人群晕动病的研究成果适用于普通人群。

（二）流行病特点

2 岁以下的婴儿很少发生晕动病，2~12 岁前庭的敏感性高，易发生晕动病，以后随着年龄的增大，晕动病的敏感性下降，50 岁以后晕动病罕见。同年龄者女性比男性对晕动病易感，可能与内分泌因素有关，因为在月经期晕动病的敏感性升高。因个体敏感性差异及诱发环境的不同，晕动病的发病率有所差异。在低海拔近距离飞行更易遭遇湍流影响，乘客发生空晕病的概率高达 25%，而在高海拔远距离飞行过程中，空晕病的发生率降至 1%；约有 1/3 的乘客可在长途客车出行过程中出现不适症状，特别是在山区公路弯道较多时容易出现晕车表现；在远距离巡航过程中，船员中每日发生晕船病的概率为 0. 42%，而在较小的救生筏或海浪较大，晕船症的发病率高达 50%。

（三）发病机制和诱因

1. 前庭过度刺激学说　　正常前庭系统对加速度刺激有一定的耐受能力，超出正常耐受范围的加速度刺激,包括刺激强度过大或持续时间过长,或个体的前庭系统过度敏感均会出现晕动病。

2. 神经匹配不当学说　中枢神经系统存在着对运动刺激的储存器和比较器,由视觉、前庭觉等感觉器输入的运动信号与储存器相联系,比较器与储存器和新的运动信号相联系,如果比较器分析新传入的运动信号与储存器存储的运动信号不相匹配达到一定程度就会发生晕动病。

3. 中枢神经递质系统失平衡理论　认为晕动病与异常运动刺激引起的脑桥前庭神经核等部位的乙酰胆碱能递质的功能增强或脑内去甲肾上腺递质的功能减弱有关,也可能与组胺能递质的功能增强有关。

4. 诱因　感冒、睡眠不足、空腹、过饱、体衰、过度疲劳、胃肠疾病、神经衰弱、心血管疾病、头颅外伤后等,以及饮酒后开车或坐车、飞行或乘机、航行或乘船,均可成为晕动病的诱因。

(四) 诊断

早期症状表现为头晕、胃部不适、唾液多和不愿活动,继而出现恶心、倦怠思睡、冷汗、面色苍白、表情淡漠、手指颤动等症状,最后可出现呕吐、眩晕等。呕吐前常有血压降低、脉搏减缓等表现,呕吐后症状暂缓,不久后再呕吐,直至脱水。重者可出现严重精神症状。离开刺激环境后,症状逐渐消失,有的持续数日。

根据病史,结合选择性进行的温度试验、旋转试验、VAT、vHIT 等检测半规管功能,四柱秋千、二柱秋千或全视野视动刺激下胃电图记录检测耳石器功能;科里奥利加速度试验综合评价前庭器功能等,做出晕动病的诊断。

二、预防和治疗

1. 药物预防和治疗　对晕动病效果较好的药物有氢溴酸东莨菪碱、茶苯海明、对氯胺、异丙嗪等,但仅用于普通乘客。因这些药物对中枢神经系统有抑制作用,不能用于车船和飞行器的驾驶员。生姜也可以缓解晕动病引起的恶心、呕吐等不适症状。不管是口服药还是贴剂,都应在乘坐车船和飞行器之前应用,已经出现不适症状再应用很难达到满意的治疗效果。对未提前用药的重症晕动病者,在可能的情况下离开车船和飞行器,肌内注射甲氧氯普胺、异丙嗪等,有脱水表现者给予静脉补液治疗。

2. 前庭康复　Brandt－Daroff 习服训练是预防空晕病的有效方法,它可提高前庭系统的稳定性,降低敏感性。

(1) 徒手体操前庭康复

徒手操-1:头部依次做四种运动,即左右转头、前后俯仰、左右摆头、左右转身(视频 0－32)。

徒手操-2:顺时针旋转 360°后下蹲并站起,再逆时针旋转 360°后下蹲并站起,连续做 5~10 次,再闭双眼做 5~10 次(视频 0－33)。

徒手操-3:弯腰 90°,左手绕过右肘窝拽住右耳垂,右手伸直与地面垂直,然后顺时针旋转 360°和逆时针旋转 360°;同样方式右手拽住左耳垂,左手伸直与地面垂直,然后顺时针旋转 360°和逆时针旋转 360°。上述徒手旋转体操可以重复进行,并根据个体的实际情况决定重复的次数,但应循序渐进,以不出现恶心为依据,逐渐增加强度(视频 0 - 34)。

对视性晕动病者还可进行家庭康复(视频 0 - 39)。

(2) 户外器械前庭康复:特殊人员如飞行员、运动员等,可以进行户外旋梯、滚轮的前庭康复训练(视频 0 - 35),也可在四柱秋千上进行前庭康复,普通患者可以进行户外四柱秋千前庭康复(视频 0 - 36)。

(3) 实验室前庭康复:特殊人员前庭敏感者,可以在实验室进行科里奥利加速度康复训练(视频 0 - 37);视性晕动病(如模拟器病)者可在视动笼(屋)内有视动刺激的背景下进行固视脱敏训练(视频 0 - 40),或在电动转椅旋转的背景下固视安装在转椅上的视靶,进行视前庭相互作用的康复训练(视频 0 - 38)。

三、案例分享

(一) 案例一:晕动病

1. 病史　患者,男,18 岁,因参加高中生招收飞行学员选拔定选阶段体检,在行科里奥利加速度耐力检查时出现明显头晕、面部大汗而被送至中国人民解放军空军特色医学中心(原中国人民解放军空军总医院)眩晕中心进行晕动病的判定和医学鉴定。追问病史,自幼即有晕车病史,曾在坐小轿车和长途客车时多次出现头晕不适,并有几次发生呕吐,无乘船史,在年幼时有一次坐飞机的经历,不能回忆乘机时的年龄和是否发生呕吐。现在晕车的概率和程度与 6 岁相比,没有加重,也没有明显减轻,不久前有一次晕车。其父亲在开车时没有晕车,但坐车时有晕车表现。其母亲没有晕车表现。其爷爷奶奶和姥姥姥爷是否晕车,患者不清楚。患者为独生子,其他亲戚是否有晕车表现,患者不清楚。

2. 检查　床旁查体未见异常。前庭功能检查温度试验正常(图 20 - 1),动态平衡 SOT(图 20 - 2)和 SVV 与 SVH 正常,vHIT 正常(图 20 - 3),VAT 示水平和垂直增益正常、水平相移和非对称性正常、垂直相移高于正常(连续 2 日重复检查,结果一致),表明垂直前庭通路传导严重滞后。科里奥利加速度耐力检查前庭自主神经反应Ⅱ°。

3. 诊断　晕动病。

4. 医学鉴定　建议按晕动病作飞行学员医学选拔不合格。

5. 分析　该受试者自 6 岁开始有晕车病史,至 18 岁晕车表现未见明显减轻,不久前曾有一次晕车,其父亲至今近 50 岁仍有晕车表现。故晕动病诊断明确,未来难以适应空中生活的可能性较大,故不建议其学习飞行,以免半途而废给个人和国家均造成损失。但因本次受试者参与飞行学员医学选拔落选后还要参与其他高校的录取,故暂时不安排治疗,推荐受试者完成其他高校录取后如有意愿治疗,可进行晕动病的脱敏前庭康复治疗。

(二) 案例二:晕动病

1. 病史　患者,女,22 岁,因自幼坐车乘船头晕、恶心、呕吐就诊。患者述自记忆中就不能坐车乘船,几乎每次坐轿车或乘海船都会头晕、呕吐,即使坐公交车、火车也会头晕、恶心,有时也会呕吐,看外界景物时症状明显,闭眼症状减轻。有一次乘机的经历也出现头晕、恶心和呕吐。每次晕动病表现多数持续半日,个别严重时可持续 1 日,症状才能完全消失。后来外出乘坐交通工具都会吃"晕车药",有一定效果,但吃药后有犯困、口干等不适。平时主要是骑自行车上班。就医目的是希望能够不吃药改善症状。患者母亲也有晕动病表现。

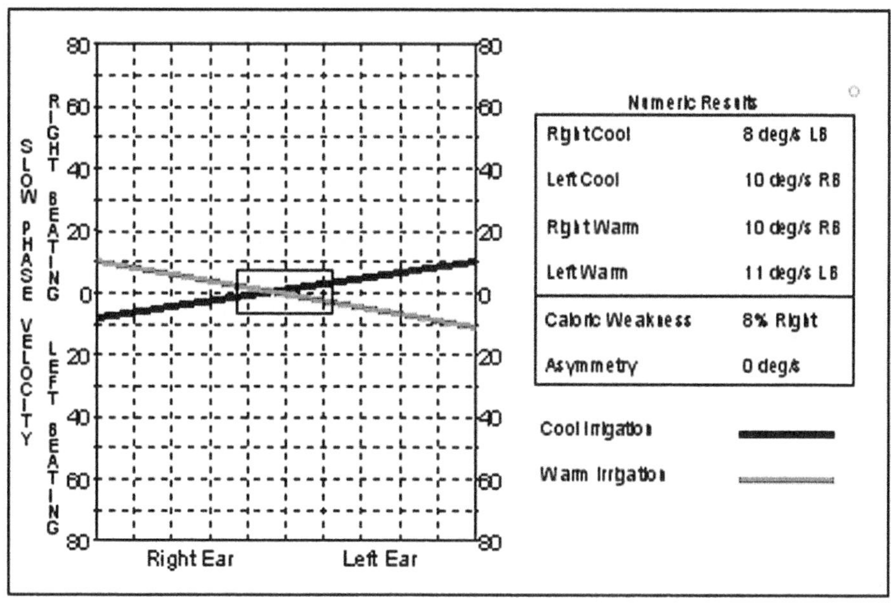

图 20－1　温度试验正常

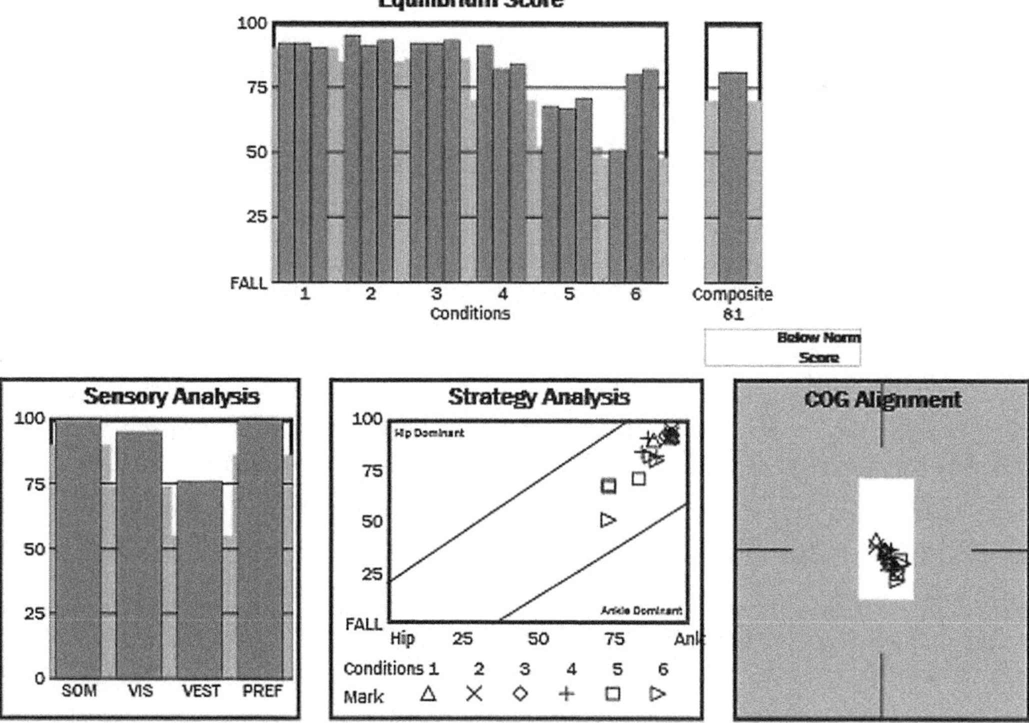

图 20－2　动态平衡 SOT 正常

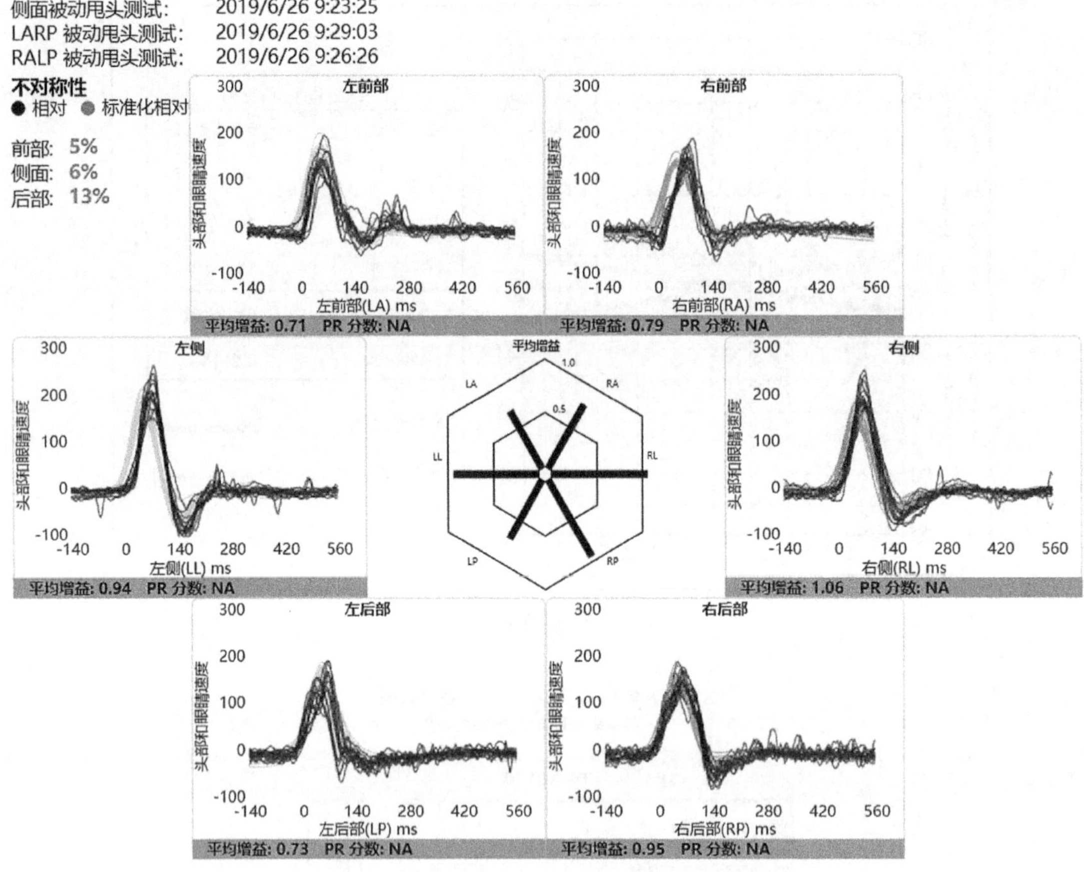

图 20-3 vHIT 正常

2. 检查　床旁检查各项均正常。温度试验示在冷热刺激过程中有明显恶心,眼震频率稍快但仍在正常范围,最大慢相速度稍高但仍在正常范围,左右侧 CP 和 DP 均在正常范围。科里奥利加速度耐力检查 10 s 即出现呕吐。

3. 诊断　晕动病。

4. 治疗　主要采用前庭康复之前庭习服训练。

第一阶段徒手操-1：让患者依次做左右转头、前后俯仰、左右摆头、左右转身,每组动作 5 次,早晚各做一次。该徒手操结束后再沿着大树顺时针转 5~10 圈和逆时针转 5~10 圈。该阶段训练 2 周,速度由慢至快,幅度由小到大。

第二阶段徒手操-2：在徒手操-1 的基础上,增加徒手操-2,即顺时针旋转 360°后下蹲并站起,再逆时针旋转 360°后下蹲并站起,连续做 5 次,再闭双眼做 5 次。该阶段训练 2 周,速度由慢至快。

第三阶段徒手旋转体操-3：在徒手操-1 和徒手操-2 的基础上,增加徒手操-3,即弯腰 90°,左手绕过右肘窝拽住右耳垂,右手伸直与地面垂直,然后顺时针旋转 360°和逆时针旋转 360°;同样方式右手拽住左耳垂,左手伸直与地面垂直,然后顺时针旋转 360°和逆时针旋转 360°,各旋转 5 圈。该阶段训练 2 周,速度由慢至快。

经过 6 周的训练,受试者诉坐车不再晕车。要求其每个月按第三阶段方案保持训练 2~3 次。

第二节　变压性眩晕

一、概述

（一）演变历史

变压性眩晕（alternobaric vertigo，AV），是指在外界压力突然变化且中耳腔内形成相对高压时发生的一种急性发作性的短暂性眩晕。1896 年 Alt 报道了潜水员水压变化而产生的前庭反应。1965 年 Armstrong 等发现这种与中耳高压有关的眩晕症状也可发生在飞行中。1965 年，Lundgren 将这种疾病称为“变压性眩晕”，后有人也称“Lundgren 综合征”。国外报道在军事飞行员中 AV 的发生率为 10%～17%，高性能战斗机部队其发病率高达 29%。中国人民解放军空军特色医学中心对 193 名歼击机飞行员调查发现其发生率为 20. 72%。飞行员和其他机组人员易发生在飞机迅速上升或下降的关键时刻，发病率随着飞机性能的提高而上升。AV 绝大多数出现于飞行人员和潜水员，是飞行人员和潜水员的常见病和多发病。普通人在乘坐飞机或娱乐潜水时，或在持续捏鼻鼓气时也可发生 AV。

（二）发病机制

有关 AV 的发病机制尚不明确，主要与以下因素有关：① 双侧中耳压力不平衡和中耳相对高压的形成，双侧中耳压力不平衡的幅度超过 10 cmH_2O，中耳相对高压达到约 60 cmH_2O 后就会产生 AV；② 中耳相对高压使内耳压力很难与外界再次取得新的平衡；③ 中耳相对高压传至内耳导致内耳微循环障碍，在短时间内刺激前庭系统使活动反应性增强；④ 中耳及内耳相对高压导致前庭神经元反应增强。金占国和徐先荣等行豚鼠低压舱升降试验提示，双侧中耳压力不平衡及中耳相对高压，可引起豚鼠前庭终器形态学改变和前庭功能变化（图 20－4）。郑刚等行豚鼠低压舱升降试验提示，上升率增加比下降率增加更容易引发豚鼠 AV 的躯体反应。

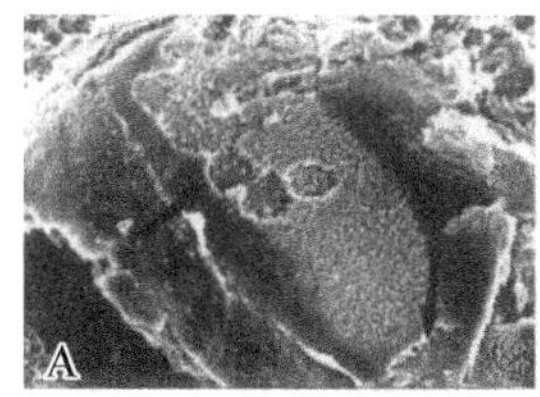

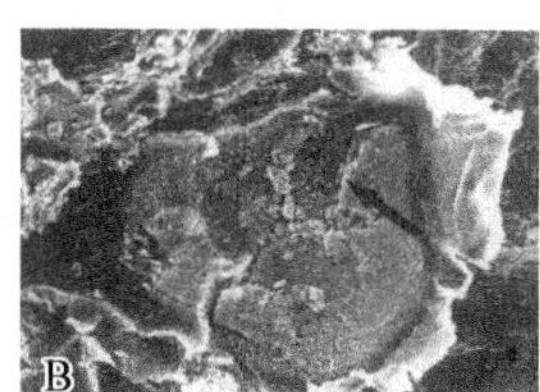

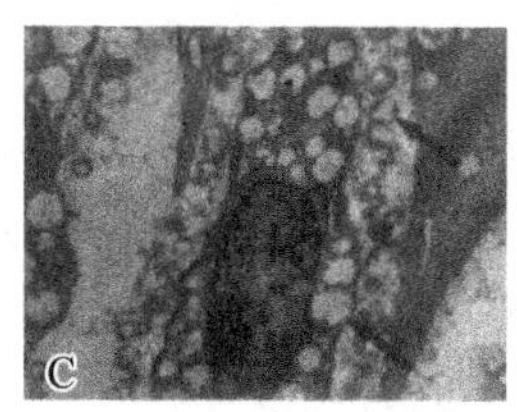

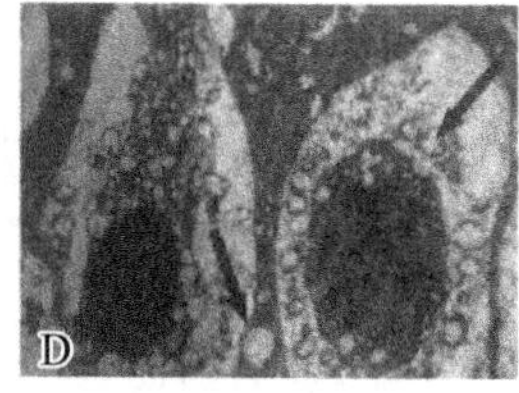

图 20－4　豚鼠前庭终器形态学改变和前庭功能变化

A. 豚鼠球囊斑中央和周边的毛细胞纤毛大面积缺失×100；B. 豚鼠椭圆囊斑毛细胞纤毛局限性缺失×100；C. 豚鼠外半规管壶腹嵴型毛细胞胞浆大量空泡，线粒体肿胀、嵴断裂甚至消失×8 000；D. 豚鼠椭圆囊斑 Ⅰ 型和 Ⅱ 型毛细胞及支持细胞胞浆内大量空泡，线粒体肿胀、嵴断裂甚至消失×5 000

资料来源：金占国，徐先荣，张扬，等，2006. 飞行变压性眩晕动物模型的建立. 中华航空航天医学杂志，17（2）：92－96.

正常情况下，中耳气压通过咽鼓管与外界进行压力平衡，如果平衡受阻或速度过慢，压力通过蜗窗和前庭窗传至内耳，内耳压力通过前庭导水管和蜗导水管向蛛网膜下隙的脑脊液进行疏导。由此可见，蜗导水管对内耳压力变化起着主要的调节作用。中耳和内耳之间存在着相互连接的血管，中耳腔高压使这些连接血管受影响且打乱了内耳的正常循环。同时内耳压力突增使内淋巴管和蜗导水管暂时性阻塞，进一步加重了内耳循环障碍，引起了内耳供血的血氧含量降低，进而影响前庭功能和造成前庭终器的形态学改变。中耳压力增大还可改变前庭神经的电反应性，中耳压力变化越大，前庭神经反应活动越频繁。外淋巴高压通过内淋巴和（或）对前庭终器毛细胞的直接作用可诱导前庭反应。中耳相对高压和较高的压力变化会显著改变前庭终器的活动，在压力的作用下耳石膜的压缩和变形可诱导前庭刺激反应。

（三）发病特点及诊断

AV 的发病特点：① 典型的短暂性眩晕症状多发生在飞机上升、下降等气压显著变化的过程中，低压舱模拟飞行时眩晕症状可被再次诱发；② 持续时间多较短暂，但反复复发造成前庭终器及耳蜗的器质性损伤后，症状持续时间有可能延长；③ 除眩晕症状外，同时可伴有听力下降、耳鸣及恶心、呕吐等耳蜗和前庭自主神经症状；④ 多数患者是在患有上呼吸道感染未完全治愈、咽鼓管功能不良，或存在咽鼓管咽口周围如鼻咽部、中耳及内耳的器质性病变的情况下发生；⑤ 发作次数较少且未造成前庭终器及耳蜗的器质性损伤的可自行缓解，或经过营养神经、扩张微循环等对症支持治疗，多可好转或完全治愈，已造成器质性损伤者治疗效果欠佳。

AV 的症状主要有眩晕、听力下降、耳压痛、耳闷胀感、恶心、呕吐等症状，甚至有视物模糊、复视等。AV 多发生在飞行员、潜水员等特殊职业的从业人群，虽是一种良性疾病，仍可造成严重后果。例如，在飞机迅速升降的关键时刻，突发的 AV 易造成飞行员无法看清仪表及视野缩小、操作困难而引起坠机等灾难性后果。除了飞机升降速度，内耳的潜在性疾病（单侧前庭功能异常、潜在的 MD、迷路炎等）在中耳压力变化时，或做 Valsalva 动作（捏鼻鼓气动作）均可诱发眩晕发作。研究者通过对 193 名歼击机飞行员的调查发现，AV 发生的升降高度多为 1 000~3 000 m，持续时间 2 s~2 min；诱发因素有加压面罩吸氧（35%）、特技飞行动作（35%）、Valsalva 动作（20%）。

AV 的诊断：在飞行、模拟飞行或其他相类似的气压变化环境中出现一过性眩晕，低压舱内模拟飞行或潜水等气压变化能重现眩晕症状。AV 可分为轻度和重度。

轻度：前庭功能检查和听功能测试正常。

重度：伴前庭功能异常或感音神经性聋。

诊断 AV 时要注意区别是功能性还是器质性的，由不可逆的慢性中耳疾病（鼓室硬化、咽鼓管狭窄等）和内耳疾病（如早期 MD、特发性一侧前庭功能异常、内耳发育异常、迷路瘘管等）引起者为器质性的，其他为功能性的。

二、内科治疗

1. 功能性 AV　常采取保守治疗，轻度患者可以观察，必要时给予抗生素、镇痛药和类固醇类药物口服缓解症状。减充血剂通过滴鼻、鼻腔喷雾对早期咽鼓管功能不良治疗效果较显著。同时积极治疗咽鼓管周围疾病，如难以控制的过敏性鼻炎、鼻息肉、鼻腔鼻窦炎症和肿瘤等。还可给予抗眩晕、扩张微循环、营养神经等对症支持治疗。

2. 器质性 AV　如针对鼓室硬化进行手术治疗，针对咽鼓管狭窄进行咽鼓管球囊扩张治疗，针对 MD 进行药物或手术治疗，针对迷路瘘管进行手术治疗等。

三、康复

AV 的康复包括两部分：其一是咽鼓管的功能康复；其二是受损的前庭康复。

（一）咽鼓管功能康复方案

AV 的核心是双侧咽鼓管平衡中耳腔内外压力的能力出现异常，导致两侧中耳腔的压力差达到一定程度后作用于内耳而出现眩晕症状。因此，消除两侧咽鼓管平衡气压的能力差异是治疗 AV 的重要一环。

1. 特殊人群咽鼓管功能康复方案　对飞行员、潜水员等特殊人群，可以在低压舱内采用模拟飞行或潜水的上升/下降速度进行阶梯式咽鼓管功能康复训练，以提升咽鼓管平衡气压的功能（视频 20－1）。

2. 普通人群咽鼓管功能康复方案　也可采用在低压舱内采用模拟飞行或潜水的上升/下降速度进行阶梯式咽鼓管功能康复训练，但由于其咽鼓管功能本身不如特殊人群，对其进行训练时采用的上升/下降速度要慢（视频 20－2）。

※ 咽鼓管功能康复方案视频

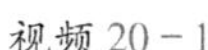
视频 20－1

视频 20－2

（二）前庭功能康复方案

1. 前庭外周 VRT 训练　由于器质性 AV 造成的前庭损伤为外周性前庭功能损伤，因此在基线评估检测到外周性前庭功能受损时则应首先进行普通环境下外周 VRT 训练（视频 0－18）。

2. 前庭外周 BRT 训练　根据基线评估结果（参见“绪论”的基线评估部分），有针对性地进行普通环境下外周 BRT 训练（参见第一章“前庭神经炎”的前庭康复部分）。

3. 特殊环境下前庭外周康复训练　飞行员和潜水员等特殊职业人群患器质性 AV 后，除了要在普通环境中进行前庭康复外，还应在低气压和缺氧环境中进行前庭康复以防发生前庭失代偿（视频 0－44）。

（三）注意事项

前庭康复训练过程中，训练强度及时间由患者的耐受程度决定。前庭功能减退后应尽快进行凝视稳定性训练，训练之初以缓慢的速度进行训练，每日 2~3 次，然后逐步提高头部运动速度并延长训练时间，当患者能够较好地完成固定视靶训练后，改为移动视靶训练，根据适应情况调整移动靶的速度和频率。VRT 训练和 BRT 训练交替同步进行。

（四）疗效评估

所有患者均于治疗 4~6 周后进行疗效评估。

1. 患者主观症状评价　询问患者症状改善情况，对生活质量的影响。

（1）VSI：对 AV 患者治疗前后的症状进行主观评估，VSI 可分别对 6 种症状（平衡、眩晕、头晕、恶心、视觉敏感、头痛）进行 0~10 分（共 11 个等级）的评分，0 分为完全正常，10 分为最严重；分数越低，平衡能力越好。

（2）DHI：对 AV 患者生活诸多方面的影响进行主观评估。该量表共有 25 条，评价内容包括三大方面：情感性、功能性和身体性。每条问题均有 3 个答案，分别为“是、有时、无”，计分为“4、2、0”分，0 分代表眩晕疾病对患者无影响。

2. 床旁查体评价

(1) 采用 BBS 评分：观察 AV 患者在限定的时间或距离内完成坐到站、无支撑坐位、无支撑站位、无支撑站到坐、床-椅转移、闭眼站立、并脚站立、手臂前伸、弯腰拾物、转头向后看、原地转圈、双脚交替踏凳、前后脚直线站立和单脚站立共 14 个项目的活动，每个项目的评分为 0~4 分，0 分代表无法完成动作，4 分代表可正常完成动作，总分最高为 56 分，分数越高，表示平衡能力越好。

(2) 计时平衡试验：记录眩晕患者在睁眼和闭眼时踵趾位与单脚站立维持平衡不跌倒的时间（睁眼和闭眼踵趾位与单脚站立 4 项时间总和）。

(3) 功能性伸手试验：让受检者站立向前或向侧方伸出上肢，要求受检者向前或向侧方尽可能伸手，伸手的长度用码尺测量，作为受检者稳定性极限的测量，<15. 24 cm 说明受检者有跌倒的高度危险性，应在患者整个康复过程中监测患者病情的变化。

(4) Fukuda 原地踏步试验：记录患者向前行进距离，身体旋转的度数和方向，评估患者踏步平衡。在踏步 50 次结束时正常人向前行进<50 cm，旋转少于 30°。

3. 前庭功能实验室仪器评价　　结合基线评估时出现的异常进行复查，对在治疗过程中出现的新问题也要进行必要的仪器检查再评价。

四、预防措施

AV 的预防方案应包括多种综合措施。

(1) 采取积极的应对方法进行预防，即告诫飞行员和乘客在飞行过程中，尤其在上升和下降期间不断地通过吞咽等动作平衡中耳较小的压力变化，使中耳腔与飞机舱内难以建立较大的压力差。

(2) 避免感冒或感冒未愈者参加飞行。

(3) 飞行员在飞行过程中避免采用 Valsalva 动作平衡中耳压力，因为这种方法可使中耳腔的压力瞬间大幅度提高而发生 AV，危及飞行安全。

(4) 发生一次 AV 后，即要全面检查咽鼓管功能、咽口周围如鼻咽部和鼻腔内有无影响咽鼓管功能的疾病，并进行前庭功能和听功能检查，以及中耳、内耳高分辨率 CT 扫描，了解是否存在中耳或内耳的病变，以免带着隐患参加飞行或潜水而再次发生 AV。

(5) 除治疗原发病外，还可采用改善微循环、营养神经等对症治疗。尽快恢复前庭功能，以免再次暴露在气压变化环境时发生 AV。

五、案例分享

(一) 案例一：AV（潜水所致）

1. 病史　　患者，男，35 岁，一次潜水上升时出现了突发性眩晕、恶心及听力下降、耳鸣等症状，上岸后症状未消失，遂到附近医院就诊。经检查：双侧前庭功能下降，纯音听阈测试示双耳 2 000 Hz 以上中高频区听力下降 50~90 dB，诊断为“眩晕症”。经对症治疗后眩晕症状缓解。半个月后患者在乘客机上升过程中出现了轻度视物旋转，晃动感，下降时捏鼻鼓气后产生了严重的眩晕症状，自觉听力明显下降，伴耳鸣、恶心。下机后症状持续约 36 h 遂来我院诊治。患者既往有多次晕车、晕机病史。

2. 检查　专科查体未见异常，中耳、内耳 CT 扫描结果正常，纯音听阈测试结果同前。

3. 诊断　患者在明确压力变化的环境中产生了突发性眩晕、恶心及听力下降、耳鸣等症状，该症状的诱因和特点均符合 AV 的诊断。

4. 治疗　经过改善微循环、营养神经等对症支持治疗后眩晕消失，右耳听力提高平均 10 dB，左耳听力提高不明显。

5. 分析　AV 多因潜在上呼吸道感染时潜水或飞行产生的一过性眩晕。此例患者在潜水及乘机过程中均产生了典型的 AV 症状，有一定的代表意义。该患者既往多次晕车、晕机病史，说明前庭功能较为敏感。而潜水产生症状后，双侧前庭功能下降、双耳中高频听力下降，说明已经造成前庭终器和耳蜗的器质性病理改变和累积性损伤，导致扩张微循环、营养神经等治疗效果不佳。

对于 AV，预防重于治疗。首先应避免在感冒或感冒未愈时乘机或潜水，发病时可不断地通过吞咽等动作消除症状和不适，使中耳不易在短时间内建立较大的压力差，不宜采用 Valsalva 动作来平衡中耳腔内较小的压力变化。如症状反复，除系统查体外，还应仔细检查咽鼓管功能及中耳或内耳有无潜在性疾病。医师要及时告知患者相关情况，使其加深对此病的了解，消除患者的紧张情绪，并采用有效的预防措施。

（二）案例二：航空性中耳炎，AV（飞行所致）

1. 病史　患者，男，36 岁，系我军飞行人员，飞行机种：歼-11B，飞行时间 1 600 h，患者在 2017 年 12 月中旬感冒后参加飞行，当从 14 000 m 到 1 000 m 以 60~70 m/s 的下降速率飞行俯冲过程中，在 3 000~4 000 m 时突然出现右耳压痛，并伴有头痛不适及轻度听力障碍，患者随即改为自动驾驶，捏鼻鼓气 5~6 s，当时感觉平衡耳压较费力，用力加压鼓气后突然出现自身旋转和外物晃动感，症状持续 1 min 左右，伴有轻微的恶心，无呕吐。旋转感消失后疲劳感及恶心症状持续 5 min 左右。勉强驾驶飞机降落，着陆后航医行耳科检查诊断为“航空性中耳炎（右）”，到某医院诊疗，给予口服抗生素等治疗，2018 年 1 月送至我院进一步检查鉴定。

2. 检查

（1）床旁检查：双侧鼓膜完整，解剖标志清晰，未见红肿、穿孔及耳瘘，音叉试验正常。鼻腔及鼻咽部结构正常，未见异常分泌物及新生物。视动检查正常，无自发性眼震，床旁头脉冲试验检查、HSN 检查和 OTR 检查均未见异常。Romberg 试验、Tandem 站立试验和 Fukuda 原地踏步试验未见异常。

（2）实验室检查：纯音听阈测试检查听阈正常，声导抗检查未见异常。

（3）鼻内镜检查和耳内镜检查：提示咽鼓管咽口呈喇叭形，双侧中耳未见异常。温度试验检查未见异常（图 20-5）。OAE 检查未见异常。ABR 未见异常。vHIT 双侧对称，未见异常（图 20-6）。动态平衡检查（SOT）未见异常（图 20-7）。低压舱检查提示双侧咽鼓管功能良好。鼻窦及中耳螺旋 CT 检查未见异常。

3. 诊断和治疗　根据患者感冒飞行引起气压损伤性中耳炎，捏鼻鼓气后出现一过性眩晕伴自主神经功能紊乱症状，诊断为航空性中耳炎、AV。患者发病后经过当地医院的治疗，症状消失无特殊不适。本次入院行相关检查未见器质性疾病，故未做进一步处理。在低

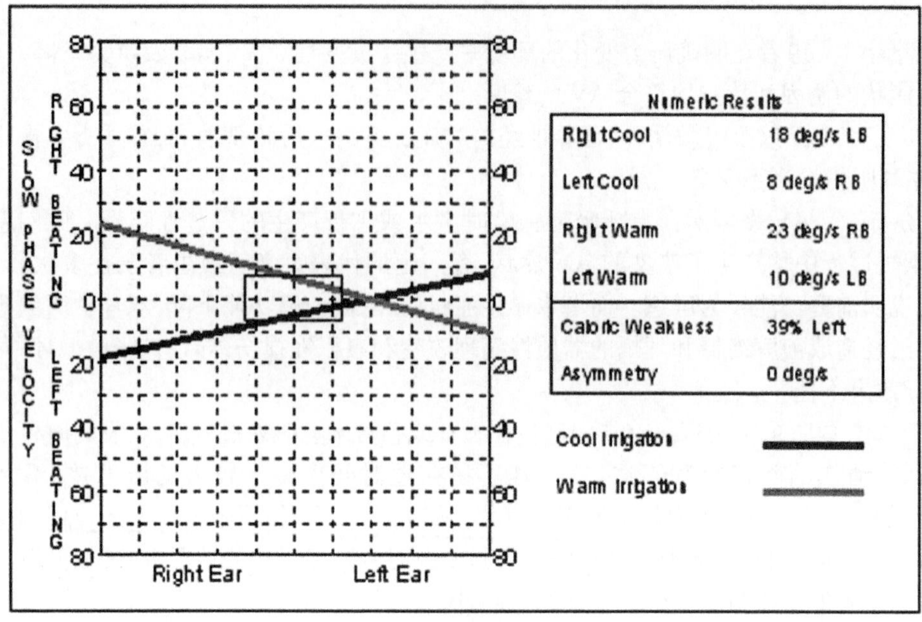

图 20-5　温度试验未见异常

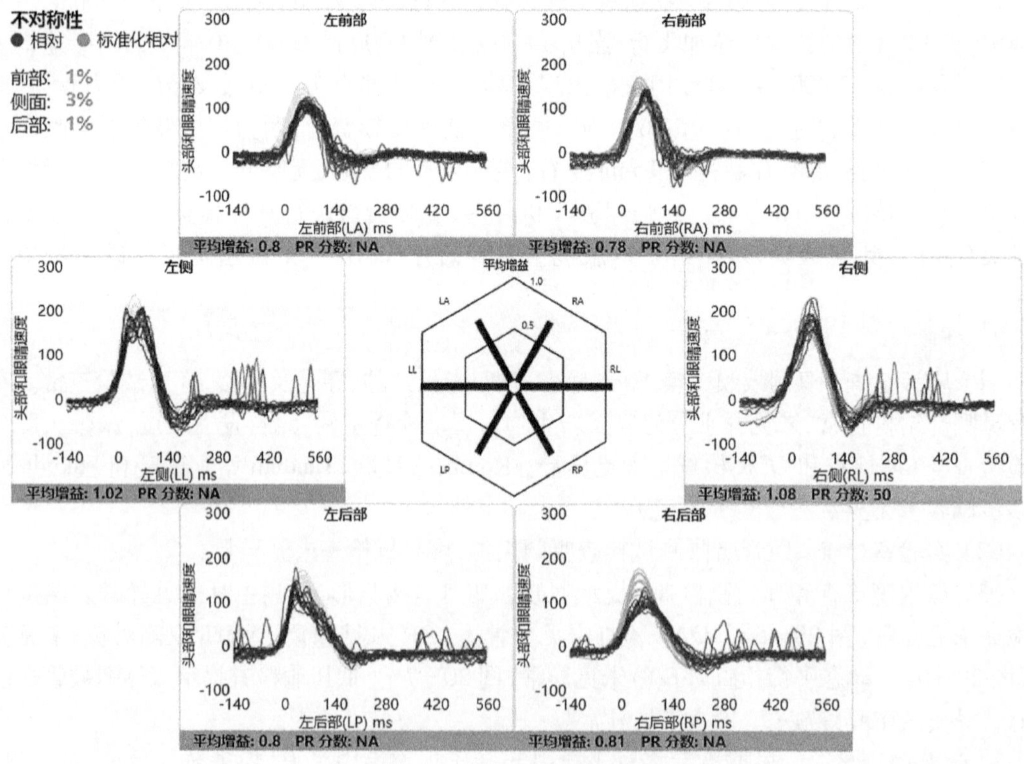

图 20-6　vHIT 未见异常

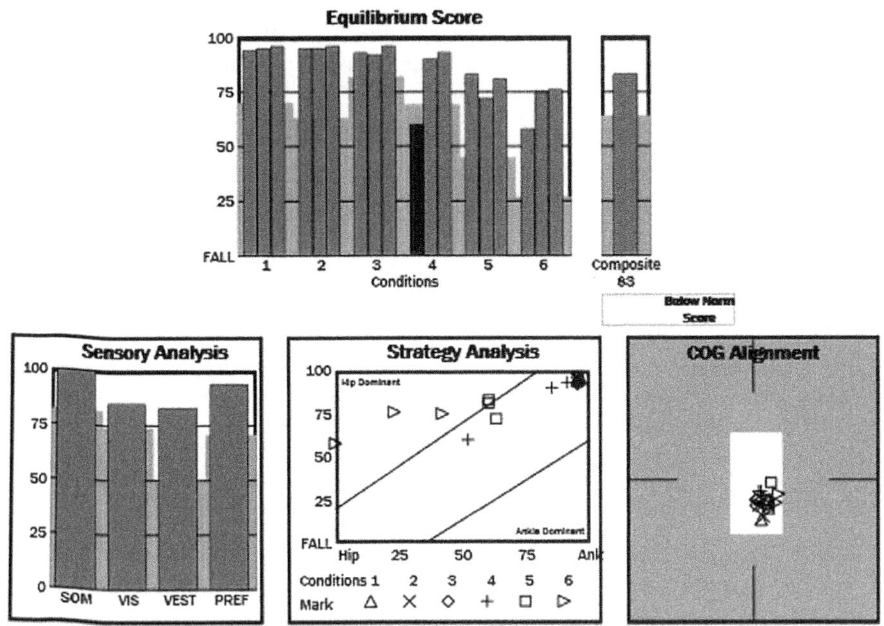

图 20－7　动态平衡检查（SOT）未见异常

压舱检查时患者未出现气压损伤和眩晕等症状，低压舱检查前后纯音听阈测试及声导抗测试无明显变化，提示患者双侧咽鼓管功能良好，鉴定结论为飞行合格。

4. 分析　　此飞行人员在发病前有明确的上呼吸道感染病史，当时未引起患者足够重视，在感冒未愈的情况下参加高强度的飞行训练，以高下降速率飞行下降的过程中出现气压损伤性中耳炎，其症状发生在单耳而并非双耳，说明患者存在单侧咽鼓管通气障碍，为了平衡耳压，在做对抗动作的过程中用力较大，造成健侧中耳气压增高，而患侧咽鼓管此时尚未完全开放，中耳内压力较低或者仍为负压，造成了双侧中耳压力存在显著差异，压力通过蜗窗和前庭窗作用于内耳前庭感受器。两侧前庭系统受到压力刺激显著不平衡，造成视物旋转，视物晃动等症状。由此可见预防航空性中耳炎是避免引起 AV 的关键。

（汪斌如　徐先荣）

本章参考文献

金占国，徐先荣，王健，等，2015. 歼击机飞行员变压性眩晕的调查及相关因素分析. 解放军医学院学报，36(1)：21－23.

金占国，徐先荣，张扬，等，2006. 飞行变压性眩晕动物模型的建立. 中华航空航天医学杂志，17(2)：92－96.

金占国，徐先荣，张扬，等，2006. 飞行员变压性眩晕临床病例分析. 中华航空航天医学杂志，17(3)：226，227.

时海波,2016. 前庭代偿机制研究新进展及其临床意义. 上海交通大学学报(医学版),36(9):1346-1350.

中华人民共和国卫生部,2010. 职业性航空病诊断标准:GBZ 93—2010. 北京:人民卫生出版社.

Bittar R S M, 2015. Clinical characteristics of patients with persistent postural-perceptual dizziness. Brazilian Journal of Otorhinolaryngology, 81(3):276-282.

Deveze A, Bernard-Demanze L, Xavier F, et al., 2014. Vestibular compensation and vestibular rehabilitation. Current concepts and new trends. Neurophysiologie Clinique, 44(1):49-57.

Lacour M, Helmchen C, Vidal P P, 2016. Vestibular compensation: the neurootologist's best friend. Journal of Neurology, 263(suppl 1):S54-S64.

Lundgren C E, 1965. Alternobaric vertigo: a diving hazard. British Medical Journal, 2(5460):511-513.

Subtil J, Varandas J, Galrão F, et al., 2009. Alternobaric vertigo: prevalence in Portuguese Air Force pilots. Acta Oto-laryngologica, 127(8):843-846.